国家卫生健康委员会"十三五"规划教材

全国高等中医药教育教材

供中西医临床医学、中医学等专业用

中西医结合传染病学

第 2 版

主 编 黄象安 高月求

副主编 李秀惠 扈晓宇 孙建光 毛德文 张艳慧

编 委（以姓氏笔画为序）

王晓忠（新疆医科大学附属中医医院）

毛德文（广西中医药大学第一附属医院）

刘丽娜（南京中医药大学第一临床医学院）

刘晓彦（河南中医药大学第一附属医院）

刘耀敏（承德医学院附属医院）

孙学华（上海中医药大学附属曙光医院）

孙建光（山东中医药大学附属医院）

李秀惠（首都医科大学附属北京佑安医院）

李晓东（湖北中医药大学附属医院）

汪 静（西南医科大学附属中医医院）

宋春荣（陕西中医药大学附属医院）

张玉果（河北医科大学第三医院）

张红珍（山西中医药大学中西医结合临床学院）

张艳慧（河北中医学院）

罗 威（长春中医药大学附属医院）

施卫兵（安徽中医药大学第一附属医院）

高月求（上海中医药大学附属曙光医院）

郭子宁（北京中医药大学东方医院）

黄象安（北京中医药大学东方医院）

扈晓宇（成都中医药大学附属医院）

蒋 宁（黑龙江中医药大学附属第一医院）

鲁玉辉（福建中医药大学）

秘 书 郭子宁（兼）

人民卫生出版社

·北京·

图书在版编目（CIP）数据

中西医结合传染病学 / 黄象安，高月求主编．—2版．—北京：人民卫生出版社，2020.11

ISBN 978-7-117-29394-5

Ⅰ.①中… Ⅱ.①黄…②高… Ⅲ.①传染病—中西医结合疗法—中医学院—教材 Ⅳ.①R51

中国版本图书馆 CIP 数据核字（2020）第 217385 号

| 人卫智网 | www.ipmph.com | 医学教育、学术、考试、健康，购书智慧智能综合服务平台 |
| 人卫官网 | www.pmph.com | 人卫官方资讯发布平台 |

中西医结合传染病学

Zhongxiyi Jiehe Chuanranbingxue

第 2 版

主　　编：黄象安　高月求

出版发行：人民卫生出版社（中继线 010-59780011）

地　　址：北京市朝阳区潘家园南里 19 号

邮　　编：100021

E - mail：pmph @ pmph.com

购书热线：010-59787592　010-59787584　010-65264830

印　　刷：人卫印务（北京）有限公司

经　　销：新华书店

开　　本：787×1092　1/16　印张：25

字　　数：576 千字

版　　次：2012 年 5 月第 1 版　　2020 年 11 月第 2 版

印　　次：2020 年 12 月第 1 次印刷

标准书号：ISBN 978-7-117-29394-5

定　　价：69.00 元

打击盗版举报电话：010-59787491　E-mail：WQ @ pmph.com

质量问题联系电话：010-59787234　E-mail：zhiliang @ pmph.com

修订说明

为了更好地贯彻落实《国家中长期教育改革和发展规划纲要(2010—2020年)》《医药卫生中长期人才发展规划(2011—2020年)》《中医药发展战略规划纲要(2016—2030年)》和《国务院办公厅关于深化高等学校创新创业教育改革的实施意见》精神，做好新一轮全国高等中医药教育教材建设工作，人民卫生出版社在教育部、国家卫生健康委员会、国家中医药管理局的领导下，在上一轮教材建设的基础上，组织和规划了全国高等中医药教育本科国家卫生健康委员会"十三五"规划教材的编写和修订工作。

为做好新一轮教材的出版工作，人民卫生出版社在教育部高等学校中医学类专业教学指导委员会和第二届全国高等中医药教育教材建设指导委员会的大力支持下，先后成立了第三届全国高等中医药教育教材建设指导委员会、首届全国高等中医药教育数字教材建设指导委员会和相应的教材评审委员会，以指导和组织教材的遴选、评审和修订工作，确保教材编写质量。

根据"十三五"期间高等中医药教育教学改革和高等中医药人才培养目标，在上述工作的基础上，人民卫生出版社规划、确定了中医学、针灸推拿学、中药学、中西医临床医学、护理学、康复治疗学6个专业139种国家卫生健康委员会"十三五"规划教材。教材主编、副主编和编委的遴选按照公开、公平、公正的原则，在全国近50所高等院校4 000余位专家和学者申报的基础上，近3 000位申报者经教材建设指导委员会、教材评审委员会审定批准，聘任为主审、主编、副主编、编委。

本套教材的主要特色如下：

1. **定位准确，面向实际** 教材的深度和广度符合各专业教学大纲的要求和特定学制、特定对象、特定层次的培养目标，紧扣教学活动和知识结构，以解决目前各院校教材使用中的突出问题为出发点和落脚点，对人才培养体系、课程体系、教材体系进行充分调研和论证，使之更加符合教改实际、适应中医药人才培养要求和市场需求。

2. **夯实基础，整体优化** 以培养高素质、复合型、创新型中医药人才为宗旨，以体现中医药基本理论、基本知识、基本思维、基本技能为指导，对课程体系进行充分调研和认真分析，以科学严谨的治学态度，对教材体系进行科学设计、整体优化，教材编写综合考虑学科的分化、交叉，既要充分体现不同学科自身特点，又注意各学科之间有机衔接；确保理论体系完善，知识点结合完备，内容精练、完整，概念准确，切合教学实际。

3. **注重衔接，详略得当** 严格界定本科教材与职业教育教材、研究生教材、毕业后教育教材的知识范畴，认真总结、详细讨论现阶段中医药本科各课程的知识和理论框架，使其在教材中得以凸显，既要相互联系，又要在编写思路、框架设计、内容取舍等方面有一定的区分度。

4. **注重传承，突出特色** 本套教材是培养复合型、创新型中医药人才的重要工具，是中医药文明传承的重要载体,而传统的中医药文化是国家软实力的重要体现。因此,教材既要反映原汁原味的中医药知识,培养学生的中医思维,又要使学生中西医学融会贯通,既要传承经典,又要创新发挥,体现本版教材"重传承、厚基础、强人文、宽应用"的特点。

5. **纸质数字,融合发展** 教材编写充分体现与时代融合、与现代科技融合、与现代医学融合的特色和理念,适度增加新进展、新技术、新方法,充分培养学生的探索精神、创新精神;同时,将移动互联、网络增值、慕课、翻转课堂等新的教学理念和教学技术、学习方式融入教材建设之中,开发多媒体教材、数字教材等新媒体形式教材。

6. **创新形式,提高效用** 教材仍将传承上版模块化编写的设计思路,同时图文并茂、版式精美;内容方面注重提高效用,将大量应用问题导入、案例教学、探究教学等教材编写理念,以提高学生的学习兴趣和学习效果。

7. **突出实用,注重技能** 增设技能教材、实验实训内容及相关栏目,适当增加实践教学学时数,增强学生综合运用所学知识的能力和动手能力,体现医学生早临床、多临床、反复临床的特点,使教师好教、学生好学、临床好用。

8. **立足精品,树立标准** 始终坚持中国特色的教材建设的机制和模式;编委会精心编写,出版社精心审校,全程全员坚持质量控制体系,把打造精品教材作为崇高的历史使命,严把各个环节质量关,力保教材的精品属性,通过教材建设推动和深化高等中医药教育教学改革,力争打造国内外高等中医药教育标准化教材。

9. **三点兼顾,有机结合** 以基本知识点作为主体内容,适度增加新进展、新技术、新方法,并与劳动部门颁发的职业资格证书或技能鉴定标准和国家医师资格考试有效衔接,使知识点、创新点、执业点三点结合;紧密联系临床和科研实际情况,避免理论与实践脱节、教学与临床脱节。

本轮教材的修订编写,教育部、国家卫生健康委员会、国家中医药管理局有关领导和教育部高等学校中医学类专业教学指导委员会、中药学类专业教学指导委员会等相关专家给予了大力支持和指导,得到了全国各医药卫生院校和部分医院、科研机构领导、专家和教师的积极支持和参与,在此,对有关单位和个人表示衷心的感谢!希望各院校在教学使用中以及在探索课程体系、课程标准和教材建设与改革的进程中,及时提出宝贵意见或建议,以便不断修订和完善,为下一轮教材的修订工作奠定坚实的基础。

人民卫生出版社有限公司

2019 年 1 月

全国高等中医药教育本科
国家卫生健康委员会"十三五"规划教材
教材目录

中医学等专业

序号	教材名称	主编	
1	中国传统文化（第2版）	臧守虎	
2	大学语文（第3版）	李亚军	赵鸿君
3	中国医学史（第2版）	梁永宣	
4	中国古代哲学（第2版）	崔瑞兰	
5	中医文化学	张其成	
6	医古文（第3版）	王兴伊	傅海燕
7	中医学导论（第2版）	石作荣	
8	中医各家学说（第2版）	刘桂荣	
9	*中医基础理论（第3版）	高思华	王　键
10	中医诊断学（第3版）	陈家旭	邹小娟
11	中药学（第3版）	唐德才	吴庆光
12	方剂学（第3版）	谢　鸣	
13	*内经讲义（第3版）	贺　娟	苏　颖
14	*伤寒论讲义（第3版）	李赛美	李宇航
15	金匮要略讲义（第3版）	张　琦	林昌松
16	温病学（第3版）	谷晓红	冯全生
17	*针灸学（第3版）	赵吉平	李　瑛
18	*推拿学（第3版）	刘明军	孙武权
19	中医临床经典概要（第2版）	周春祥	蒋　健
20	*中医内科学（第3版）	薛博瑜	吴　伟
21	*中医外科学（第3版）	何清湖	秦国政
22	*中医妇科学（第3版）	罗颂平	刘燕峰
23	*中医儿科学（第3版）	韩新民	熊　磊
24	*中医眼科学（第2版）	段俊国	
25	中医骨伤科学（第2版）	詹红生	何　伟
26	中医耳鼻咽喉科学（第2版）	阮　岩	
27	中医急重症学（第2版）	刘清泉	
28	中医养生康复学（第2版）	章文春	郭海英
29	中医英语	吴　青	
30	医学统计学（第2版）	史周华	
31	医学生物学（第2版）	高碧珍	
32	生物化学（第3版）	郑晓珂	
33	医用化学（第2版）	杨怀霞	

7

34	正常人体解剖学（第2版）	申国明
35	生理学（第3版）	郭 健 杜 联
36	神经生理学（第2版）	赵铁建 郭 健
37	病理学（第2版）	马跃荣 苏 宁
38	组织学与胚胎学（第3版）	刘黎青
39	免疫学基础与病原生物学（第2版）	罗 晶 郝 钰
40	药理学（第3版）	廖端芳 周玖瑶
41	医学伦理学（第2版）	刘东梅
42	医学心理学（第2版）	孔军辉
43	诊断学基础（第2版）	成战鹰 王肖龙
44	影像学（第2版）	王芳军
45	循证医学（第2版）	刘建平
46	西医内科学（第2版）	钟 森 倪 伟
47	西医外科学（第2版）	王 广
48	医患沟通学（第2版）	余小萍
49	历代名医医案选读	胡方林 李成文
50	医学文献检索（第2版）	高巧林 章新友
51	科技论文写作（第2版）	李成文
52	中医药科研思路与方法（第2版）	胡鸿毅

中药学、中药资源与开发、中药制药等专业

序号	教材名称	主编姓名
53	高等数学（第2版）	杨 洁
54	解剖生理学（第2版）	邵水金 朱大诚
55	中医学基础（第2版）	何建成
56	无机化学（第2版）	刘幸平 吴巧凤
57	分析化学（第2版）	张 梅
58	仪器分析（第2版）	尹 华 王新宏
59	物理化学（第2版）	张小华 张师愚
60	有机化学（第2版）	赵 骏 康 威
61	医药数理统计（第2版）	李秀昌
62	中药文献检索（第2版）	章新友
63	医药拉丁语（第2版）	李 峰 巢建国
64	*药用植物学（第2版）	熊耀康 严铸云
65	中药药理学（第2版）	陆 茵 马越鸣
66	中药化学（第2版）	石任兵 邱 峰
67	中药药剂学（第2版）	李范珠 李永吉
68	中药炮制学（第2版）	吴 皓 李 飞
69	中药鉴定学（第2版）	王喜军
70	中药分析学（第2版）	贡济宇 张 丽
71	制药工程（第2版）	王 沛
72	医药国际贸易实务	徐爱军
73	药事管理与法规（第2版）	谢 明 田 侃
74	中成药学（第2版）	杜守颖 崔 瑛
75	中药商品学（第3版）	张贵君
76	临床中药学（第2版）	王 建 张 冰
77	临床中药学理论与实践	张 冰

78	药品市场营销学(第2版)	汤少梁
79	中西药物配伍与合理应用	王 伟　朱全刚
80	中药资源学	裴 瑾
81	保健食品研究与开发	张 艺　贡济宇
82	波谱解析(第2版)	冯卫生

针灸推拿学等专业

序号	教材名称	主编姓名
83	*针灸医籍选读(第2版)	高希言
84	经络腧穴学(第2版)	许能贵　胡 玲
85	神经病学(第2版)	孙忠人　杨文明
86	实验针灸学(第2版)	余曙光　徐 斌
87	推拿手法学(第3版)	王之虹
88	*刺法灸法学(第2版)	方剑乔　吴焕淦
89	推拿功法学(第2版)	吕 明　顾一煌
90	针灸治疗学(第2版)	杜元灏　董 勤
91	*推拿治疗学(第3版)	宋柏林　于天源
92	小儿推拿学(第2版)	廖品东
93	针刀刀法手法学	郭长青
94	针刀医学	张天民

中西医临床医学等专业

序号	教材名称	主编姓名
95	预防医学(第2版)	王泓午　魏高文
96	急救医学(第2版)	方邦江
97	中西医结合临床医学导论(第2版)	战丽彬　洪铭范
98	中西医全科医学导论(第2版)	郝微微　郭 栋
99	中西医结合内科学(第2版)	郭 姣
100	中西医结合外科学(第2版)	谭志健
101	中西医结合妇产科学(第2版)	连 方　吴效科
102	中西医结合儿科学(第2版)	肖 臻　常 克
103	中西医结合传染病学(第2版)	黄象安　高月求
104	健康管理(第2版)	张晓天
105	社区康复(第2版)	朱天民

护理学等专业

序号	教材名称	主编姓名
106	正常人体学(第2版)	孙红梅　包怡敏
107	医用化学与生物化学(第2版)	柯尊记
108	疾病学基础(第2版)	王 易
109	护理学导论(第2版)	杨巧菊
110	护理学基础(第2版)	马小琴
111	健康评估(第2版)	张雅丽
112	护理人文修养与沟通技术(第2版)	张翠娣
113	护理心理学(第2版)	李丽萍
114	中医护理学基础	孙秋华　陈莉军

115	中医临床护理学	胡　慧	
116	内科护理学（第2版）	沈翠珍	高　静
117	外科护理学（第2版）	彭晓玲	
118	妇产科护理学（第2版）	单伟颖	
119	儿科护理学（第2版）	段红梅	
120	*急救护理学（第2版）	许　虹	
121	传染病护理学（第2版）	陈　璇	
122	精神科护理学（第2版）	余雨枫	
123	护理管理学（第2版）	胡艳宁	
124	社区护理学（第2版）	张先庚	
125	康复护理学（第2版）	陈锦秀	
126	老年护理学	徐桂华	
127	护理综合技能	陈　燕	

康复治疗学等专业

序号	教材名称	主编姓名	
128	局部解剖学（第2版）	张跃明	武煜明
129	运动医学（第2版）	王拥军	潘华山
130	神经定位诊断学（第2版）	张云云	
131	中国传统康复技能（第2版）	李　丽	章文春
132	康复医学概论（第2版）	陈立典	
133	康复评定学（第2版）	王　艳	
134	物理治疗学（第2版）	张　宏	姜贵云
135	作业治疗学（第2版）	胡　军	
136	言语治疗学（第2版）	万　萍	
137	临床康复学（第2版）	张安仁	冯晓东
138	康复疗法学（第2版）	陈红霞	
139	康复工程学（第2版）	刘夕东	

中医养生学等专业

序号	教材名称	主编姓名	
140	中医养生学导论	陈涤平	周时高
141	养生名著选读	田思胜	
142	中医体质养生学	倪　诚	
143	中医情志养生学	陈四清	侯江红
144	中医四时养生学	龚婕宁	
145	中医药膳食养学	史丽萍	何富乐
146	中医养生方法学	郑　亮	金荣疆
147	中医养生适宜技术	程　凯	杨佃会

注：①本套教材均配网络增值服务；②教材名称左上角标有＊号者为"十二五"普通高等教育本科国家级规划教材。

第三届全国高等中医药教育教材
建设指导委员会名单

11

前　言

为进一步深化高等中医药教育教学改革,以教材建设推动人才培养和高校科技创新,根据广大院校要求,人民卫生出版社在首批融合教材成功经验的基础上,组织开展了本套教材的修订。《中西医结合传染病学》是第二批全国高等中医药教育(本科)国家卫生健康委员会"十三五"规划教材,其定位主要是以中西医临床医学专业(五年制及五加三年制)本科全国规划教材为主,兼作中医、中西医结合执业医师资格考试及全国职称考试的参考用书。

本教材总体形式与上一版教材相同,秉承其分类科学、纲目清晰、重点突出等优势,在其原有的深度与广度的基础上进行修订,力争做到内容和观点准确、与时俱进,体例新颖、推陈出新。病种选择方面,本教材在上一版教材所涉及的病种基础上,纳入了朊粒病,增加了埃博拉病毒病、寨卡病毒病、中东呼吸综合征、发热伴血小板减少综合征等新发传染病种和黄热病等,以突出教材建设的系统性、完整性、科学性和时效性。同时为突出传染病学的专业特点,减少与其他专业教材的交叉重复,取消了败血症与感染性休克、抗生素的临床应用等章节。

与此同时,本教材致力于成为我国高等中医药教育的精品教材,更加注重中医思维的体现和中西医学新进展的更新,以期达到继承和创新的有机结合,弘扬中医药特色优势,适应新时期中医药教育的需要。

本书总论由黄象安编写;朊粒病、细菌性痢疾、细菌感染性腹泻由高月求编写;病毒性肝炎、手足口病由李秀惠编写;病毒感染性腹泻、猩红热、常见传染病的消毒方法由孙学华编写;脊髓灰质炎、白喉、百日咳由王晓忠编写;流行性感冒、寨卡病毒病、恙虫病由张艳慧编写;麻疹、流行性乙型脑炎、日本血吸虫病由张玉果编写;水痘和带状疱疹、流行性腮腺炎、埃博拉病毒病由毛德文编写;肾综合征出血热、囊虫病、棘球蚴病由宋春荣编写;登革热、疟疾、肠绦虫病由鲁玉辉编写;黄热病、布鲁氏菌病、鼠疫由刘耀敏编写;传染性单核细胞增多症、狂犬病、蠕虫蚴移行症由刘晓彦编写;艾滋病、弓形虫病由汪静编写;严重急性呼吸综合征、并殖吸虫病、华支睾吸虫病、姜片虫病由施卫兵编写;中东呼吸综合征、钩虫病、蛔虫病、蛲虫病由蒋宁编写;发热伴血小板减少综合征、流行性斑疹伤寒、地方性斑疹伤寒、炭疽由刘丽娜编写;伤寒、副伤寒,附录部分隔离与预防、预防接种等由郭子宁编写;细菌性食物中毒、霍乱由李晓东编写;流行性脑脊髓膜炎、结核病由孙建光编写;念珠菌病、隐球菌病、钩端螺旋体病由扈晓宇编写;回归热、莱姆病、阿米巴病由张红珍编写;黑热病、丝虫病、旋毛虫病、医院感染由罗威编写;人禽流感由刘耀敏、郭子宁、张艳慧共同编写。

　　尽管全体编写人员在本书修订工作中倾注了极大的热情和心血,精益求精,仍难免其存在内容或形式上的错误或不足,我们殷切期望得到广大师生的关注和赐正。最后衷心感谢在本书的编撰中给予支持和帮助的同道们。

编者

2018 年 5 月

目 录

第一章

总 论

📖 学习目的

通过学习传染病与感染性疾病的概念、传染病流行的基本条件及传染病诊断、治疗和预防等内容,掌握传染病的基本知识,为以后各章的学习奠定基础。

学习要点

感染、感染病、传染病的概念及异同;传染病的基本特征及临床表现;传染病的诊断、治疗与预防的基本原则;传染病的中医病因病机及辨证论治特点。

传染病(communicable disease)是指各种病原体感染人体后所引起的一组具有传染性并在一定条件下可造成流行的感染性疾病。对人类有致病性的微生物(病原微生物)有 1 415 种之多,如朊粒(prion)、病毒(virus)、细菌(bacteria)、真菌(fungus)、衣原体(chlamydia)、立克次体(rickettsia)、支原体(mycoplasma)、螺旋体(spirochete),以及寄生虫中的原虫(protozoa)和蠕虫(helminth)等。感染性疾病(infectious disease,简称感染病)是指由病原体感染人体所致的疾病,包括传染性感染性疾病和非传染性感染性疾病。具有传染性的感染性疾病称为传染病。

传染病学是研究传染病和寄生虫病在人体内、外环境中发生、发展、传播和防治规律的科学,其重点是研究传染病的发病机制、临床表现、诊断和防治措施等内容。传染病学与病原微生物学、免疫学、人体寄生虫学、流行病学、药理学等其他学科有着密切关系。

传染病是人类早期历史上导致死亡的主要疾病,曾多次给人类带来严重的历史性灾难。公元 211—266 年传染病大流行(可能是鼠疫)加速了罗马帝国的衰落;中世纪欧洲的"黑死病"流行,导致了 1/3 以上的人口死亡;1918 年美洲、欧洲、亚洲和非洲流感大流行使 2 500 万人失去了生命。在我国旧社会,由于医疗卫生条件落后,天花、霍乱、鼠疫、黑热病、疟疾、血吸虫病等传染病肆虐,大量吞噬着劳动人民的生命。三国时期曹植在《说疫气》一文中记载:"建安二十二年(公元 217 年),疠气流行,家家有僵尸之痛,室室有号泣之哀。或阖门而殪,或覆族而丧。"说明当时传染病疫情的严重情形。

中华人民共和国成立后,我国在"预防为主、防治结合"的卫生工作方针指引下,传染病防治工作取得了巨大成就,消灭了天花,基本控制了鼠疫、霍乱、登革热、脊髓灰质炎、乙型脑炎、麻疹、白喉、伤寒、疟疾等。同时,我国传染病防控体系亦日趋完善,成

笔记

1

功应对了 2003 年"非典"(即严重急性呼吸综合征,曾称为传染性非典型肺炎)、2005 年四川人感染猪链球菌病、2009 年甲型 H1N1 流感大流行、2013 年人感染 H7N9 禽流感疫情,以及鼠疫、人感染 H5N1 和 H5N6 高致病性禽流感等多起重大急性传染病疫情,在传染病防控方面积累了丰富的经验,建立了一整套涵盖突发公共卫生事件、自然灾害等方面的卫生应急预案。我国 2007 年在全球率先消除丝虫病,2012 年成功消除新生儿破伤风,提前实现世界卫生组织西太区"5 岁以下人群乙肝病毒表面抗原携带率降至 2% 以下"的目标(2014 年流行病学调查资料显示我国 1~4 岁人群携带率为 0.32%)。

目前,在我国传染病虽然不是引起死亡的首位病因,但其流行形势仍然严峻。随着自然环境的变化、人类社会因素的改变,以及病原体为适应生存而产生的变异等因素,传统传染病威胁持续存在,新发传染病不断出现。近年来我国几乎每 1~2 年就有 1 种新发传染病出现,许多新发传染病起病急,早期发现及诊断较为困难,缺乏特异性防治手段,病死率较高。如 2003 年"非典"疫情导致我国发病 5 327 人,死亡 349 人,经济损失占当年 GDP 的 0.8%;截至 2017 年年底,我国 20 个省份累计报告人感染 H7N9 禽流感病例 1 535 例,死亡 607 人。随着全球一体化进程的加快,境外突发急性传染病输入的风险也在不断增加:近年来,我国境内先后发生了中东呼吸综合征、黄热病、寨卡病毒病、脊髓灰质炎等多起输入性传染病疫情。传统烈性传染病也有死灰复燃的风险,例如鼠疫:2005 年以来,我国先后发生人间鼠疫 20 起,对当地的社会稳定和正常生产生活秩序造成冲击。因此,针对新发传染病和传统传染病交替并存的新情况、当前抗病原体治疗中病原微生物产生耐药等新问题,传染病防治任务依然艰巨,防治工作仍需重视和加强。

中医学在防治传染病的实践中积累了丰富理论和临床经验。传染病属于中医学"疫""疫疠""温疫""温病""伤寒"等范畴。中医学很早就认识到这一类疾病具有"传染"的特性,如在《素问·刺法论》就称"五疫之至,皆相染易",在《汉书》则首次明确指出"天行疫疠,人相传染",提出了"传染"的概念。在治疗方面,早在东汉,张仲景的《伤寒杂病论》就阐述了有关传染病的理论和治疗方法,后世多有补充、发挥。到明清,中医药治疗传染病的辨证论治体系有了进一步的提高,如明末吴有性的《温疫论》、清代叶桂的《温热论》、吴瑭的《温病条辨》等著作,代表着中医对传染病的病因病机、辨证论治的认识更加系统、完善。在预防方面,早在唐代孙思邈的《备急千金要方》、明代李时珍的《本草纲目》就对传染病的预防作出了具体而详尽的阐述。11 世纪北宋的医家发明了人痘接种法预防天花,这是人类掌握的第一种预防接种技术,开创了世界免疫学方法预防传染病的先河。近现代以来,中医学在防治传染病方面又有了新的成绩。如 20 世纪 70 年代,从事中药和中西药结合研究的屠呦呦等受东晋葛洪《肘后备急方》的启发,成功提取了抗疟特效药青蒿素,因这个被誉为"拯救 2 亿人口"的发现而获得 2015 年诺贝尔生理学或医学奖。总之,中医学有关传染病的相关实践,为后世研究传染病积累了宝贵的经验。

中西医结合传染病学是综合运用传统中医和现代医学的理论、方法,研究传染病和寄生虫病在人体内、外环境中发生、发展、传播和防治规律的一门科学。

第一节 感染与免疫

一、感染与感染的表现形式

感染(infection)是人体和病原体之间相互作用、相互斗争的过程。病原体是指能感染人体、引起疾病的微生物和寄生虫。

感染可表现为各种形式。有些病原体和人体之间处于共生的平衡状态,但这种平衡是相对的,当某些因素导致宿主的免疫功能受损(如免疫抑制剂、艾滋病等)或者寄生物离开其固有的寄生部位而到达其他部位(如大肠埃希菌进入泌尿道或呼吸道),平衡就会被破坏,从而引起宿主受损,这种感染称为机会性感染(opportunistic infection),如肠道中的大肠埃希菌和某些真菌。人体初次被某种病原体感染称为原发感染(primary infection)。人体在被某种病原体感染的基础上再次被同一种病原体感染称为重复感染(reinfection),较常见且有意义的是疟疾、血吸虫病和钩虫病等。人体同时被两种及两种以上的病原体感染称为同时感染(coinfection)。人体在某种病原体感染的基础上再被另外一种病原体感染称为重叠感染(superinfection),如慢性乙型肝炎病毒感染重叠感染丁型肝炎病毒。在重叠感染中发生于原发感染之后的其他病原体感染又称为继发性感染(secondary infection),如病毒性肝炎继发细菌、真菌感染。

二、感染过程的表现

病原体进入人体后就开始了感染过程,是否导致疾病取决于病原体的致病力及人体的抗病能力,凡是能影响这两个方面的因素都可影响感染过程。病原体、人体和它们所处的外环境是构成感染过程的三因素。感染过程中可呈现出不同结局,称为感染谱(infection spectrum)。

1. 病原体被消灭或排出体外(eliminate)　即病原体被清除。由于正常情况下机体具有强大的防御体系,病原体在入侵部位即被消灭,如皮肤黏膜的屏障作用、胃酸的杀菌作用、组织细胞的吞噬及体液的溶菌作用等;或从鼻咽部、肠道、尿道及汗腺等通道排出体外,不出现病理损害和疾病的临床表现。

2. 病原体携带状态(carrier state)　病原体侵入机体后,存在于机体的一定部位生长、繁殖,虽可有轻度的病理损害,但不出现疾病的临床症状。无明显临床症状而又能排出病原体是所有携带者的共同特点,是重要的传染源之一。按病原体种类可分为带病毒者、带菌者和带虫者。

3. 隐性感染(inapparent infection)　亦称亚临床感染(sub-clinical infection),病原体侵入机体后,仅诱导出特异性免疫应答,不出现或仅出现轻微病理损害,不出现明显的症状、体征,或生化改变,只能通过免疫学等检测发现。在大多数传染病中,隐性感染是最常见的形式。

4. 潜伏性感染(latent infection)　病原体侵入机体的某些部位后,由于机体免疫力可以将病原体局限化而不引起显性感染,但又不足以将病原体清除,病原体可长期在体内潜伏起来,不生长繁殖,当机体免疫功能下降时,病原体生长繁殖,可引起显性感染。如单纯疱疹病毒、水痘-带状疱疹病毒、疟原虫和结核杆菌等感染。潜伏性感染期间,病原体不排出体外,这是与病原体携带状态的不同之处。潜伏感染并不是在每种传染病中都存在。

5. 显性感染(apparent infection) 又称临床感染(clinical infection),病原体侵入人体后,不但引发机体产生特异性免疫应答,而且导致了组织损伤,引起病理改变和临床表现。显性感染只占全部感染者的少数。显性感染过程结束后,病原体被清除,感染者可获得较为稳固的免疫力,如麻疹、甲型肝炎和伤寒等,一般不易再感染。但有些免疫力并不牢固,可以再感染而发病,如细菌性痢疾、阿米巴痢疾等。少数显性感染者亦可成为慢性病原体携带者。

上述感染的表现形式在一定条件下可移行或转化,一般隐性感染最多见,病原体携带次之,显性感染最少见,但出现后最易识别。潜伏性感染仅发生于少数病原体。

三、感染过程中病原体的作用

病原体侵入人体后能否引起疾病,取决于病原体致病力和机体免疫力这两个因素。致病力包括以下几个方面。

1. 侵袭力(invasiveness) 是指病原体侵入机体并在机体内生长、繁殖和扩散的能力。有些病原体如钩端螺旋体,可直接进入人体。有些病原体,如结核杆菌、志贺菌,需经过呼吸道或者消化道进入人体,先粘附肠黏膜或支气管黏膜表面,再进一步侵入组织细胞,产生毒素,引起病变。有些病原体侵袭力较弱,需经过伤口进入机体,如破伤风杆菌。

2. 毒力(virulence) 包括毒素和其他毒力因子。毒素包括外毒素(exotoxin)和内毒素(endotoxin)。

外毒素主要由革兰氏阳性菌(如白喉杆菌、破伤风杆菌、金黄色葡萄球菌、肉毒梭菌等)及部分革兰氏阴性菌(如痢疾志贺菌、鼠疫耶尔森菌、铜绿假单胞菌等)产生,大多数外毒素是在致病菌细胞内合成后分泌至胞外,对宿主致病,也有存在菌体内,待菌体溶解后才释放出来致病的。外毒素毒性强,对机体组织器官常具有选择性。

内毒素是革兰氏阴性菌(如伤寒杆菌、痢疾杆菌)细胞壁外膜层中的脂多糖(lipopolysaccharide,LPS),细菌破裂后才释放出来。内毒素可以刺激机体引起发热、白细胞升高、内毒素血症与内毒素休克及弥散性血管内凝血等。螺旋体、衣原体及立克次体也有类似的 LPS,但革兰氏阳性菌无此毒素。

3. 数量(quantity) 传染病发病,除病原体必须具备一定的毒力外,还需要足够的数量。在不同的传染病中,能引起疾病的最低病原体数量有较大差异。数量的多少与病原体的种类、传播途径及人体免疫力等各种因素有关。在同一种传染病中,入侵病原体的数量一般与致病能力成正比。

4. 变异性(variability) 病原体可因环境、药物或者遗传等因素而发生变异,一般认为病毒的变异性最强。病原体的变异可逃逸机体的特异性免疫作用而继续引起疾病或者使疾病慢性化,如流行性感冒病毒、丙型肝炎病毒和人类免疫缺陷病毒等。

四、感染过程中免疫反应的作用

(一) 保护性免疫应答

保护性免疫应答是指机体通过识别和排出病原体和抗原性异物,达到维护机体生理平衡和内环境稳定作用的反应,分为固有免疫和适应性免疫两种。

1. 固有免疫 即非特异性免疫,是先天就有的,并非针对某一特定抗原物质的免疫应答。具有稳定性,可遗传给子代。主要表现为以下三方面的功能。

(1)屏障作用:包括皮肤黏膜屏障、血-脑屏障、胎盘屏障。健康皮肤黏膜除通过机械阻挡病原体的入侵外,还可通过分泌的汗液、乳酸、脂肪酸以及溶菌酶等对病原体发挥杀灭作用。病原体由血液进入脑组织时,血-脑屏障可起阻挡与保护作用。胎盘屏障阻挡母体内病原体侵入胎儿,妊娠 3 个月内,母体感染风疹病毒后,易通过尚未健全的胎盘屏障引起胎儿感染。

(2)吞噬作用:吞噬细胞在人体防御功能中发挥重要作用,当病原体突破皮肤或黏膜屏障进入组织、体液或血流中,就会被吞噬细胞吞噬。但结核杆菌、布鲁氏菌、伤寒杆菌等被吞入后不能被杀灭,可在细胞内存活和繁殖。

(3)体液作用:血液、各种分泌液与组织液中含有补体(complement)、溶菌酶(lysozyme)、备解素(properdin)、各种细胞因子等杀伤物质,可以杀灭、溶解多种病原体。其中补体在抗体存在下,参与灭活病毒,杀灭与溶解细菌。溶菌酶主要对革兰氏阴性菌起溶菌作用。备解素在镁离子的参与下,能杀灭各种革兰氏阳性细菌,并可中和某些病毒。干扰素(interferon)对乙肝病毒、单纯疱疹病毒、水痘-带状疱疹病毒、巨细胞病毒以及流感病毒、腺病毒等多种病毒有抑制其复制的作用。

2. 适应性免疫 即特异性免疫,又称获得性免疫,是个体出生后与病原体等抗原物质接触后产生的免疫防御功能,具有特异性,但不能遗传。此类免疫主要由能够特异性识别抗原的免疫细胞(即 T 淋巴细胞和 B 淋巴细胞)介导,可清除同一种微生物的重复感染。分为细胞免疫与体液免疫两类。

(1)细胞免疫:主要由 T 细胞介导。T 细胞受到抗原刺激后,转化为致敏淋巴细胞,并表现出特异性免疫应答,免疫应答只能通过致敏淋巴细胞传递。细胞免疫主要通过抗感染、免疫监视、移植排斥等方式发挥作用。辅助性 T 细胞与抑制性 T 细胞还参与体液免疫的调节。

(2)体液免疫:主要由 B 细胞介导。B 细胞在抗原刺激下可转化为浆细胞,合成免疫球蛋白(immunoglobulin,Ig),其中能与靶抗原结合的免疫球蛋白即为抗体。免疫球蛋白分为 A、D、E、G、M 五类。其中 IgG 是血清中含量最多的免疫球蛋白,是唯一能通过胎盘的抗体,具有抗菌、抗病毒、抗毒素等特性,临床上所用的丙种球蛋白即为 IgG。IgM 感染后最先出现,是分子量最大的免疫球蛋白,具有调理、杀菌、凝集的作用,血清中特异性 IgM 作为感染病早期诊断的标志,反映新近感染或持续感染。IgA 有两型,即分泌型与血清型,分泌型 IgA 存在于鼻及支气管分泌物、唾液、胃肠液及初乳中,其作用是将病原体粘附于黏膜表面,阻止扩散。IgE 是出现最晚的免疫球蛋白,可致敏肥大细胞及嗜碱性粒细胞,使之脱颗粒,释放组胺。寄生虫感染,血清 IgE 含量升高。

还有一类无 T 与 B 淋巴细胞标志的细胞,具有抗体依赖细胞介导的细胞毒作用(antibody dependent cell mediated cytotoxicity,ADCC),该细胞能杀伤特异性抗体结合的靶细胞,故又称自然杀伤细胞(natural killer cell,简称 NK 细胞),它参与 ADCC 效应,在抗病毒、抗寄生虫感染中发挥重要作用。

(二)变态反应

病原体在侵入人体过程中,可引起机体出现异常免疫应答,表现出对机体不利的一面,即变态反应,是机体对某些抗原初次应答后,再次接受相同抗原刺激时,发生的一种以机体生理功能紊乱或组织细胞损伤为主的特异性免疫应答。变态反应主要有Ⅰ型变态反应(速发型)、Ⅱ型变态反应(细胞溶解型)、Ⅲ型变态反应(免疫复合物型)、Ⅳ型变态反应(迟发型)四型,其中Ⅰ型变态反应(速发型)是临床最常见的一种,可见于寄生虫感染时的过敏反应。Ⅳ型变态反应可见于细胞内细菌感染性疾病,如结核病、布鲁氏菌病等。

第二节　传染病的发病机制

一、传染病发生发展的共同特征

1. 入侵部位(position of invasion)　只有入侵部位适合,病原体才能定植、生长、繁殖及引起病变。如霍乱弧菌、痢疾杆菌经口进入才能肠道感染引起病变,破伤风杆菌经伤口才能感染引起病变。

2. 机体内定位(location in the body)　病原体侵入机体后,或在入侵部位直接引起病变(如细菌性痢疾);或在入侵部位繁殖,分泌毒素,在机体其他部位引起病变(如白喉);或进入血液循环,再定位某一靶器官,引起病变(如流行性脑脊髓膜炎);或经过一系列生长阶段后定居于某一脏器(如蛲虫病)。不同的病原体在机体内定位不同,每种传染病都有自己的规律性。

3. 排出途径(route of exclusion)　不同传染病的病原体排出途径不同,有的单一,有的多个。如痢疾杆菌只通过粪便排出,脊髓灰质炎病毒既通过粪便又通过飞沫排出。有些病原体存在于血液中,当有合适媒介时才传播,如当蚊子叮咬时才可传播疟疾。

二、组织损伤的发生机制

病原体导致组织损伤的发生机制主要有:

1. 直接损伤(direct damage)　病原体可借助其机械运动及其分泌的酶(如溶组织内阿米巴滋养体)直接破坏组织,或者通过细胞病变使细胞溶解(如脊髓灰质炎病毒),还可通过诱发炎症过程引起组织坏死(如鼠疫杆菌)。

2. 毒素作用(toxic effect)　病原体可释放毒素杀伤细胞,或释放酶降解组织成分,或损伤血管引起缺血坏死。如霍乱弧菌分泌霍乱肠毒素引起肠功能紊乱。肉毒梭菌分泌神经毒素选择性损害神经系统。革兰氏阴性杆菌裂解后释放内毒素则可激活单核-吞噬细胞从而导致发热、休克及弥散性血管内凝血等。

3. 免疫机制(immune mechanism)　许多传染病的发病机制与免疫反应有关。病原体引起机体免疫反应,进而由于免疫介导机制引起组织损伤。有些病原体能抑制细胞免疫(如麻疹)或直接破坏T细胞(如艾滋病),更多的病原体通过变态反应导致组织损伤。

三、重要病理生理变化

病原体侵入人体后,在与机体相互作用、相互斗争的过程中,导致多种病理生理变化,常见的主要有发热、代谢改变等。

1. 发热（pyrexia） 发热是传染病常见症状。一般情况下，病原体及其产物等外源性致热原激活机体单核 - 吞噬细胞、内皮细胞和 B 淋巴细胞等释放内源性致热原，内源性致热原通过血 - 脑屏障直接作用于体温调节中枢，使体温调定点（温阈）上升，体温升高。

2. 代谢改变（change in metabolism） 传染病患者的代谢改变主要表现在糖、蛋白质和脂肪分解增加，由于发热、出汗、呕吐、腹泻等致使水、钠、钾的丢失，导致水电解质平衡紊乱。严重吐泻、呼吸衰竭等因素还会导致酸碱失衡。

第三节 传染病的流行过程及影响因素

一、流行过程的基本条件

传染病的流行过程就是传染病在人群中发生、发展和转归的过程。流行过程的构成需要有三个基本条件，包括传染源、传播途径和易感人群。同时流行过程又受到社会因素和自然因素的影响。

1. 传染源（source of infection） 是指体内有病原体生长、繁殖并能将其排出体外的人和动物。传染源主要包括患者、病原体携带者、受感染动物等，传染源通过分泌物、体液、血液等排出病原体，引起病原体的播散。

2. 传播途径（route of transmission） 是指病原体离开传染源到达另外一个易感者体内的途径。传染病可通过一种或多种途径传播，每种传染病的传播途径不一定相同，同一种传染病在不同情况下的传播途径也可不同。传染病的传播途径主要有：呼吸道传播、消化道传播、接触传播、虫媒传播、医源性传播及母婴传播等。

（1）呼吸道传播：易感者吸入了含有病原体的空气、飞沫或尘埃而感染。如流行性感冒、肺结核、麻疹、严重急性呼吸综合征、流行性脑脊髓膜炎、白喉等。

（2）消化道传播：易感者通过进食被污染的水和食物受染。如甲型肝炎、戊型肝炎、霍乱、伤寒、细菌性痢疾和一些寄生虫病（钩虫病、蛔虫病等）等。

（3）接触传播：指与传染源接触而感染，有直接接触与间接接触两种传播方式。如炭疽、破伤风、狂犬病及性病等均为直接接触而受染；多种消化道传染病，如细菌性痢疾、伤寒等及呼吸道传染病流感、麻疹等通过污染的手传播，谓之间接接触传播，又称为日常生活接触传播。

（4）虫媒传播：通过节肢动物叮咬吸血等方式传播病原体给人。如蚊虫传播疟疾、流行性乙型脑炎，恙螨传播恙虫病，人虱传播流行性斑疹伤寒，鼠蚤传播地方性斑疹伤寒，白蛉传播黑热病，蜱传播森林脑炎（伐木工人易患此病）等。某些病原体在媒介动物体内的繁殖周期中的某一阶段才能造成传播，称为生物传播；病原体通过蝇等机械携带传播称机械传播。此类传播常有季节性和地区性，有些与受染者的职业有关。

（5）血液和体液（医源性）传播：存在于血液或体液中的病原体通过输血、使用血制品、分娩、性交而传播。如疟疾、乙型肝炎、丙型肝炎、艾滋病、梅毒等。医源性传播是指在医疗、预防工作中造成某些传染病传播。有两种类型，一类是指易感者在接受治疗、预防或检验（检查）措施时，由于所用器械受医护人员或其他工作人员的手污染或消毒不严而引起的传播，如丙型肝炎、乙型肝炎、艾滋病等。另一类是药厂或生物制品生产单位所生产的药品或生物制品受污染而引起传播,如用受污染的第Ⅷ因子引起的艾滋病。

(6)母婴传播:母婴传播属于垂直传播(vertical transmission),其他途径统称水平传播(horizontal transmission)。母婴传播有以下三种方式:①经胎盘传播:如风疹、乙型肝炎、腮腺炎、麻疹、水痘、巨细胞病毒感染及虫媒病毒感染、梅毒等。如孕妇在怀孕早期患风疹,胎儿可发生畸形、先天性白内障等。②上行性传播:病原体经孕妇阴道通过子宫颈口到达绒毛膜或胎盘引起胎儿感染,称为上行性传播,如葡萄球菌、链球菌、大肠杆菌及白念珠菌等。③分娩引起的传播:胎儿从无菌的羊膜腔穿出而暴露于母亲严重污染的产道内,胎儿的皮肤、呼吸道、肠道均有被病原体感染的风险,如孕妇产道存在淋球菌、结膜炎包涵体、乙肝病毒及疱疹病毒等,可能导致新生儿相应的感染。出生前在宫内获得的感染又称先天性感染,如梅毒等。

3. 易感人群(susceptible population)　对某种传染病缺乏特异性免疫力的人称为易感者(susceptible person)。人群对某种传染病病原体的易感程度或免疫水平称为人群易感性(susceptibility of the crowd)。人群的易感性强为传染病的暴发或流行提供条件,当易感者在某一特定人群中达到一定水平,若又有传染源和合适的传播途径时,则很容易发生该传染病的流行。

二、影响流行过程的因素

1. 自然因素　自然环境中的各种因素,包括地理、气象和生态等对传染病流行过程的发生和发展都有重要影响,寄生虫及由虫媒传播的传染病对自然条件的依赖尤为明显。某些自然生态环境为传染病在野生动物之间的传播创造了良好条件,如鼠疫、钩端螺旋体病、恙虫病等,人类进入这些地区时也可以感染,此称为自然疫源性传染病或者人畜共患病。气候因素不仅对人类活动、动物宿主及媒介昆虫等孳生、繁殖有明显影响,而且与环境中的病原体存活也有密切关系。

2. 社会因素　包括社会经济、人口迁徙、社会动荡、社会制度、医疗卫生条件及人们的生产与生活条件、生活方式等状况,对传染病的流行过程都有重要影响。自然灾害、经济贫困、战争、人口大规模迁徙等均可导致各类传染病的流行。

第四节　传染病的特征

一、传染病的基本特征

传染病具有四个基本特征,对这些基本特征不应孤立地看待,而应综合考虑。

1. 病原体(pathogens)　种类繁多,每种传染病均有其特异的病原体,随着新技术的应用,一些新的病原体正在不断被发现和认识。

2. 传染性(communicability)　传染性即病原体能通过某种途径感染其他人或动物,这是传染病与其他感染性疾病的主要区别。传染病有传染性的时期称为传染期,这是确定传染病患者隔离期的主要依据。

3. 流行病学特征(epidemiological characteristics)　按传染病流行的强度和广度可分为散发、暴发、流行和大流行。当某地的某种传染病发病率维持于常年水平称为散发;若某传染病发病率显著高于近年来的一般水平称为流行;若某传染病的流行范围甚广,超出国界或洲界称为大流行;传染病病例发病时间的分布高度集中于一个短时间内称为暴发。传染病发病率在时间上(季节分布)、空间上(地区分布)、不同人群(年龄、性别、职业)中的分布,也是流行病学特征。

4. 感染后免疫(postinfection immunity) 免疫功能正常的人体经显性或隐性感染某种病原体后,都能产生针对该病原体及其产物(如毒素)的特异性免疫,称为感染后免疫,属于主动免疫。感染后免疫力的持续时间在不同传染病中有很大差异,如麻疹、乙型脑炎感染后免疫力往往持久保持,而流行性感冒、细菌性痢疾等感染后,其免疫力持续时间较短。

二、传染病病程发展的阶段性

急性传染病的发生、发展和转归,通常分为以下四个阶段。

1. 潜伏期(incubation period) 从病原体侵入机体到最初出现症状前的一段时间称为潜伏期。每种传染病的潜伏期长短视病原体的种类、数量、毒力及人体免疫状态而定,并呈常态分布,是诊断、追溯传染源、确定检疫期、选择免疫方式的重要依据。潜伏期的长短一般与病原体的感染量成反比。

2. 前驱期(prodromal period) 从起病至症状明显开始为止的时期称为前驱期。一般为1~3天,症状有头痛、低热、乏力等,大多较轻而无特异性,这一时期已具有传染性。某些传染病可无明显的前驱期。

3. 症状明显期(period of apparent manifestation) 在此期间该传染病所特有的症状和体征通常都获得充分表达,如具有特征性的皮疹、肝脾大和脑膜刺激征、黄疸、器官功能衰竭等,是病情最重的阶段。有些急性传染病如脊髓灰质炎、流行性乙型脑炎等的部分患者经过前驱期后很快进入恢复期,临床上称为顿挫型,只有少数患者进入症状明显期。

4. 恢复期(convalescent period) 当机体免疫力增长至一定程度,体内病理生理过程基本终止,患者症状及体征基本消失,临床上称为恢复期。此期体温降至正常,症状大多消失。在恢复期,病原体大多从体内清除,但仍有少数患者成为病原携带者。

进入恢复期后,有些传染病患者体温恢复正常,稳定一段时间以后,发热等初发病症状再度出现,称为复发(relapse)。病程进入恢复期,体温开始下降但尚未降至正常时,再度升高,初发病的症状再度出现,称为再燃(recrudescence)。

复发或再燃都是由于潜伏于血液或组织中的病原体再度繁殖所致,可见于伤寒、疟疾等传染病。

某些传染病患者在恢复期结束后,机体功能障碍长期未能复常而留有后遗症(sequela)。多见于中枢神经系统传染病,如脊髓灰质炎、流行性乙型脑炎、流行性脑脊髓膜炎等。

三、常见的症状与体征

1. 发热 多数传染病可以引起发热。根据发热的程度可分为低热(37.3~38.0℃)、中度发热(38.1~39.0℃)、高热(39.1~41.0℃)和超高热(41℃以上)。热型是传染病的重要特征之一,具有鉴别诊断意义。较常见的热型有:

笔记

(1)稽留热:体温升高达 39℃以上而且 24 小时内相差不超过 1℃,可见于伤寒、斑疹伤寒等传染病的极期,目前由于治疗及时,此型已较少见。

(2)弛张热:24 小时内体温波动相差超过 2℃,但最低点未达到正常水平,此型较多见,是传染病的常见热型,常见于伤寒缓解期、副伤寒、败血症及各种化脓性疾病。

(3)间歇热:24 小时内体温波动于高热与正常体温之间,可见于疟疾、败血症等。

(4)回归热:是指高热骤起,持续数日后骤降,间歇无热期数日,高热重复出现,反复多次,此型较少见,可见于回归热等。

(5)波状热:温度逐渐上升,达高峰后,逐渐下降至低热或者正常,此后又重复上升,达高峰后,又逐渐下降至低热或者正常,如此反复,形似波浪,可持续数月之久,称为波状热,见于布鲁氏菌病。

(6)不规则热:是指发热患者的体温曲线无一定规律的热型,可见于流行性感冒、败血症等。

(7)双峰热:一日间温度上升、下降,上升又下降,每次升降相差在 1℃左右,见于革兰氏阴性杆菌败血症、黑热病等。

发热仅是发热性疾病过程中机体的反应之一。发热的程度高低和热程的长短以及热型,取决于机体的反应性和治疗(抗菌药物、解热药物、糖皮质激素等)的影响,因此未经治疗的典型病例,才可能有典型的热型。临床上不规则热较为常见。

2. 发疹　指皮疹及黏膜疹,为多种传染病的特征之一。有些传染病即以疹为病名,如麻疹、风疹、斑疹伤寒等。皮疹的出现时间、分布、出现顺序等对诊断和鉴别诊断有重要价值。

(1)时间:水痘、风疹多于病程的第 1 日出皮疹,猩红热多在第 2 日,麻疹多在第 3 日,斑疹伤寒多在第 5 日,伤寒多在第 6 日。

(2)分布:皮疹通常见于躯干及四肢,但其分布情况随疾病而异。水痘的皮疹主要分布于躯干,所谓向心性分布。天花的皮疹则多见于四肢及头面部,所谓离心性分布。

(3)顺序:皮疹出现的顺序,各病不一。麻疹的皮疹先出现于耳后、面部,然后向躯干、四肢蔓延,发病早期可有黏膜疹(Koplik spot)。伤寒的玫瑰疹常见于胸部及上腹部。

(4)形态:依皮疹形态可分为斑疹、丘疹、斑丘疹、出血疹、疱疹、荨麻疹等,皮疹形态对传染病的诊断具有重要的参考价值,如属于斑丘疹的玫瑰疹呈暗红色,可见于伤寒、沙门菌感染等。

3. 毒血症症状　当病原体数量多或毒力强,机体免疫力低下时,病原体迅速繁殖,释放毒素,并全身播散,导致感染中毒症状:高热、寒战、头痛、乏力、恶心、呕吐、腹痛、全身酸痛、意识障碍等非特异性症状。如果不能有效控制感染,则出现败血症、感染性休克、弥散性血管内凝血、多脏器功能衰竭,危及生命。

4. 单核 - 吞噬细胞系统反应　在病原体及其代谢产物的作用下,单核 - 吞噬细胞系统可出现充血、增生等反应,临床上表现为肝、脾和淋巴结的肿大。急性病毒性肝炎、传染性单核细胞增多症是病毒感染中引起急性肝脾大的常见疾病。

四、临床类型

根据传染病起病的缓急及病程的长短可分急性型、亚急性型和慢性型。按病情轻重可分为轻型、典型(也称中型或普通型)、重型和暴发型。

第五节 传染病的诊断

一、流行病学资料

每种传染病的流行过程都有一定的特征,而且还受到外界自然因素和社会因素的影响。由于某些传染病在发病年龄、职业、季节、地区及生活习惯方面有高度选择性,流行病学资料在传染病的诊断中占有重要地位,考虑诊断时必须取得有关的流行病学资料作为参考。

二、临床资料

全面而准确的临床资料是传染病诊断的重要依据。既往史有利于了解患者的免疫状况。进行体格检查时不要忽略有重要诊断意义的体征,如猩红热的红斑疹、麻疹的科氏斑(Koplik spot)、百日咳的痉挛性咳嗽、白喉的假膜、流行性脑脊髓膜炎的皮肤瘀斑、伤寒的玫瑰疹等,结合发病诱因和起病的方式等,有助于诊断。

三、实验室检查及其他检查

实验室检查对传染病的诊断具有特殊的意义,病原体的检出可直接确定诊断,而免疫学检查亦可提供重要根据。对许多传染病来说,一般实验室检查对早期诊断也有很大帮助。

(一)一般实验室检查

包括血液、大小便常规检查和生化检查。血液常规检查中以白细胞计数和分类的用途最广。白细胞总数显著增多常见于化脓性细菌感染,如流行性脑脊髓膜炎、败血症和猩红热等。病毒性感染时白细胞总数通常减少或正常,如流行性感冒、病毒性肝炎等。原虫感染时白细胞总数也常减少,如疟疾等。蠕虫感染时嗜酸性粒细胞通常增多,如钩虫、血吸虫和并殖吸虫感染等。尿常规检查有助于肾综合征出血热、钩端螺旋体病等的诊断;大便常规检查有助于蠕虫感染和感染性腹泻的诊断;肝肾等生化指标检测有助于判断传染病的病情,及病毒性肝炎、肾综合征出血热等的诊断。

(二)病原学检查

每一传染病均有特异的病原体,病原体的检出是确诊的主要依据。

1. 直接检查病原体 许多传染病可通过显微镜或肉眼检出病原体而明确诊断,如从血液或骨髓涂片中检出疟原虫、利什曼原虫及回归热螺旋体等;从大便涂片中检出各种寄生虫卵及阿米巴原虫等。可用肉眼观察到粪便中的绦虫节片和从粪便孵出的血吸虫毛蚴等。

2. 分离培养病原体 细菌、螺旋体和真菌通常可用人工培养基分离培养。病毒分离一般用细胞培养。用以分离病原体的标本可来自血液、尿、粪、痰、骨髓和皮疹吸出液等。应用过抗病原体的药物治疗后,检出率会明显下降。

3. 检测特异性抗原 病原体特异性抗原的检测可较快地提供病原体存在的证据。其诊断意义往往较抗体检测更为可靠。常用的免疫学检查方法有凝集实验、酶联免疫吸附试验（ELISA）、放射免疫试验（RIA）和流式细胞检测等。

4. 检测特异性核酸 可用分子生物学检测方法,如用放射性核素和生物素标记的探针作 DNA 印迹法或 RNA 印迹法,或用聚合酶链反应检测病原体的核酸。必要时还可做原位聚合酶链反应和基因芯片技术等检查。

（三）特异性抗体检测

在传染病早期,特异性抗体 IgG 在血清中往往尚未出现或滴度很低,而在恢复期或后期则滴度有显著升高,故在病程的急性期及恢复期双份血清检测其 IgG 抗体由阴性转为阳性,或滴度升高 4 倍及以上时有重要诊断意义。IgM 抗体在感染后较早出现,一般发病 1 周即可检出,持续时间 3~6 个月,因此特异性 IgM 抗体检测常用作早期诊断和诊断现症感染者的依据,如流行性乙型脑炎、肾综合征出血热等。

（四）其他检查

包括纤维支气管镜、胃镜、肠镜等内镜检查,超声检查,磁共振成像（MRI）,计算机断层扫描（CT）和数字减影血管造影（DSA）等影像学检查,以及活体组织检查等。

第六节 传染病的治疗

一、治疗原则

传染病的治疗要坚持"早期治疗,防治结合"的原则,治疗与护理并重,隔离与消毒并重,一般治疗、对症治疗与病原治疗并重的原则。

二、治疗方法

（一）一般治疗

包括隔离、消毒、护理、饮食和心理治疗等。在急性期一般治疗可以为病原体治疗奠定基础。在恢复期和慢性期,病原体在疾病过程中已经不占主要地位,一般治疗往往成为主要治疗,这对疾病的恢复具有重要价值。

1. 隔离 根据传染病病原体、传染性的强弱、传播途径的不同和传染期的长短收住相应隔离病室。隔离分为严密隔离、呼吸道隔离、消化道隔离、接触隔离及昆虫隔离等。隔离的同时要做好消毒工作。

2. 护理 病室应安静、清洁、空气流通。加强休克、出血、昏迷、抽搐、窒息、呼吸衰竭、循环障碍等专项特殊护理。

3. 饮食 根据病情给予流质、半流质、软食等,并补充各种维生素。对进食困难的患者需鼻饲或静脉补给必要的营养素。

4. 心理治疗 关心和鼓励患者及家属正确认识和对待疾病,提高战胜疾病的信心,积极配合各种检查和治疗措施的实施。

（二）病原治疗

病原治疗（etiologic treatment）也称为特异性治疗（specific treatment）,是指针对病原体的治疗措施。常用的药物有抗病毒药物、抗菌药物、抗寄生虫药物、血清免疫制剂（包括各种抗毒素）。针对病毒的药物大多数治疗效果不够理想,目前抗病毒治疗效果

笔记

较为理想的疾病主要有艾滋病、流行性感冒、丙型肝炎、慢性乙型肝炎等,目前丙型肝炎的抗病毒治疗可以达到临床治愈的效果。抗菌治疗临床应用广泛,发展较快,新的抗菌药物不断出现。但是病原体耐药问题已成为目前临床上的严重问题。

(三) 对症治疗

对症治疗不但可减轻患者的痛苦,而且可通过调整患者各系统的功能,达到减少机体消耗,保护重要器官功能的目的。

1. 控制体温 对高热患者应给予乙醇擦浴、冰水灌肠、冰床等物理疗法,超高热患者可用亚冬眠疗法,必要时可使用糖皮质激素。

2. 纠正水、电解质酸碱失衡 高热、呕吐、腹泻、大汗、多尿等可导致不同程度的水、电解质及酸碱平衡紊乱,严重时可危及生命,应根据情况,积极给予补液,纠正电解质、酸碱平衡紊乱。

3. 镇静、止惊 因高热、缺氧、脑水肿、脑疝等发生惊厥或抽搐,除立即采用有效降温措施外,还应酌情给予镇静或脱水等治疗。

4. 改善心、肺功能 心功能不全者,采取强心、利尿等措施,并积极纠正引发心功能不全的各种因素。肺功能不全者,去除病因的同时,给予吸氧、呼吸兴奋剂或人工呼吸器辅助呼吸。

5. 改善微循环障碍 积极补充血容量,适时调整血管舒缩功能。

(四) 康复治疗

某些传染病,如脊髓灰质炎、脑炎和脑膜炎等可引起某些后遗症,在恢复期或后遗症期需要采用理疗、高压氧等康复治疗措施,以促进机体恢复。

(五) 中医治疗

中医的辨证论治和／或辨病论治对调整各系统的功能起着相当重要的作用,中医学的祛邪扶正、标本兼治等治疗思想,日益受到业界的重视。

第七节　传染病的预防

传染病的预防(prevention of communicable disease)是传染病工作者的一个重要任务。应当针对构成传染病流行过程的三个基本环节采取综合性措施,防止传染病的传播。预防传染病主要内容包括以下三方面。

一、管理传染源

(一) 法定管理传染病种

《中华人民共和国传染病防治法》把传染病分为甲、乙、丙三类 39 种。

1. 甲类传染病 强制管理传染病,共 2 种:鼠疫、霍乱。

2. 乙类传染病 严格管理传染病,共 26 种:严重急性呼吸综合征、人感染高致病性禽流感、病毒性肝炎、细菌性和阿米巴痢疾、伤寒和副伤寒、艾滋病、淋病、梅毒、脊髓灰质炎、麻疹、百日咳、白喉、新生儿破伤风、流行性脑脊髓膜炎、猩红热、流行性出血热、狂犬病、钩端螺旋体病、布鲁氏菌病、炭疽、流行性乙型脑炎、肺结核、血吸虫病、疟疾、登革热、人感染 H7N9 禽流感。根据国务院卫生行政部门的规定,乙类传染病中严重急性呼吸综合征、肺炭疽、人感染高致病性禽流感和脊髓灰质炎按甲类传染病报告和管理。

3. 丙类传染病　监测管理传染病,共 11 种:流行性和地方性斑疹伤寒、黑热病、丝虫病、棘球蚴病、麻风病、流行性感冒、流行性腮腺炎、风疹、急性出血性结膜炎,以及除霍乱、痢疾、伤寒和副伤寒以外的感染性腹泻病、手足口病。

（二）传染病报告制度

传染病报告制度是早期发现传染病的重要措施,必须严格遵守。要求发现甲类传染病后于 2 小时内上报,发现乙类传染病后于 24 小时内上报,发现丙类传染病后于 24 小时内报告。疾病预防控制机构、医疗机构和采供血机构及其执行职务的人员为法定报告人,所有公民均为义务报告人。

（三）管理传染源

早期发现并严格管理传染源是预防传染病传播的重要措施。

对传染病患者及病原体携带者,管理传染源的主要手段是隔离患者,并分别按具体情况采取检疫措施,密切观察,并积极争取彻底治疗患者。

对传染病的接触者,应密切观察,并适当进行药物预防或预防接种。对可能有传染性的环节及物品进行有效的消毒。

对受感染的动物,如有经济价值的家禽、家畜,应采取控制措施,并尽可能加以治疗,必要时宰杀后加以消毒处理;如无经济价值则直接设法消灭即可。

二、切断传播途径

对于各种传染病,尤其是消化道传染病、虫媒传染病和寄生虫病,切断传播途径通常是起主导作用的预防措施。此项内容主要是消灭老鼠、臭虫、苍蝇与蚊子,对饮食、水源、粪便等加强管理或进行无害化处理。重视个人防护也很重要,在呼吸道传染病流行季节应减少集会或戴口罩及采取必要的空气消毒措施,进入疟疾流行区应强调挂蚊帐、擦驱避蚊剂等。

三、保护易感人群

主要包括特异性和非特异性两个方面。

非特异性保护措施包括适当营养、锻炼身体、改善生活习惯等,可以提高机体的非特异性免疫力。

增强特异性免疫力是保护易感人群的关键措施,分为主动免疫和被动免疫。主动免疫是用病原生物或其毒素制成生物制剂给人接种,使机体主动产生免疫力,免疫持续时间较长,主要用于预防,常用生物制剂主要有活疫（菌）苗、死疫（菌）苗、基因工程疫苗、类毒素等。被动免疫是用含特异性抗体的血清给人注射,以提高机体免疫力,但维持时间短,主要用于治疗某些外毒素引起的疾病或某些传染病患者暴露后的应急措施,生物制剂主要有抗毒素、丙种球蛋白或高滴度免疫球蛋白。免疫预防接种对传染病的控制与消灭起着关键性的作用,但是目前不是所有的传染病都能利用免疫接种的方法进行预防。此外,潜伏期药物预防也是一种有效的挽救措施。流行区内加强健康教育、卫生宣传,提高个人防护意识往往有事半功倍的效果。

第八节 中医药在防治传染病中的应用

一、中医药预防传染病

《黄帝内经》最早把传染病定名为"疫""疠"。中医学在与传染病的斗争中发展、提高,形成了完善而独立的体系。

(一)传染病的中医病因病机

中医认为传染病的致病因素多为存在于自然界的邪气,其包括范围较广,除了风、寒、暑、湿、燥、火四时六淫之邪外,还包括"疠气""温毒"等。且认识到传染病发病与邪气充盛、正气亏虚等密切相关,《素问·刺法论》云:"不相染者,正气存内,邪不可干,避其毒气。"曹植《说疫气》记载:"此乃阴阳失位,寒暑错时,是故生疫",明确指出了传染病的中医病机。《诸病源候论》记载:"时气病者,是春时应暖而反寒,夏时应热而反冷,秋时应凉而反热,冬时应寒而反温,此非其时而有其气,是以一岁之中,病无长少率相似者,此则时行之气也",指出人类生存环境对传染病形成的重要作用。

中医学对传染病的传播途径有较深入的研究。唐代孙思邈的《备急千金要方》指出:"原夫霍乱之为病也,皆因饮食,非关鬼神。"明代吴又可《温疫论》提出杂气(含疠气)"从口鼻而入",指出传染病的口鼻传播途径。李时珍提出传染病的接触传播。明代医家虞抟《医学正传》云:"其侍奉亲密之人,或同气连枝之属,熏陶日久,受其恶气,多转遭传染。"指出空气是重要的传播途径。清代汪期莲《瘟疫汇编》记载:"忆昔年入夏,瘟疫大行,有红头青蝇千百为群,凡入人家,必有患瘟而死亡者",认识到苍蝇可以传播传染病。

(二)传染病的中医药治疗

1. 辨证 传染病辨证除了遵循中医学中的八纲辨证、脏腑辨证、气血津液辨证等常用辨证理论外,主要还采用三种辨证理论,即六经辨证、卫气营血辨证和三焦辨证,并以此作为传染病辨治的核心理论。

(1)六经辨证:是《伤寒论》辨证论治的纲领,是汉代医家张仲景在六经分证的基础上,结合外感疾病的证候特点,总结出来的用于外感疾病的一种辨证方法。六经辨证概括了人体脏腑、经络、气血的病理变化,首先以阴阳为纲,分为两大类证型,在阴阳两类病证的基础上,又划分为六个证型,即太阳病证、阳明病证、少阳病证,合称三阳病证;太阴病证、少阴病证、厥阴病证,合称三阴病证。《伤寒论》奠定了急性传染病辨证论治的理论和临床基础。

(2)卫气营血辨证:是清代叶天士主要针对温病创立的辨证方法,以外感温病由浅入深或由轻而重的病理过程分为卫分、气分、营分、血分四个阶段,主要从病因、阶段、部位、传变及病变程度确立辨证的内容。卫气营血辨证的确立丰富和发展了外感病的辨证论治方法。

(3)三焦辨证:是清代吴鞠通创立的主要针对温病尤其是湿热病证的辨证方法,辨证以上焦、中焦、下焦为纲,对温病过程中的各种临床表现进行综合分析和概括,以区分病程阶段、识别病情传变、明确病变部位、归纳证候类型、分析病机特点、确立治疗原则并推测预后转归的辨证方法。一般而言,温病初起,邪袭上焦,首先犯肺,故上焦证候多为温病的初期阶段。手太阴肺的病变不愈,可进一步传入中焦,为顺传;也可由肺而传入心包,为逆传。中焦病证,处于温病的中期,为邪正剧争的极期,中焦病不愈,则可传入下焦,温病发展的一般规律是始于上焦,终于下焦。三焦辨证的创立,使温病辨证在前人基础上又有了进一步的发展。

2. 论治 传染病的病原体属于中医"邪气"范畴,根据"实则泻之"的治疗原则,中医治疗传染病重视"祛邪"。根据不同的病情,采用解表、攻下、清解、消导等不同方法,并总结出大量有效方药,如治瘟疫方达原饮、清瘟败毒饮、增损双解散、升降散、十全苦寒救补汤、银翘散、桑菊饮、清营汤、犀角地黄汤(犀角已禁用,今用水牛角代,全书同)、神犀丹、安宫牛黄丸、青蒿鳖甲汤、加减复脉汤,治湿热病方三仁汤、杏仁滑石汤、甘露消毒丹、蒿芩清胆汤等,被临床证实治疗急性传染病有显著疗效,现在仍是临床上常用的方药。

中医治疗传染病除了注重"祛邪",同时也重视"扶正",认为"正可胜邪","扶正"有利于祛除病邪,帮助恢复健康,尤其是在疾病的后期或者恢复期,患者多伴有气血阴津的耗损,治疗可给予补中益气汤、四物汤、竹叶石膏汤、沙参麦冬汤等益气、养血、生津、养阴的方药。

现代研究证实,鱼腥草、板蓝根、山豆根等有一定的抗微生物作用;丹参、赤芍、川芎具有改善病变部位微循环、促进修复的作用;参附注射液、生脉注射液、独参汤等具有一定抗休克、抗应激、增强免疫力的作用;柴胡、板蓝根、青蒿等具有一定降温作用;针刺合谷穴、曲池穴、大椎穴等穴也可降低体温。

需要指出的是,中医学治疗传染病不仅重视辨证论治,同时也积累了丰富的辨病论治方法,如《肘后备急方》单味青蒿治疗疟疾,"青蒿一握,以水二升渍,绞取汁,尽服之",记载了关于青蒿的辨病论治经验,后世青蒿素即是源自中药青蒿的提取物,这类临床经验值得我们进一步发掘、研究和提高。

二、中医药预防传染病

(一) 管理传染源

中国古代就开始设立专门的传染病收治机构,对患者进行严格管理。《汉书·平帝记》载:"元始二年……民疾疫者,舍空邸第,为置医药。"这是我国由国家设置传染病院的开端。隋唐时期出现"疠人坊",是专门收容麻风患者的场所。《晋书·王彪之传》记载晋代有"……旧制,朝臣家有时疾,染易三人以上者,身虽无疫,百日不得入宫"的制度。李时珍的《本草纲目》中记载有常食大蒜可防痢疾、霍乱等传染病。这些都是防止传染病扩散的积极措施。

(二) 切断传播途径

预服药物防疫是古代常用的预防方法。《景岳全书》记载有用"福建茶饼"进行口腔消毒,以阻断传染病从口而入的途径;《本草纲目》记载:凡疫气流传,可于房内用苍术、艾叶、白芷、丁香、硫黄等药焚烧以进行空气"消毒"。《石室秘录》中指出:可用贯众一枚浸入水缸之内,加入白矾少许用于饮水"消毒"。明代李时珍《本草纲目》中指出"天行瘟疫,取初病人的衣物,于甑上蒸过,则一家不染。"在灭虱、蚤、臭虫等方面,《外科活人定本》载:"治身痒生虱,内银朱、陈艾,纸卷筒熏衣,即除。"

（三）保护易感人群

《素问·刺法论》指出要避免疫病的传染,关键在于"正气存内"和"避其毒气"。张景岳在《景岳全书·杂证谟》里说:"瘟疫乃天地之邪气,若人身正气内固,则邪不可干,自不相染。"强调增强人体的正气可以抵御外邪的入侵,这些为中医预防传染病奠定了理论基础。早在16世纪前后,我国已经用种痘方法预防天花,这是人工免疫的开端。在《张氏医通》(1695年)和《医宗金鉴》(1742年)中,记述了痘衣法和鼻苗法两种人痘接种方法。到17世纪,我国的种痘术已相当完善,并已大范围推广甚至传到了欧美。另外,调摄精神、节欲保精、调节饮食、运动健身等预防保健措施,可以增强人体非特异性免疫力,也是预防传染病的方法。

（黄象安）

学习小结

1. 学习内容

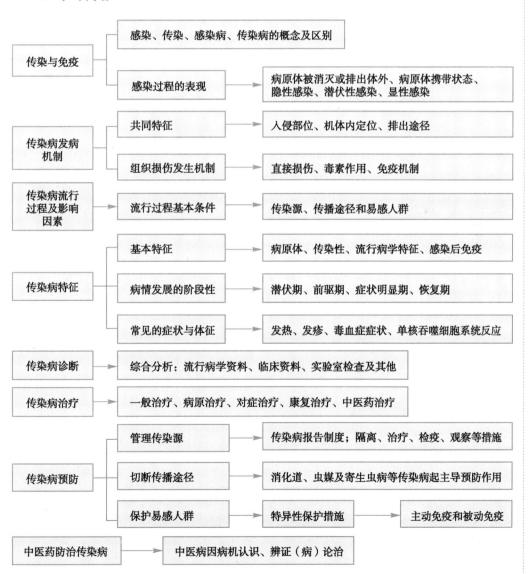

2. **学习方法**　本章的学习应在病原生物学、医学免疫学、中医基础理论等学科的基础上,灵活运用比较法、归纳法等方法,将传染病相关基础知识融会贯通,为学好以后章节及开展传染病临床工作奠定基础。

复习思考题

1. 如何更好地发挥中西医结合优势来防治传染病?
2. 影响传染病流行的因素有哪些?
3. 如何客观评价古代中医药预防传染病流行的措施?

第二章

朊 粒 病

📖 学习目的

　　本病早期诊断困难,目前尚无特效药物治疗,感染均为致死性,预后极差,故本章的学习目的主要是识别本病并掌握其预防。

学习要点

本病的流行概况、临床表现、临床分型、诊断要点及防治原则。

一、概述

　　朊粒病(prion disease),又被称为传染性海绵状脑病(transmissible spongiform encephalopathy,TSE),是一组由朊粒(prion)导致的人兽共患的致死性中枢神经系统退行性疾病。临床表现主要为各种神经精神症状。主要为散发病例。可通过感染,也可通过遗传获得。人类朊粒病主要有库鲁病(Kuru diseases)、克-雅脑病(Creutzfeldt-Jakob disease,CJD)、新变异型克-雅病(new variant Creutzfeldt-Jakob disease,nvCJD)、格斯特曼综合征(Gerstmann-Straussler-Scheinker syndrome,GSS 综合征)、致死性家族性失眠症(fatal familial insomnia,FFI)等。

二、病原学

　　朊粒病的病原体是朊粒,是由宿主人朊毒体蛋白基因编码的、具有两种二级构象的蛋白质感染粒子,其唯一成分为蛋白酶抗性蛋白(proteinase resistant protein,PrP),不含有核酸,具有传染性和自我复制能力,是一种不同于病毒、细菌、立克次体、真菌和寄生虫等病原微生物的病原体。

　　PrP 具有两种异构体:PrPC(细胞朊蛋白)是存在于正常和感染的人和动物脑组织中的一种糖蛋白,是正常基因表达的产物,是神经系统信息传递不可缺少的物质,通常情况下是无害的,可被蛋白酶水解;PrPSc(羊瘙痒病朊蛋白)仅存在于感染的人和动物脑组织中,是由 PrPC 转变而来,当沉积于脑组织中可致神经系统疾病,是一种致病异构体,具有致病性和传染性,不能被蛋白酶水解。

　　朊粒对甲醛、乙醇、蛋白酶、加热(80℃)、电离辐射和紫外线等的抵抗力强,而对酚类、乙醚、丙酮、强去污剂和漂白剂等敏感。

三、流行病学

(一)传染源

感染朊粒的人和动物皆可成为传染源。

(二)传播途径

本病可在同一种属间传播,也可跨种属传播。

1. 消化道传播　通过进食含有朊粒的宿主组织或加工物而感染。

2. 医源性传播　使用被克-雅脑病患者污染的器械,可使脑外科患者感染克-雅脑病;移植克-雅脑病患者的器官,以及使用被朊粒污染的垂体激素、生长激素或促性腺激素均可感染克-雅脑病。

3. 遗传突变　人自身编码 PrPC 的基因(*PRNP*)存在致病性突变引起的,发病率约为 10%~15%。如遗传性 CJD 是 *PRNP* 基因的 *D178N* 和 *V180I* 突变引起,FFI 是 *PRNP* 基因的 *D178N* 突变引起,GSS 是 *PRNP* 基因的 *P102L* 突变引起。

(三)易感人群

人群普遍易感,感染后不产生保护性抗体。

(四)流行特征

1. 库鲁病　最早被发现且详细研究的传染性神经退行性变疾病。此病仅流行于巴布亚新几内亚原始部落,与当地习俗(食用已故亲人的脑组织)有关。19 世纪 50 年代食尸习俗被禁止后,此病曾销声匿迹,但在 1996 年和 2004 年共发现 11 例新发的库鲁病,提示其潜伏期可长达 50 余年。

2. 克-雅脑病　最常见的人朊粒病,呈世界性分布,包括散发性(sCJD)、家族性(fCJD)、医源性(iCJD)。85%~95% 病例为散发性,5%~15% 为家族性,不足 1% 为医源性。全世界范围发病率为(1~1.5)/100 万,平均年龄为 57~75 岁,少数为年轻患者,80 岁以上也有报道。

3. 新变异型克-雅病　与牛海绵状脑病(bovine spongiform encephalopathy,BSE)有关,至 2005 年 4 月,全球共发现 165 例,其中英联邦 155 例,除意大利患者未到过已发生 BSE 的国家,其余病例皆出生于已知 BSE 发生的国家。nvCJD 发病率目前尚无一致的统计结果。由于中国汉族人群对朊粒病易感的 *PRNP* 基因 129 甲硫氨酸纯合子的比例高达 98%,新变异型克-雅病在中国人群健康的潜在危害尤其值得关注。

4. 格斯特曼综合征　罕见,年发病率为(1~10)/1 亿人,多发于中年,平均年龄 43~48 岁,老年病例也有报道。

5. 致死性家族性失眠症　目前全世界均有报道。

四、病机与病理

(一)发病机制

淋巴组织生发中心内的滤泡树突状细胞是朊粒蛋白运输到神经系统之前的"储存库"。PrPC 转化为 PrPSc 后在宿主体内沿着轴突行进,其主要机制是缓慢的轴索浆运输,同时存在快速的顺进性轴突运输。PrPSC 具有神经毒性,PrPSC 或其片段在神经元内积聚可致细胞凋亡和坏死。

(二) 病理

人朊粒病的病理改变主要在脑组织,包括:大脑皮质神经元空泡变性,大脑皮质疏松呈海绵状,典型的淀粉样斑块形成(异常朊粒蛋白聚集),主要累及大脑皮质、基底核、丘脑和小脑皮质。

1. 库鲁病　PrPSc 阳性斑块是特征性病理表现,小脑最常见。Kuru 斑是过碘酸希夫染色(PAS)阳性的单中心圆形伴放射状小刺。可有肥大的星形胶质细胞和神经元丢失。

2. 格斯特曼综合征　基本神经病理改变与其他朊粒病相同。小脑部位有高密度的 Kuru 斑,脑组织其他部位也可见类似斑块。脑组织神经纤维交织成网。

3. 克 - 雅脑病　多数病例有脑组织萎缩,包括深灰色结构如尾状核、壳核及丘脑,海马不受影响,小脑可见薄层萎缩。

4. 新变异型克 - 雅病　许多神经病理改变有别于 sCJD,最显著的是遍布大脑和小脑的 PrPSc 高密度斑块,基底核和丘脑的较低密度斑块。

5. 致死性家族性失眠症　特征性的神经元丢失和神经胶质增生改变主要位于丘脑,可累及小脑皮质、小脑核及橄榄核。很少能检测到海绵状退行性变。

五、临床表现

(一) 库鲁病

本病有较清晰的临床分期,可分为行走期、久坐期、后期及终末期。早期或行走期有颤抖、共济失调和姿势不稳等特征性表现。久坐期出现肌阵挛、舞蹈手足徐动症、肌束颤动等非随意运动。后期出现痴呆症状,表现为思维减慢,可能对自身疾病漠不关心。终末期则出现前皮质释放症状、小脑型言语障碍和无法起床。起病 9~24 个月内患者常因合并肺炎死亡。

(二) 克 - 雅脑病

本病为人类最常见的朊粒病,发病年龄多为 50~75 岁,潜伏期 3~22 年,最长可达40 年。最重要的两个临床特征为快速进行性智力退化和肌阵挛。早期表现以智力退化和精神症状为主,如注意力、记忆力和判断力障碍,失眠,情感淡漠及抑郁,可有共济失调。中期大脑皮质、锥体外系、锥体束及小脑受损引起的表现交替或相继出现,如进行性痴呆,面部表情减少、震颤、动作缓慢、肌张力增高、共济失调、步态不稳、肌萎缩、腱反射亢进、Babinski 征(巴宾斯基征)阳性等。约 2/3 患者有肌阵挛。晚期出现尿失禁、无动性缄默、昏迷或去皮质强直状态,大多发病 7~9 个月后死于压疮或合并肺部感染。

(三) 新变异型克 - 雅病

近年有报道本病,可能是牛海绵状脑病,俗称疯牛病(mad cow disease)传播于人的表现。其特点是:发病年龄较早,平均年龄为 29 岁(1~48 岁);病程较长,平均大于 1年;大部分病例以精神异常为主要表现,如焦虑、抑郁、孤僻、萎靡和其他行为异常;早期表现为肢体和面部的感觉障碍和进行性小脑综合征,如共济失调;病情发展会出现记忆力障碍;肌痉挛;后期出现痴呆等症状。一般无肌阵挛和特征性脑电图改变。

(四) 格斯特曼综合征

小脑退行性变表现伴有不同程度的痴呆是此病的特征。小脑受累主要表现为共济失调。早期常有感觉迟钝、反射减退、下肢近端肌肉无力等,一般无肌阵挛。是否出现痴呆及其程度可因家族和个体差异而异。发病年龄多在 40~50 岁,一般发病 5 年左右死亡。

(五) 致死性家族性失眠症

主要表现为进行性失眠,失去正常的生理节律的睡眠模式,清醒时可出现"白日梦"状态。同时可出现注意力不集中、记忆力下降、精神错乱等智力和行为的改变。明显的痴呆表现少见。随着病情的进展,可出现肌阵挛、共济失调和肌强直等。此病是朊粒病中唯一出现自主神经异常和内分泌失调的疾病,前者表现为多汗、体温过高、心动过速和血压升高等,后者表现为促糖皮质激素分泌下降、糖皮质激素分泌增多,生长激素、褪黑素及催乳素失去正常昼夜变化规律。为迅速致死性疾病,平均病程为 13 个月,好发于中年人,平均年龄为 35~61 岁。

(六) 新型朊粒病

英国伦敦的 Simon Mead 等学者发现了一类以慢性腹泻、自主神经衰竭和主要影响感觉神经长度依赖性的轴索性外周神经病等为主要临床表现的新型朊粒病。由 *PRNP* 基因的截断突变(*Y163X*)导致,一般于成年早期发病,40~50 岁时出现认知障碍和癫痫发作。脑组织内可见一种独特的朊蛋白片段沉积;外周器官中可见朊蛋白淀粉样沉积,受累器官包括肠和外周神经。

六、实验室检查及其他检查

(一) 脑脊液

脑脊液(CSF)常规和生化检查基本正常。14-3-3 蛋白是 sCJD 敏感性和特异性均较好的诊断指标,阴性结果并不能排除本病,尤其是 fCJD 或不典型 sCJD 患者。偶有非朊粒病患者有阳性结果。

(二) 脑电图

绝大部分 sCJD 患者病程中脑电图(EEG)可出现特异性的周期性同步二或三相尖锐复合波。其他朊粒病也可有异常,但无特异性。

(三) 影像学

头颅 CT 一般无明显异常,MRI 可见局灶性信号增强,DWI 优于常规 MRI。必须行常规 MRI 或 CT 排除其他脑部疾病。

(四) 组织病理学及免疫学检查

脑组织切片可观察到海绵状空泡、淀粉样斑块、胶质细胞增生、神经元丢失等。免疫组织化学、免疫印迹、酶联免疫吸附试验等均可检测组织中 PrPSc,是诊断朊粒病的金标准。

(五) 分子生物学

对人 *PRNP* 基因进行 Sanger 测序,可发现家族遗传性朊粒病。

七、诊断与鉴别诊断

(一) 诊断

朊粒病生前诊断比较困难,绝大部分为死后脑组织病理检查确诊。

1. 流行病学资料 有神经外科手术或接受过植入性电极脑电图史;供者被发现有朊粒病的器官移植受者;有垂体来源激素使用史;有朊粒病家族史者等。

2. **临床表现** 朊粒病本质是中枢神经系统的进行性退行性疾病,有相似且独立的临床表现。

3. **实验室检查** 特征性的脑电图改变和病理学检查是重要的诊断依据。结合临床表现,若有脑组织海绵状改变,可临床诊断朊粒病。免疫组化或分子生物学检测证实脑组织中 PrPSc 存在,可确诊。

4. **WHO(世界卫生组织)诊断散发性 CJD 的标准:**

(1)疑似病例:①两年内进行性痴呆;②肌阵挛、视觉或小脑性障碍、锥体束或锥体外束功能障碍、运动不能或缄默 4 项中具备其中 2 项;③病程中典型的 EEG 改变(周期性同步二或三相尖锐复合波),和 / 或 2 年内死亡并且 CSF 中 14-3-3 蛋白阳性;④常规检查未提示其他诊断。

(2)确诊病例:上述 4 项均符合,并具备以下神经病理学指标中的 1 项以上。①神经元丢失,胶质细胞增生,海绵状退行性变,或脑组织免疫组化 PrPSc 阳性斑块;②预先用蛋白激酶 K 处理(消除正常的 PrPC 反应)后,染色见 PrPSc 阳性;③预先用蛋白激酶处理后,脑组织性组织印迹见 PrPSc 阳性;④患者脑组织注射到实验动物后可引起特征性神经退行性疾病;⑤检测到 PRNP 基因突变存在。

(二) 鉴别诊断

应与其他进行性神经系统退行性疾病相鉴别,如阿尔茨海默病、多发性硬化等。其鉴别的关键在于脑组织是否存在海绵状改变和 PrPSc 沉积。

八、预后

本病均为致死性,发病后可在 1~2 年内死亡。

九、治疗

目前无特效的药物用于治疗该病,主要治疗措施是对症和支持治疗。正在试图从 PrPC 向 PrPSc 的转化过程、PrPSc 结合至 PrPC 的过程、蛋白 X 结合位点及运输 PrPSc 至神经系统等方面研究新药。有研究表明海藻糖、刚果红、二甲基亚砜、多烯复合物、吩噻嗪、磷脂酶 C、寡肽等在体内可以抑制 PrPc 转化为 PrPsc,但大多难以透过血 - 脑屏障。氯丙嗪和奎纳克林在细胞培养中发现可抑制 PrPSc 形成,临床试验没有证据证明奎纳克林可以直接延长患者的生存时间,但干预组生存时间较对照组长。动物实验发现辛伐他汀可通过下调 COX-2(环氧合酶 2)水平和激活小神经胶质细胞来延缓朊粒病进展,延长小鼠生存期。试用阿昔洛韦、金刚烷胺、阿糖腺苷和干扰素治疗,但显效甚微。

中医可把该病分为气虚血瘀、痰浊阻络、阴虚风动等证型,可试用补阳还五汤、定痫丸、镇肝熄风汤等加减治疗。

十、预防

(一) 管理传染源

监测遗传性朊粒病家族。严禁朊粒病患者、有退行性神经系统疾病患者、在疫区居住过一段时间者、有遗传性朊粒病家族史者、曾接受器官提取人体激素治疗者捐献器官和组织。朊粒病患者尚无需隔离。

（二）切断传播途径

遗传性朊粒病家族应给予遗传咨询和产前 DNA 筛查。必须对有 BSE 的国家或地区进口的活牛(包括胚胎)及其制品进行严格检疫。生产生物制品时应充分考虑和了解提供牛组织等原料国家或地区的 BSE 流行情况。禁止牛羊等反刍动物组织及器官作为饲料使用。接触朊粒病患者的医务人员及实验室研究人员必须严格遵守安全程序。

（三）保护易感人群

疫苗尚在研制中,重组蛋白亚单位疫苗、合成肽疫苗、病毒样颗粒疫苗、树突状细胞疫苗、黏膜免疫疫苗等的研发为目前的热点之一。

（高月求）

学习小结

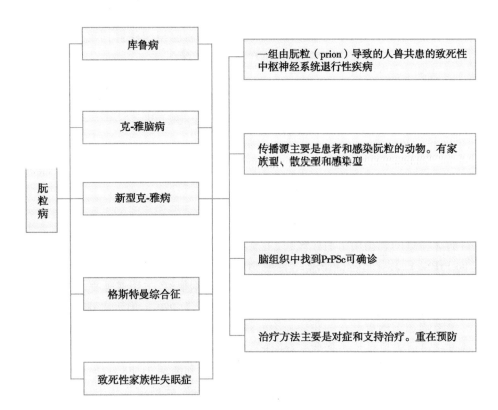

复习思考题

1. 简述家族型朊粒病的发病机制。
2. 人类朊粒病的临床类型有哪些?

第三章

病毒感染性疾病

📖 学习目的

　　病毒感染性疾病在传染病中最为常见,目前已知可感染人类的病毒有数百种,并且新的病毒性病原体还在不断被发现,此外,新近研究证明病毒感染还与某些非感染性疾病关系密切,如某些恶性肿瘤、自身免疫性疾病等。故病毒感染性疾病的学习尤为重要。通过本章学习,掌握常见病毒感染性疾病的诊治与防控,树立"预防为主,防治结合"的理念。

　　学习要点

　　病毒性肝炎、肾综合征出血热、流行性感冒、人禽流感、艾滋病、流行性乙型脑炎和登革热等病毒性传染病的临床表现、诊断和防治是本章学习的重点。

第一节　病毒性肝炎

一、概述

　　病毒性肝炎(viral hepatitis)是由肝炎病毒引起的以肝脏炎性损害为主的一组传染病。根据引起肝炎的病毒不同,目前已经确定的有甲、乙、丙、丁、戊型病毒性肝炎。甲型和戊型肝炎经粪-口途径传播,多表现为急性感染;乙型、丙型、丁型主要经血液、体液传播,多呈慢行感染,少数可发展为肝硬化,甚至肝细胞癌。

　　本病临床表现复杂,中医学按其主症不同,可归属"黄疸""肝着""胁痛""肝瘟""急黄""积聚"等范畴。早在《灵枢·论疾诊尺》中就有"身痛而色微黄,齿垢黄,爪甲上黄,黄疸也。安卧小便黄赤,脉小而涩者不嗜食"等有关黄疸的记载。

二、病原学

　　病毒性肝炎的病原体是各种肝炎病毒,肝炎病毒是指侵入机体后主要感染肝脏并引发肝脏炎性损害为主的病毒。目前已证实的肝炎病毒有甲、乙、丙、丁、戊五型。新近发现的庚型肝炎病毒(hepatitis G virus,HGV)、输血传播病毒(transfusion transmitted virus,TTV)及 Sen 病毒(Sen virus,SENV)等,由于其嗜肝性及致病性尚未定论而至今没有归属于肝炎病毒。其他如巨细胞病毒、EB 病毒、柯萨奇病毒、疱疹病毒等多种病毒有时也可引起肝脏炎性损害,但肝脏受累是其全身表现的一部分,故不属于肝炎病毒。目前尚有 10% 左右的肝炎病例找不到病因,推测可能有未被发现的肝炎病毒存在。

（一）甲型肝炎病毒

甲型肝炎病毒（hepatitis A virus，HAV）属微小 RNA 病毒科（Picornaviridae）中的嗜肝 RNA 病毒属（Heparnavirus）。HAV 直径 27~28nm，正 20 面体球形颗粒，内含线型单股 RNA。HAV 基因组有 7 478 个核苷酸，三个编码区分别是 P1、P2 及 P3，P1 编码衣壳蛋白，即 VP1、VP2、VP3 和 VP4，P2、P3 编码非结构蛋白。根据核苷酸序列同源性的差异，HAV 可以分为 7 个基因型，其中，人类 HAV 为 I、II、III 和 VII 型，猿猴为 IV、V、VI 型。目前我国分离的 HAV 均为 I 型。仅有一个血清型，一个抗原抗体系统。IgM 型抗体为感染后早期出现的抗体，是近期感染的标志。IgG 型抗体可长期存在，是既往感染的标志。

许多灵长类动物如黑猩猩、恒河猴、狨猴等对 HAV 易感。体外培养 HAV 已获得成功。

HAV 对外环境抵抗力较强，含有 HAV 的粪便室温下放置 1 个月后仍有传染性。HAV 对有机溶剂如乙醚等有抵抗力，耐酸、耐碱。60℃ 1 小时不能完全灭活，100℃ 1 分钟可完全灭活。对紫外线照射、过氧乙酸、甲醛及含氯类等消毒剂敏感。

（二）乙型肝炎病毒

乙型肝炎病毒（hepatitis B virus，HBV）。嗜肝 DNA 病毒科（Hepadnaviridae）正嗜肝 DNA 病毒属（Orthohepadnavirus），电镜下观察 HBV 有三种颗粒。①大球形颗粒为完整病毒颗粒，又称 Dane 颗粒，直径 42nm，外壳厚约 7nm，含有乙肝病毒表面抗原（hepatitis B surface antigen，HBsAg）。核心内含有不完全环状双股 DNA、DNA 聚合酶（DNA polymerase，DNAP）和核心抗原（hepatitis B core antigen，HBcAg）。②小球形颗粒，直径 22nm。③线状颗粒，长度不一，直径 22nm，经乙醚处理后可分散为小球形颗粒。小球形颗粒和线状颗粒只含有 HBsAg 成分，是 HBV 复制过程中产生的过剩病毒外壳，没有传染性。

HBV 基因组又称为 HBV DNA。核酸短链（正链）的长度不定，长链（负链）约含 3 200 个核苷酸，长度固定，缺口处为 DNAP，含有 4 个开放读码框架（open reading frame，ORF），分别为 S 区、C 区、P 区及 X 区。

S 区分为前 S_1、前 S_2 和 S 基因，分别编码前 S_1 蛋白、前 S_2 蛋白和 HBsAg。前 S_1、前 S_2 及 HBsAg 一起组成大分子蛋白，前 S_2 及 HBsAg 组成中分子蛋白，HBsAg 则称为小分子蛋白或主蛋白。前 S 蛋白在 HBV 嗜肝性方面起重要作用。HBsAg 有共同的抗原决定簇 a 和两组彼此排斥的亚型决定簇 d/y、w/r，由此 HBsAg 分为 4 个主要亚型，adw、adr、ayw 和 ayr，此外还有 10 个其他亚型。亚型的分布有明显的地域性，有利于流行病学调查。

C 区分为前 C 和 C 基因，编码产生 e 抗原（hepatitis B e antigen，HBeAg）及 HBcAg；前 C 基因 1 896 位核苷酸很容易发生变异，变异后不能产生 HBeAg，形成 HBeAg 阴性的前 C 区变异株。由于 HBcAg 一般由 HBsAg 包裹，或少量游离的 HBcAg 被改造为 HBeAg，或 HBcAg 与抗 -HBc 结合形成免疫复合物，故感染 HBV 患者的血液中一般检测不出游离的 HBcAg。

P 基因编码产生 DNAP；HBV DNAP 由 816 个氨基酸组成，具有反转录酶活性，参与 HBV 复制的全过程，包括 HBV 全基因组的包装信号、RNA 依赖的 DNA 合成、

DNA 依赖的 DNA 合成及 RNA 酶 H 的活性等。

X 基因编码产生 X 抗原（hepatitis B x antigen，HBxAg）。HBxAg 由 145~154 个氨基酸组成，可能是一种反转录调节蛋白，对 HBV 及其他病毒或细胞的基因表达起调控作用，在启动病毒复制、激活某些信号传导及 HBV 致癌等方面有着重要的作用。

根据 HBV 全基因核苷酸序列异源性 ≥ 8% 或者 S 基因区核苷酸序列异源性 ≥ 4%，将不同病毒株分为不同的基因型。迄今为止，已发现 HBV 有 10 个基因型，即 A、B、C、D、E、F、G、H、I 和 J 型。不同的血清型可属同一基因型，而同一血清型可分布于不同的基因型。基因型的分布与地域、历史及人口的迁移有着密切的关系。在我国 A、B、C 及 D 四型均有分布，北方地区以 C 型为主，由北向南 B 型逐渐增多，少数民族地区 A、D 型比例较高。

HBV DNA 在自身复制过程中由于 DNA 聚合酶缺乏严密的自我校正功能，以及在感染宿主的免疫压力或抗病毒药物的选择压力下，很容易发生变异。大部分变异属沉默变异，无生物学意义。部分变异可引起 HBV 生物学特征的改变，不仅其自身复制能力可能受到影响，同时可引发对抗病毒药物的耐药，患者病情反复，甚至危及生命，也给乙型肝炎的防治等带来一系列新的问题。

HBV 前 C 区 *G1896A* 变异和 / 或 BCP 区 *A1762T* 与 *G1764A* 双突变，这时 HBV 仍然复制，表达 HBcAg，但不能表达 HBeAg，可导致 HBeAg 阴性的慢性乙型肝炎，病情持续进展。前 C 区发生变异的 HBV 株还可引起重型肝炎。C 基因变异除可能与进展性肝病有关外，还可能影响干扰素的治疗应答。

S 区抗原决定簇在诱生抗 -HBs 中起决定性作用，当该位点发生变异，注射乙肝疫苗诱生的抗体对变异株则无作用，故 S 区发生变异的 HBV 可逃避机体的免疫监视，造成乙型肝炎疫苗接种预防无效及肝移植后预防 HBV 再感染的失效。

P 区基因的变异有可能导致 HBV DNA 复制的改变或被阻断，P 区基因发生某些变异，可引起病毒对抗病毒药物的敏感性降低而导致耐药的发生，使应用抗病毒治疗的患者血清病毒学和生物化学出现反弹，抗病毒药物治疗获得的临床疗效被抵消，给临床治疗带来困难，甚至影响患者的预后。

灵长类动物如黑猩猩及恒河猴等是对 HBV 易感的实验动物。HBV 转基因小鼠模型可用来研究 HBV 引发肝炎的机制及药物疗效学评价。HBV 的体外培养尚未成功。

HBV 对外环境抵抗力很强，在干燥或冰冻环境下能生存数月至数年，加热 60℃ 10 小时、100℃ 10 分钟、高压蒸汽消毒等可被灭活，对次氯酸、甲醛及过氧乙酸等消毒剂敏感，对乙醇不敏感。

（三）丙型肝炎病毒

丙型肝炎病毒（hepatitis C virus，HCV）简称丙肝病毒，黄病毒科（*Flaviviridae*）丙型肝炎病毒属（*Hepacivirus*），为含有脂质包膜的球形颗粒，直径 30~60nm，其基因组为 9.4kb 单股正链 RNA。HCV 的基因编码区可分为结构区与非结构区，编码区从 5′ 端依次为核蛋白区（C 区）、包膜蛋白区（E 区）和非结构区（NS 区），后者又分为 NS1~5 等区，NS1 又称为 E2/NS1。非结构区易发生变异。基因组 5′ 端由 241~324 个核苷酸组成，十分稳定，极少变异，临床上常据此区的基因序列设计 PCR 引物检测 HCV RNA，检出率较高。

笔记

27

HCV 通过与肝细胞表面上的特异性受体结合进入肝细胞。肝细胞是 HCV 复制的主要场所,但 HCV 也可在外周血单个核细胞内复制及存储。HCV 的 RNA 依赖的 RNA 聚合酶缺乏校对功能,在复制过程中极易出现核苷酸的替换、插入或缺失突变,其中 E 区(E1、E2 区)的突变率最高。由于 HCV 的高突变率导致 HCV 逃避宿主的免疫监视而极易发生持续性感染、感染的慢性化及疫苗研制困难等。

HCV 基因易变异,可以产生不同的基因型、亚型和准种。核苷酸同源性小于 70% 的归于不同基因型,70%~85% 归于基因亚型,大于 85% 归于统一株,即准种。基因型的命名按发现的先后顺序用阿拉伯数字表示,目前有 6 型。亚型在基因型后用小写英文字母表示,如 1a、1b、1c、3a 等。HCV 基因型分布存在明显的地区差别,我国 1b 及 2a 基因型常见,1b 基因型更多见,个别地区存在 1a、2b 和 3b 基因型。基因型与病情的严重程度及干扰素治疗应答等有一定的相关性,也可用于流行病学调查。

HCV 细胞培养尚未成功。

HCV 对氯仿等有机溶剂敏感,10% 氯仿可杀灭病毒。煮沸、紫外线、100℃ 10 分钟或 60℃ 10 小时或 37℃ 96 小时或 1∶1 000 甲醛可灭活 HCV。

(四)丁型肝炎病毒

丁型肝炎病毒(hepatitis D virus,HDV)简称丁肝病毒,是一种缺陷的单股环状负链 RNA 病毒,长 1 679kb(1683)。其需要 HBV 等嗜肝 DNA 病毒的帮助才能复制。成熟的 HDV 颗粒为球形,电镜下直径为 35~37nm,外壳由 HBV 外壳蛋白组成,内含 HDV RNA 和丁肝病毒抗原(hepatitis D antigen,HDAg)。目前将 HDV 归类于代尔塔病毒属(Deltavirus genus),该属暂不归属于任何科。临床上 HBV 与 HDV 可同时感染机体,即同时感染(coinfection),或在慢性 HBV 感染的基础上重叠感染 HDV,即重叠感染(superinfection)。

HDAg 是 HDV 的结构蛋白和抗原成分,是 HDV 感染特异性诊断的基础。HDAg 有两种:一种较小的由 195 个氨基酸组成,分子量为 27kDa,另一种较大的由 214 个氨基酸组成,分子量为 29kDa。这两种 HDAg 都可与单克隆抗 -HD 结合,但他们的功能不同,小 HDAg 对病毒的复制有重要意义,而大 HDAg 对病毒的装配有重要意义。

HDV 比较耐热,但对各种灭活剂(如甲醛溶液、脂溶剂氯仿)较敏感。

(五)戊型肝炎病毒

戊型肝炎病毒(hepatitis E virus,HEV)简称戊肝病毒,现认为 HEV 是 α 病毒亚组的成员。病毒颗粒呈二十面对称圆球形,直径为 27~34nm,无包膜,具有突起的表面结构。

HEV 的基因组为单股正链 RNA,全长 7.2~7.6kb,可以编码 2 400~2 533 个氨基酸。基因组分为结构区和非结构区,含有 3 个部分重叠的开放读码框架(ORF),ORF-1 编码非结构蛋白,ORF-2 编码结构蛋白,ORF-3 位于结构区的 ORF-1 与 ORF-2 之间,与它们均有部分重叠,编码部分核壳蛋白,为具有型特异性的抗原蛋白 - 戊肝病毒抗原(hepatitis E antigen,HEAg)。HEV 的核苷酸序列差异性很大,根据同源性 HEV 基因型至少有 2 型,以 HEV 缅甸株和 HEV 墨西哥株为代表,在亚洲的发展中国家流行的主要是这两株。能够感染人的 HEV 只有一个血清型。HEV 主要在肝细胞中复制,通过胆汁排出,其复制过程尚不完全清楚。实验动物中恒河猴等易感。

HEV 在碱性环境条件下较稳定,在镁和锰离子存在的情况下易于保持其完整性。

在4℃以下保存病毒易被破坏,反复冻融也易使病毒降解,HEV对高热,常用消毒剂如过氧乙酸、甲醛及氯类等敏感。

三、流行病学

(一)传染源

甲、戊型肝炎的传染源主要是急性期患者和隐性感染者。后者数量远远多于前者。病毒主要通过粪便排出体外,发病前2周至发病后2~3周内具有传染性,而以发病前后各1周的传染性最强。

乙、丙、丁型肝炎的传染源是急、慢性患者及病毒携带者。急性期患者自发病前2~3个月即有传染性,并持续于整个急性期。慢性感染者和病毒携带者是重要的传染源。

(二)传播途径

甲、戊型肝炎主要经粪-口途径传播。粪便排出的病毒通过污染水源、食物、玩具等引起流行。如水源或食物(如贝类海产品等)被污染可引起局部暴发或流行。散发病例以日常生活接触为主要传播方式,罕见通过输血或血制品等传播。

乙、丙、丁型肝炎病毒可通过传染源的各种体液排出体外,通过皮肤或黏膜的破损口进入易感者的体内而传播。主要传播途径有:①母婴传播。宫内感染主要通过胎盘获得;围生期传播或分娩过程是母婴传播主要方式,婴儿因皮肤黏膜破损接触到母亲的羊水、血液或阴道分泌物获得;分娩后传播是因母婴密切接触获得。我国40%~50%的乙肝病毒携带者是由此途径传播而来的。②血液、体液传播。输血及血制品、污染的注射或针刺、血液透析、器官移植等器具传播。③生活密切接触传播。现已经证实HBV存在于汗液、精液、唾液、阴道分泌物等体液中,性接触、生活密切接触可能受到感染。④其他传播方式。如昆虫叮咬、经破损的呼吸道、消化道黏膜而感染方式,目前停留在理论认知。

(三)易感人群

人类对各型肝炎普遍易感,各年龄组均可发病。

在我国,甲型肝炎病毒感染主要是儿童和青少年,多为隐性感染,感染后产生持久的免疫力,成年人抗-HAV IgG检出率高达80%。戊型肝炎的流行有冬春季高峰,暴发常与水源污染有关,显性感染主要见于成人,晚期妊娠妇女感染后病死率高,抗-HEV在短期内消失。甲型肝炎和戊型肝炎的流行与当地的环境卫生、居住条件和人群受教育程度有关。乙型肝炎易感人群为抗-HBs阴性者。新生儿不能从母体获得抗-HBs,故与婴幼儿同为易感高危人群。高危人群还包括HBsAg阳性者的家属、血液透析者、反复输血及血制品者、静脉药瘾者、性工作者、接触血液的医务工作者。HBV感染后或接种乙肝疫苗出现抗-HBs者有免疫力。丙型肝炎感染后产生的抗-HCV不是保护性抗体。各型肝炎之间无交叉免疫,可重叠、同时或先后感染。

(四)流行特征

病毒性肝炎遍及全世界,但在不同地区各型肝炎的感染率有较大差别。

1. 甲型肝炎 世界各地均有发生,在亚洲大部、中东、非洲和中南美洲等地为高度地方性流行地区,约90%成人感染过HAV。在高发地区常呈周期性流行。全年均可发病,而以冬春季为发病高峰;在托幼机构、小学校及部队中发病率较高,且可发生大的流行;如水源被污染或生吃污染水中养殖的贝壳类等食品,可在人群中引起暴发。随着不发达国家的经济发展和卫生条件改善,儿童感染 HAV 已减少,成人感染 HAV 相对增多。以色列、北美、澳洲、西欧、日本、韩国和新加坡等发达国家或地区为低度地方性流行地区,成年人感染率低于 30%,但也可在托儿所、学校、社区和医院等局部小型暴发。在我国,特别是自 2007 年起将甲肝疫苗纳入扩大国家免疫规划以后,甲肝的报告发病持续降低,2017 年报告发病率是 1.367 9/10 万(报告病例 18 875例),这也是历史的最低水平。但不同地区发病率差异较大,一般来说农村高于城市,西部地区高于东部地区,北方地区高于南方地区,发病人群儿童逐渐减少,成年人相对增多。

2. 乙型肝炎　见于世界各地,全球约 20 亿人感染过 HBV,其中约 3.5 亿人为慢性 HBV 感染,约占全球人口的 6%。在慢性 HBV 感染者中,约 15%~25% 最终将死于与 HBV 感染相关的肝病。据世界卫生组织报告,全球每年约 100 万人死于与 HBV 感染相关的肝病。不同地区的 HBV 流行率差异较大。人群中 HBsAg 携带率以西欧、北美及大洋洲最低,一般人群 HBsAg 流行率 <2%,HBV 感染率 <20%,成人感染较常见。而在亚洲与非洲的一些地区,一般人群 HBsAg 流行率 ≥ 8%(8%~20%),HBV 感染率 >60%,新生儿和婴幼儿 HBV 感染常见。2006 年全国流行病学调查资料显示,我国人群 HBsAg 携带率 7.18%,当属中度流行区(2%~7%),HBV 感染率 50.09%,全国有 HBsAg 携带者约 9 300 万,其中慢性乙型肝炎患者为 2 000 万 ~3 000 万。在我国人群 HBsAg 流行率分布也存在地区差异,农村高于城市;2017 年全国共报告乙肝病例 1 001 952 例,报告发病率为 72.613 7/10 万,报告死亡率为 0.000 3/10 万。自1992 年我国卫生部将乙肝疫苗纳入了计划免疫管理,2002 年又将乙肝疫苗纳入到儿童计划免疫以来,我国儿童的乙肝发病已明显降低,1~4 岁儿童乙肝表面抗原携带率为 0.32%。乙型肝炎的发病无明显季节性,多为散发,但常有家庭聚集现象,患者及HBsAg 携带者男性多于女性。

3. 丙型肝炎　见于世界各国,主要为散发,多见于成人,尤以输血与使用血制品者、静脉药瘾者、血液透析者、肾移植者、同性恋者等多见,发病无季节性,易转为慢性。据世界卫生组织报告,全球丙型肝炎流行率平均为 3%,估计有 1.7 亿人感染 HCV。我国属丙型肝炎中度流行地区。2006 年全国丙型肝炎血清流行病学调查显示一般人群抗 -HCV 流行率为 0.43%。2017 年全国丙型病毒性肝炎报告病例 214 023 例,发病率为 15.510 7/10 万,报告死亡率为 0.008 7/10 万。

4. 丁型肝炎　在世界各地均有发现,HBsAg 阳性人群 HDV 感染率为 5%,但各地感染率差异较大,主要聚集于意大利南部、南美北部、非洲部分地区、中东阿拉伯国家等。我国属 HDV 低地方性流行区,在 HBsAg 阳性人群中的流行率为 1.2%。2017年全国丁型病毒性肝炎报告发病 375 例。

5. 戊型肝炎　存在流行和散发两种形式,流行主要发生于亚洲、非洲和中美洲的一些不发达国家,如印度、尼泊尔、孟加拉国、巴基斯坦及缅甸等,散发多在发达国家,病例主要来自流行区的移民或去过流行区的旅游者。我国 2017 年全国报告戊型病毒性肝炎发病 29 014 例,发病率为 2.102 7/10 万,报告死亡率为 0.001 51/10 万。戊型肝炎发病与饮水习惯及粪便管理有关。常以水媒流行形式出现,多发生于雨季或洪水泛滥之后,由水源一次污染者流行期较短(约持续数周),如水源长期污染,或通过污染环境或直接接触传播则持续时间较长;散发病例一年四季均可发生;发病者以青壮年为主,儿童多为亚临床型;男性发病多于女性,但孕妇感染后病情较重,病死率较高。

四、发病机制与病理

(一)西医发病机制与病理

1. 发病机制

(1)甲型肝炎:HAV经口进入体内,经消化道进入血流,主要侵犯肝脏。在肝细胞内复制的过程中仅引起肝细胞轻微损害,在机体出现一系列免疫应答(包括细胞免疫及体液免疫)后,肝脏出现明显病变,表现为肝细胞坏死和肝组织炎症反应。HAV可被机体的免疫反应所清除,一般不发展为慢性,此可能与HAV特异性T细胞的细胞毒作用、细胞因子的直接抗病毒作用及抗-HAV抗体的产生等有关。

(2)乙型肝炎:HBV感染肝细胞并在其中复制,一般认为并不直接引起肝细胞病变,但HBV基因整合于宿主的肝细胞染色体中,可能产生远期后果。乙型肝炎的肝细胞损伤主要是通过机体一系列免疫应答导致,其中以细胞免疫为主。表达在肝细胞膜上的HBV核心抗原(HBcAg)和肝特异性脂蛋白是主要的靶抗原,致敏T淋巴细胞的细胞毒效应是肝细胞损伤的主要机制,而抗体依赖的细胞毒作用及淋巴因子等的综合效应也十分重要,特异性T辅助细胞在慢性肝炎的持续性损伤中起重要作用。特异性抗体与循环中的相应抗原及病毒颗粒结合成免疫复合物,并经吞噬细胞吞噬清除。受染肝细胞被破坏以及HBV被保护性抗体(抗-HBs,尤其是抗-前S₂)所中和可导致感染终止。循环中的某些免疫复合物可沉积于小血管基底膜,关节腔内以及各脏器的小血管壁,而引起皮疹、关节炎、肾小球肾炎、结节性多发性动脉炎等肝外病变。

机体免疫反应的强弱及免疫调节功能是否正常与乙型肝炎临床类型及转归有密切关系。在免疫应答和免疫调节功能正常的机体,受染肝细胞被效应细胞攻击而破坏,使感染终止,临床表现为一过性的急性肝炎,且由于病毒数量的多寡及毒力强弱所致肝细胞受损的程度不同而表现为急性黄疸型或急性无黄疸型肝炎。若机体针对HBV的特异性体液免疫及细胞免疫功能缺损或呈免疫耐受,受染肝细胞未遭受免疫性损伤或仅轻微损伤,病毒未能清除,则表现为无症状的慢性病毒携带者。若机体免疫调节功能紊乱或清除功能低下,病毒未得到彻底清除,肝细胞不断受到轻度损伤,则表现为慢性肝炎。重型肝炎的病理损伤机制主要是由于机体的免疫功能严重失调,特异性免疫反应增强,自身免疫反应明显,通过肝内免疫复合物反应和抗体依赖细胞毒作用造成肝细胞大块坏死。近年来认为内毒素血症所致肿瘤坏死因子α(TNFα)大量释出,引起局部微循环障碍,可导致肝脏急性出血性坏死及大块坏死;且发现自由基变化与肝损伤及肝性脑病等的发生有关。

婴幼儿期HBV感染的自然史一般可人为地划分为4个期:①免疫耐受期:特点是血清HBsAg和HBeAg阳性,HBV DNA载量高,但血清ALT(谷丙转氨酶)水平正常;②免疫清除期:表现为血清HBV DNA载量较高,伴有ALT持续或间歇升高;③非活动或低(非)复制期:表现为HBeAg阴性、抗-HBe阳性,HBV DNA载量低或检测不出(PCR)、ALT水平正常,在一些持续HBV DNA转阴数年的患者,自发性HBsAg

血清学转换率为每年 1%~3%;④再活动期:部分处于非活动期的患者可再次发生肝炎发作,表现为 HBeAg 阴性、抗 -HBe 阳性,但仍有 HBV 活动性复制,ALT 持续或反复异常,成为 HBeAg 阴性慢性乙型肝炎,此期患者少部分可回复到 HBeAg 阳性的状态(特别是在免疫抑制状态如接受化疗时)。自发性 HBsAg 消失(伴或不伴抗 -HBs)及 HBV DNA 降低或检测不到者预后常良好。

(3)丙型肝炎:感染 HCV 后首先引起病毒血症,在整个病程进展中,病毒血症可以间断出现。丙型肝炎肝细胞损伤的主要原因有:① HCV 直接杀伤作用。在肝细胞内,HCV 复制时可干扰细胞内大分子的合成,从而增加溶酶体膜的通透性引起细胞病变。HCV 表达的某些蛋白对肝细胞有毒性作用。②宿主免疫因素。HCV 感染后引起的免疫学应答,其中细胞毒性 T 淋巴细胞(CTL)起重要作用。CTL 通过其表面的 T 淋巴细胞受体识别靶细胞的主要组织相容性抗原复合物 I 类分子和病毒多肽复合物,杀伤病毒感染的靶细胞,引起肝脏病变。③自身免疫因素。丙型肝炎者常伴有自身免疫表现,血清中自身抗体检测呈一项或多项阳性,病理中胆管损伤与自身免疫性肝炎相似。④细胞凋亡。HCV 感染的肝细胞内表达 Fas,HCV 可激活 CTL 表达 FasL,Fas 和 FasL 结合导致细胞凋亡。HCV 感染后容易慢性化,主要机制可能是:① HCV 高度变异性;② HCV 对肝外细胞的泛噬性;③ HCV 在血液中浓度低,免疫原性弱,机体容易产生免疫耐受。

(4)丁型肝炎:HDV 对肝细胞具有直接致病性,宿主免疫反应参与肝细胞损伤。乙型肝炎伴有 HDV 感染,尤其是重叠感染者,可明显加重肝细胞损伤。

(5)戊型肝炎:发病机制尚不清楚,可能与甲型肝炎相似。HEV 经消化道进入肠道,经门静脉侵入肝脏复制。潜伏期后期,胆汁中出现病毒,随粪便排出体外,同时,病毒进入血流出现病毒血症。肝细胞损伤主要由细胞免疫介导。

各型病毒性肝炎之间无交叉免疫。HDV 与 HBV 同时感染或重叠感染可加重病情,易发展为重型肝炎。HAV 或 HBV 重叠感染也可使病情加重,甚至可发展为重型肝炎。

2. 病理　各型肝炎的肝脏病理改变基本相似,常有以下改变:①肝细胞变性和坏死:肝细胞肿胀、胞质疏松和水样变、气球样变、嗜酸性变、嗜酸小体形成、点状和桥接坏死等;②炎症渗出反应:淋巴细胞、单核细胞等浸润,库普弗细胞(Kupffer cell)增生;③肝细胞再生;④纤维组织增生。各临床类型的病理改变如下。

(1)急性肝炎:肝脏肿大,表面光滑。镜下可见:肝细胞变性和坏死,以气球样变最常见。电镜下可见内质网显著扩大,核糖体脱落,线粒体减少,嵴断裂,糖原减少或消失。高度气球样变可发展为溶解性坏死,此外亦可见到肝细胞嗜酸性变和凝固性坏死,电镜下呈细胞器凝聚现象。肝细胞坏死可表现为单个或点状肝细胞坏死,伴局部以淋巴细胞为主的炎症细胞浸润。汇管区的改变多不明显,但有的病例出现较明显的淋巴细胞等炎症细胞浸润。肝窦内库普弗细胞增生肥大。肝细胞再生表现为肝细胞体积增大,有的有核丝分裂,双核现象,可出现肝细胞索排列紊乱现象。

黄疸型肝炎的病理改变与无黄疸型者相似而较重,小叶内淤胆现象较明显,表现为一些肝细胞浆内有胆色素滞留,肿胀的肝细胞之间有毛细胆管内胆栓形成。

(2)慢性肝炎

1)基本病变:小叶内除有不同程度肝细胞变性和坏死外,汇管区及汇管区周围炎症常较明显,常伴不同程度的纤维化。主要病变为:①炎症坏死。常见有点、灶状坏死,融合坏死,碎屑坏死(piecemeal necrosis,PN)及桥接坏死(bridging necrosis,BN),后两者与预后关系密切,是判断炎症活动度的重要形态学指标。②纤维化。肝内胶原形成与降解失衡而致过多沉积。轻者仅汇管区、汇管区周围纤维化和局限窦周纤维化或小叶内纤维瘢痕,不影响小叶结构的完整性。重者肝实质广泛破坏,弥漫性纤维增生,被分隔的肝细胞团呈不同程度的再生及假小叶形成而出现早期肝硬化。

2)病变的分级、分期:根据慢性肝炎肝组织炎症活动程度分为1~4级(Grade,G),根据肝纤维化程度分为1~4期(Stage,S),见表3-1。

表3-1 慢性肝炎分级、分期标准

炎症活动度(G)			纤维化程度(S)	
级	汇管区及周围	小叶内	期	纤维化程度
0	无炎症	无炎症	0	无
1	汇管区炎症	变性及少数点、灶状坏死灶	1	汇管区扩大、纤维化,局限窦周及小叶内纤维化
2	轻度 PN	变性,点、灶状坏死或嗜酸小体	2	汇管区周围纤维化,纤维间隔形成,小叶结构完整
3	中度 PN	变性、融合坏死重或见 BN	3	纤维间隔形成,小叶结构紊乱(distortion),无肝硬化
4	重度 PN	BN 范围广,累及多个小叶(多小叶坏死)	4	早期肝硬化

(3)重型肝炎(肝衰竭)

1)急性重型肝炎(急性肝衰竭):肉眼见肝脏体积明显缩小,边缘锐薄,质地柔软、包膜皱缩。肝细胞呈一次性坏死,可呈大块或亚大块坏死,或桥接坏死,伴存活肝细胞严重变性,肝窦网状支架塌陷或部分塌陷。

2)亚急性重型肝炎(亚急性肝衰竭):肉眼见肝脏体积缩小或不缩小,质稍硬,肝脏表面和切面均可见大小不等的再生结节。肝组织新旧不一的亚大块坏死或桥接坏死;较陈旧的坏死区网状纤维塌陷,并可有胶原纤维沉积;残留肝细胞增生成团;可见大量小胆管增生,腔内可见胆栓。

3)慢性重型肝炎[慢加急性(亚急性)肝衰竭、慢性肝衰竭]:①慢加急性(亚急性)肝衰竭:在慢性肝病病理损害的基础上,发生新的程度不等的肝细胞坏死性病变;②慢性肝衰竭:主要为弥漫性肝纤维化以及异常增生结节形成,可伴有分布不均的肝细胞坏死。

(4)淤胆型肝炎:有轻度急性肝炎的组织学改变,伴以明显的肝内淤胆现象,即毛细胆管及小胆管内有胆栓形成;肝细胞浆内亦可见到胆色素淤滞。小胆管周围有明显的炎症细胞浸润。

(5)肝炎肝硬化:①活动性肝硬化:肝硬化(弥漫性纤维组织增生及假小叶形成)伴明显炎症,包括纤维间隔内炎症,假小叶周围碎屑坏死及再生结节内炎症病变;②静止性肝硬化:假小叶周围边界清楚,间隔内炎症细胞少,结节内炎症轻。

（二）中医病因病机

中医学认为本病多由湿热疫毒、饮食不节及正气亏虚所致。湿热疫毒侵袭人体，或平素饮食不节，过食油甘厚味或嗜酒，损伤脾胃，致脾胃运化失常，湿浊内生，郁而化热，湿郁热蒸，内蕴中焦，熏蒸肝胆，发为急性肝炎，病位在肝胆脾胃，病理特点以邪实为主。如湿热疫毒内侵偏于气分，中阻脾胃，肝气郁滞，致肝失疏泄，脾气不升，胃气不降，则发为急性无黄疸型肝炎，可见乏力、胃脘胀满、纳呆、恶心，甚至呕吐、胁肋胀痛等；如湿热疫毒内蕴，湿热交蒸，熏蒸肝胆，偏于血分，胆液不循常道而入血，溢于肌肤而发黄，则为急性黄疸型肝炎，可见呕恶厌油、身目俱黄、胁痛、口苦等；如患者素体阳虚，湿热疫毒内侵，邪从寒化，寒湿凝滞，瘀阻血脉，胆液不循常道，溢于肌肤而发为阴黄，则见身目发黄，黄色暗晦，形寒肢冷，脘闷腹胀，食少便溏等；如湿热疫毒内侵，与痰瘀交结，郁阻血分，肝胆疏泄失常，则发为淤胆型肝炎。少数患者湿热疫毒炽盛，邪入营血，迫血妄行，内陷心包，蒙闭清窍，燔灼肝胆，胆液溢泄横行，发为重型肝炎，则见出血发斑，神昏谵语，身目金黄，或毒邪弥漫，三焦不利，而现少尿、腹水，甚则阴绝阳脱，属"急黄"或"瘟黄"。

急性肝炎失治、误治；或饮食不节，劳倦内伤；或先天禀赋不足，素体亏虚，感受湿热疫毒；或湿热疫毒特性（如易隐伏血分）使然，均可致病毒性肝炎慢性化。湿热疫毒蕴结不解，隐伏血分，日久致脏腑功能失调，气血阴阳亏损，出现肝胆湿热、肝郁脾虚、肝肾阴虚、脾肾阳虚、瘀血阻络等证候。病位在肝胆脾胃肾，病理特点为本虚标实、正虚邪恋，正虚为主，饮食不节、情志失调常为诱发因素，临床上常表现为虚实夹杂之候。如肝郁不解，气机痹塞，经络阻滞，气滞血瘀，日久则气血凝结，发为肝炎肝硬化，见胁肋积块，固定不移，或积块硬痛，面色晦暗、赤缕红斑（蛛蜘痣、肝掌）等症。

总之，湿热疫毒内侵是发病的首要条件，正气亏虚为发病的内在因素，饮食不节、劳倦内伤为发病的诱因。病位主要在肝，又及胆、脾、胃、肾等多个脏腑。病机主要为湿热疫毒内侵，湿热蕴结，致肝、胆、脾、胃、肾等功能障碍，进而出现气血阴阳亏损等一系列病情变化。

五、临床表现

各型肝炎的潜伏期长短不一，甲型肝炎为 2~6 周（平均 4 周），乙型肝炎为 4~24 周（平均 3 个月），丙型肝炎为 2~26 周（平均 7.4 周），丁型肝炎为 4~20 周，戊型肝炎为 2~9 周（平均 6 周）。

（一）急性肝炎

总病程一般为 2~4 个月，临床上根据有无黄疸分为急性黄疸型肝炎和急性无黄疸型肝炎。

1. 急性黄疸型肝炎　可分为三期。

（1）黄疸前期：可有恶寒、发热。本期突出的症状是全身乏力及食欲缺乏、厌油、恶心、呕吐、上腹不适、腹胀、便溏等消化系统症状，部分患者可有咽痛，关节痛，皮疹等表现。本期末尿色逐渐加深似浓茶色，体征可有右上腹叩击痛。本期持续数日至 2 周，平均 1 周。

（2）黄疸期：继尿色加深之后，巩膜首先出现黄染，继及皮肤，多于数日至 2 周达高峰，随后逐渐下降。黄疸初现时，发热很快消退，但乏力、胃肠道症状等可短期增剧，继而迅速缓解。黄疸多为肝细胞性,部分患者可短时表现为胆汁淤积性黄疸,如皮肤瘙痒、大便色浅等。体征除皮肤及巩膜黄染外,主要表现为肝脏肿大,一般肋下 1~3cm,质充实,有触痛及肝区叩击痛,脾也可轻度肿大。本期持续 2~6 周。

(3)恢复期:黄疸消退,症状消失,肝功能正常,肿大的肝脏、脾脏逐渐恢复正常。本期约需数周至 4 个月,平均 1 个月。

2. 急性无黄疸型肝炎 此型较多见,约占全部急性肝炎的 70%~90%。起病缓慢,临床症状较轻,主要症状为乏力,食欲缺乏,腹胀,肝区疼痛,有的患者可有恶心、呕吐、便溏或低热。体征可有肝大、压痛,脾也可轻度肿大。

甲、戊型肝炎以黄疸型多见,急性丙型肝炎临床表现较轻,以无黄疸型多见。

部分患者无症状,仅有肝功能异常,此乃亚临床型感染。

(二) 慢性肝炎

急性肝炎病程超过半年,或原有慢性乙型、丙型、丁型肝炎或慢性肝炎病毒携带史,本次又因同一病原再次出现肝炎症状、体征及肝功能异常者可以诊断为慢性肝炎。发病日期不明或虽无肝炎病史,但肝组织病理学检查符合慢性肝炎改变,或根据症状、体征、实验室检查及影像学检查综合分析,亦可做出慢性肝炎的诊断。

为反映病情严重程度,临床上将慢性肝炎分为轻度、中度、重度(表 3-2)。

1. 轻度 临床症状、体征轻微或缺如,肝功能指标仅 1 或 2 项轻度异常。

2. 中度 症状、体征、实验室检查居于轻度和重度之间。

3. 重度 有明显或持续的肝炎症状,如乏力、食欲缺乏、腹胀、尿黄、便溏等,有肝病面容、肝掌、蜘蛛痣、脾大等体征,且无门脉高压表现者。实验室检查血清谷丙转氨酶(ALT)和 / 或天冬氨酸转氨酶(AST)反复或持续升高、白蛋白降低或 A/G 比值异常、丙种球蛋白明显升高。除前述条件外,凡白蛋白 ≤ 32g/L,胆红素大于 5 倍正常值上限,凝血酶原活动度为 40%~60%,胆碱酯酶 <4 500U/L,四项检测中有一项达上述程度者即可诊断为重度慢性肝炎。慢性乙型肝炎依据 HBeAg 阳性与否,可分为 HBeAg 阳性慢性乙型肝炎和 HBeAg 阴性慢性乙型肝炎,对疾病预后和指导抗病毒药物治疗有意义。

表 3-2 慢性肝炎实验室检查异常程度参考指标

项目	轻	中	重
ALT 和 / 或 AST(IU/L)	≤ 3 × ULN*	>3 × ULN	>3 × ULN
胆红素(Bil)(μmol/L)	≤ 2 × ULN	(2~5)× ULN	>5 × ULN
白蛋白(A)(g/L)	≥ 35	32~35	≤ 32
A/G	≥ 1.4	1.0~1.4	<1.0
电泳 γ 球蛋白(γEP)(%)**	≤ 21	21~26	≥ 26
凝血酶原活动度(PTA)(%)	>70	60~70	40~60
胆碱酯酶(CHE)(U/L)***	>5 400	4 500~5 400	≤ 4 500
病理	G1~2,S0~2	G3,S1~3	G4,S2~4

* ULN:正常值上限;** 用电泳法测定血清 γ 球蛋白;*** 有条件开展 CHE 检测的,可参考本项指标。

(三)重型肝炎(肝衰竭)

病因及诱因很复杂,并发症多,病死率高。2017年我国卫生和计划生育委员会宣布,经过优化重型乙型肝炎的治疗方案,已将急性、亚急性重型肝炎病死率由88.1%降到21.1%,慢性重型肝炎的病死率由84.6%降到56.6%。临床主要表现为极度乏力,严重腹胀等消化道症状,嗜睡、昏迷等神经、精神症状,黄疸进行性加深,明显出血倾向,可见肝浊音界明显缩小,扑击样振颤等。

目前国际上通常采用肝衰竭诊断模式,而我国的诊断采用重型肝炎和肝衰竭两种模式,根据病情发展速度和病理组织学特征,重型肝炎分为三型(急性、亚急性、慢性),肝衰竭分为四型[急性、亚急性、慢加急性(亚急性)、慢性]。我国两种模式相对应的是:急性重型肝炎相当于急性肝衰竭,亚急性重型肝炎相当于亚急性肝衰竭,慢性重型肝炎相当于慢加急性(亚急性)肝衰竭。

1. 急性重型肝炎(急性肝衰竭) 亦称暴发型肝炎,急性起病,2周内出现Ⅱ度及以上肝性脑病(按Ⅳ度分类法划分)并有以下表现者:①极度乏力,明显消化道症状(无食欲、恶心、频繁呕吐、鼓肠等);②短期内黄疸进行性加深;③出血倾向明显,血浆凝血酶原活动度(PTA)≤40%[或国际标准化比值(INR)≥1.5],且排除其他原因;④肝脏进行性缩小。

2. 亚急性重型肝炎(亚急性肝衰竭) 起病较急,2~26周出现极度乏力,消化道症状明显,出血倾向明显,常有神经、精神症状,晚期可出现肝肾综合征,临终前多发生消化道出血、肝性脑病等严重并发症。凝血酶原时间明显延长,PTA≤40%,黄疸迅速加深,每天上升≥17.1μmol/L或血清胆红素大于正常值上限的10倍。首先出现神经、精神症状等肝性脑病表现者,称脑病型(包括脑水肿、脑疝等);首先出现腹水及其相关表现(包括胸腔积液等)者,称为腹水型。

3. 慢性重型肝炎[慢加急性(亚急性)肝衰竭] 慢加急性(亚急性)肝衰竭:在慢性肝病基础上,短期内发生急性或亚急性肝功能失代偿的临床综合征。

4. 慢性肝衰竭 在肝硬化基础上,肝功能进行性减退和失代偿。

根据病情的严重程度,亚急性肝衰竭和慢加急性(亚急性)肝衰竭可分为早、中、晚三期:

(1)早期:患者有重型肝炎的表现,如严重乏力及消化道症状,黄疸迅速加深。血清胆红素大于正常值上限10倍或每日上升≥17.1μmol/L,30%<PTA≤40%,或经病理学证实。但未发生明显的脑病,亦未出现腹水。

(2)中期:有Ⅱ度肝性脑病和/或明显腹水或出血倾向(出血点或瘀斑),20%<PTA≤30%。

(3)晚期:有难治性并发症,如肝肾综合征、消化道大出血、严重出血倾向(注射部位瘀斑等)、严重感染、难以纠正的电解质紊乱或Ⅲ度以上肝性脑病、脑水肿,PTA≤20%。

(四)淤胆型肝炎

淤胆型肝炎,是以肝内胆汁淤积为主要表现的一种特殊类型。急性淤胆型肝炎起病类似急性黄疸型肝炎,但自觉症状常较轻,表现为较长时期(3周以上)黄疸深,皮肤瘙痒,大便灰白,常有明显肝大,肝功能检查血清胆红素明显升高(常大于正常值上限10倍),以直接胆红素为主,PTA>60%或应用维生素K肌内注射后1周可升至60%以上,血清胆汁酸、γ-谷氨酰转肽酶、碱性磷酸酶、胆固醇可明显升高。在慢性肝炎或肝硬化基础上发生前述临床表现者,可诊断为慢性淤胆型肝炎,预后差。

（五）肝炎肝硬化

肝炎肝硬化是慢性肝炎的发展结果,肝组织病理学表现为弥漫性肝纤维化及假小叶形成。

1. 根据肝功能受损及门脉高压程度的表现,分为代偿期肝硬化和失代偿期肝硬化,肝硬化患者 Child-Pugh 分级标准见表 3-3。

（1）代偿期肝硬化:指早期肝硬化,一般属 Child-Pugh A 级。无明显肝功能减退表现。血清白蛋白 ≥ 35g/L,胆红素 ≤ 35μmol/L,PTA>60%。血清 ALT 及 AST 轻度升高,AST 可高于 ALT,γ-谷氨酰转肽酶可轻度升高。可有门脉高压症,如轻度食管静脉曲张,但无腹水、肝性脑病或上消化道出血。

（2）失代偿期肝硬化:指中晚期肝硬化,一般属 Child-Pugh B、Child-Pugh C 级。有明显肝功能异常及失代偿征象,如血清白蛋白 <35g/L,A/G<1.0,明显黄疸,胆红素 >35μmol/L,ALT 和 AST 升高,凝血酶原活动度 <60%。患者可出现腹水、肝性脑病及门脉高压引起的食管、胃底静脉明显曲张或破裂出血。

表 3-3 肝硬化患者 Child-Pugh 分级标准

临床或生化指标	分数		
	1	2	3
肝性脑病	无	1-2	3-4
腹水	无	轻度	中重度
总胆红素（umol/L）	<34	34~51	>51
白蛋白	≥ 35	28~35	≤ 28
凝血酶原时间延长	1~3	4~6	>6

注:Child-Pugh A 级 ≤ 6 分,Child-Pugh B 级 7~9 分,Child-Pugh C 级 ≥ 10 分

2. 根据肝脏炎症活动情况,可将肝硬化分为活动性肝硬化和静止性肝硬化。

（1）活动性肝硬化:慢性肝炎的临床表现依然存在,如消化道症状、乏力明显,有黄疸,肝质地变硬,脾进行性增大,并伴有门脉高压症,ALT 明显升高,白蛋白水平下降。

（2）静止性肝硬化:无明显肝脏炎症活动的表现,肝质地硬,脾大,伴有门脉高压症,血清白蛋白水平降低等。

慢性肝炎患者肝纤维化表现明显,但未达到肝硬化诊断标准者称之为肝炎肝纤维化。无特殊临床表现,主要根据组织病理学检查结果诊断,B 超、CT、MRI 和肝脏瞬时弹性超声检查结果可供参考。B 超表现为肝实质回声增强、增粗,肝脏表面不光滑,边缘变钝,肝脏、脾脏可增大,但肝表面无颗粒状,肝实质无结节样改变。肝纤维化的血清学指标如透明质酸（HA）、Ⅲ 型前胶原（PC-Ⅲ）、Ⅳ 型胶原（Ⅳ-C）、层连蛋白（LN）等与肝纤维化有一定相关性,但不能代表肝组织纤维沉积的量,更不能代替肝穿刺活组织学检查。

（六）隐匿性慢性乙型肝炎

血清 HBsAg 阴性，但血清和 / 或肝组织中 HBV DNA 阳性，并可有慢性肝炎的临床表现。除 HBV DNA 阳性外，患者可有血清抗 -HBs、抗 -HBe 和 / 或抗 -HBc 阳性，但约 20% 隐匿性慢性乙型肝炎患者的血清学标志均为阴性。诊断需排除其他病毒及非病毒因素引起的肝损伤。

（七）HBV 携带状态

1. 慢性 HBV 携带状态　多为处于免疫耐受期的慢性 HBV 感染者。血清 HBsAg 和 HBV DNA 阳性，HBeAg 或抗 -HBe 阳性，1 年内连续随访 3 次以上，血清 ALT 和 AST 均在正常范围，肝组织学检查无明显异常。

2. 非活动性 HBsAg 携带状态　血清 HBsAg 阳性、HBeAg 阴性、抗 -HBe 阳性或阴性，HBV DNA(PCR)低于最低检测限，1 年内连续随访 3 次以上 ALT 均在正常范围，肝组织学检查病变轻微。

（八）几种特殊人群的肝炎

1. 小儿病毒性肝炎　小儿急性病毒性肝炎多为甲型肝炎，黄疸型，婴儿肝炎病情重，可发展为急性重型肝炎。小儿慢性病毒性肝炎多为乙型和丙型，多无症状而成为隐性感染者或无症状 HBV 携带状态。

2. 老年病毒性肝炎　老年急性病毒性肝炎以戊型肝炎为主，黄疸深。老年慢性病毒性肝炎更多见，肝衰竭发生率高。

3. 孕妇病毒性肝炎　病情较重，妊娠合并戊型肝炎病死率高达 30% 以上。

六、并发症

肝脏并发症主要见于 HBV、HCV 感染，常见的有肝硬化、脂肪肝、原发性肝癌及肝炎后高胆红素血症等。肝外并发症常见的有胆道炎症、肾小球肾炎、肝源性糖尿病、再生障碍性贫血、溶血性贫血、心肌炎等。各型重型肝炎均可发生严重的并发症且多为致死的主要原因，如肝性脑病、上消化道出血、肝肾综合征、继发感染及肝肺综合征等。

七、实验室检查及其他检查

（一）血常规

急性肝炎早期血白细胞正常或略高，黄疸期至恢复期白细胞正常或略低。急性重型肝炎白细胞和多个核细胞均可增加。慢性重型肝炎、肝炎肝硬化脾大脾功能亢进时，可有不同程度的血小板、白细胞及红细胞减少。

（二）尿常规

出现黄疸的患者尿胆素及尿胆原常阳性且有助于黄疸的鉴别。

（三）肝功能检查

1. 血清转氨酶　临床用于肝病诊断的转氨酶主要有两种，一是谷丙转氨酶(丙氨酸转氨酶，ALT/GPT)，另一种是谷草转氨酶(天冬氨酸转氨酶，AST/GOT)。这两种酶均存在于体内多种组织如肝脏、心肌、骨骼肌、肾脏等细胞中，但肝细胞中 ALT 含量最多，主要存在于肝细胞浆中，易于释出，而 AST 在肝细胞浆中仅占 20%，80% 存在于肝细胞线粒体内，因此在急性肝炎时 ALT 常常高于 AST。急性肝炎在潜伏期末 ALT 即有升高,出现临床症状后即明显升高,于病程的 4~6 周可降至正常。如病程超过 3 个月转氨酶仍高,常提示有慢性化倾向。慢性肝炎、肝硬化时转氨酶的升高幅度常较急性肝炎低。ALT 升高幅度不能区别急性肝炎与重型肝炎。ALT 半衰期较短,当重型肝炎肝细胞大量坏死时,随着病程的延长,ALT 从高水平逐渐下降,而与之相反,血清胆红素却不断上升,因而在病程的某一时期形成特有的"酶胆分离"现象。

肝病时 AST 升高提示线粒体损伤,病情严重。急性肝炎时 AST 升高不降有可能转为慢性肝炎。AST/ALT 比值正常为 0.6,急性肝炎时 <1,重型肝炎时 AST/ALT>1,提示病情危重。

2. 血清胆红素(Bil) 肝脏可产生和排泌胆汁,肝细胞损伤时,胆汁可进入血液引起血清胆红素升高。因此,肝脏疾患如血清胆红素明显升高常表示肝脏损伤严重或有胆汁淤积。急性黄疸型肝炎、淤胆型肝炎、重型肝炎、慢性肝炎、肝炎肝硬化等血清胆红素均可增高。如急性肝炎患者胆红素长期异常则有慢性化可能,如胆红素在短期内剧增则提示病情恶化。

3. 蛋白质 白蛋白由肝脏产生,如肝脏损伤严重(慢性肝炎中度、重度、重型肝炎、肝硬化等)则白蛋白合成减少,球蛋白常增加,A/G 下降或倒置。

4. 凝血酶原时间(PT)和凝血酶原活动度(PTA) 肝脏为多种凝血因子合成的场所,如果肝实质广泛而严重损伤时,凝血因子缺乏,PT 明显延长,PTA 下降。PTA ≤ 40% 为肝细胞大量坏死的肯定界限,为重型肝炎诊断及判断预后的重要指标,如 PTA<20% 则预后不良。现有采用国际标准化比值(international normal ratio,INR)表示此指标,INR 升高与 PTA 下降意义相同,INR>1.2 为异常。

5. 血胆固醇(Ch) 血中的胆固醇 60%~80% 来自肝脏,严重肝损伤时,肝脏合成胆固醇减少,故而血胆固醇明显减少常提示肝病病情严重。淤胆型肝炎、胆道梗阻时胆固醇常有升高。

6. 转肽酶(γ-GT,GGT) 分布于肾、胰、肝、脑、肠、脾等多种组织中,此酶灵敏度高,但特异性差。肝炎时常增高,持续增高者提示可能迁延不愈;在慢性肝炎中 γ-GT 上升幅度与病情严重程度有一定关系;淤胆型肝炎时常明显升高;肝癌、阻塞性黄疸、心梗、胰腺炎、酗酒等也可增高或明显增高。

7. 碱性磷酸酶(ALP/AKP) 骨骼疾患及肝胆疾患,如淤胆型肝炎、肝内外阻塞性黄疸者可明显升高。肝细胞性黄疸时仅轻度增高。生长发育期儿童亦明显增加。

8. 甲胎蛋白(AFP) 是胚胎期肝细胞和卵巢黄囊产生的一种蛋白,出生后 1 周即消失,当肝细胞癌变后又可获得合成此蛋白的能力(称返祖现象)。孕妇、新生儿、部分睾丸或卵巢胚胎性癌及部分慢性肝损伤、肝硬化患者可轻度升高。AFP 明显升高或进行性升高常提示有肝细胞癌(HCC)发生。重型肝炎有大量肝细胞坏死后的肝细胞再生,AFP 也常升高,则与预后相关。

(四)病原学检查

1. HAV

(1)抗 -HAV IgM:出现较早,一般在病后 1 周黄疸出现时即可测出,2 周时达高峰,1~2 个月滴度开始下降,3~4 个月大部分消失,极少假阳性,为甲型肝炎早期诊断最常用而简便的可靠指标。

(2)抗 -HAV IgG:在急性肝炎后期和恢复期早期出现(IgM 开始下降时),可达很高水平,可在体内长期存在。如抗体滴度恢复期比急性期有 4 倍及以上增高有诊断意义。常用于测定人群免疫水平。

(3)其他:检测潜伏期末及急性期初患者粪便标本中的 HAV RNA、甲肝抗原、HAV 颗粒等,阳性可确诊为 HAV 感染。一般不用于临床,主要用于科学研究。

2. HBV

(1)血清 HBV 标志物检测:HBV 的抗原复杂,其外壳中有表面抗原,核心成分中有核心抗原和 e 抗原,感染后可诱发机体产生相应的抗体。

1)HBsAg:是感染 HBV 后最早出现的血清学标志,感染后 4~7 周血清中开始出现,而后(1~7 周,平均 4 周)才出现 ALT 升高及症状、体征等。HBsAg 是 HBV 现症感染指标之一,可见于急性乙型肝炎潜伏期、急性期患者以及各种慢性 HBV 感染者(慢性 HBV 携带状态、非活动性慢性 HBsAg 携带状态、慢性乙型肝炎患者和与 HBV 感染相关的肝硬化及肝癌患者)。

2)抗 -HBs:是感染 HBV 后机体产生的唯一保护性抗体,对 HBV 具有中和作用。一般在 HBsAg 消失后隔一段时间才出现,这段时间称为空窗期,此时 HBsAg 及抗 -HBs 均阴性。抗 -HBs 阳性一般是 HBV 感染恢复的标志,见于乙肝恢复期、HBV 既往感染者和乙肝疫苗接种后。

3)HBcAg:HBcAg 为 HBV 核心蛋白的组成部分,血液中一般无游离的 HBcAg。只有用去垢剂处理 Dane 颗粒后,方可释放出 HBcAg,所以临床上一般不检测 HBcAg。如血清 HBcAg 阳性表示血液内含有 HBV,患者传染性强,HBV 复制活跃。

4)抗 -HBc:此为 HBcAg 刺激机体产生的,为感染 HBV 后最早出现的抗体,属非中和性抗体,可持续存在多年。故抗 -HBc 是 HBV 感染的标志,可能为现症感染抑或既往感染。抗 -HBc 包括抗 -HBc IgM 和抗 -HBc IgG。感染 HBV 后先是抗 -HBc IgM 阳性(6 个月内),随后出现抗 -HBc IgG。高滴度的抗 -HBc IgM 阳性或抗 -HBc IgM 阳性而抗 -HBc IgG 阴性为 HBV 急性或近期感染的标志。在部分慢性乙型肝炎、肝硬化、肝癌、慢性 HBV 携带者中抗 -HBc IgM 也可阳性,但滴度较低,而抗 -HBc IgG 高滴度阳性,表示体内有 HBV 复制且传染性强。

5)HBeAg 和抗 -HBe:在感染 HBV 后,HBeAg 可与 HBsAg 同时或稍后出现于血清中,其消失则稍早于 HBsAg。HBeAg 与 HBV DNA 有着良好的相关性,是病毒复制活跃、传染性强的标志。急性乙型肝炎患者若 HBeAg 持续阳性 10 周以上,可能转为慢性感染。抗 -HBe 的出现预示着病毒复制减少或终止,传染性减弱。HBeAg 消失前 / 后出现抗 -HBe,这一时期称为(e 抗原)血清转换期,其标志是 HBV 感染者 HBeAg 和抗 -HBe 同时阳性或同时阴性。HBV 前 C 区基因变异的慢性乙型肝炎患者 HBeAg 阴性、抗 -HBe 阳性或阴性,但 HBV DNA 阳性。

(2)HBV DNA:常采用 PCR 检测,是 HBV 存在和复制最可靠的直接证据,反映病毒复制程度及传染性强弱,也常用来作为抗病毒治疗指标及疗效监测指标。HBV DNA 的检测还可用于检测 HBV 基因分型及基因变异。

(3)HBV 现症感染:具备下列任何一项即可确定为 HBV 现症感染:①血清 HBsAg 阳性;②血清 HBV DNA 阳性;③血清抗 -HBc IgM 阳性;④肝内 HBcAg 和 / 或 HBsAg 阳性或 HBV DNA 阳性。

(4)急性 HBV 感染:①HBsAg 滴度由高到低,消失后抗 -HBs 阳转;②急性期抗 -HBc IgM 高滴度,抗 -HBc IgG 阴性或低滴度。具备此两项中的任何一项即可确定为急性 HBV 感染。

3. HCV

(1)抗 -HCV:抗 -HCV 阳性可诊断为 HCV 感染。一般认为抗 -HCV 的意义与抗 -HBc 相似,是感染的标志(包括既往感染和现症感染)。抗 -HCV IgM 阳性更能反映为现症感染者。HCV 感染者抗体反应弱而晚,抗 -HCV 在感染后4~6周或更久出现,慢性患者抗 -HCV 可持续阳性。

(2)HCV RNA:由于感染者体内 HCV 浓度极低,HCV RNA 极少,一般只能用 PCR 检测。HCV RNA 的出现较抗 -HCV 早,阳性表示体内有 HCV 复制,有传染性,可用于 HCV 感染的早期诊断及疗效评估。HCV 的基因分型检测对流行病学研究及指导慢性丙型肝炎治疗有重要意义。

4. HDV

(1)HDAg:感染 HDV 后 HDAg 较早在血清中出现且持续时间短(1~2 周),随着抗 -HD 的产生,HDAg 与抗 -HD 形成免疫复合物,常规的检测方法 HDAg 为阴性。因而 HDAg 阳性是急性 HDV 感染的直接证据。

(2)抗 -HD:抗 -HD IgM 阳性是 HDV 现症感染的标志,急性 HDV 感染抗 -HD IgM 一过性升高;慢性 HDV 感染者,抗–HD IgM 升高多为持续性并有高滴度的抗 -HD IgG 阳性。持续性高滴度抗 -HD 或抗 -HD IgG 是慢性 HDV 感染的证据。

(3)HDV RNA:血清或肝组织中 HDV RNA 是 HDV 感染的直接证据,急性 HDV 感染一过性阳性,慢性 HDV 感染则持续阳性。

5. HEV

(1)抗 -HEV:发病 1~2 周后抗 -HEV 阳转,3~5 周后达高峰,然后逐渐下降。抗 -HEV 阳转,或滴度由低到高,或抗 -HEV 滴度 >1:20,或抗 -HEVIgM 阳性对急性戊型肝炎有诊断意义。

(2)HEAg、HEV RNA 和 HEV 颗粒:血清和 / 或粪便 HEAg 或 HEV RNA 阳性或粪便标本中找到 HEV 颗粒可明确诊断 HEV 现症感染。

(五)肝穿刺活组织学检查

肝活检对病毒性肝炎的诊断和分型十分重要,可依据一般的病理形态进行诊断及鉴别诊断、了解炎症活动度及纤维化分期、估计预后、随访其演变及评估疗效。近年来应用电镜、免疫电镜、免疫组化、核酸分子杂交等技术,可进一步研究发病机制、确定病因、确定病毒复制状态及指导治疗。

(六)影像学检查

1. 超声波检查 急性肝炎时行此检查的目的是排除肝脏的其他病变,如肝占位性病变、梗阻性病变等。B 型超声检查对肝硬化、肝大块坏死、肝癌、脂肪肝等有一定的诊断意义。肝硬化的 B 超检查可见肝脏缩小,形态失常,肝表面明显凹凸不平,呈锯齿状或波浪状,肝边缘变钝,肝实质回声不均、增强,呈结节状,门静脉和脾静脉内径增宽,肝静脉变细,扭曲,粗细不均,腹腔内可见液性暗区。肝脏弹性超声检查是一种无创伤性检查,操作简便,重复性好,有助于肝纤维化及早期肝硬化的诊断。彩色超声还可观察到肝内血流变化。肝脏瞬时弹性成像技术(TE),是近年来发展的,以超声检查为基础,通过肝脏硬度测量,对慢性肝病患者做出肝纤维化的诊断,并由此给出分级,可无创、定量评估肝纤维化程度。

2. 电子计算机断层扫描(CT)及磁共振成像(MRI)检查 与超声检查意义相似,对肝内占位性病变的诊断价值要优于B超。

八、诊断与鉴别诊断

(一)诊断

病毒性肝炎的临床表现复杂,应根据流行病学、临床表现、实验室检查及影像学检查结果,结合患者具体情况及动态变化进行综合分析做出临床诊断,并根据特异性检查结果做出病原学诊断。对诊断不明确者,应争取行肝穿刺活组织学检查。切忌主观片面地依靠某一点或某一次异常做出诊断。

确诊的肝炎病例以临床分型与病原学分型相结合命名,肝组织病理学检查结果附后。例如:

1. 病毒性肝炎,甲型(或甲型和乙型同时感染),急性黄疸型(或急性无黄疸型)。

2. 病毒性肝炎,乙型(或乙型和丁型重叠感染),慢性(中度),G_2S_3。

3. 病毒性肝炎,慢性,丙型,慢加急性(亚急性)肝衰竭(早期)。

4. HBsAg 携带者近期感染另一型肝炎病毒时,其命名如下:①病毒性肝炎,甲型,急性黄疸型;②非活动性 HBsAg 携带者。

对甲、乙、丙、丁、戊五型肝炎病毒标志均阴性者可诊断为:①急性肝炎,病因未定;②慢性肝炎,病因未定。

(二)鉴别诊断

1. 各型病毒性肝炎之间的鉴别 主要根据流行病学、临床表现(甲、戊型肝炎为急性,黄疸型较多见;乙、丙、丁型肝炎可演变为慢性,无黄疸型多见)及实验室检查进行鉴别。确诊有赖于病原学检查结果。

2. 传染性单核细胞增多症 系 EB 病毒感染,可有肝脾大、黄疸、肝功能异常。但消化道症状轻,常有咽炎、淋巴结肿大、血白细胞增多、异常淋巴细胞 10% 以上、嗜异凝集反应阳性、抗 EB 病毒抗体 IgM 早期阳性(4~8 周)等。

3. 药物性或中毒性肝炎 有服用损害肝脏药物或接触有毒物质史,病毒性肝炎病原学、自身免疫相关抗体等检查常阴性。

4. 肝外阻塞性黄疸 以胆道结石或伴感染及肿瘤最为常见。其 ALT 上升幅度低,黄疸深且多为胆汁淤积性(皮肤瘙痒、以结合胆红素升高为主、碱性磷酸酶及血胆固醇增高明显等),B 超等影像学检查可确诊。

5. 酒精性肝炎 有长期嗜酒史,病毒性肝炎病原学检查常阴性。

6. 非酒精性脂肪性肝炎(NASH) 患者形体肥胖,体重指数常超标,血生化检查甘油三酯多增高,B 超检查有相应改变,病毒性肝炎病原学检查常阴性。

7. 自身免疫性肝病 主要有自身免疫性肝炎(autoimmune hepatitis,AIH)、原发性胆汁性胆管炎(primary biliary cholangitis,PBC)、原发性硬化性胆管炎(primary sclerosing cholangitis,PSC)及自身免疫性胆管炎(autoimmune cholangitis,AIC)等。常有肝脏炎性损害或胆汁淤积的表现,血清 IgG 或 γ 球蛋白明显升高,相应的自身抗体阳性而肝炎病毒标志物一般为阴性。

8. 其他　败血症、感染性休克、大叶性肺炎、伤寒等均可出现黄疸、血清转氨酶增高,但它们各有特点。

九、预后

1. 甲型肝炎　预后良好,无慢性化倾向,病死率较低,约 0.1%。

2. HBV 感染　成年人急性 HBV 感染 90% 以上可康复,感染年龄越低慢性化概率越高,新生儿感染 HBV 后 90% 以上转为慢性。部分慢性乙型肝炎或病毒携带者可演变为肝硬化甚至 HCC。重型肝炎预后差,尤其是慢性重型肝炎病死率更高,可高达80%。慢性 HBV 感染者自发性 HBeAg 血清学转换主要出现在免疫清除期,其年发生率为 2%~15%,其中年龄小于 40 岁、ALT 升高以及感染 HBV 基因 A 型和 B 型者发生率较高。HBeAg 血清学转换后每年大约有 0.5%~1.0% 发生 HBsAg 清除。慢性乙型肝炎,其肝硬化的累积发生率与持续高病毒载量呈正相关,其他高危因素还包括嗜酒及合并 HCV、HDV 或 HIV 感染等。HBV 感染者发生 HCC 主要出现在肝硬化患者中,其年发生率为 3%~6%,HCC 家族史也是相关因素。

3. HCV 感染　丙型肝炎极易发展成慢性,急性 HCV 感染未予治疗 75%~85% 可转为慢性肝炎,甚至肝硬化和肝癌。感染 HCV20 年后,肝硬化年发生率为 10%~15%;一旦发展为肝硬化,则每年 HCC 发生率为 1%~7%。

4. HDV 感染　HBV/HDV 同时感染,病情多呈良性自限性经过,临床表现和生化特点类似于急性 HBV 感染,发展为慢性肝炎的危险性并不比单纯 HBV 感染高,但有时可转为重型肝炎。HBV/HDV 重叠感染易转为慢性或重型肝炎,并加速慢性肝炎发展为肝硬化。

5. 急性戊型肝炎　无慢性化倾向,病死率较急性甲型肝炎高,约为 1%,孕妇尤其是晚期妊娠者病死率更高,可达 10%~20%,甚至更高。

十、治疗

病毒性肝炎临床表现多样、变化多端,治疗要根据不同的病原、不同的临床类型及组织学损害区别对待。

(一) 急性肝炎

1. 休息　早期应住院卧床休息,症状和黄疸消退后可起床活动,并随着病情的好转可逐渐增加活动量,一般以不感到疲劳为度。

2. 饮食　食欲缺乏时应进食易消化、含维生素丰富的清淡饮食。如果食欲明显下降且有呕吐者可静脉注射 10%~20% 葡萄糖和维生素 C 等。避免使用肝毒性药物及其他对肝脏不利的因素,禁止饮酒。

3. 药物治疗　恶心呕吐者可予以胃动力药如多潘立酮等;黄疸持续不退者可考虑中医中药治疗,或用门冬氨酸钾镁溶液 10~20ml 加入 10% 葡萄糖 200ml 静脉滴注,每日 1 次。

保肝药种类繁多,可酌情选用 1~2 种,不可太多,以免加重肝脏负担。

急性病毒性肝炎多为自限性,可完全康复,一般不需抗病毒治疗。急性乙型肝炎有慢性化倾向者及急性丙型肝炎可考虑应用抗病毒治疗,具体见慢性肝炎的治疗。

(二)慢性肝炎

慢性病毒性肝炎的治疗应根据患者的具体情况采用综合性治疗方案,主要包括一般及对症、抗病毒、免疫调节、保肝、抗肝纤维化等治疗措施,抗病毒治疗是慢性乙型肝炎和丙型肝炎的关键治疗,只要有适应证,且条件允许,就应进行规范的抗病毒治疗。

1. **休息**　应适当休息。病情活动时应卧床休息;病情稳定时应注意锻炼身体,以活动后不感到疲乏为度。

2. **饮食**　宜进蛋白质及维生素含量丰富的饮食,但应注意不要摄入过多热量,以维持平衡为宜,以防发生脂肪肝、糖尿病等。忌酒。

3. **抗病毒治疗**　目的是清除或持续抑制体内的肝炎病毒,减轻肝细胞炎症坏死及肝纤维化,延缓和阻止疾病进展,减缓和防止肝脏失代偿、肝硬化、HCC 及其并发症的发生,从而改善生活质量和延长存活时间。

(1)慢性乙型肝炎:抗病毒治疗需同时满足以下条件。① HBV DNA 水平:HBeAg 阳性患者,HBV DNA $\geq$ 20 000IU/ml(相当于 10^5copies/ml);HBeAg 阴性患者,HBV DNA $\geq$ 2 000IU/ml(相当于 10^4copies/ml)。② ALT 水平:一般要求 ALT 持续升高 $\geq$ 2×ULN;如用干扰素治疗,ALT 应 $\leq$ 10×ULN,血清总胆红素应 <2×ULN。

对持续 HBV DNA 阳性、疾病进展风险大,达不到上述治疗标准、但有以下情形之一者,可考虑给予抗病毒治疗:①存在明显的肝脏炎症(G_2级以上)或纤维化,特别是肝纤维化 S_2 级以上;② ALT 持续处于(1~2)×ULN,特别是年龄 >30 岁者,建议行肝组织活检或无创性检查,明确肝脏纤维化情况后给予抗病毒治疗;③ ALT 持续正常(每 3 个月检查一次),年龄 >30 岁,伴有肝硬化或 HCC 家族史,建议行肝穿或无创性检查,明确肝脏纤维化情况后给予抗病毒治疗;④存在肝硬化的客观依据时,无论 ALT 和 HBeAg 情况,均建议积极抗病毒治疗。

在开始治疗前应排除由药物、酒精或其他因素导致的 ALT 升高,也应排除应用降酶药物后 ALT 暂时性正常。在一些特殊病例如肝硬化或服用联苯结构衍生物类药物者,其 AST 水平可高于 ALT,此时可将 AST 水平作为参考指标。

目前常用的抗 HBV 药物有两大类:干扰素(interferon,IFN)和核苷类似物(nucleotide analogues,NA)。

1)干扰素:具有抗病毒及免疫调节作用。目前常用的是 IFN-α,包括普通干扰素 α(conventional interferon-α)和聚乙二醇干扰素 α(peginterferon-α,Peg-IFN-α),IFN-α 与病毒感染细胞上的受体结合,刺激病毒感染细胞生成数种抗病毒蛋白(AVP)。AVP 可阻断病毒 mRNA 的翻译、降解单链 RNA、抑制病毒蛋白的合成,从而阻止病毒复制。同时 IFN 具有增强巨噬细胞和 NK 细胞活性、参与细胞因子网络、调节宿主免疫功能、使细胞表面上的 MHC-1 抗原增多等作用。干扰素疗程相对固定,HBeAg 血清学转换率较高,疗效相对持久,无耐药变异,但需要注射给药,不良反应明显,患者依从性差,肝功能失代偿者不适用。适用于年龄较轻的患者(包括青少年患者)、近期内有生育要求的患者、期望短期内完成治疗的患者、机体免疫清除反应较强的患者(如病毒载量较低、ALT 水平较高、肝脏炎症程度较重)等。Peg-IFN-α 是在 IFN-α 分子上交联无活性、无毒性的 Peg 分子,延缓 IFN-α 注射后的吸收和体内清除过程,延长半衰期,每周 1 次给药即可维持有效血药浓度,又称为长效干扰素,其疗效优于普通 IFN-α,目前用于临床的有 Peg-IFN-α2a 和 Peg-IFN-α2b。

IFN-α 一般皮下注射给药。普通干扰素 α 用剂量为(3~5)百万单位(MU)/ 次,起始 2 周至 1 个月可每日 1 次,然后每周 3 次或隔日 1 次。HBeAg 阳性的慢性乙型肝炎疗程 6 个月,如有效可延长至 12 个月或更长;HBeAg 阴性的慢性乙型肝炎疗程至少 12 个月。延长疗程可提高疗效,降低停药后复发率。Peg-IFN-α2a 180μg,或 Peg-IFNα2b 1.0~1.5μg/kg,每周 1 次,疗程至少 12 个月。

主要根据 HBV DNA 及 ALT 来判断干扰素的疗效。较理想的疗效应为治疗结束及结束后 24~48 周 ALT 维持正常,HBV DNA 持续阴性,HBeAg 血清转换。下列因素有利于提高 IFN 的疗效:①治疗前 ALT 高水平;② HBV DNA 低滴度;③ HBV 基因 A 型;④女性;⑤病程较短;⑥非母婴传播;⑦肝组织炎症坏死较重,纤维化程度轻;⑧依从性好;⑨无 HCV、HDV 或 HIV 合并感染者;⑩早期出现疗效,治疗 12~24 周血清 HBV DAN 不能检出。其中前三项为预测疗效的主要因素。

IFN 的不良反应较为明显,主要有:①流感样综合征(发热、寒战、头痛、肌肉酸痛和乏力等),随疗程进展,此类症状可逐渐减轻或消失;②外周血白细胞(中性粒细胞)和血小板减少;③抑郁、妄想症、重度焦虑等精神症状;④诱导产生自身抗体和自身免疫性疾病,患者可出现甲状腺疾病(甲状腺功能减退或亢进)、糖尿病、血小板减少、银屑病、白斑、类风湿关节炎和系统性红斑狼疮样综合征等;⑤其他少见的不良反应,包括肾脏损害(间质性肾炎、肾病综合征和急性肾衰竭等)、心血管并发症(心律失常、缺血性心脏病和心肌病等)、视网膜病变、听力下降和间质性肺炎等。

干扰素治疗的绝对禁忌证有:妊娠、精神病史(如严重抑郁症)、未能控制的癫痫、未戒断的酗酒 / 吸毒者、未经控制的自身免疫性疾病、失代偿期肝硬化、有症状的心脏病。相对禁忌证包括:甲状腺疾病、视网膜病、银屑病、既往抑郁症史、未控制的糖尿病、未控制的高血压、治疗前中性粒细胞计数 <1.0×10^9/L 和 / 或血小板计数 <50×10^9/L、总胆红素 >51μmol/L 特别是以间接胆红素为主者。

2)核苷类似物:主要通过抑制乙肝病毒的 DNA 多聚酶和反转录酶活性发挥抗病毒作用。目前此类药物均为口服给药,使用方便、安全、耐受性好,患者依从性好;不良反应少而轻微;肝功能失代偿者亦可使用。但此类药物疗程相对不固定,常需长期给药,长期应用可发生耐药变异,且用药时间越长,耐药发生率越高;HBeAg 血清学转换率低,疗效不持久,停药后极易出现病情反复甚至恶化等。达到基本疗效(HBV DNA 低于检测下限、ALT 正常)后,仍应继续用药,总疗程建议至少 4 年。对 HBeAg 阳性的慢性乙型肝炎患者,如出现 HBeAg 血清转换并维持疗效 3 年以上可考虑停药;HBeAg 阴性患者抗病毒治疗具体疗程不明确,且停药后肝炎复发率高,因此疗程宜长;理想的停药指标为发生 HBsAg 血清转换(常难于达到);肝硬化患者需长期用药,不建议停药。在治疗过程中及治疗结束后应注意监测及随访。目前已经用于临床的治疗慢性乙型肝炎的核苷(酸)类似物有拉米夫定(lamivudine,LVD)、阿德福韦酯(adefovir dipivoxil,ADV)、恩替卡韦(entecavir,ETV)、替比夫定(telbivudine,LdT)、替诺福韦(tenofovir disoproxil fumarate,TDF)及替诺福韦艾拉酚胺(tenofovir alafenamide,TAF)等。它们在抗病毒作用的强弱、耐药发生概率、交叉耐药、HBeAg 血清学转换率及价格等诸多方面各有不同,临床应用时应根据患者的具体情况(个体化)综合考虑选择用药,对初治患者首选 ETV、TDF、TAF 或 Peg-IFN。

笔记

规范抗病毒治疗后原发性无应答的患者，即治疗至少6个月时血清HBV DNA下降幅度<10IU/ml，应改变治疗方案继续治疗。

(2)丙型肝炎：所有HCV RNA阳性患者，只要有治疗意愿，无治疗禁忌证，均应接受抗病毒治疗。

随着2011年直接抗病毒药物(direct-acting antiviral agent, DAA)的临床应用及新药的不断上市，丙型肝炎治疗进入DAA时代，给丙肝患者带来了可被治愈的希望。

目前在临床上使用的抗丙肝病毒药物主要有三种：IFN-α、利巴韦林和DAAs。一般是联合用药可显著提高疗效，可干扰素联合利巴韦林、DAA联合干扰素和利巴韦林、DAAs联合利巴韦林，以及不同DAAs联合或复合制剂。国际上多推荐使用DAAs联合方案。临床上可根据患者的意愿、病情、感染HCV的基因型、药物禁忌证及药物的可及性等综合考虑，选择抗病毒治疗方案。在治疗过程中，应定期监测血液学、生物化学指标和HCV RNA水平，以及不良反应等。

4. 抗肝纤维化治疗　抗病毒治疗是抗纤维化治疗的基础，慢性肝炎经抗病毒治疗后，从肝组织病理学可见纤维化甚至肝硬化有所改善。γ干扰素及中药冬虫夏草、丹参、桃仁等制剂有一定的抗肝纤维化作用，但尚需进一步的临床研究证实。

(三) 重型肝炎(肝衰竭)

目前的治疗原则是在密切观察病情、早期诊断的基础上，以支持和对症疗法为主，同时进行多环节阻断肝细胞坏死、促进肝细胞再生，积极预防和治疗各种并发症，必要时可采用人工肝支持系统，争取进行肝移植。

1. 一般及支持治疗　患者应绝对卧床休息，进行重症监护，密切观察病情变化，控制蛋白质的摄入，减少肠道氨的来源，补足每日必需的热量、液体、维生素等，适当补充新鲜血浆、白蛋白、免疫球蛋白、含高支链氨基酸的多种氨基酸、纠正水、电解质及酸碱平衡的紊乱等。酌情应用免疫调节剂胸腺素α1。禁用对肝、肾有害的药物。注意隔离，防止发生医院感染。

2. 病因治疗　由HBV引起的重型肝炎应及早给予核苷类似物抗病毒治疗，以减轻或阻止免疫病理损伤。禁用干扰素。

3. 促进肝细胞再生　常用的治疗措施有：①促肝细胞生长因子(HGF)；②前列腺素E_1(PGE$_1$)；③还原型谷胱甘肽等。

4. 抗内毒素血症　间歇应用广谱抗菌药物，抑制肠道菌内毒素释放；口服乳果糖等，促进肠道内毒素排泄。

5. 防治并发症　积极防治肝性脑病、脑水肿、上消化道出血、继发感染、肝肾综合征、代谢紊乱等并发症。

6. 人工肝支持系统和肝细胞移植　有条件者可采用人工肝支持系统以清除血中有毒物质，补充生物活性物质，降低胆红素，升高PTA，可为晚期患者争取时间进行肝移植。近年来肝细胞移植发展很快，它既是一种支持疗法，也可起到肝移植的桥梁作用。

7. 肝移植　可显著提高终末期肝病患者生存率。

(四) 中医辨证论治

本病证候复杂，中医应以辨病与辨证相结合论治。急性期多实邪，以祛邪为主；

慢性期多本虚标实,以扶正祛邪为主;重症肝炎表现虚实夹杂,需截断逆挽为主。辨证分型可参照 2017 年中华中医药学会肝胆病分会发布的《病毒性肝炎中医辨证标准》。

1. 急性肝炎　急性肝炎最常见的证型是湿热内蕴证、寒湿中阻证。

(1)湿热内蕴证

证候:纳呆,呕恶,厌油腻,右胁疼痛,口干口苦,肢体困重,脘腹痞满,乏力,大便溏或黏滞不爽,尿黄或赤,或身目发黄,或发热。舌红苔黄腻,脉弦滑数。

治法:清热解毒,利湿退黄。

方药:茵陈蒿汤合甘露消毒丹加减。

(2)寒湿中阻证

证候:纳呆,呕恶,腹胀喜温,口淡不渴,神疲乏力,头身困重,大便溏薄,或身目发黄。舌淡或胖、苔白滑,脉濡缓。

治法:健脾和胃,温化寒湿。

方药:茵陈术附汤加减。

2. 慢性肝炎

(1)湿热内结证

临床表现:纳差食少,口干口苦,困重乏力,小便黄赤,大便溏或黏滞不爽,或伴胁肋不适,恶心干呕,或伴身目发黄。舌红苔黄腻,脉弦数或弦滑数。

治法:清热利湿,凉血解毒。

方药:茵陈蒿汤合甘露消毒丹加减。

(2)肝郁脾虚证

证候:胁肋胀痛,情志抑郁,身倦乏力,纳呆食少,脘痞,腹胀,便溏。舌质淡有齿痕、苔白,脉弦细。

治法:疏肝解郁,健脾和中。

方药:逍遥散或柴芍六君子汤加减。

(3)肝肾阴虚证

证候:胁肋隐痛,腰膝酸软,两目干涩,口燥咽干,失眠多梦,或头晕耳鸣,五心烦热。舌红少苔或无苔,脉细数。

治法:养血柔肝、滋阴补肾。

方药:一贯煎加减。

(4)瘀血阻络证

证候:胁肋刺痛,面色晦暗,口干但欲漱水不欲咽,或胁下痞块,赤缕红丝。舌质紫黯或有瘀斑瘀点,脉沉涩。

治法:活血化瘀,散结通络。

方药:血府逐瘀汤或鳖甲煎丸加减。

(5)脾肾阳虚证

证候:畏寒喜暖,面色无华,少腹、腰膝冷痛,食少脘痞,腹胀便溏,或伴下肢水肿。舌质黯淡有齿痕,苔白滑,脉沉细无力。

治法:健脾益气,温肾扶阳。

方药:附子理中汤合五苓散加减。

3. 淤胆型肝炎　属中医"黄疸"范畴,多因湿热痰瘀交结,郁阻血分,肝胆失泄所致。故也可按急性黄疸型肝炎辨证论治,临证时常重用赤芍配伍大黄。

(1)湿热瘀滞证

证候:身目俱黄,色泽鲜明,皮肤瘙痒,胁肋胀痛,口干口苦,或大便灰白,尿黄。舌黯红苔黄腻,脉弦数。

治法:凉血活血,清热解毒。

方药:茵陈蒿汤合桃红四物汤加减。

(2)寒湿瘀滞证

证候:身目俱黄,色泽晦暗,皮肤瘙痒,胁肋刺痛,脘痞腹胀,尿黄,或大便灰白。舌暗淡、苔白腻,脉沉缓。

治法:温中散寒,健脾化湿。

方药:茵陈术附汤加减。

4. 重型肝炎(肝衰竭)　病因、病机复杂,病势演变快,并发症多,须采用中西医结合综合救治措施。中医可辨证分型论治,也可从黄疸、昏迷、臌胀、血证等方面进行分病辨证论治。

(1)毒热炽盛证

证候:高热,黄疸色深鲜明,且日益加深,脘腹胀满,烦渴,极度疲乏,食欲锐减,恶心呕吐,大便秘结,小便短赤。舌红绛,苔黄褐厚燥或焦黑起刺,脉洪大或弦数。

治法:清热解毒,除瘟退黄。

方药:清瘟败毒饮加减,或茵陈蒿汤合黄连解毒汤加减。

(2)热伤营血证

证候:身目黄甚,黄色鲜明,神昏谵语,衄血、齿衄、肌衄,或呕血、便血,可嗅及肝臭。舌质红绛,苔焦黄而燥或少苔,脉弦滑数或细数。

治法:清热解毒,凉营止血。

方药:清营汤合黄连解毒汤加减。

(3)热陷心包证

证候:黄疸急起,并迅速加重,体黄如金,高热,躁动不安,神昏谵语,或昏不识人,小便量少,色如浓茶。舌质红绛少津,脉细数。

治法:清热开窍,解毒退黄。

方药:犀角散合紫雪散加减(犀角现用水牛角代)。

(4)痰湿蒙闭证

证候:黄疸深重,色黯,神志昏蒙,烦闷呕恶,腹部胀满,身热不扬,喉中痰鸣,尿黄而少,甚则无尿。舌质黯红、苔白腻,脉濡滑。

治法:泄浊化湿,活血开窍。

方药:菖蒲郁金汤加减。

(5)气阴两虚,脉络瘀阻证

证候:黄疸深重,色黯,极度乏力,面色黧黑,赤缕红斑,两胁胀痛,尿黄而少,甚或无尿。舌质黯红苔少,脉弦细涩。

治法:益气救阴,活血化瘀。

方药:生脉散合桃红四物汤加减。

十一、预防

(一)管理传染源

病毒性肝炎属我国法定管理传染病种中的乙类传染病,发现后应及时做好疫情报告并隔离患者,急性甲型及戊型肝炎自发病之日起隔离 3 周;乙型及丙型肝炎隔离至病情稳定后可以出院。各型肝炎应分室住院治疗,对患者的分泌物、排泄物、血液,以及污染的医疗器械、物品等均应进行消毒处理。对急性甲型或戊型肝炎患者的接触者可进行医学观察 45 天。肝功能异常或 HBsAg 阳性或抗 -HCV 阳性者不得献血、组织或器官。HBsAg 携带状态不得献血,可照常工作和学习,但要定期随访,注意个人卫生、经期卫生以及行业卫生,防止血液及其他体液污染并感染他人;不共用食具、刮刀、修面用具、洗漱用品等。

(二)切断传播途径

提高个人卫生水平,加强饮食卫生管理、水源保护、环境卫生管理以及粪便无害化处理。加强托幼机构、各服务业卫生管理。

各级医疗卫生单位应加强消毒及防护措施。各种医疗及预防注射应实行一人一针一管,各种医疗器械及用具应实行一人一用一消毒(如针灸针、手术器械、探针、各种内镜以及口腔科钻头等),尤其应严格对带血污染物的消毒处理。对血液透析病房应加强卫生管理。

(三)保护易感人群

1. 甲型肝炎　甲肝减毒活疫苗或灭活疫苗均有较好的预防效果,高危易感人群应接种;人血丙种球蛋白及甲肝疫苗于 HAV 暴露后 2 周内注射均有一定程度的保护作用。

2. 乙型肝炎

(1)乙肝免疫球蛋白(HBIG):主要用于阻断 HBV 的母婴传播及意外暴露的被动免疫,应在出生后或暴露后的 24 小时内(时间越早越好)注射。

(2)乙型肝炎疫苗:主要用于新生儿和高危人群的乙肝预防,对 HBsAg 阳性产妇所生婴儿与乙肝免疫球蛋白联合使用可提高保护率。

(李秀惠)

第二节　病毒感染性腹泻

一、概述

病毒感染性腹泻又称病毒性胃肠炎(viral gastroenteritis),由肠道病毒感染引起,以呕吐、腹泻、水样便为主要临床特征的急性肠道传染病,该病夏秋两季多见。常见感染病毒为轮状病毒、诺如病毒、肠腺病毒及星状病毒等。

本病可归于中医学"泄泻"范畴,以排便次数增多,粪质稀溏或完谷不化,甚至泻出如水样为主症的病证。古有将大便溏薄而势缓者称为泄,大便清稀如水而势急者称为泻,现临床一般统称为泄泻。

二、病原学

(一)轮状病毒

人轮状病毒属呼肠病毒科。病毒颗粒呈球形,直径 60~80nm,病毒核心含有双股 RNA,基因组由 11 节段的双链 RNA 组成,电子显微镜下轮状病毒有独特的形态,如车轮状,故名。依据衣壳蛋白组特异性抗原 VP2 和 VP6 的差异,通常将其分为 A~H 八个组。导致感染致病的主要为 A 组和 B 组,鲜有报告提示 C 组可以致病。目前认为,A 组人轮状病毒主要引起婴儿腹泻,B 组可引起成人轮状病毒腹泻。

轮状病毒对外界有较强的抵抗力,在室温中可存活 7 个月,37℃ 1 小时或室温 24 小时等处理仍具备感染性。耐酸、耐碱、耐乙醚;55℃ 30 分钟或甲醛可使其灭活。

(二)诺如病毒

诺如病毒是一组杯状病毒科的病毒。该病毒感染可引起肠胃炎及"胃肠流感"。诺如病毒是单股正链 RNA 病毒,直径 26~35nm,无包膜;表面粗糙,呈二十面对称球形。诺如病毒可分 G Ⅰ~G Ⅴ 5 个基因组,其中引起人类感染的主要为 G Ⅰ 和 G Ⅱ 基因组。

诺如病毒有较强的抵抗力,耐酸、耐碱、耐乙醚、耐热,冷冻数年仍可存活。60℃ 30 分钟不能灭活,煮沸 2 分钟可导致病毒失活,4℃时能耐受 20% 乙醚 24 小时。含氯 10mg/L,30 分钟才能灭活。

(三)肠腺病毒

腺病毒的 F 组中 40 型、41 型和 30 型可侵袭小肠而引起腹泻,故称肠腺病毒。肠腺病毒是双链线型 DNA 病毒,长约 34kb,核心有衣壳,无脂性包膜。呈 20 面体对称,直径 70~80nm,核心 40~45nm。肠腺病毒很难行组织培养。

肠腺病毒对酸、碱及温度的耐受能力较强。在室温、pH 6.0~9.5 条件下,仍保持最强感染力,4℃ 70 天、36℃ 7 天病毒可保持感染力不变。56℃环境下 2~5 分钟即灭活。对甲醛和紫外线敏感,30 分钟即可丧失感染性。

(四)其他致腹泻的病毒

与腹泻有关的其他病原体有柯萨奇病毒、埃可病毒、星状病毒、原型嵌杯病毒以及一些与动物有关的病毒。

三、流行病学

(一)传染源

传染源为患者、带病毒者及被感染的动物。患者急性期粪便中有大量病毒颗粒,病后可持续排毒 4~8 天,极少数可长达 18~42 天。

(二)传播途径

主要通过经粪 - 口或口 - 口传播,亦可能通过呼吸道传播,或日常生活接触传播。成人轮状病毒胃肠炎(流行性腹泻)常呈水型暴发流行。

(三)易感人群

人普遍易感,但由于病原体不同,略有不同。

(四)流行特征

该病夏秋两季多见。感染最常见的为轮状病毒、诺如病毒、肠腺病毒及星状病毒等。儿童发病率较高。

表 3-4 病毒感染性腹泻的流行病学

病毒	轮状病毒	诺如病毒	肠腺病毒
传染源	感染的人或动物,感染后持续排毒 4~8 天	患者和隐性感染者,病后持续排毒到腹泻停止 2 天	患者和隐性感染者,病后持续排毒到腹泻停止 5 天
传播途径	粪 - 口,水源污染及呼吸道传播	粪 - 口,人 - 人接触	粪 - 口,人 - 人接触
易感人群	A 组 - 婴幼儿 B 组 - 青壮年 C 组 - 儿童	成人及儿童	2 岁以下儿童
流行特点	秋冬季	秋冬季	秋冬季

四、病机与病理

(一)西医发病机制与病理

病毒性腹泻的发病机制与细菌引起腹泻的发生机制不同。有些病毒具有肠毒素样作用,使肠黏膜细胞内腺苷酸环化酶激活,提高环腺苷酸(cAMP)水平,导致肠黏膜过度分泌水和电解质。

1. 轮状病毒 轮状病毒感染后主要侵犯空肠的微绒毛上皮细胞,致其凋亡。病变细胞脱落,微绒毛变短、变钝,原位于隐窝底部的具有分泌功能的细胞取而代之,导致小肠功能丧失,水、电解质分泌增加,吸收减少,引起腹泻。小肠微绒毛上皮细胞功能障碍,双糖酶分泌减少,乳糖不能被消化吸收,聚积于肠腔引起渗透性腹泻。婴儿肠黏膜上皮细胞含大量乳糖酶对轮状病毒易感。

本病为可逆性病理改变,黏膜常保持完整性。绒毛缩短,微绒毛不规整,严重者出现空泡甚至坏死。上皮细胞变成方形或不整齐形,病变的上皮细胞线粒体肿胀、变稀疏,内质网池膨胀,含有病毒颗粒,固有层有单核细胞浸润。

2. 诺如病毒 诺如病毒主要侵袭空肠上段。肠黏膜上皮细胞被病毒感染后,小肠刷状缘碱性磷酸酶水平明显下降,出现空肠对脂肪、D- 木糖和乳糖等双糖的吸收障碍,引起肠腔内渗透压上升,液体流入肠腔,引起呕吐和腹泻症状。

3. 肠腺病毒 肠腺病毒主要感染空肠和回肠,致肠黏膜上皮细胞绒毛变短变小,病毒在细胞核内形成包涵体,细胞变性、溶解,小肠吸收功能障碍而引起渗透性腹泻。

4. 其他 嵌杯病毒、星状病毒、柯萨奇病毒和埃可病毒等的病理学改变和上述病毒性腹泻的病理有相似之处,缺乏特征性表现。

(二)中医病因病机

感受外邪、饮食所伤、情志失调、病后体虚、禀赋不足等是泄泻的主要病因。六淫皆可致泄泻,但以湿邪为主,常夹寒、夹暑热之邪,影响脾胃升降功能;饮食过量、嗜食肥甘生冷或误食不洁而伤于脾胃;郁怒伤肝,忧思伤脾;病后体虚,劳倦年老,脾胃虚弱,肾阳不足;或先天禀赋不足等皆能使脾运失职而致泄泻。

肠为泄泻病位之所在,脾为主病之脏,肝、肾为其相关脏腑。脾虚湿盛为泄泻的主要病机。脾胃运化功能失调,肠道分清泌浊、传导功能失司为主要病理变化。外感寒湿、饮食不节、劳倦内伤等皆可引起脾胃受损,湿困脾土,脾失健运,脾胃运化失常,而致泄泻。小肠受盛及大肠传导功能失常,水谷停滞,合污而下,即可发生泄泻。该病迁延日久,泄泻由实转虚,虚实之间相互转化、夹杂,但往往虚中夹实,其中以虚夹湿邪最为常见。此外,久泻脾虚,日久及肾,导致肾阳不足,脾肾阳虚,完谷不化,而致五更泻。情志不畅,肝失疏泄,久必横逆犯脾,肝强脾弱,而成泄泻。脾病日久入络,加之情绪忧郁,病情可向气滞血瘀转变。

五、临床表现

(一)轮状病毒腹泻

A 组人轮状病毒感染的潜伏期为 24~72 小时,大多数在 48 小时内。B 组轮状病毒感染的潜伏期为 38~66 小时,平均为 52 小时。发病后病程大多较短,是夏秋季腹泻最常见的原因之一,可发生流行或大流行。婴幼儿急性胃肠炎发病,80% 患儿先呕吐,随即频繁腹泻,多为黄色水样便,无黏液和脓血大便,每日 10~20 次。腹泻严重时伴明显脱水,一般为等渗性脱水,严重者可发生酸中毒及电解质紊乱,部分患儿可伴发热、呼吸道感染症状。病程较短,一般 2~6 日。B 组轮状病毒感染主要症状有腹泻,黄色水样便,无黏液和脓血。大便一般每日 5~10 余次不等,重者每日超过 20 次。严重腹泻者有不同程度的脱水,可伴有腹胀、腹痛、恶心、呕吐、乏力等症状。病程一般为 3~5 日,呈自限性,个别病程可长达 2 周。

(二)诺如病毒胃肠炎

潜伏期多在 24~48 小时,最短 12 小时,最长 72 小时。感染者发病急,主要症状为恶心、呕吐、腹部痉挛性疼痛及腹泻,通常持续 1~2 天。儿童患者呕吐普遍,成人患者腹泻多见,24 小时内腹泻 4~8 次,粪便为稀水样,无黏液脓血。部分患者可有头痛、发热、寒战、肌肉疼痛,死亡罕见。体弱及老年患者病情较重。

(三)肠腺病毒性腹泻

潜伏期 3~10 天,平均 7 天。发病者多为 5 岁以下儿童。流行季节不明显,幼儿园易流行,医院内感染率较高。患儿以腹泻为主要表现,大便稀水样,每日数次至数十次,多为 10 多次。部分患者可伴有发热、呕吐症状或鼻炎、咽炎、气管炎等上呼吸道感染表现。一般体温 38℃ 以上,2 天后热退。腺病毒 41 型感染腹泻持续时间较长(约 12 天),腺病毒 40 型持续时间较短,但初期症状重,发热 2 天可恢复正常,少数患者腹泻延长至 3~4 周。

六、并发症

病毒感染性腹泻可导致呼吸道感染、坏死性小肠结肠炎、心肌炎、惊厥和脑膜脑炎等。

七、实验室检查及其他检查

(一)常规检查

1. 血常规　外周血白细胞总数多正常,少数稍升高。
2. 粪便常规　粪便外观呈黄色水样便。无脓细胞及红细胞,有时有少量白细胞。

（二）病原学检查

1. 电镜或免疫电镜　根据病毒的生物学特征以及排毒时间,可从粪便提取液中检出致病的病毒颗粒。但诺如病毒常因病毒量少而难以发现。

2. 病毒抗原检测　补体结合(CF)、免疫荧光(IF)、放射免疫(RIA)、酶联免疫吸附(ELISA)等试验检测粪便中特异性病毒抗原。

3. 分子生物学　聚合酶链反应(PCR)或反转录PCR(RT-PCR)可以特异性地检测出粪便病毒DNA或RNA,具有很高的敏感性。

4. 凝胶电泳分析　从粪便提取液中提取病毒DNA进行限制性内切酶消化、凝胶电泳,以独特的酶切图谱进行病毒型鉴定。

5. 粪便培养　常无致病菌生长。

（三）血清抗体检测

应用病毒特异性抗原检测患者发病初期和恢复期双份血清的特异性抗体,若抗体效价呈4倍以上增高有诊断意义。

八、诊断与鉴别诊断

（一）诊断

根据流行病学特点、临床表现及实验室检查可诊断。在流行季节特别是秋冬季,患者突然出现恶心、呕吐、腹泻、腹痛等临床症状,或住院患者中突然发生原因不明的腹泻,病程短暂,往往有群体发病的特征,而外周血白细胞无明显变化,粪便常规检查仅发现少量白细胞时应怀疑本病。要确诊则需电镜或免疫电镜在粪便中发现病毒颗粒、粪便中特异性病毒抗原、双份血清的特异性抗体效价呈4倍以上增高有诊断意义。

（二）鉴别诊断

本病需与大肠杆菌、沙门菌等细菌引起的感染性腹泻,以及隐孢子虫等寄生虫性腹泻相鉴别。也应与其他病毒性腹泻相鉴别。实验室的特异性病原学检测对鉴别不同病因及确定诊断有重要意义。

九、预后

大部分病毒感染性腹泻的患者于2周内痊愈,极少数患者可转为慢性腹泻。体弱及老年患者病情较重,严重脱水者未能及时治疗可导致循环衰竭和多器官功能衰竭而死亡。预后与全身免疫状态、感染病毒的数量及型别,以及治疗是否及时、合理等因素有密切关系。

十、治疗

（一）西医治疗

本病无特异性治疗,主要是针对腹泻和脱水的对症并支持治疗。严重患者需纠正电解质紊乱和酸中毒。该病多数因病情轻、病程短而自愈,可在门诊接受治疗。

轻度脱水及电解质紊乱可以用口服补液盐(ORS)。口服补液治疗也是WHO推荐的首选治疗。对意识障碍的婴儿不宜口服补液,应尽快静脉补液治疗。严重脱水及电解质紊乱应静脉补液,遵循早期、迅速、足量、先盐后糖、先快后慢、纠酸补钙、见尿补钾的原则。

蒙脱石散剂作为 WHO 推荐治疗腹泻的辅助治疗，主要用于病毒性腹泻、分泌性腹泻，尤其治疗轮状病毒感染性腹泻疗效显著，不良反应小。呕吐严重者可用止吐剂。

（二）中医辨证论治

本病以去除病因、缓解及消除泄泻症状为治疗目标，以祛邪扶正为基本治则，以运脾化湿为基本治法。泄泻以脾虚湿盛为基本病机，导致肠道功能失司而成。脾虚失健则运化失常，湿邪内生，脾为湿困，中气下陷，故当健脾化湿。急性腹泻多以湿盛为主，重在化湿，佐以分利，其次根据寒热不同，运用清化湿热和温化寒湿治法，兼表邪者，可疏解；兼伤食者，可消导。慢性腹泻以脾虚为主，必当健脾，肝气乘脾而致痛泻时宜抑肝扶脾，肾阳虚衰时宜温肾健脾。当病情复杂，虚实夹杂者，应随证而治。

1. 寒湿困脾证

证候：大便清稀或如水样，腹痛肠鸣，食欲缺乏；或脘腹闷胀，胃寒。舌苔薄白或白腻，脉濡缓。

治法：芳香化湿，解表散寒。

方药：藿香正气散加减。

2. 肠道湿热证

证候：腹痛即泻，泻下急迫，粪色黄褐，气味臭秽，肛门灼热，烦热口渴，小便短黄。舌苔黄腻，脉濡数或滑数。

治法：清热燥湿，分利止泻。

方药：葛根芩连汤加减。

3. 食滞胃肠证

证候：泻下大便臭如败卵，或伴不消化食物，腹胀疼痛，泻后痛减；或脘腹痞满，嗳腐吞酸，纳呆。舌苔厚腻，脉滑。

治法：消食导滞，和中止泻。

方药：保和丸加减。

4. 脾气亏虚证

证候：大便时溏时泻，稍进油腻则便次增多，食后腹胀，纳呆，神疲乏力。舌质淡，苔薄白，脉细弱。

治法：健脾益气，化湿止泻。

方药：参苓白术散加减。

5. 肾阳亏虚证

证候：晨起泄泻，大便清稀，或完谷不化，脐腹冷痛，喜暖喜按，形寒肢冷，腰膝酸软。舌淡胖，苔白，脉沉细。

治法：温肾健脾，固涩止泻。

方药：四神丸加减。

6. 肝气乘脾证

证候：泄泻伴肠鸣，腹痛、泻后痛缓，每因情志不畅而发，胸胁胀闷，食欲缺乏，神疲乏力。苔薄白，脉弦。

治法：抑肝扶脾。

方药：痛泻要方加减。

十一、预防

(一) 管理传染源
对腹泻患者应消化道隔离、积极治疗。对密切接触者及疑诊患者施行严密观察。

(二) 切断传播途径
这是最重要而有效的措施。注意食品、饮水及个人卫生。保证海鲜食品的加工、食用符合卫生要求。

(三) 保护易感人群
现仅轮状病毒疫苗推荐临床应用，WHO推荐将其纳入儿童扩大免疫计划中。

（孙学华）

第三节　脊髓灰质炎

一、概述

脊髓灰质炎（poliomyelitis）是由脊髓灰质炎病毒（poliovirus）引起的一种急性消化道传染病。该病毒常侵犯中枢神经系统，损害脊髓前角运动神经细胞，导致肢体弛缓性麻痹，多见于儿童，又称小儿麻痹症。我国自20世纪60年代开展脊髓灰质炎疫苗的免疫预防后，发病率逐年下降，现已消灭了本土野毒株所致的脊髓灰质炎。

早期属中医"温病"范畴，后期出现肢体瘫软不用则属"痿证"范畴。

二、病原学

脊髓灰质炎病毒属于微小核糖核酸（RNA）病毒科的肠道病毒属。电镜下呈直径20~30nm球形颗粒。病毒核心为单股正链RNA，病毒外层为衣壳体，无囊膜。核衣壳含VP1、VP2、VP3和VP4四种结构蛋白。根据抗原性不同，脊髓灰质炎病毒可分为Ⅰ、Ⅱ、Ⅲ三个血清型。

该病毒在外环境生存力很强，污水及粪便中可存活4~6个月，冷冻条件下可保存几年，在酸性环境中较稳定，不易被胃酸和胆汁灭活，耐乙醚和乙醇。对高温及干燥敏感，56℃30分钟、紫外线照射1小时或在含氯0.05mg/L的水中10分钟，以及甲醛、漂白粉、过氧化氢、氯胺、高锰酸钾等消毒剂均能灭活。

三、流行病学

(一) 传染源
患者和无症状带病毒者是传染源。人是脊髓灰质炎病毒的唯一天然宿主。

(二) 传播途径
主要通过粪-口途径传播。病毒随粪便排出体外，污染食物、水等，经口摄入为本病主要传播途径。咽部在病初1周内排出病毒，故亦可经飞沫传播。

(三) 易感人群
人群普遍易感，感染后人体对同型病毒能产生较持久的免疫力。

（四）流行特征

全年散发,以夏秋多发,可呈小流行甚至暴发流行。2000 年 10 月,世界卫生组织太平洋地区宣布成为无脊髓灰质炎区域,标志着我国已达到无脊髓灰质炎目标。目前全世界只有尼日利亚、印度、巴基斯坦和阿富汗等国是脊髓灰质炎高发国家,我国偶有脊髓灰质炎疫苗变异为病毒导致的病例。

四、病机与病理

（一）西医病机与病理

1. 发病机制　人体血循环中是否有特异抗体,其出现的时间早晚和数量是决定病毒能否侵犯中枢神经系统的重要因素。发病机制分为两个阶段:第一阶段病毒进入机体后先侵及扁桃体、咽壁淋巴组织、肠壁局部淋巴组织,在局部生长繁殖。若人体产生足量的抗体,可将病毒控制在局部,形成无症状感染(隐形感染)。第二阶段,如果抗体量少或抗体不能对抗病毒,病毒进一步侵入血流引起病毒血症。如果此时血循环中的特异抗体能够将病毒中和,仅形成顿挫型脊髓灰质炎。少部分患者可因病毒毒力强或血中抗体不足以将其中和,病毒随血流经血-脑屏障侵犯中枢神经系统,也可沿外周神经侵入中枢神经系统,多损害脊髓前角、脑干等部位,病变轻者仍可不引起瘫痪(无瘫痪型),病变严重者可发生瘫痪(瘫痪型)。

2. 病理解剖　脊髓灰质炎病毒具有嗜神经性,故病理变化主要发生于中枢神经系统。以脊髓损害为主,脑干次之,尤以运动神经细胞的病变最显著。脊髓以颈段及腰段的前角灰质细胞损害为多,临床上常见肢体瘫痪。无瘫痪型的神经系统病变大多轻微。神经系统的基本病变是神经细胞受损。瘫痪主要由神经细胞不可逆性严重病变所致。长期瘫痪者的肌肉、肌腱及皮下组织均见萎缩,骨骼生长也可受影响。

病灶呈多发性散在分布,早期镜检可见神经细胞内染色体溶解,尼氏体(Nissl body)消失,出现嗜酸性包涵体,伴周围组织充血、水肿和血管周围单核细胞浸润。严重者细胞核浓缩,细胞坏死,最后为吞噬细胞所清除。

（二）中医病因病机

中医学认为,本病病因为外感风热、暑湿一类时行病邪,由口鼻而入,触犯肺胃,导致肺失清肃,故见发热、身痛、咽痛、咳嗽、倦怠等症状,胃失和降,则见恶心、呕吐、腹胀、腹泻等症。肺主气而朝百脉,胃为水谷之海,主润宗筋而利关节。由于邪毒流注经络,气血运行不畅,宗筋不利,从而出现肢体疼痛,渐至肢体麻痹,久病则损伤肝肾,肝血不足,肾精亏损无以濡养筋脉骨髓,故疾病后期,筋骨失养,而致筋软、骨痿、弛缓不收,出现瘫软、瘫痪、肌肉萎缩以及肢体变形后遗症。如邪毒深重不解,湿热生痰阻遏气机,气机不利出现吞咽困难,痰涎拥堵,如邪陷心包,内动肝风,则致烦躁不安、神昏谵语、四肢抽搐,若邪毒阻于肺,阻塞气道,则见喉间痰鸣,呼吸困难。正气衰败,阳虚欲脱,致四肢厥冷、皮肤青紫、脉搏微弱等。本病病机关键为经脉闭阻,气血不畅;病变脏腑主要是肺、胃、肝、肾。

五、临床表现

潜伏期 3~35 天,一般为 5~14 天。临床表现轻重不等,可分为无症状型、顿挫型、无瘫痪型和瘫痪型四型。

(一) 无症状型

该型多见,达 90% 以上,感染者无症状(隐性感染)。

(二) 顿挫型

该型占 4%~8%,表现为发热、咽部不适等上呼吸道症状,恶心、腹泻、腹部不适等胃肠功能紊乱,以及流感样症状。一般 1~3 天后可逐渐恢复,病毒未侵及中枢神经组织。

(三) 无瘫痪型

该型约占 1%,除具有顿挫型症状且较重外,还出现神经系统症状,如头痛加剧、呕吐、烦躁不安或嗜睡、全身肌肉疼痛、皮肤感觉过敏,幼儿拒抱,可有脑膜刺激征阳性,脑脊液呈病毒性脑膜炎性改变,不发生瘫痪。

(四) 瘫痪型

约占感染者的 1%~2%,临床按病程分期如下:

1. 前驱期　发热 1~4 天,表现同顿挫型,病情多轻微,神经系统尚无明显异常表现。

2. 瘫痪前期　经 1~6 日热退后再度升高,或持续下降时出现脑膜刺激征、颈背强直、全身或四肢肌痛、脑脊液呈无菌性脑膜炎样改变,此期持续 2~3 日。

3. 瘫痪期　典型者在第 2 次发热 1~2 日高峰时或开始下降时(称双峰热)发生麻痹,逐渐加重,至热退尽麻痹不再进展。根据病变受累部位不同,临床上瘫痪可分为脊髓型、延髓型、脊髓延髓型、脑型等。其中脊髓型最多见,延髓型病情最重,病死率高,预后差。

4. 恢复期　进入此期的标志是体温正常,瘫痪不再进展,其他症状消失。急性期过后 1~2 周瘫痪肢体大多自远端起逐渐恢复,腱反射也逐渐复常,轻者 1~3 个月即可恢复,重者需 12~18 个月。肠麻痹、膀胱麻痹、呼吸肌麻痹及脑神经受损大多于急性期后就恢复,少有后遗症。

5. 后遗症期　瘫痪满 2 年后仍不恢复者常遗留后遗症,如足马蹄内翻或外翻、脊柱畸形等。

六、并发症

外周型或中枢型呼吸麻痹者可继发吸入性肺炎、肺不张和呼吸衰竭等。尿潴留者易并发尿路感染。

七、实验室检查

(一) 血液常规和脑脊髓液检查

血中白细胞多数正常,在早期以中性粒细胞增多为主。麻痹前期,脑脊液白细胞数轻度增加,以单核细胞为主,热退后细胞数较快恢复正常,而蛋白质可持续地稍有增加。

(二) 病原学检查

1. 病毒分离　起病 1 周始,可从鼻咽部和粪便中分离到病毒。急性期从血液、脑脊液中也可分离病毒,但阳性率低。

2. 特异性抗体检查　血清和脑脊液中特异性 IgM 抗体阳性提示近期感染。早期和恢复期双份血清检测特异性 IgG 抗体呈 ≥ 4 倍增高,则有诊断意义。

八、诊断与鉴别诊断

(一) 诊断

1. 流行病学资料　在流行季节、流行地区,尤其是未接种过脊髓灰质炎疫苗的易感者。

2. 临床表现　有发热、咽痛、多汗、烦躁、肌肉酸痛、颈背强直。当在热度开始下降时或双峰热型第二峰热度下降时出现不对称性肌力及肌张力减退,腱反射减弱或消失,但无感觉障碍。

3. 实验室检查　当血、脑脊液脊髓灰质炎 IgM 抗体阳性和 / 或血清脊髓灰质炎 IgG 抗体双份前后 ≥ 4 倍升高,具有临床诊断价值。经咽部、血液、脑脊液或粪便中分离到脊髓灰质炎病毒则可确定诊断。

(二) 鉴别诊断

前驱期应与上呼吸道感染、流行性感冒、胃肠炎等相鉴别;瘫痪前期应与各种病毒性脑炎、化脓性脑膜炎、结核性脑膜炎等相鉴别;瘫痪期应与感染性多发性神经根炎、周期性瘫痪等相鉴别。

九、预后

流行地区和国家病死率达 5%~15%,主要死于呼吸肌麻痹和脑干炎症引起的呼吸衰竭。严重病例可留有后遗症。

十、治疗

本病至今仍无有效的抗病毒药物,对症治疗和病情监护十分重要。

(一) 西医治疗

1. 前驱期及瘫痪前期

(1)一般治疗:卧床休息至热退后 1 周,避免各种引起瘫痪发生的因素,如剧烈活动、肌内注射、手术等。保证足够的补液量、电解质及热量的供给,给予营养丰富、易于消化的饮食。

(2)对症治疗:必要时可使用退热药物、镇静剂缓解全身肌肉痉挛和疼痛;适量的被动运动可减少肌肉萎缩、畸形发生。

2. 瘫痪期

(1)保持功能体位:卧床时保持身体呈一条直线,膝部略弯曲,髋部及脊柱用板或重物使之挺直,踝关节呈 90°。疼痛消失后应积极做主动和被动锻炼,以防止骨骼肌肉萎缩、畸形。

(2)营养补充:鼓励进食,予以充足的营养及水分,维持电解质平衡,不能进食需静脉供给。

(3)药物促进功能恢复:使用神经细胞的营养药物,如维生素 B_1、B_{12} 及促神经传导药物地巴唑,增进肌肉张力药物加兰他敏等,50% 葡萄糖及维生素 C 有助于减轻神经组织水肿。

3. 延髓型瘫痪

(1)保持气道通畅:采用头低位,避免误吸,最初几天可使用静脉途径补充营养。

若气管内分泌物较多,应及时吸出,防止气道梗阻。

(2)检测血气、电解质、血压等,发现问题及时处理。

(3)声带麻痹、呼吸肌瘫痪者,需行气管切开术,必要时使用呼吸机辅助通气。

4. 恢复期及后遗症期　在体温恢复正常,肌肉疼痛消失和瘫痪停止发展后应进行康复治疗。若畸形较严重,可行外科矫形治疗。

(二)中医辨证论治

1. 邪犯肺胃

证候:发热,咽痛,咳嗽,或有纳呆、恶心。舌红苔黄或腻,脉浮数或滑数。

治法:疏解表邪,清热利湿。

方药:银翘散合三仁汤加减。

2. 湿热交蒸

证候:高热,烦躁,头痛,胸闷呕恶,口渴。舌红绛、苔黄腻,脉滑数。

治法:清热利湿,宣畅气机。

方药:白虎汤合三仁汤或甘露消毒丹加减。

3. 湿阻筋脉

证候:肌肉酸痛,沉重乏力,肢体弛缓无力,身热口腻。舌红苔腻,脉濡数。

治法:清热化湿,舒通经络。

方药:宣痹汤加减。

4. 肺胃阴伤

证候:患肢痿弱,肌肉松弛,手足心热,面颊潮红,口渴,午后身热。舌质红少津、苔薄黄,脉细数。

治法:清养肺胃,宣通经络。

方药:麦门冬汤加减。

5. 气虚血瘀

证候:患肢瘫痪,肌肉萎缩,或竖头无力,气短乏力,声音低微,咳嗽无力。舌质黯或有紫斑,苔白,脉弦迟或涩。

治法:补气活血,通经活络。

方药:补阳还五汤加减。

6. 肝肾亏虚

证候:病久瘫痪,肌肉萎缩或有畸形,肢冷形弱。舌质淡、苔薄白,脉沉细。

治法:滋补肝肾,舒筋活络。

方药:补肾壮筋汤。

十一、预防

(一)管理传染源

早期发现患者,自发病之日起至少隔离40日,最初1周应同时强调呼吸道和消化道隔离,1周后单独采用消化道隔离。密切接触者应医学观察20日。

(二)切断传播途径

患者的粪便和呼吸道分泌物,以及污染的物品必须彻底消毒。搞好环境卫生,消灭苍蝇,加强饮食、饮水的粪便管理。

（三）保护易感人群

口服减毒活疫苗,使用方便,安全有效。免疫功能缺陷者可接种灭活疫苗。未接种过疫苗或先天性免疫缺损儿童密切接触者,肌内注射丙种球蛋白可使之被动免疫。

（王晓忠）

第四节　手足口病

一、概述

手足口病(hand-foot-mouth disease,HFMD)是由多种肠道病毒引起的急性传染病,多发生于学龄前儿童,尤以 3 岁以下年龄组发病率最高。自 2008 年 5 月 2 日起,手足口病纳入丙类传染病管理。大多数患者症状轻微,以发热和手、足、口腔等部位的皮疹或疱疹为主要特征。少数病例可出现脑膜炎、脑炎、脑脊髓炎、肺水肿、循环障碍等,易发生死亡。引起手足口病的肠道病毒以肠道病毒(human enterovirus,EV)71 型(EV71)和柯萨奇病毒(Coxsackie virus,Cox)A 组 16 型(Cox A16)最为多见。Cox A16 感染所致疾病症状较轻,很少有死亡病例,EV71 引起的 HFMD 可引起严重并发症,并可以大规模暴发或流行。

手足口病属于中医学"温疫"范畴,以婴幼儿多见。湿热疫毒经口鼻而入,侵袭脾肺,外发手足肌肤,上熏口咽,发为疱疹,伴有发热、恶心、腹泻或便秘等症状,重症病例病情险恶,传变迅速,邪毒炽盛,内陷厥阴,高热、痉厥、惊跳、肢体抖动、甚则发生神昏、厥脱,危及生命。病机以湿热毒邪,内蕴外发为关键,治法以祛湿清热解毒为主。

二、病原学

肠道病毒属于小核糖核酸病毒科肠病毒属,包括 64 个血清型,包括脊髓灰质炎病毒(poliovirus,PV)、柯萨奇病毒、埃可病毒(enterocytopathogenic human orphan virus,ECHO virus)及新型肠道病毒。病毒体积小,呈球形,病毒衣壳为对称的二十面体,病毒基因组为单股正链 RNA,基因组长约 7.4kb。基因组仅含一个开放读码框(open reading frame,ORF),两端为保守的非编码区(untranslated region,UTR),5' 端 UTR 共价结合 1 个小分子蛋白 VPg,与病毒 RNA 合成和基因组装配有关;3' 端有 poly(A)尾,加强了病毒的感染性。病毒颗粒裸露无包膜和突起,主要包括 4 个病毒外壳蛋白(VP1、VP2、VP3 和 VP4)和 7 个非结构蛋白(2A、2B、2C、3A、3B、3C 和 3D),4 种结构蛋白中,VP4 包埋在病毒外壳的内侧与病毒核心紧密连接,VP1~VP3 暴露在病毒颗粒表面,因而抗原决定簇基本上位于 VP1~VP3 上。VP1 是主要分布于病毒颗粒表面的衣壳蛋白,是中和抗原的主要组成部分,该区段的核苷酸序列与肠道病毒血清型相关。

引起手足口病的病毒为肠道病毒属的柯萨奇病毒 A 组 16、4、5、7、9、10 型,B 组 2、5 型;埃可病毒和肠道病毒 71 型(EV71),其中以 EV71 及 Cox A16 型最为常见。

肠道病毒适合在湿热的环境下生存与传播,该病毒耐酸、不耐热,对乙醚、去氯胆酸盐等不敏感,75% 乙醇和 5% 来苏亦不能将其灭活,但对紫外线及干燥敏感,因此应经常曝晒衣被。各种氧化剂(高锰酸钾、漂白粉等)、甲醛、碘酒都可灭活病毒。病毒在 50℃可被迅速灭活,但 1mol 浓度二价阳离子环境可提高病毒对热灭活的抵抗力,病

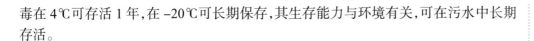

毒在 4℃ 可存活 1 年,在 –20℃ 可长期保存,其生存能力与环境有关,可在污水中长期存活。

三、流行病学

(一)传染源

人是肠道病毒唯一宿主,患者和隐性感染者均为本病的传染源。在流行过程中,隐性感染者比显性发病者多百倍以上,而且成年人感染后大多为隐性感染。患者在出现症状前数天,其血液、疱疹液、鼻咽分泌物和粪便中均存在病毒,因而在潜伏期就具有传染性,通常以发病后 1 周内传染性最强。

(二)传播途径

手足口病的传播方式有多种,主要经粪 - 口和 / 或呼吸道飞沫传播,亦可经接触患者皮肤、黏膜疱疹液而感染。患者粪便、疱疹液和呼吸道分泌物及其污染的手、日用品、床上用品、内衣,以及污染的公共游泳池、医疗器具等均可造成本病传播。

(三)易感人群

人群普遍易感。不同年龄段均可感染,以隐性感染为主。手足口病的患者以 5 岁及以下儿童占多数,尤其以 3 岁以下儿童发病为主。显性感染和隐性感染后均可获得特异性免疫力,但不同血清型间一般无交叉免疫作用。

(四)流行特征

手足口病流行无明显的地区性。一年四季均可发病,但以夏秋季为主,每年 4 月份各地区发病水平开始上升,冬季的发病较为少见。病例以散居儿童为主,特别是农村散居儿童,其次是幼托儿童和学生。流行期间,可发生幼儿园和托儿所集体感染和家庭聚集发病现象。肠道病毒传染性强、隐性感染比例大、传播途径复杂、传播速度快,在短时间内可造成较大范围的流行,疫情控制难度大。

四、发病机制与病理

(一)西医发病机制与病理

1. 发病机制　肠道病毒通常从口腔、咽部进入人体,在局部黏膜或淋巴组织繁殖,引起局部症状,然后经过局部淋巴结进入血液循环导致病毒血症(第一次病毒血症),通过血液播散至中枢神经系统、呼吸系统、肝脏、心脏、皮肤黏膜、肌肉等,并在相应的部位大量繁殖并引起病变,如皮肤的丘疱疹、神经系统症状(抖动、抽搐等)等,并再次进入血液循环导致病毒血症(第二次病毒血症)。

2. 病理　口腔溃疡性损伤和皮肤斑丘疹为手足口病的特征性病变。光镜下斑丘疹可见表皮内水疱,水疱内有中性粒细胞、嗜酸性粒细胞碎片,水疱周围上皮有细胞间和细胞内水肿,水疱下真皮有多种白细胞的混合型浸润。

不同病毒株具有组织亲嗜性不同,靶器官各异,可引起不同系统病变。病理变化视所侵犯的器官及程度而不同。中枢神经系统病变与脊髓灰质炎相似,但一般较轻,以脑膜炎症多见。脑炎患者有灶性单核细胞浸润及退行性变。柯萨奇 B 组病毒感染在新生儿常引起广泛病变,涉及脑、肝、心,以灶性坏死为主,伴淋巴细胞及中性粒细胞浸润。心肌炎患者常有间质淤血及炎症细胞积聚,心肌纤维灶性坏死,细胞核固缩、破裂、心包炎性浸润等。肌肉可见炎性细胞浸润或肌纤维坏死。重症感染主要病理变化可归纳为严重的神经系统病变、肺部病变及心脏病变,并可伴有免疫器官损害。

(二) 中医病因病机

手足口病的疾病过程可以用"温邪外感,首犯太阴,顺传脾肺,逆传心肝"概括。手足口病病邪由口咽、肌表而入,邪气迅速侵犯太阴经络,正邪交争,耗气伤阴,故有发热、乏力、纳差,邪毒循经而发,故在太阴经巡行部位(手、足、口腔、臀部、肛周)可见丘疹及疱疹。若正气充,邪气自经表而解。若邪胜正虚(衰),邪气迅速循经入里,侵犯其所相应的脏腑(脾、肺),出现相应证候,如乏力、纳呆、精神差、咳嗽等。若邪气过盛,病不顺传,逆行传至肝和心(心包),则将出现惊跳、肌肉抖动、昏厥、气脱、亡阴、亡阳等相应的病证。

五、临床表现

潜伏期:多为 2~10 天,平均 3~5 天。

(一) 普通病例表现

患儿起病急,发热,口腔黏膜出现散在疱疹,手、足和臀部出现斑丘疹、疱疹,疱疹周围可有炎性红晕,疱内液体较少。可伴有食欲缺乏、咳嗽、流涕等症状。部分病例仅表现为皮疹或疱疹性咽峡炎。部分病例皮疹表现不典型,可以是单一部位或仅表现为斑丘疹,没有疱疹。

(二) 重症病例表现

少数病例,尤其是小于 3 岁者,病情进展迅速,在发病 1~5 天左右出现脑膜炎、脑炎、脑脊髓炎、肺水肿、呼吸循环障碍等,极少数病例病情危重,可致死亡,存活病例可留有后遗症。

1. 神经系统表现　精神差、嗜睡、易惊、头痛、呕吐、谵妄甚至昏迷;肢体抖动,肌阵挛、眼球震颤、共济失调、眼球运动障碍;无力或急性弛缓性麻痹;惊厥。查体可见脑膜刺激征,腱反射减弱或消失,巴宾斯基征等病理征阳性。

2. 呼吸系统表现　呼吸浅促、呼吸困难或节律改变,口唇发绀,咳嗽,咳白色、粉红色或血性泡沫样痰液;肺部可闻及湿啰音或痰鸣音。

3. 循环系统表现　面色苍灰、皮肤花纹、四肢发凉,指(趾)发绀,出冷汗,毛细血管再充盈时间延长。心率增快或减慢,脉搏浅速或减弱,甚至消失;血压升高或下降。

六、并发症

根据累及的脏器不同可出现不同的并发症,如神经系统的脑膜炎、脑炎、脑脊髓,呼吸系统的神经源性肺水肿,循环系统的休克等。

七、实验室检查及其他检查

(一) 血常规

白细胞计数正常或降低,病情危重者白细胞计数可明显升高。

(二) 血生化检查

部分病例可有轻度丙氨酸氨基转移酶(ALT)、天冬氨酸氨基转移酶(AST)、肌酸激酶同工酶(CK-MB)升高,病情危重者可有肌钙蛋白(cTnI)、血糖等升高。C 反应蛋白(CRP)一般不升高。乳酸水平可升高。

(三) 血气分析

呼吸系统受累时可有动脉血氧分压降低、血氧饱和度下降,二氧化碳分压升高,酸中毒。

(四) 脑脊液检查

神经系统受累时可表现为:外观清亮,压力增高,白细胞计数增多,多以单核细胞为主,蛋白正常或轻度增多,糖和氯化物正常。

(五) 病原学检查

CoxA16、EV71 等肠道病毒特异性核酸阳性或分离到肠道病毒。咽或气道分泌物、疱疹液、粪便等标本阳性率较高。

(六) 血清学检查

急性期与恢复期血清 CoxA16、EV71 等肠道病毒中和抗体有 4 倍及以上的升高。

(七) 心电图

无特异性改变。少数病例可见窦性心动过速或过缓,Q-T 间期延长,ST-T 改变。

(八) 影像学检查

胸 X 线检查可表现为双肺纹理增多,网格状、斑片状阴影,部分病例以单侧为著。神经系统受累者磁共振可有异常改变,以脑干、脊髓灰质损害为主。

八、诊断与鉴别诊断

(一) 诊断

根据原卫生部颁布的《手足口病诊疗指南(2010 年版)》和 2008 年《手足口病预防控制指南》,诊断标准如下:

1. 临床诊断　在暴发或流行时,急性起病,手、足、口、臀部皮疹,伴或不伴发热,常见于学龄前儿童,尤以 3 岁以下年龄多见;极少数重症病例皮疹可不典型。无皮疹病例,临床不宜诊断为手足口病。

2. 实验室诊断病例　临床诊断病例符合下列条件之一,即为实验室诊断病例:

(1)病毒分离:自咽拭子或咽喉洗液、粪便或肛拭子、脑脊液或疱疹液,以及脑、肺、脾、淋巴结等组织标本中分离到肠道病毒。

(2)血清学检测:患者血清特异性 IgM 抗体阳性,或急性期与恢复期血清 IgG 抗体有 4 倍及以上的升高。

(3)核酸检测:自患者血清、咽拭子或咽喉洗液、粪便或肛拭子、脑脊液或疱疹液,以及脑、肺、脾、淋巴结等组织标本中检测出病毒核酸。

3. 确定诊断　临床诊断病例具有下列之一者即可确定诊断:① CoxA16、EV71 或其他可引起手足口病的肠道病毒特异性核酸检测阳性;②分离出并鉴定为 CoxA16、EV71 或其他可引起手足口病的肠道病毒;③急性期与恢复期血清 IgG 抗体有 4 倍及以上的升高。

(二) 鉴别诊断

可根据流行病学特点、皮疹形态、部位、出疹时间、有无淋巴结大以及伴随症状等进行鉴别,以皮疹形态及部位最为重要,可结合病原学或血清学检查做出鉴别诊断。

1. 普通型病例　与其他发疹性疾病相鉴别,如丘疹性荨麻疹、不典型麻疹、幼儿急疹、口蹄疫、疱疹性口炎、水痘、疱疹性皮炎、脓疱疮、带状疱疹及风疹等。

2. 重症病例　可无典型的手足口病表现,需与其他病毒引起的脑炎或脑膜炎、脊髓灰质炎、中毒型细菌性痢疾、脑出血、急性呼吸窘迫综合征、心源性肺水肿、重症肺炎、暴发性心肌炎等相鉴别。

九、预后

普通病例多在 1 周内痊愈,预后良好,个别重症患儿病情进展快,易发生死亡,重型患者的病死率约为 20%。

十、治疗

(一)西医治疗

目前无特异性治疗方法,以对症支持疗法为主,绝大多数患者可自愈。

1. 普通病例的治疗

(1)一般治疗:注意隔离,避免交叉感染。适当休息,清淡饮食,做好口腔和皮肤护理。

(2)对症治疗:对体温 <38.5℃ 的患者可以采用物理降温,对体温 ≥ 38.5℃ 的患者可以加用药物降温。

2. 重症病例

(1)神经系统受累的治疗

1)控制颅内高压:限制入量,给予甘露醇快速静脉注射降颅压治疗,每次 0.5~1.0g/kg,每 4~8 小时一次,20~30 分钟滴完。根据病情调整给药间隔时间及剂量。必要时加用呋塞米。

2)糖皮质激素的使用:甲泼尼龙 1~2mg/(kg·d),病情稳定后,尽早减量或停用。个别病例进展快、病情凶险可考虑加大剂量。

3)酌情应用静脉注射免疫球蛋白,总量 2g/kg,分 2~5 天给予。

4)其他对症治疗措施:降温、镇静、止惊。

(2)呼吸、循环衰竭的治疗

1)保持呼吸道通畅、吸氧。

2)呼吸功能障碍时,及时气管插管使用正压机械通气。

3)在维持血压稳定的情况下,限制液体入量。

4)根据血压等循环的变化可选用米力农、多巴胺、多巴酚丁胺等药物;酌情应用利尿药物。

5)保护重要脏器功能,维持内环境的稳定。

6)监测血糖,严重高血糖时可应用胰岛素。

7)保护胃黏膜,可应用胃黏膜保护剂及抑酸剂等。

8)继发感染时给予抗生素治疗。

(二)中医辨证论治

1. 普通病例

(1)肺脾湿热证

证候:发热,手、足和臀部出现斑丘疹、疱疹,口腔黏膜出现散在疱疹,咽红、流涎,神情倦怠。舌淡红或红苔腻,脉数,指纹红紫。

治法:清热解毒,化湿透邪。

方药:甘露消毒丹加减。

(2)湿热郁蒸证

证候:高热,疹色不泽,口腔溃疡,精神委顿。舌红或绛、少津,苔黄腻,脉细数,指纹紫黯。

治法:清气凉营,解毒化湿。

方药:清瘟败毒饮加减。

2. 重型病例

毒热动风证

证候:高热不退,易惊,呕吐,肌肉瞤动,或见肢体痿软,甚则昏蒙。舌暗红或红绛,苔黄腻或黄燥,脉弦细数,指纹紫滞。

治法:解毒清热,息风定惊。

方药:羚角钩藤汤加减。

3. 危重型病例 心阳式微,肺气欲脱证。

证候:壮热不退,神昏喘促,手足厥冷,面色苍白晦暗,口唇发绀,可见粉红色或血性泡沫液(痰)。舌质紫黯,脉细数或沉迟,或脉微欲绝,指纹紫黯。

治法:回阳救逆。

方药:参附汤加味。

4. 恢复期 气阴不足,余邪未尽。

证候:低热,乏力,或伴肢体痿软,纳差。舌淡红,苔薄腻,脉细。

治法:益气养阴,化湿通络。

方药:生脉散加味。

十一、预防

本病传染性强,隐性感染比例大,传播途径复杂,传播速度快,在短时间内可造成较大范围的流行。对手足口病患者做到早发现、早隔离、早报告、早诊断、早治疗是控制本病传播的有效措施,做好个人(尤其是儿童)、家庭和托幼机构的卫生是预防本病的关键。

(一)管理传染源

严格做好感染者家庭和托幼机构内部环境消毒,对管理传染源将起到重要的作用。托幼机构及小学等集体单位发现手足口病患者增多时,要及时向有关部门报告。根据疫情控制需要,当地教育和卫生部门可决定采取托幼机构或小学放假措施。

(二)切断传播途径

儿童保持良好的卫生习惯,做好家庭、托幼、学校等机构的卫生工作是预防手足口病的关键。本病流行期间,不宜带儿童到人群聚集、空气流通差的公共场所,注意保持家庭环境卫生,居室要经常通风,勤晒衣被。

(三)保护易感人群

重症手足口病和相关死亡主要由 EV71 感染所致,目前已有疫苗上市。EV71 疫苗只对 EV71 感染引起的手足口病具有防护作用,不能预防其他型肠道病毒引起的手足口病。EV71 疫苗接种对象为 ≥ 6 月龄易感儿童,越早接种越好。不推荐 5 岁以上儿童接种 EV71 疫苗。

(李秀惠)

第五节　流行性感冒

一、概述

流行性感冒（influenza，Flu），简称流感，是由流感病毒引起的急性呼吸道传染病。本病传染性强，临床上具有急性起病、畏寒、高热、头痛、肌痛等感染中毒症状表现明显而呼吸道症状较轻的特点，病程短而自限。甲型流感可引起世界性大流行，是全球性的重要公共健康问题。

流感可归属于中医学中"时行感冒""风温""时疫"的范畴。由外感时行疫邪引起，非时之气夹时行之邪侵袭人体而致病。

二、病原学

1. 病毒结构　流感病毒系包膜 RNA 病毒，属于正黏病毒科（*Orthomyxoviridae*），典型的病毒颗粒呈球形，直径 80~120nm。病毒包膜由内层的基质蛋白（matrix protein，MP）、外层的脂质双层膜和表面的糖蛋白刺突构成。基质蛋白有 M1 和 M2 两种。M1 构成病毒包膜的内层，约占病毒总蛋白的 40%。M2 为跨膜蛋白镶嵌于其中，属于离子通道蛋白，在病毒从宿主细胞内涵体进入胞质的过程中起重要作用，故 M2 抑制剂具有抗病毒作用。刺突为血凝素（hemagglutinin，H）和神经氨酸酶（neuraminidase，N），其抗原性极易变异，具有亚型和株的特异性，是划分流感病毒亚型的依据。包膜内部为病毒核衣壳，呈螺旋状对称，由病毒核酸、核蛋白（nucleoprotein，NP）和 RNA 聚合酶（PA、PB1、PB2）组成。病毒核酸为节段性单股负链 RNA（minus single stranded RNA，-ssRNA），基因组约 13.6kb。由于流感病毒核酸呈节段性，故而在病毒复制过程中易发生基因重组，形成新毒株。NP 是可溶性抗原，具有型特异性，其抗原性稳定。

2. 分型与变异　根据核蛋白 NP 和基质蛋白 M1 抗原性的不同，可把流感病毒分为甲（A）、乙（B）、丙（C）、丁（D）四型。

甲型流感病毒宿主广泛，根据 H 和 N 抗原性的不同，可分为若干亚型，至今已发现 18 种 H 亚型（H1~H18），和 11 种 N 亚型（N1~N11），其中人流感病毒 H 有 3 个亚型（H1、H2、H3），N 有 2 个亚型（N1、N2）。禽流感病毒（avian influenza virus）属于甲型流感病毒，包括全部亚型。因此，禽类被认为是甲型流感病毒的基因储备库。甲型流感病毒抗原极易变异，可引起全球性大流行，其抗原变异主要发生在 H 和 N 上。甲型流感病毒基因变异有抗原漂移（antigen drift）和抗原转换（antigen shift）两种变异形式。

乙型和丙型流感主要感染人类。乙型流感病毒根据抗原性的不同可分为 Victoria 和 Yamagata 两个种系，其抗原变异性小，可引起局部小流行和季节性流感。丙型尚未发现亚型，抗原稳定，主要感染婴幼儿和免疫低下人群。丁型流感病毒主要影响牛，尚未发现对人类致病。

3. 培养特性　病毒分离一般用鸡胚、组织培养原代猴肾和人胚肾细胞，实验动物可用小鼠。

4. 抵抗力　病毒对干燥、日光、紫外线敏感；对乙醇、碘伏、碘酊等常用消毒剂敏感;不耐酸,在 pH 6.5~7.9 最稳定;对热敏感,56℃ 30 分钟或 100℃ 1 分钟即可灭活。0~4℃可存活数周,-70℃可长期存活。

三、流行病学

(一) 传染源

患者是主要传染源,隐性感染者也具有传染性。从潜伏末期开始至病后 7 日均有传染性。

(二) 传播途径

主要通过飞沫经呼吸道传播,也可通过口、鼻、眼等处黏膜接触传播。接触患者的呼吸道分泌物、体液和被病毒污染的物品亦可能引起感染。

(三) 易感人群

人群普遍易感。感染后可获得一定免疫力,常可以避免当次流行流感病毒的再次感染,但不能避免下次流感流行时的感染。甲、乙、丙三型之间以及各型流感病毒不同亚型之间无交叉免疫力,同一亚型的变种之间有一定免疫力。由于流感病毒不断变异,人群易反复感染而发病。

(四) 流行特征

流感发病呈全球性分布,每年全球约 10% 人口即超过 6 亿人患病,一般多发于冬春季节,病原体以甲型 H1N1、H3N2 和乙型流感病毒为主。北半球温带地区,每年感染高峰在 1~2 月份;南半球温带地区感染高峰在 5~9 月份;热带地区多发于雨季。我国北方流感高峰一般在当年 11 月底至次年 2 月底,而南方除冬季高峰外,还有 5~8 月份的小高峰。大流行时任何季节均可发生。我国是流感高发区,主要流行毒株为 H1N1 和 H3N2 亚型,流行方式表现为人际传播。

四、病机与病理

(一) 西医发病机制与病理

1. 发病机制　病毒在细胞内复制致细胞病变(cytopathic effect,CPE)是流感发病的主要机制。流感病毒进入呼吸道后,N 破坏神经氨酸,使纤毛柱状上皮细胞表面的黏蛋白水解,H 受体暴露。病毒通过 H 与细胞黏附后,通过胞饮进入细胞内,随后在胞核中复制。最后,各种病毒成分在胞膜聚集,通过出芽方式形成新的病毒颗粒。N 可水解细胞表面糖蛋白末端的 N- 乙酰神经氨酸,促进病毒颗粒释放。释放的病毒在感染邻近纤毛柱状上皮细胞,短期内使大量呼吸道上皮感染、变性、坏死脱落,引起炎症反应,临床上出现发热、肌肉痛、白细胞低等表现,但一般不发生病毒血症。

2. 病理　单纯型流感病变主要发生在上、中呼吸道,表现为纤毛柱状上皮细胞的变性、坏死和脱落,黏膜充血、水肿和单核细胞浸润。流感病毒性肺炎的病理特征为肺充血、水肿,支气管黏膜坏死,气道内有血性分泌物,黏膜下层灶性出血,肺泡内含有渗出液,严重时可有肺透明膜形成。

(二) 中医病因病机

病因主要是由于感受时行之邪而引起,因所感病邪的差异而有风寒、风热、暑湿之分。四时气候异常,如春季应温反寒,冬季应寒反暖,非时之气夹时行之邪侵袭人体而致病。然而,时行之邪虽然是本病的主因,但还与人体正气的强弱和肺卫防御功能

笔记

有关,如素体先天禀赋不足,体质虚弱者,卫表不固,易遭外邪侵袭。生活起居不慎,冷暖失调,以及淋雨、劳倦等,使人腠理疏松,卫外功能降低,导致时行之邪乘虚侵入而发病。《素问·生气通天论》说:"清静则肉腠闭拒,虽有大风苛毒,弗之能害。"说明人体的体质强弱是发病的一个重要因素。

病因虽有四时六气的差异,但以风邪为主要致病因素。风邪由口鼻侵入,肺卫首当受累。夏季暑湿当令,故发生于这一季节的时行感冒,多以暑湿为主,常表现为风寒外束,暑湿内蕴的病机变化。

五、临床表现

流感的潜伏期为数小时至 7 天,一般为 1~3 天。

起病多急骤,主要以全身中毒症状为主,呼吸道症状轻微或不明显,发热通常持续 3~4 天,疲乏虚弱可达 2~3 周。根据临床表现可分为单纯型、肺炎型、中毒型、胃肠型。

(一) 单纯型

单纯型为流感的主要临床类型。急性起病,畏寒高热、头痛乏力、全身肌肉酸痛等中毒症状明显而呼吸道卡他症状轻微。高热持续 3 天左右渐退,全身症状好转,而上呼吸道症状更为显著,持续数日后消失。

(二) 肺炎型

肺炎型在普通流感中较少见,是大流行时的主要死因。本型多发生在 2 岁以下的小儿或原有慢性基础疾病者,特点是在发病后 24 小时内出现持续高热、剧咳、痰中带血或咯血、呼吸困难和发绀等表现。体检发现呼吸音降低,满布哮鸣音,但无实变体征。继发细菌感染时,可满布湿啰音并出现实变体征。X 线检查双肺散布絮状阴影,继发细菌感染时有片状阴影。病程 1 周至 1 个月余,大部分患者可逐渐康复,也可因呼吸循环衰竭在 5~10 天内死亡。

(三) 胃肠型

少数病例以食欲减退、腹痛、腹胀、呕吐和腹泻等消化道症状为主。

(四) 中毒型

此型比较少见,肺部体征不明显,往往高热不退,神志昏迷,在儿童可以发生抽搐,部分患者可以出现循环衰竭。

六、并发症

1. 细菌性上呼吸道感染、支气管炎及肺炎 这是最常见的并发症。常表现为咯黄色脓痰,外周血中性粒细胞及白细胞增多,咽拭子或痰培养见病原菌生长。

2. 急性呼吸窘迫综合征(acute respiratory distress syndrome,ARDS) 这是肺炎型患者可能的并发症,常表现为呼吸浅快、呼吸困难和顽固性的常规吸氧不能纠正的严重低氧血症,预后不良。

3. Reye 综合征 又称急性脑病-肝脂肪变性综合征,为罕见的严重并发症,常可致死。患者多为 2~16 岁的儿童,30%~40% 的患者死于脑干功能障碍。发病机制尚待进一步研究。

4. 其他 尚可发生脓毒性休克、中毒性心肌炎、心包炎、肌炎、横纹肌溶解

(rhabdomyolysis)、脑炎、脑膜炎、急性坏死性脑病、脊髓炎、吉兰 - 巴雷综合征(Guillain-Barré syndrome,GBS)等并发症。

七、实验室检查及其他检查

(一) 一般检查

1. 血象　白细胞总数正常或偏低,淋巴细胞相对增加,重症病例淋巴细胞计数明显降低。合并细菌感染时,白细胞总数增加,中性粒细胞增多。

2. 血生化检测　部分病例出现低钾血症,少数病例肌酸激酶、AST、ALT、LDH升高。

(二) 血清学检查

检测患者血清中的特异性抗体,如抗体水平恢复期比急性期升高 4 倍及以上有诊断意义。

(三) 病毒抗原和核酸检测

取患者呼吸道标本(如鼻咽分泌物、口腔含漱液、气管吸出物)或肺标本,采用胶体金法、免疫荧光法或酶联免疫法检测甲、乙型流感病毒型特异的抗原。还可用反转录聚合酶链反应(reverse transcription PCR,RT-PCR)检测标本中的流感病毒 RNA,该法直接、快速、灵敏,是流感确诊的主要手段。

(四) 病毒分离与鉴定

病毒分离与鉴定是诊断病毒感染公认的“金标准”,也是唯一能发现新毒株的手段。将急性期患者呼吸道标本(如鼻咽分泌物、口腔含漱液、气管吸出物)或肺标本接种于鸡胚羊膜囊或尿囊液中进行病毒分离。

(五) 影像学检查

单纯型流感患者胸部 X 线检查可无异常。肺炎型患者可显示单侧或双侧肺炎,少数可伴有胸腔积液等。

八、诊断与鉴别诊断

(一) 诊断

根据流行病学史、临床表现及实验室检查多可作出临床诊断,尤其是短时间内出现较多数量的流感样病例,结合病原学检查可确诊。但在流行初期,散发或轻型的病例诊断比较困难,确诊往往需要实验室病毒核酸检测或病毒分离等。

(二) 鉴别诊断

应与其他病原体,如细菌、支原体、衣原体、鼻病毒、腺病毒、肠道病毒、呼吸道合胞病毒等引起的呼吸道感染相鉴别,确诊有赖于病原学检查。

九、预后

单纯型流感预后较好,肺炎型则预后较差,特别是发生于老年或有慢性呼吸道疾病或糖尿病的患者病死率较高。具有下列情况的流感患者易发展为重症,预后较差,应密切监测,积极治疗:①妊娠患者;②有慢性呼吸系统疾病、慢性循环系统疾病(高血压除外)、肾病、肝病、血液病、神经肌肉疾病(如帕金森病)、代谢及内分泌系统疾病(如糖尿病)、免疫功能低下等慢性基础疾病患者;③ 19 岁以下长期服用阿司匹林者;④肥胖患者(体重指数 ≥ 40);⑤年龄 <5 岁的儿童(年龄 <2 岁更易发生严重并发症);⑥年龄 >65 岁的老人。

十、治疗

早发现、早诊断是防控与有效治疗的关键。以一般及对症治疗为主,必要时给予抗流感病毒治疗。

(一) 西医治疗

1. 隔离消毒　按呼吸道隔离 1 周或者至主要症状消失。

2. 一般治疗　休息、多饮水、清淡营养饮食,保持鼻咽及口腔清洁。

3. 对症治疗　酌情应用解热药、缓解鼻黏膜充血药物、止咳祛痰药物等。儿童忌用阿司匹林或含阿司匹林药物以及其他水杨酸制剂,防止发生 Reye 综合征。

4. 抗病毒治疗　早期(48 小时内)给予抗流感病毒治疗可取得最佳疗效。抗流感病毒治疗药物现有离子通道 M2 阻滞剂和神经氨酸酶抑制剂两类,前者包括金刚烷胺和金刚乙胺,后者包括奥司他韦、扎那米韦和帕拉米韦等。

抗流感病毒药物治疗早期使用(36~48 小时内),才能取得最佳疗效。对于较易成为重症病例的高危人群,一旦出现流感样症状,不一定等待病毒核酸检测结果,即可开始抗病毒治疗。孕妇在出现流感样症状之后,宜尽早给予神经氨酸酶抑制剂治疗。

(1)离子通道 M2 阻滞剂:包括金刚烷胺(amantadine)和金刚乙胺(remantadine),能通过阻断 M2 蛋白而阻止病毒脱壳及其 RNA 的释放,干扰病毒进入细胞质,使病毒早期复制被中断,从而发挥抗甲型流感病毒作用。但监测资料显示甲型流感病毒已对此类药物耐药,目前不建议使用。

(2)神经氨酸酶抑制剂:能阻止病毒由被感染细胞释放和入侵邻近细胞,减少病毒的播散及在体内的复制,对甲、乙型流感病毒均有作用。此类品种目前有奥司他韦(oseltamivir)、扎那米韦(zanamivir)、帕拉米韦(peramivir)及那尼纳米韦(laninamivir)等。

奥司他韦:13 岁以上患者每次 75mg,每日 2 次口服,疗程 5 天;1 岁以上儿童按体重给药,体重不足 15kg 者,予 30mg 每日 2 次;体重 15~23kg 者,予 45mg 每日 2 次;体重 23~40kg 者,予 60mg 每日 2 次;体重大于 40kg 者,予 75mg 每日 2 次。1 岁以下儿童不推荐使用。

扎那米韦:可用于 7 岁以上的患者,每日 2 次,间隔约 12 小时,每次 10mg(分 2 次吸入,一次 5mg),连用 5 天。本品为吸入剂,不建议用于重症或有并发症的患者。

帕拉米韦:成人用量为 300~600mg,小于 30 天新生儿为 6mg/kg,31~90 天婴儿为 8mg/kg,91 天至 17 岁儿童为 10mg/kg,静脉滴注,每日 1 次,连用 1~5 天,重症病例疗程可适当延长。目前临床应用数据有限,应严密观察不良反应。

(二) 中医辨证论治

1. 风寒证

证候:恶寒、发热、无汗、头痛、身痛;恶寒较重,全身疼痛而发热较轻;咳嗽,痰白而稀、鼻塞、喷嚏、咽痒等症。苔白而舌质正常,脉浮而不数。

治法:辛温解表,祛风散寒。

方药:荆防败毒散加减。

2. 风热证

证候:发热、恶寒、头痛、汗出不畅等;咳嗽痰少而质稠;咽喉干燥疼痛,鼻塞灼热而流浊涕,口干口渴。舌边尖红,苔白微黄,脉浮而数。

治法:辛凉解表,疏风泄热。

方药:银翘散加减。

3. 暑湿证

证候:发热恶寒,无汗或少汗,头痛身痛,心烦口渴,小便色黄;胸闷脘痞,泛恶欲吐,大便溏泄。舌苔微腻,脉濡滑。

治法:解表散寒,祛暑化湿。

方药:新加香薷饮加减。

4. 表寒里热证

证候:恶寒,壮热,头痛,身体酸痛,咽痛,鼻塞,流涕,口渴。舌红,苔薄或黄,脉数。

治法:发汗解表,兼清里热。

方药:九味羌活汤或麻杏石甘汤加减。

十一、预防

(一)管理传染源

密切监测流感动态,及早发现疫情,隔离和治疗患者。

1. 隔离、消毒　隔离患者。

2. 减少聚会和集体娱乐活动。

3. 加强监测　当(禽)流感密切接触者出现流感样症状时,应立即进行流行病学调查,采集标本并检测,以进一步明确病原体,同时采取相应的防治措施。

(二)阻断传播途径

流行期间减少大型聚会及集体活动,对公共场所加强通风和空气消毒。患者和接触者应戴口罩。

(三)保护易感人群

1. 接种疫苗　这是预防流感的基本措施。常用减毒活疫苗或灭活疫苗,在疫苗毒株与流行毒株一致的情况下,预防效果肯定。每年 WHO 根据全球流感监测结果来决定疫苗毒株的组成,流感病毒极易发生变异,对流行毒株难以做到准确预测。

2. 药物预防　不能代替疫苗接种,可作为未接种疫苗有基础病的高风险人群紧急临时预防措施。奥司他韦可用于甲型和乙型流感的预防,每日用药 1 次,每次75mg,连用 1~2 周。

(张艳慧)

第六节　人禽流感

一、概述

人禽流感(human infection with avian influenza A)是指由某些禽甲型流感病毒

(avian influenza A)亚型毒株感染人引起的急性呼吸道传染病。临床表现以发热、咳嗽、咽痛等呼吸道症状为主,其中重症病例常合并急性呼吸窘迫综合征(ARDS)、感染性休克、多器官功能衰竭,甚至导致死亡。

一般认为人禽流感属中医学"瘟疫"范畴,可谓之"人禽疫""时行瘟疫"。

二、病原学

禽甲型流感病毒属正黏病毒科,病毒颗粒呈多形性,其中球形直径 80~120nm,有囊膜。根据病毒表面的血凝素(H)和神经氨酸酶(N)蛋白抗原性不同,可将甲型流感病毒分为 18 个 H 亚型(H1~H18)和 11 个 N 亚型(N1~N11)。禽流感病毒属甲型流感病毒属,除感染禽外,还可感染人、猪、马、水貂和海洋哺乳动物等。可感染人的禽流感病毒亚型主要有 H5、H7、H9 和 H10 等亚型,目前已发现 H5N1、H7N9、H9N2、H7N7、H7N2、H7N3、H7N4、H5N6、H10N8 等亚型毒株可导致人类疾病,大多病情轻微,但有的如 H5N1、H7N9 和 H10N8 等亚型毒株感染人后可引起重症肺炎等,病死率高。随着对人禽流感认识的不断深入,时有新的禽流感病毒亚型感染病例被发现。如 2018 年 2 月 14 日,我国国家卫生和计划生育委员会向 WHO 通报了世界首例人感染甲型禽流感(H7N4)病毒的病例。

禽流感病毒普遍对热敏感,加热至 65℃ 30 分钟或 100℃ 2 分钟以上可灭活。对低温抵抗力较强,在 4℃ 水中或有甘油存在的情况下可保持活力 1 年以上。

三、流行病学

(一) 传染源

被禽甲型流感病毒感染的禽类动物是人禽流感的主要传染源,包括鸡、鸭、鹅及野禽与候鸟等,被感染的哺乳动物也可能具有一定传染性。尚无持续人际间传播的证据,患者不是主要传染源,但应警惕医院感染的发生,如果禽流感病毒发生变异具备了感染人的能力,将是对公共卫生的严重威胁。

(二) 传播途径

主要经呼吸道传播,也可通过密切接触感染的禽类及其分泌物、排泄物或病毒污染的环境而被感染。

(三) 易感人群

由于存在一定的种属屏障,人对禽流感病毒并不易感。高危人群主要有禽类及其排泄物接触者、实验室禽流感病毒感染材料接触者,以及与人禽流感患者密切接触者等。

(四) 流行特征

甲型 H5N1 病毒亚型是一种高致病性禽流感病毒,于 1997 年在中国香港特别行政区发生的一次禽流感疫情中首次发现感染人,2003 和 2004 年在印度尼西亚、越南、柬埔寨和埃及等国大范围出现,导致数百例人感染,病死率在 50% 以上。甲型 H7N9 亚型病毒于 2013 年 3 月首次在中国发现感染人,据 WHO 报告,截至 2017 年 9 月 4 日,共报告了 1 564 例实验室确诊病例,中国以外尚无病例报道。

从目前人禽流感的发病规律来看,多发生于禽类流感流行之际,但禽类感染甲型 H7N9 亚型病毒常不发病。本病全年均可散发,无明显季节性。

四、病机与病理

(一)西医发病机制与病理

1. 发病机制　人类上呼吸道组织和气管分布有唾液酸 α-2,6 型受体(人流感病毒受体);人类肺组织分布有唾液酸 α-2,3 型受体(禽流感病毒受体)和唾液酸 α-2,6 型受体。禽流感病毒与唾液酸 α-2,3 型受体亲合力更高,从而导致人禽流感病变部位主要发生在肺组织,且容易重症化。

人禽流感的主要发病机制是病毒表面的 HA 与呼吸道表面的纤毛柱状上皮细胞的特异性受体结合后进入细胞,并在细胞内复制。同时,NA 协助病毒颗粒不断释放并播散,继续感染其他细胞,受感染的宿主细胞变性、坏死、溶解、脱落,产生炎症反应。

人禽流感病毒肺脏中的靶细胞主要是Ⅱ型肺泡上皮细胞,H5N1、H7N9 等毒株能够在这些细胞中复制,直接导致细胞的死亡。同时,病毒可能刺激机体大量产生各种细胞因子,造成所谓"细胞因子风暴",引起多种细胞损伤,导致全身炎症反应,可出现 ARDS、休克及多器官功能衰竭。

2. 病理　人禽流感患者肺部的主要病理特征为肺泡和支气管黏膜损伤严重,肺急性渗出性炎症改变,肺出血、弥漫性肺泡损伤和透明膜形成等。同时伴有不同程度的心脏、肝脏和肾脏等多器官组织的损伤。

(二)中医病因病机

本病为毒邪侵袭肺胃而致病。毒邪侵袭肺卫,肺失宣降,发为表证,重者毒邪壅肺,可见高热、咳嗽;如施治不及时,痰瘀闭肺,可见口唇紫黯,气息短促,继而痰瘀闭肺,肺气欲绝,出现呼吸极度困难、喘息气促等内闭外脱之象;如阳气欲脱,可见心悸、心慌、四肢发冷,冷汗淋漓等。毒邪犯胃,浊毒内蕴,胃失和降,则伴恶心腹痛等症。

五、临床表现

潜伏期通常为 3 天左右(1~7 天)。

人禽流感的特点,如潜伏期、病情严重程度和预后因感染的病毒亚型不同而异,从轻微的上呼吸道感染(发热和咳嗽)到严重肺炎、急性呼吸窘迫综合征、休克,甚至死亡等不同表现。感染 H7N7 和 H9N2 亚型通常病情较轻或是亚临床型。感染 H5N1 亚型还可出现恶心、呕吐和腹泻等消化道症状。感染 H7 亚型还可出现结膜炎表现。

重症患者多数为 H5N1 和 H7N9 等禽流感病毒亚型毒株感染。患者急性起病,早期表现类似流感,出现发热、咳嗽等,伴有头痛、肌肉酸痛和周身不适。重症患者病情进展迅速,多在发病 3~7 天出现重症肺炎,表现为高热、咳嗽、咳血性痰、呼吸困难等,常快速进展为 ARDS、肺出血、脓毒性休克、继发细菌和真菌感染,甚至多器官功能衰竭。部分患者病程中有恶心、腹痛、腹泻、鼻出血或牙龈出血、脑炎、胸痛、胸腔积液等表现。病死率明显高于季节性流感。

六、并发症

重症病例可伴发多种并发症,包括呼吸衰竭、气胸、纵隔气肿、心肌炎、心力衰竭和肾衰竭等。重症肺炎患者恢复后可出现原病变肺组织的纤维化。

七、实验室检查及其他检查

(一) 一般检查

1. 血常规　白细胞总数正常或降低。重症患者多有白细胞总数及淋巴细胞减少，可有血小板降低。

2. 尿常规　部分患者出现蛋白尿。

3. 血生化检查　多有肌酸激酶、乳酸脱氢酶、天冬氨酸氨基转移酶、丙氨酸氨基转移酶升高，C 反应蛋白升高，肌红蛋白可升高。

(二) 血清学检测

动态检测急性期和恢复期双份血清，采用血凝抑制试验、补体结合试验或 ELISA，检测禽流感病毒抗体，如抗体滴度呈 4 倍或以上升高有诊断意义。

(三) 病原学检测

应在抗病毒治疗之前采集患者呼吸道标本(鼻咽分泌物、口腔含漱液、痰液、气管吸出物、支气管肺泡灌洗液等)及时送检。

1. 核酸检测　应用实时反转录 PCR(rRT-PCR)对所采集的呼吸道标本进行禽流感病毒核酸检测，是目前最常用的实验室确诊依据。

2. 甲型流感病毒抗原检测　应用 ELISA 法对所采集的呼吸道标本分别进行甲型流感病毒 NP 抗原及禽流感病毒 H 亚型抗原的检测，对确定为甲型流感病毒感染及判别其 H 亚型的分型有辅助意义。

3. 病毒分离　对患者呼吸道标本进行禽流感病毒的分离培养。

(四) 胸部影像学检查

X 线胸片和肺 CT 检查可见肺内片状高密度影。早期的局限性片状影与一般肺炎相似，严重者肺内片状影像呈弥漫分布，为多发磨玻璃影及肺实变影像，病变进展迅速，少数合并单侧或双侧胸腔积液。

八、诊断与鉴别诊断

(一) 诊断

根据流行病学史(发病前 10 天内接触禽类及其分泌物、排泄物，或到过活禽市场，或与人禽流感病例有流行病学关联，或为从事禽流感病毒相关实验室工作人员等)，临床表现有发热、周身不适、咽痛、咳嗽，甚至呼吸困难等，如病原学或血清学检测阳性则可确定诊断。人禽流感患者符合下列 1 项主要标准或 ≥ 3 项次要标准可诊断为重症病例。

1. 主要标准
(1) 需要气管插管行机械通气治疗。
(2) 脓毒性休克经积极液体复苏后仍需要血管活性药物治疗。

2. 次要标准
(1) 呼吸困难，成人休息状态下呼吸频率 ≥ 30 次 /min。
(2) 氧合指数(OI)低于 250mmHg(1mmHg=0.133kPa)。
(3) 多肺叶浸润。
(4) 意识障碍和 / 或定向障碍。

(5)收缩压 <90mmHg 需要积极的液体复苏。

(6)血尿素氮 ≥ 7.14mmol/L。

3. 易发展为重症的危险因素

(1)年龄 ≥ 65 岁。

(2)合并严重基础病或特殊临床情况,如心脏或肺部基础疾病、高血压、糖尿病、肥胖、肿瘤、免疫抑制状态、孕产妇等。

(3)发病后持续高热(T ≥ 39℃)。

(4)淋巴细胞计数持续降低。

(5)CRP、LDH 及 CK 持续增高。

(6)胸部影像学提示肺炎快速进展。

(二)鉴别诊断

应注意与其他病毒性肺炎(如流感病毒性肺炎、SARS、中东呼吸综合征、腺病毒肺炎等)和一些非典型病原体(如军团菌、肺炎支原体、肺炎衣原体)感染等所致的肺炎进行鉴别。确诊有赖于病原学检查结果。

九、预后

重症病例预后差。影响预后的因素与感染禽流感病毒的亚型有关,也与患者的年龄、基础疾病、并发症等因素有关。感染 H5N1、H7N9 亚型的病情重,病死率高。

十、治疗

在积极抗病毒治疗的基础上,采取对症治疗、支持治疗及中西医结合治疗等综合疗法。

(一)西医治疗

1. 隔离 所有病例均应尽早隔离治疗。

2. 对症及支持治疗 轻症病例的治疗与流感相同。重症病例应卧床休息,根据缺氧程度可采用鼻导管、经鼻高流量氧疗、开放面罩及储氧面罩进行氧疗。高热者可进行物理降温,或应用解热药物。咳嗽咳痰严重者可给予止咳祛痰药物。维持水、电解质平衡,保护消化道黏膜,加强营养支持。防治继发感染,一旦出现继发感染征象或存在感染的高危因素,应合理选择抗菌药物治疗。

3. 抗病毒治疗 在使用抗病毒药物之前应留取呼吸道标本。所有患者均应尽早应用抗病毒治疗以达到最佳疗效。重症病例可根据需要增加用药剂量或延长治疗时间。使用原则和方法参考流行性感冒。

4. 重症病例的治疗 采取抗病毒、抗休克、纠正低氧血症、防治 MODS 和继发感染、维持水电解质平衡等综合措施。对出现呼吸功能障碍者给予吸氧及其他相应呼吸支持,必要时可行体外膜氧合(ECMO),发生其他并发症的患者应积极采取相应治疗。

(二)中医辨证论治

中医药治疗宜早期使用,早用清热解毒,早用通腑攻下,早用凉血活血。

1. 邪郁卫表证

证候:发热、流涕、鼻塞、咳嗽、咳嗽、头痛,或肌肉关节疼痛。舌质红,脉浮数或滑数。

治法:清热解毒,宣肺透邪。

方药:银翘散或麻杏石甘汤加减。

2. 肺热壅盛证

证候:高热、烦躁、咳嗽、尿黄、口渴、胸痛、胸闷、纳差、脘痞,或神昏。舌质红或黯红,苔黄或腻,脉数。

治法:泻肺通腑,益气解毒。

方药:宣白承气汤合葶苈大枣泻肺汤加减。

3. 内闭外脱证

证候:高热不退、烦躁不宁、神志昏蒙、唇甲青紫、呼吸浅促、痰少色黄、胸腹灼热、四末不温或厥逆、腹胀尿少。舌淡黯,苔白腻,脉微欲绝。

治法:回阳固脱,解毒开窍。

方药:参附汤或茯苓四逆汤加减,可加服安宫牛黄丸。

4. 邪去正衰证

证候:热退、神疲乏力、纳差、口渴等。舌红少津,苔薄白或黄,脉细。

治法:清解余热,益气养阴。

方药:沙参麦门冬汤或生脉散加减。

十一、预防

严格规范收治人禽流感医疗机构的医院感染防控措施,遵照标准预防的原则,根据疾病传播途径采取相应防控措施。

(一)管理传染源

加强禽类流感疫情的监测,及早发现及控制禽流感的疫情,加强对流感样病例和不明原因肺炎的监测,以及对密切接触禽类人员的检疫。隔离和治疗患者。

(二)切断传播途径

对发生禽流感疫情的疫点进行彻底消毒,对病死禽深埋处理。发生人禽流感疫情后,还应彻底消毒并关闭禽类交易市场。严密消毒患者的分泌物和排泄物。医务人员做好个人防护。检测患者标本和禽流感病毒分离,应严格按照生物安全标准要求进行。

(三)保护易感人群

目前尚无人禽流感病毒疫苗,必要时对密切接触者预防性服用抗流感病毒药物。

(刘耀敏　郭子宁　张艳慧)

第七节　麻　疹

一、概述

麻疹(measles)是由麻疹病毒引起的一种急性呼吸道传染病。以发热、咳嗽、流涕、眼结膜充血、口腔黏膜疹及皮肤斑丘疹为临床特征。患病后大多数可获得持久免疫力,极少二次发病。我国自1963年在儿童中普遍接种麻疹减毒活疫苗以来,该病的流行已得到基本控制,且发病年龄后移,成年人及不典型病例增加。

因本病疹点高出皮肤,如触麻粒,中医学谓之麻疹,属温病范畴。明代以后医家才对本病有了较为详尽的论述,龚廷贤《古今医鉴》首次确立麻疹的病名:"麻疹多为天行戾气传染,沿门阖户遍地相传"。

二、病原学

麻疹病毒属于副黏液病毒科麻疹病毒属,与其他副黏液病毒不同之处是该病毒无特殊的神经氨酸酶。电镜下呈球形或多形性,直径 100~150nm。病毒核心为单链RNA,外有脂蛋白包膜,包膜蛋白成分主要有膜蛋白(M 蛋白)、病毒表面血凝素(H 蛋白)和融合蛋白(F 蛋白)三种,内有核衣壳蛋白(L、P、N)三种。麻疹病毒只有一个血清型。

麻疹病毒对外环境的抵抗力不强,多数消毒措施如热、甲醛溶液、乙醚、紫外线可杀灭。该病毒耐寒及耐干燥。

三、流行病学

(一)传染源

患者是唯一传染源。从发病前 1~2 日至出疹后 5 日内都具有传染性。前驱期传染性最强,出疹后逐渐减弱,疹退时一般无传染性,恢复期不带病毒。

(二)传播途径

呼吸道飞沫为主要传播途径,也可经被污染的手等而发生间接接触传播。

(三)易感人群

人群普遍易感。易感者接触患者后 90% 以上发病,病后可获持久免疫力。6 个月内婴儿因可从母体获得保护性抗体,故很少发病。

(四)流行特征

四季均可发病,以冬春季最多。世界各地均有发病。6 个月至 5 岁儿童发病率最高。

四、病机与病理

(一)西医发病机制与病理

1. 发病机制 麻疹病毒随飞沫等侵入易感者的上呼吸道、口咽部或眼结膜等处,在局部的上皮细胞及局部淋巴组织内繁殖,并于感染后的第 1~2 日扩散进入血流,形成第一次病毒血症。病毒随血流进入全身的淋巴组织、肝、脾等单核 - 巨噬细胞系统的细胞内大量繁殖,于感染后第 5~7 日再进入血液循环形成第 2 次病毒血症,引起全身性感染,出现高热和皮疹等表现。麻疹的发病机制主要与病毒的直接作用及Ⅳ型变态反应等有关。

2. 病理 病理改变主要发生于淋巴组织、呼吸系统及皮肤黏膜。典型病理改变是病毒感染部位出现单核细胞浸润,数个细胞融合成多核巨细胞,病毒和免疫复合物侵犯皮肤表浅血管,使皮肤充血水肿,血管内皮细胞肿胀、增生与单核细胞浸润及渗出,形成皮疹和口腔黏膜斑。并发脑炎时,脑组织可出现充血、水肿、点状出血或脱髓鞘改变。

(二)中医病因病机

中医学认为麻疹为感受麻毒时邪所致。麻毒经口鼻而入,毒邪犯肺卫,故见发热、咳嗽、鼻塞、喷嚏、流涕等。毒邪犯脾,邪入气分,则皮疹出现全身达于四末。重症可见气急、鼻煽、喉中痰鸣等肺气闭塞证。发展至气分,常有壮热、口渴、纳差、腹泻、烦躁等热毒壅盛之证。邪毒由内向外,由里达表,则表现为皮疹色泽红润,自头面部向下蔓延,皮疹透布全身,邪尽外达,无并发症者,为顺症。麻毒内陷,入营入血,肺心受邪,疹透不顺为逆证;或麻毒攻喉,邪犯心包或脾气虚衰等均属逆证。

五、临床表现

潜伏期一般为 6~21 日,平均为 10 日。接受过被动或主动免疫者可延长至 21~28 日。

(一)典型麻疹

临床经过可分为三期:

1. 前驱期　指从发热到出疹,一般持续 3~5 日,重症及体弱者可延至 7~8 日。主要表现为发热、疲乏、咳嗽、咽充血及声哑、眼结膜充血、畏光、流泪、食欲减退、恶心、呕吐、腹泻等,体温于 2~3 日内升高,可达 40℃,症状也随之加重,重症在高热时偶见惊厥。起病第 2~3 日,在双侧相对于第二磨牙外侧的颊黏膜上可见到麻疹黏膜斑(Koplik 斑),为数个白色斑点,直径 0.5~1mm,周围有红晕,1~2 日内可迅速增多融合,为早期的特征性表现。

2. 出疹期　病程第 3~5 日。皮疹先出现于耳后、发际,很快波及面部、颈部、躯干,经 2~3 日遍及四肢,手掌和足底最后出疹。皮疹一般为淡红色丘疹或斑丘疹,压之褪色,疹间皮肤正常,皮疹大小不等,直径约 1~3mm。起初皮疹稀疏,以后增多可融合成片,部分病例为出血性皮疹,压之不褪色。出疹期体温再度升高可达 40℃,症状加重,精神萎靡,肺部常闻及干湿啰音,全身浅表淋巴结和肝脾轻度肿大。X 线检查可见肺纹理增粗。严重者可出现心肺功能衰竭。由于麻疹疫苗的普及,成人麻疹发病率逐渐增加,其与儿童麻疹不同的是:肝损害发生率高;胃肠道症状多见;骨骼肌痛,包括关节及背部痛;黏膜斑存在时间长,可达 7 日;眼睛疼痛多见。

3. 恢复期　皮疹出齐后 1~2 日内病情迅速好转,按出疹先后顺序消退,由红色逐渐转变为棕褐色,表皮有糠样脱屑,留有色素沉着,1~2 周后消退。

(二)非典型麻疹

1. 轻型麻疹　为对麻疹有部分免疫力的表现。见于既往接种过麻疹疫苗、近期接受过被动免疫、6 月龄以内的婴儿等。表现为潜伏期较长,发热及其他症状较轻,皮疹数量较少,多无并发症,病程短,约 1 周左右。

2. 重型麻疹　此型多见于营养不良、免疫力低下,或伴继发严重细菌感染者,常并发肺炎、心力衰竭或休克等,病死率较高。呼吸道及全身中毒症状严重,高热持续在 40℃ 以上且持续时间长,皮疹密集,甚至融合成片;或皮疹突然暗淡、隐退(表示末梢循环障碍);或有出血样皮疹,伴有消化道出血等。根据临床表现的不同,可分为中毒性麻疹、出血性麻疹、休克性麻疹、疱疹性麻疹等不同类型。

3. 异型麻疹　表现为突起高热,头痛,肌痛,乏力,无麻疹黏膜斑,2~3 日后由四肢末端开始出现皮疹,渐及躯干及面部。皮疹多样,可为斑丘疹、疱疹、荨麻疹或紫癜。常伴有水肿、肺炎、胸腔积液。诊断需依据恢复期检测麻疹血凝抑制抗体。常发生于接种麻疹灭活疫苗后 4~6 年内再次接触麻疹患者,或再接种麻疹灭活疫苗时。

六、并发症

1. **支气管肺炎**　麻疹最常见的并发症,多见于 5 岁以下患儿,约占 10% 或稍多。为麻疹死亡的主要原因。

2. **喉炎**　发生率为 1%~4%,2~3 岁以下小儿多见。麻疹患儿常伴有轻度喉炎,出现声音嘶哑,刺激性干咳。重症喉炎可窒息致死。

3. **心肌炎**　2 岁以下幼儿多见。

4. **脑炎**　发病率约 1‰~5‰。多发生于出疹后 2~6 日,偶于前驱期或疹后 2~3 周发病。为病毒性脑炎的表现。

5. **亚急性硬化性全脑炎**(subacute sclerosing panencephalitis,SSPE)　属麻疹远期并发症,罕见,发病率约(1~4)/100 万。潜伏期约 2~17 年,发病年龄以 5~15 岁儿童为多,男孩多见。起病隐匿,开始仅表现为行为异常或智力减退、睡眠障碍、情绪烦躁等。数周或数月后出现特征性肌痉挛、视听障碍、语言不清、共济失调和癫痫发作,病情发展直至昏迷,呈去大脑强直状态。病程可短至半年,也可长达 6~7 年,平均 1 年左右。

6. **其他**　口腔炎、急性化脓性中耳炎、乳突炎、原有结核病灶者播散、肝功损害等。

七、实验室检查

(一) 血常规

白细胞总数减少,淋巴细胞相对增多。

(二) 血清学检查

酶联免疫吸附试验(ELISA)检测血清特异性 IgM 和 IgG 抗体。IgM 抗体于病后 5~20 日达高峰,有早期诊断意义。IgG 抗体常于 2~4 周达高峰,取病程早期和恢复期双份血清做血凝抑制试验、中和试验或补体结合试验,抗体效价 4 倍及以上增高有诊断意义。

(三) 病原学检查

1. **病毒分离**　取早期患者的眼、鼻、咽分泌物或血、尿标本,接种于原代人胚肾或羊膜细胞分离麻疹病毒。

2. **病毒抗原检测**　取早期患者的鼻、咽分泌物或血细胞及尿沉渣细胞,用免疫荧光或免疫酶法检查麻疹病毒抗原,出疹前 1~2 天可阳性,有早期诊断意义。

3. **核酸检查**　采用 RT-PCR 检测麻疹病毒 RNA,灵敏性和特异性均高,有早期诊断意义。

八、诊断与鉴别诊断

(一) 诊断

典型麻疹诊断不难。根据流行病学史,典型的临床表现:如急性发热、上呼吸道卡他症状、眼结膜充血、畏光,早期有口腔黏膜斑及典型皮疹和退疹表现等即可诊断。非典型患者的诊断则有赖于实验室检查,如血清特异性抗体 IgM 检测、病毒分离及抗原检测等。

（二）鉴别诊断

麻疹需与各种出疹性疾病鉴别。

1. 风疹 发病年龄以 5~15 岁多见。上呼吸道炎症及全身症状轻，无口腔黏膜斑，发热 1~2 日出疹，皮疹先出现于面部，后及躯干及四肢，1 日左右出齐。1~2 日消退，无脱屑及色素沉着。耳后及枕部淋巴结明显肿大。

2. 幼儿急疹 见于 2 岁以下婴幼儿。突发高热，持续 3~5 日骤然下降，热退疹出为其特征。出疹多位于躯干，1 日内出齐。出疹为细小玫瑰色斑丘疹，1~2 日内消退，无脱屑及色素沉着。

3. 猩红热 发热 1~2 日后全身出现针头大小红丘疹，疹间皮肤充血，一片猩红，压之褪色，面部充血无疹，口周围苍白圈，伴有杨梅舌。皮疹持续 4~5 日后热退疹消，并可见大片脱皮。外周血白细胞计数及中性粒细胞明显增高。

4. 药物疹 出疹前有用药史。皮疹形态不一、大小不等，多有瘙痒。一般无发热及上呼吸道感染症状，停药后皮疹渐消。

九、预后

单纯麻疹预后良好，重症患者病死率较高。

十、治疗

西医目前尚无特效疗法，以支持及对症治疗为主，加强护理，防治并发症。中医治疗注意辨别麻疹的顺逆，以宣透解毒为基础进行辨证论治。

（一）西医治疗

1. 一般治疗 患者应单间呼吸道隔离至体温正常或出疹后 5 日，注意保持口腔、鼻腔及皮肤的清洁。保护眼睛，避免强光照射。供给足够水分及易消化富含维生素的食物。

2. 对症治疗 高热可用物理降温或小剂量解热剂；烦躁不安者可用少量镇静剂；继发感染者酌情选用抗菌药物。

3. 并发症治疗

（1）肺炎：按一般肺炎处理，继发细菌感染应使用抗菌药物。

（2）喉炎：尽可能使患者安静。保持室内空气湿润。重症可酌情给予糖皮质激素口服或静脉滴注。喉梗阻严重者，应及早行气管切开术。

（3）心肌炎：控制补液总量和速度，维持电解质及酸碱平衡，保护心肌。出现心力衰竭时及早应用强心剂如毒毛花苷 K 或毛花苷丙治疗，可同时应用利尿剂。若出现循环衰竭者按休克处理。

（4）脑炎及亚急性硬化性全脑炎：重点是对症治疗如降温、止惊，昏迷者加强护理。对亚急性硬化性全脑炎无特效治疗，可试用干扰素等。

（二）中医辨证论治

麻疹辨证首先辨顺逆证。治疗上主张以透为顺，适时清解，减少误治及变证。中医学有"麻宜发表透为先，形出毒解便无忧"及"麻不厌透"之说，治疗麻疹强调使腠理开，微微汗出，麻毒易达。故此，宣透解毒是辨证论治的基础。

1. 顺证

(1)邪袭肺卫

证候:发热,微恶风寒,喷嚏,咳嗽,目赤流泪,倦怠思睡,口颊有麻疹斑,小便短赤,或大便稀溏。舌苔薄白或微黄,脉浮数。

治法:辛凉透表,清宣肺卫。

方药:宣毒发表汤加减。

(2)邪留气分

证候:高热不退,起伏如潮,疹随潮出,循序透发,初起稀疏,色较鲜红,逐渐稠密,色转黯红,分布周身。口渴欲饮,肌肤灼热,咳嗽加剧,烦躁或嗜睡。舌质红苔黄,脉洪数。

治法:清热解毒透疹。

方药:清解透表汤加减。

(3)邪伤气阴

证候:疹出齐后热退身凉,食纳增加,皮疹按出现的顺序依次消退,并见糠麸样脱屑及色素沉着,口渴乏力,或遗有潮热,舌红少苔,脉细数。

治法:养阴益气,清解余邪。

方药:沙参麦冬汤加减。

2. 逆证

(1)麻毒闭肺

证候:高热不退,疹出不透,口渴烦躁,咳嗽剧烈,气促鼻煽,喉间痰鸣,甚则口唇青紫,舌红绛苔黄,脉滑数。

治法:宣肺化痰,清热解毒。

方药:麻杏石甘汤加减。

(2)麻毒攻喉

证候:咽喉肿痛,声音嘶哑,或咳嗽声重,声如犬吠,烦躁不安,甚则呼吸困难,张口抬肩,颜面发绀,舌红苔黄腻,脉浮数。

治法:清热解毒,利咽消肿。

方药:清咽下痰汤加减。

(3)邪闭心包

证候:高热神昏,烦躁谵语,时有抽搐,面赤气粗,疹出不畅,或疹密色紫,舌质红绛,苔黄燥,脉滑数。

治法:清热解毒,开窍醒神。

方药:犀角地黄汤(《备急千金要方》)加减(犀角现用水牛角代)。

(4)心阳虚脱

证候:面色苍白,手足湿冷,冷汗淋漓,疹出不透,或皮疹突然隐退,神昏不安,舌淡苔白,脉沉细。

治法:回阳救逆。

方药:参附汤加减。

十一、预防

应采取以预防接种为主的综合性预防措施。

（一）管理传染源

早发现、早隔离、早治疗,作好疫情报告,一般麻疹患者应隔离至出疹后 5 日,有肺炎等呼吸道并发症者应隔离至出疹后 10 日。密切接触者应隔离检疫 3 周。

（二）切断传播途径

在流行期间,易感者应避免到人群密集的地方去或探亲访友。

（三）保护易感人群

主动免疫:易感者均应接种麻疹减毒活疫苗。我国计划免疫规定 8 月龄小儿初种麻疹疫苗,7 岁时复种。1 次接种免疫力可维持 4~6 年。禁忌证为孕妇、过敏体质、免疫功能低下者、活动性结核等。发热及其他一般性疾病患者应暂缓接种。

被动免疫:体弱、年幼、孕妇等易感者在接触麻疹患者后 5 日内注射人血免疫球蛋白 3ml,可减少发病或减轻病情。

（张玉果）

第八节 水痘和带状疱疹

一、概述

水痘(varicella,chickenpox)和带状疱疹(herpes zoster)是由水痘 - 带状疱疹病毒(varicella-zoster virus,VZV)感染引起的两种不同临床表现的疾病。水痘为急性呼吸道传染病,临床特征是皮肤和黏膜上分批出现并可同时存在的斑疹、丘疹、疱疹及痂疹,初次感染表现为水痘,多见于儿童。带状疱疹为复发性感染,以沿单侧周围神经出现呈带状分布的成簇疱疹并伴明显神经痛为特征,多见于 50 岁以上成人。

水痘中医学病名与西医相同,因其疱疹形态椭圆如豆粒,色泽明亮如水疱而得名,亦称"水花""水疮",为时行疫病,属中医学"温病"范畴。带状疱疹因其疱疹为集簇性并呈带状分布,中医学形象地称之为"蛇串疮""串腰龙""缠腰火丹"等。

二、病原学

VZV 属疱疹病毒科,直径 150~200nm,为有包膜的正 20 面体双链 DNA 病毒,具有亲皮肤和嗜神经的特性。VZV 只有一个血清型,但与单纯疱疹病毒(HSV)抗原有部分交叉免疫。VZV 常用人成纤维细胞及猴的多种细胞培养。病毒对外环境抵抗力弱,不耐热和酸,不能在痂皮中存活,能被乙醚等灭活。人是目前已知的唯一宿主。

三、流行病学

（一）传染源

水痘及带状疱疹患者是水痘的传染源,易感儿童接触该类患者后可患水痘。病毒存在于患者上呼吸道和疱疹液中,发病前 1~2 天至皮疹完全结痂期间均有传染性。

（二）传播途径

水痘主要通过空气飞沫经呼吸道传播,另可直接接触疱疹的疱液而传染,或通过接触被污染的用具传播。孕妇患水痘可传给胎儿。一般认为带状疱疹不是外源性传染,而是病毒潜伏后的再激活。

（三）易感人群

人群普遍易感。水痘病后可获持久免疫力,二次感染发病者极少见,但以后可发生带状疱疹。带状疱疹可复发。

（四）流行特征

水痘发病年龄主要为 2~6 岁,6 个月以下婴儿因从母体获得抗体,故很少发病,20岁以上成人多数因既往感染亦较少见。带状疱疹主要见于成人及老年人。水痘全年散发,冬季为高峰。带状疱疹没有明显季节性。

四、病机与病理

（一）西医发病机制

1. 发病机制　病毒经口鼻进入人体后,先在呼吸道黏膜细胞中增殖,2~3 天后进入血液(第一次病毒血症),在单核 - 吞噬细胞系统内增殖后再次入血(第二次病毒血症)并扩散至全身,引起各组织器官的病变。皮肤和黏膜为主要受损部位,表现为分批出现的皮疹,皮疹出现的时间与病毒间歇入血的时间相一致。内脏偶可被累及。通常在皮疹出现 1~4 天后机体产生特异性抗体,病毒血症消失,症状随之缓解。免疫功能低下的患者易发生严重的全身播散性水痘。

水痘痊愈后未被清除的病毒,沿感觉神经末梢传入,以静止状态长期潜伏于脊神经节和脑神经的感觉神经节等处,形成潜伏性感染。多种因素(如患肿瘤、使用免疫抑制剂、病毒感染或艾滋病等)致机体免疫力下降时,潜伏病毒可被激活,沿支配的感觉神经下行至相应的皮肤繁殖,引发皮肤病变,表现为带状疱疹。

2. 病理　水痘的皮肤病变主要位于表皮棘状细胞层,细胞呈气球样变性和肿胀,形成囊状细胞,囊状细胞裂解及组织液渗入形成单房性疱疹,内含大量病毒。水疱液开始时透明,后因上皮细胞脱落及炎症细胞侵入而变浊并减少,最后下层的上皮细胞再生,疱疹结痂脱落。

带状疱疹的病变主要在表皮的深层,病理表现与水痘相似,疱疹液中也含有大量病毒。受累的神经节可出现炎症细胞浸润、出血、灶性坏死及纤维性变。

（二）中医病因病机

中医古籍对水痘的论述颇多,《小儿卫生总微论方·疮疹论》言"其疮皮薄,如水疱,破即易干者,谓之水痘",明确提出"水痘"命名及疱疹的特点。清代《医宗金鉴·痘疹心法要诀》曰"水痘皆因湿热成……初起荆防败毒散,加味导赤继相从",则概括了病因、疱疹特点及治法。

水痘病因为外感时行邪毒,基本病机为水痘时邪蕴郁肺脾,湿热熏蒸,透于肌表。时行邪毒从口鼻而入,肺卫被郁,宣降失常,故见发热,流涕,轻咳等肺卫表证。病邪入里,蕴于肺脾,水湿运化失司,邪毒与内湿相搏,外透肌表,发为水痘。若病位尚浅,邪毒较轻,则症状轻微,痘疹清淡稀疏,痘液清亮,湿毒清解即结痂痊愈。若素体虚弱,邪毒炽盛,内传气营,致气营两燔,见壮热、烦渴,毒热夹湿外透肌肤,则见痘疹稠密,色黯浆混。甚则毒热化火内陷,扰及神明,引动肝风,见神昏、抽搐,或邪毒闭肺见咳嗽、气喘、鼻煽等,为水痘之重证。

带状疱疹,中医称为蛇串疮、缠腰火丹等,见于隋代巢元方《诸病源候论·疮病诸候》"甑带疮者,绕腰生",其后历代医家对本病有详细的论述。目前中医多认为本病系情志内伤,肝气郁结,日久化火,火毒循肝经外溢皮肤而发。或饮食不节,脾失健运,或感染毒邪,湿热毒火蕴结肌肤而成。

五、临床表现

(一) 水痘

潜伏期 10~24 天,多数 14~16 天。典型临床表现可分为两期:

1. 前驱期　年长儿童及成人在出疹前 1~2 天可有低热、畏寒、头痛、乏力、咽痛、咳嗽、食欲减退等前驱症状。小儿全身不适的症状轻微,并与皮疹同时出现。

2. 出疹期　皮疹首见于躯干和头面部,后蔓延至四肢,但很少抵达四肢末端,呈躯干疹多而头面及四肢疹少的向心性分布。初为细小的红色斑疹,数小时后变为丘疹,再经数小时发展成椭圆形疱疹,瘙痒明显。疱疹直径 3~5mm,周围有红晕,疹壁薄而易破。疱液初为透明,后变混浊,1~2 天后疱疹从中心开始干枯、结痂,1 周左右痂皮脱落愈合,一般不留痕迹。如有继发感染,则成脓疱,结痂及脱痂时间将延长并留有小凹痕。水痘皮疹常分批出现,因而病程中在同一部位可见斑丘疹、水疱和结痂同时存在,疾病后期出现的斑丘疹尚未发展成水疱即隐退。

水痘为自限性疾病,一般 10 天左右自愈。儿童患者症状和皮疹均较轻,成人患者症状较重,易并发水痘肺炎。免疫功能低下者,易出现播散性水痘。妊娠期感染水痘,可致胎儿畸形、早产或死胎。产前数日内患水痘,可发生新生儿水痘,病情常较危重。

(二) 带状疱疹

部分患者可有轻度发热、全身不适等前驱症状。皮疹出现的同时或前 1~3 天有局部皮肤麻木、疼痛等。常见于一侧胸背、腰腹、四肢、头面等处,皮疹沿周围神经走行呈带状分布,伴明显神经痛。皮疹分批出现,初为红斑,数小时后为丘疹,3 天左右转为水疱,数个或数十个成簇状,簇间皮肤正常,数日后疱疹变浊,最后干燥结痂,2 周后脱落,不留瘢痕。轻症患者可不出现皮疹,仅有节段性神经痛。老年人易发生疱疹后神经痛,可持续数月。免疫功能低下者可发生播散性带状疱疹。

六、并发症

常见并发症为皮肤继发细菌感染,以金黄色葡萄球菌和化脓性链球菌感染为多,表现为皮疹化脓性感染、丹毒、蜂窝织炎和败血症等。少数可并发水痘肺炎、脑炎及肝炎等。

七、实验室检查

(一) 血常规

血白细胞总数正常或减少,淋巴细胞比例增高。继发细菌感染时白细胞数增高。

(二) 疱疹刮片

刮取新鲜疱疹基底组织涂片,用瑞特或吉姆萨染色检查多核巨细胞,用苏木素-伊红染色可查核内包涵体。

(三) 血清学检查

水痘患者出疹后 1~4 天血清中出现补体结合抗体,2~6 周达高峰,6~12 个月后逐渐下降。若双份血清抗体滴度 4 倍以上升高者可确诊为急性感染,有可能与单纯疱疹病毒抗体发生交叉反应。

（四）病原学检查

1. 病毒分离　取病程 3~4 天疱疹液种于人胚成纤维细胞进行病毒分离。

2. 抗原检查　用免疫荧光法检查病变皮肤刮取物病毒抗原。

3. 聚合酶链反应（PCR）　检测 VZV DNA。

八、诊断与鉴别诊断

（一）诊断

水痘可依据患者年龄、接触史及典型皮疹较易诊断。带状疱疹依据患者年龄，集簇状皮疹沿单侧神经呈带状分布、局部灼痛等特点亦不难诊断。必要时参考实验室检查。

（二）鉴别诊断

1. 脓疱疹　为细菌感染性皮肤病，儿童常见。好发于鼻唇周围或四肢暴露部位，初为疱疹，继成脓疱，最后结痂，皮疹无分批出现特点。

2. 丘疹样荨麻疹　为变态反应性皮肤病。四肢和躯干皮肤分批出现的纺锤形红色丘疹，顶端有小疱，不结痂，头面部不累及。

3. 单纯疱疹　带状疱疹需与之鉴别。单纯疱疹好发于皮肤与黏膜交界处，与外周神经走行无关，疱疹疼痛不明显，易复发。

九、治疗

（一）西医治疗

1. 一般治疗和对症治疗　应隔离患者至全部疱疹结痂。有发热等全身症状者应卧床休息，给予易消化食物和补充水分。加强护理，保持皮肤清洁，防止继发感染。瘙痒明显者可用炉甘石洗剂涂擦止痒，疱疹破裂后可涂甲紫或抗生素软膏。带状疱疹疼痛剧烈可予镇痛药物。

2. 抗病毒治疗　水痘和带状疱疹均为自限性疾病，早期抗病毒治疗可减轻症状，促进恢复。口服阿昔洛韦胶囊，成人带状疱疹常用量一次 0.8g，一日 5 次，共 7~10 日；2 岁以上水痘患儿一次 20mg/kg，一日 4 次，共 5 日，40kg 以上儿童和成人常用量为一次 0.8g，一日 4 次，共 5 日。出现症状应立即开始治疗，注意监测肾功能。

3. 防治并发症　继发细菌感染时应及早选用抗生素，严重并发症者应采取相应的治疗及抢救措施。水痘患者不宜使用糖皮质激素，部分老年和眼部带状疱疹患者可予糖皮质激素口服，以减轻疼痛和缩短病程。

（二）中医辨证论治

1. 水痘　有轻重之分，顺变之别。轻症发热轻微，痘疹形小稀疏，红润清亮，病位表浅，易透易解，治以疏风清热，解毒利湿。重症邪在气营，湿毒俱盛，见壮热烦渴，痘疹稠密，色黯浆混，治以清热凉营，解毒化湿。对于毒热内陷，邪闭心肝，出现壮热抽搐、神昏谵语之变证，则治以清热解毒，镇惊开窍。

（1）邪伤肺卫

证候：轻度发热，咳嗽流涕，痘疹分批出现，形小稀疏，向心性分布，疹色红润，疱浆清亮，根盘红晕不显。舌质红，苔薄白或薄黄，脉浮数。

治法：疏风清热，解毒利湿。

方药：银翘散合六一散加减。

（2）毒炽气营

证候:壮热烦渴,面红目赤,口舌生疮,便干溲黄,痘疹稠密,疹色紫黯,疱浆混浊,根盘红晕显著。舌红或绛,苔黄糙,脉洪数。

治法:清热凉营,解毒化湿。

方药:清胃解毒汤加减。

发病过程中若出现壮热不退,烦躁口渴,甚至神昏谵语,呕吐抽搐,此为邪毒炽盛,内陷心肝之变证,可予清瘟败毒饮合羚角钩藤汤加减以清热解毒,息风止痉,并吞服紫雪丹、安宫牛黄丸、至宝丹等镇静开窍之品,并积极配合西医救治措施。

2. 带状疱疹　本病治疗以清热解毒,健脾利湿,行气止痛为主。初期偏重于清热利湿,后期侧重于活血通络止痛,体虚者应扶正祛邪与通络止痛并用。

（1）肝经郁热

证候:皮损鲜红,灼热刺痛,疱壁紧张,口苦咽干,心烦易怒,便干溲黄。舌质红,苔薄黄或黄厚,脉弦滑数。

治法:清泄肝火,解毒止痛。

方药:龙胆泻肝汤加减。

（2）脾虚湿蕴

证候:皮损色淡,疼痛不显,疱壁松弛,腹胀纳呆,大便时溏。舌淡,苔白或白腻,脉沉缓或滑。

治法:健脾利湿,解毒止痛。

方药:除湿胃苓汤加减。

（3）气滞血瘀

证候:皮疹减轻或消退后局部疼痛不止,可持续数月或更长时间。舌黯,苔白,脉弦细。

治法:理气活血,通络止痛。

方药:柴胡疏肝散合桃红四物汤加减。

3. 其他中医疗法

（1）外敷、洗法:如外敷玉露膏、擦涂三黄洗剂等。

（2）针刺法:蛇串疮取局部阿是穴、夹脊,肝经郁火加行间、侠溪,脾经郁火者阴陵泉、内廷。每日 1 次。

（3）皮肤针法:疱疹后遗神经痛可在局部用皮肤针叩刺,加艾条灸。

十、预防

水痘应隔离患者至皮疹全部结痂为止,其污染物及用具可用煮沸或曝晒法消毒。有接触史的儿童应检疫 3 周。带状疱疹患者可不隔离,但应避免接触孕妇及儿童。

水痘减毒活疫苗具有良好的免疫原性和安全性,能有效预防水痘,目前已在全球数十个国家(包括中国) 1 岁以上的儿童中使用。对免疫功能抑制或低下者、孕妇以及母亲患水痘的新生儿,在暴露后 72 小时内肌内注射水痘 - 带状疱疹免疫球蛋白可起到预防作用。

50 岁及以上人群可接种重组带状疱疹疫苗预防带状疱疹。

（毛德文）

第九节　流行性腮腺炎

一、概述

流行性腮腺炎（mumps）是由腮腺炎病毒（paramyxovirus parotitis）引起的急性呼吸道传染病，以腮腺非化脓性炎症、腮腺区肿痛为临床特征。腮腺炎病毒除侵犯腮腺外，还可侵犯各种腺组织或神经系统及肝、肾、心脏、关节等器官，故可引起脑膜脑炎、睾丸炎、胰腺炎、卵巢炎等。

本病中医学称为"痄腮"，又有"猪头疯""蛤蟆瘟""鸬鹚瘟""对耳风"等病名。

二、病原学

腮腺炎病毒属于副黏病毒科副黏病毒属（*paramyxovirus*），系单股 RNA 病毒。病毒呈球形，大小悬殊，直径在 100~200nm 之间。该病毒具有 6 种主要蛋白，其中核蛋白（NP）、多聚酶蛋白（P）、L 蛋白均为可溶性抗原，即 S 抗原。2 种包膜糖蛋白，即含血凝素（H）和神经氨酸酶（N）糖蛋白，以及血溶 - 细胞融合（F）蛋白（又称 V 抗原）。S 抗原和 V 抗原可刺激机体产生相应的抗体，在该病毒抗体的检测中具有重要意义。本病毒很少变异，各毒株间的抗原性均甚接近。

人是腮腺炎病毒的唯一宿主。腮腺炎病毒对物理化学因素及紫外线均较敏感，来苏、乙醇、甲醛溶液等可于 2~5 分钟内将其灭活。在 4℃时其活力可保持 2 个月，37℃时可保存 24 小时，55~60℃时经 10~20 分钟即失去活力。

三、流行病学

（一）传染源

患者和隐性感染者为主要传染源。病毒存在于患者唾液中的时间较长，腮肿前 6 天至腮肿后 9 天均可自患者唾液中分离出病毒，此期间有高度传染性。病毒也可存在血液、尿液及脑脊液中。

（二）传播途径

主要经飞沫和密切接触传播，孕妇可通过胎盘传染给胎儿。

（三）易感人群

普遍易感。其易感性随年龄的增加而下降。病后可获持久免疫力。

（四）流行特征

呈全球性分布。全年均可发病，但以冬、春季节高发。学龄儿童多见，无免疫力的成人亦可发病。感染后无论发病与否均能产生免疫力，再次感染发病者很少见。

四、病机与病理

（一）西医发病机制与病理

1. 发病机制　腮腺炎病毒首先侵入口腔黏膜和鼻黏膜，在上皮组织中大量增殖后进入血循环(第一次病毒血症),经血流累及腮腺及一些组织,并在其中增殖,再次进入血循环(第二次病毒血症),并侵及上次未受波及的一些脏器。除腮腺外,睾丸、卵巢、胰腺等腺组织,以及脑、肝、心肌等组织器官常被累及,因此,流行性腮腺炎实际上是一种多系统、多器官受累的疾病,临床表现复杂多样。

2. **病理**　主要病理特征是非化脓性炎症改变,可见腺体充血、水肿,有渗出物及白细胞浸润,出血性病灶,腮腺导管壁细胞肿胀,导管周围及腺体壁有炎症细胞浸润,间质组织水肿造成腮腺炎导管的阻塞、扩张等改变。其他器官受累时亦可见到炎症细胞浸润和水肿。

(二) 中医病因病机

病因为感受风温邪毒,主要病机为邪毒壅阻少阳经脉,与气血相搏,凝滞耳下腮部。风温邪毒从口鼻肌表而入,侵犯足少阳胆经。胆经起于眼外眦,经耳前耳后下行于身之两侧,终止于两足第四趾端,故少阳受邪,毒热循经上攻腮颊,与气血相搏,凝滞腮颊,故局部漫肿、疼痛。热甚化火,出现高热不退,烦躁头痛,经脉失和,机关不利,故张口及咀嚼困难。足少阳胆经与足厥阴肝经互为表里,热毒炽盛,正气不支,邪陷厥阴,扰动肝风,蒙蔽心包,可出现高热不退、抽搐、昏迷等症。足厥阴肝经循少腹络阴器,邪毒内传,引睾窜腹,则可伴有睾丸肿胀、疼痛或少腹疼痛。

五、临床表现

本病潜伏期为 8~30 天,平均 18 天。

(一) 典型临床表现

起病大多较急,多数无前驱症状。有发热、畏寒、头痛、咽痛、食欲缺乏、恶心、呕吐、全身疼痛等,数小时腮腺肿痛,逐渐明显,体温可达 39℃ 以上,成人患者一般较严重。

腮腺肿胀的特点为:以耳垂为中心,向前、后、下发展,状如梨形,边缘不清;局部皮肤紧张,发亮但不发红,触之坚韧有弹性,有轻触痛;言语、咀嚼时刺激唾液分泌,导致疼痛加剧;通常一侧腮腺肿胀后 1~4 天累及对侧,颌下腺或舌下腺也可同时被累及。重症者腮腺周围组织高度水肿,使容貌变形,并可出现吞咽困难。腮腺管开口处早期可有红肿,挤压腮腺始终无脓性分泌物自开口处溢出。腮腺肿胀大多于 1~3 天到达高峰,持续 4~5 天逐渐消退而恢复正常。全程 10~14 天。

(二) 不典型临床表现

可无腮腺肿胀,而以单纯睾丸炎或脑膜脑炎的表现为主,也有仅见颌下腺或舌下腺肿胀者。

六、并发症

流行性腮腺炎实际上是全身病毒感染,约 75% 的腮腺炎患者有并发症。

(一) 神经系统并发症

无菌性脑膜炎、脑膜脑炎、脑炎为常见的并发症。部分患者合并多发性神经炎、脊髓炎,可引起面神经麻痹、偏瘫、截瘫、耳聋等。

(二) 生殖系统并发症

并发睾丸炎或卵巢炎,多见于青春期以后的患者,小儿少见。

（三）其他并发症

如胰腺炎、肾炎、心肌炎亦为较常见的并发症,而乳腺炎、肝炎、肺炎、前列腺炎、前庭大腺炎、甲状腺炎、胸腺炎、急性滤泡性结膜炎、关节炎等均少见。

七、实验室检查

（一）一般检查

1. 常规检查　白细胞计数正常或稍低。有并发症如睾丸炎时白细胞计数可增高。肾脏受损时,尿中可出现蛋白、红细胞及管型等。

2. 血清和尿淀粉酶测定　90%患者的血清淀粉酶有轻度和中度增高,同时淀粉酶升高有助于并发胰腺炎的诊断。

3. 脑脊液检测　约半数腮腺炎患者在无脑膜炎症状和体征的情况下,出现脑脊液中白细胞计数轻度增高。

（二）血清学检查

1. 抗体检查　用 ELISA 法检测血清中 NP 的 IgM 抗体可作为近期感染的诊断,亦可取患者唾液检查。

2. 抗原检查　应用特异性抗体或单克隆抗体来检测腮腺炎病毒抗原,可用于早期诊断。

（三）病原学检查

1. 病毒分离　早期患者可由唾液、尿、血、脑脊液中分离到病毒。

2. RT-PCR　用于检测腮腺炎病毒 RNA,具有良好的敏感性和特异性。

八、诊断与鉴别诊断

（一）诊断

根据流行情况与接触史,以发热及腮腺肿痛为特征,诊断较易。对于不典型病例可进行血清学检查及病毒分离,有助于确诊。

（二）鉴别诊断

1. 化脓性腮腺炎　常为一侧局部红肿压痛明显,晚期有波动感,挤压时有脓液自腮腺管流出。血白细胞总数和中性粒细胞明显增高。

2. 症状性腮腺肿大　在糖尿病、营养不良、慢性肝病中,或应用某些药物如碘化物、异丙肾上腺素等可引起腮腺肿大,一般不伴急性感染症状,局部亦无明显疼痛和压痛。

3. 其他病毒所引起的腮腺炎　已知副流感病毒、A 型流感病毒、A 型柯萨奇病毒、单纯疱疹病毒、淋巴细胞脉络丛脑膜炎病毒、巨细胞病毒等均可引起腮腺肿大和中枢神经系统表现,主要依据病原学检查鉴别。

4. 其他病毒所致的脑膜脑炎　腮腺炎脑膜脑炎可发生在腮腺肿大之前或始终无腮腺肿大,难与其他病毒所致者相鉴别,可借助于血清学检查、病毒分离以及流行病学诊断。

九、预后

一般预后良好,严重并发症如重型脑炎、心肌炎、肾炎则预后较差。

十、治疗

(一) 西医治疗

1. 一般治疗 隔离患者,卧床休息,流质饮食,避免进食酸性食物,保持口腔卫生。

2. 抗病毒治疗 利巴韦林用 0.9% 氯化钠注射液或 5% 葡萄糖注射液稀释成每 1ml 含 1mg 的溶液后,静脉缓慢滴注。成人一次 0.5g,每日 2 次,小儿每日 10~15mg/kg,分 2 次给药。疗程 3~7 日。

3. 对症治疗 高热时可应用物理或药物降温;头痛或腮腺肿痛明显者,可应用镇痛剂;重症并发脑膜脑炎、严重睾丸炎、心肌炎时,可短期使用糖皮质激素;睾丸肿痛者可用棉花垫和丁字托,或早期应用己烯雌酚,每次 1mg,每日 3 次,有减轻肿痛之效;脑膜脑炎患者,有剧烈头痛、呕吐疑为颅内高压者,给予适量脱水。

(二) 中医辨证论治

1. 常证

(1)邪犯少阳

证候:寒热往来,一侧或两侧耳下腮部漫肿疼痛,咀嚼不便,或伴头痛,咽痛,胸胁苦满,纳少。舌红,苔薄白或淡黄,脉弦数。

治法:疏风清热,散结消肿。

方药:柴胡葛根汤加减。

(2)热毒壅盛

证候:高热不退,腮部肿胀疼痛,坚硬拒按,张口、咀嚼困难,烦躁不安,口渴引饮,或伴头痛、呕吐,咽部红肿,纳差,尿少黄赤。舌红苔黄,脉滑数。

治法:清热解毒,软坚散结。

方药:普济消毒饮加减。

2. 变证

(1)邪陷心肝

证候:高热不退,神昏,嗜睡,项强,反复抽搐,腮部肿胀疼痛,坚硬拒按,头痛,呕吐。舌红苔黄,脉弦数。

治法:清热解毒,息风开窍。

方药:清瘟败毒饮加减。

(2)毒窜睾腹

证候:病至后期,腮部肿胀渐消,一侧或两侧睾丸肿胀疼痛,或伴少腹疼痛,痛甚者拒按。舌红,苔黄,脉数。

治法:清肝泻火,活血止痛。

方药:龙胆泻肝汤加减。

3. 中医外治法

(1)外敷法:用于腮部肿痛。

1)选用青黛散或紫金锭或如意金黄散,以醋或水调匀后外敷患处,每日 2 次。

2)鲜蒲公英或鲜马齿苋或鲜仙人掌(去刺),捣烂外敷患处,每日 2 次。

(2)针灸疗法

1)针刺法:取翳风、颊车、合谷穴,泻法,强刺激。发热者,加曲池、大椎穴;睾丸胀痛者,加血海、三阴交。每日 1 次。

2)灯火灸法:取角孙穴。方法:先将穴位处头发剪去,常规消毒,用灯心草蘸植物油点燃,快速触点穴位后立即提起。用于腮部肿痛,每日 1 次。

十一、预防

(一) 管理传染源

早期隔离患者直至腮腺肿大完全消退为止。

(二) 疫苗接种

腮腺炎减毒活疫苗免疫效果好,进行皮下接种,还可采用喷鼻或气雾吸入法,该疫苗不能用于孕妇、先天或获得性免疫低下者以及对鸡蛋白过敏者。

(毛德文)

第十节　肾综合征出血热

一、概述

肾综合征出血热(hemorrhagic fever with renal syndrome,HFRS),又称流行性出血热(epidemic hemorrhagic fever,EHF),是由汉坦病毒(hantan virus,HV)引起的一种自然疫源性疾病,鼠类为主要传染源。本病的主要病理变化是全身小血管广泛性损害,临床上以发热、休克、出血和肾损害为主要表现。典型病例病程呈 5 期经过。

中医学认为本病由疫疠之气所致,属"暑温"或"伏暑",也有人将其归入"冬温时疫""伏气温病"的范畴。由于本病具有发热及典型的皮肤斑疹等,故又称为"疫斑""疫疹"。

二、病原学

汉坦病毒属于布尼亚病毒科,为单股负链 RNA 病毒,圆形或卵圆形,直径平均为 120nm,由核心和囊膜组成。外有双层包膜,外膜上有纤突,内质为颗粒丝状结构。其基因组分为大(L)、中(M)、小(S)三个基因片段。S 基因编码核衣壳蛋白;M 基因编码膜蛋白,可分为 G1 和 G2(构成病毒的包膜);L 基因编码聚合酶。宿主感染 HV 后核衣壳蛋白抗体出现最早,有助于早期诊断。膜蛋白含中和抗原和血凝抗原,前者可诱导宿主产生具有保护作用的中和抗体,后者对病毒颗粒吸附于宿主的细胞表面及病毒脱衣壳进入胞浆起重要作用。由于抗原结构的不同,目前汉坦病毒至少有 20 个以上血清型。世界卫生组织认定的只有Ⅰ型、Ⅱ型、Ⅲ型和Ⅳ型,我国流行的主要是Ⅰ型(HTNV,汉滩病毒,野鼠型)和Ⅱ型(SEOV,汉城病毒,家鼠型),Ⅲ型普马拉病毒在我国也已发现,而Ⅳ型希望山病毒尚未发现。感染 HV 后,Ⅰ型病情最重,Ⅱ型病情中等,Ⅲ型病情较轻,Ⅳ型迄今未发现致病。

汉坦病毒的抵抗力较弱,不耐酸,不耐热,对脂溶剂及一般消毒方法都较敏感,如乙醇、乙醚、氯仿、去氧胆酸盐和 pH 5.0 以下酸性溶液可使之灭活。加热高于 37℃ 及紫外线照射 30 分钟也可使之灭活。

三、流行病学

(一) 传染源

鼠类为主要传染源,其他还有猫、狗、猪和兔等。我国以黑线姬鼠和褐家鼠为主,林区以大林姬鼠为主。发病早期患者的血、尿中可检出病毒,但人不是主要的传染源。

(二) 传播途径

1. **呼吸道传播**　含病毒鼠的排泄物污染尘埃后形成气溶胶,经呼吸道吸入而感染人体。

2. **消化道传播**　进食带病毒鼠排泄物污染的食物后感染。

3. **接触传播**　被鼠咬伤或破损伤口接触带病毒的鼠类排泄物或血液后等可引起感染。

4. **胎盘传播**　本病可经胎盘感染胎儿。

5. **虫媒传播**　可从寄生于鼠类身上的革螨和恙螨中分离到汉坦病毒,但其传播作用仍不明确。

(三) 易感人群

人群普遍易感,隐性感染率低,为 3.5%~4.3%。

(四) 流行特征

1. **地区性**　本病主要流行于亚欧大陆,我国疫情最重,除青海和新疆外,其余省市均有病例报道。目前我国老疫区病例逐渐减少,新疫区在不断增加。

2. **季节性和周期性**　全年均可发病,但有明显的季节高峰。野鼠型发病高峰多在 11~1 月份,5~7 月有小高峰。家鼠型以 3~5 月为高峰。本病发病有一定的周期性,一般相隔数年有一次较大的流行。

3. **人群分布**　以男性青壮年农民和工人发病为多,这可能与接触疫源地和宿主动物的机会较多有关。

四、病机与病理

(一) 西医发病机制与病理

1. **发病机制**　目前尚未完全阐明。多数认为 HV 感染是引起发病的始动环节。一方面导致受感染细胞功能和结构损害,另一方面诱发机体的免疫应答和各种细胞因子的释放,既有清除病毒保护机体的作用,又有引起机体组织损伤的不利作用。

(1)病毒的直接作用:①患者有病毒血症期,具有相应的中毒症状;②患者几乎所有脏器组织中均能检测出汉坦病毒抗原,尤其是其基本病变部位——血管内皮细胞。

(2)免疫损伤作用:近年来发现用免疫组化方法证明患者皮肤小血管壁、肾小球基底膜、肾小管和肾间质血管均有特异性免疫复合物沉积,同时有补体裂解片段,故认为免疫复合物是本病血管和肾脏损害的主要原因,主要表现为Ⅲ型变态反应。另外,有报道 HV 感染可引起细胞毒 T 淋巴细胞(CTL)介导的细胞免疫,并能诱发机体释放各种细胞因子和介质,参与机体器官的各种病理损害。

2. **病理生理**　本病病程的 3~7 日,由于全身小血管广泛受损,血管通透性增加,血浆大量外渗使血容量下降引起的低血压休克,称原发性休克。以后在肾衰竭期间,因水盐平衡失调,继发感染和内脏大出血等可引起继发性休克。HFRS 患者出血的原因在不同时期有不同因素,发热期出血是由于毛细血管损伤、血小板减少和功能异常所致。低血压休克期至多尿期,主要是弥散性血管内凝血(DIC)导致凝血机制异常,此外血小板减少和功能障碍、肝素类物质增加和尿毒症等亦能导致出血。本病的肾脏损害与肾血流量不足、免疫复合物沉积、肾间质水肿致使肾小管被压受阻、肾素、血管紧张素Ⅱ的激活等因素有关,致使肾小球滤过率下降,肾小管回吸收功能受损。

3. 病理 本病病理变化以小血管和肾脏病变最明显,其次是心、肝、脑等脏器。小血管内皮细胞水肿、变性、坏死是肾综合征出血热的基本病变。由于广泛性小血管病变和血浆外渗,使周围组织水肿、出血,引起各重要脏器实质损害和功能障碍,其中以肾髓质、右心房内膜、脑垂体和肾上腺皮质最明显。

(二) 中医病因病机

"疫毒"趁人体正气不足,由皮肤或口鼻侵入卫表发病,虽大致遵循"卫气营血"温热病的传变规律,但有自己的传变特点:①传变迅速,或跳跃,或重叠,可由卫气分证迅速转入营血分证。热毒炽盛,耗血动血,常见鼻衄、吐血、便血、皮下出血,或毒血瘀结,发为瘀斑;热盛炼液成痰,痰火扰心,上蒙清窍,则神昏谵语。②伤津耗液严重,易出现汗出、肢冷、脉伏等厥脱之证。③肾精受损较早较重。热毒灼伤肾阴,肾阴枯竭,化源不足,下焦气化不利,开阖失权,故见少尿或无尿;浊邪内闭上扰,则恶心呕吐。进一步阴损及阳,或直接阴阳并损,致肾气不固,统摄无权,制约失职,而致多尿。④由于伤精耗气较重,恢复期较长。

五、临床表现

(一) 临床分期

潜伏期为4~46天,一般为7~14天。典型经过可分为5期:发热期、低血压休克期、少尿期、多尿期和恢复期。非典型和轻型病例可出现越期现象,重症患者可出现前3期重叠。

1. 发热期 主要表现为感染中毒症状、毛细血管损伤和肾脏损害。

起病急骤,畏寒、发热,体温多为39~40℃,以弛张热多见,少数为稽留热或不规则热,一般持续3~7日。同时出现全身中毒症状,乏力,全身酸痛,常有典型的"三痛"(头痛、腰痛、眼眶痛),嗜睡或失眠、烦躁、谵妄等神经中毒症状,食欲缺乏、恶心、呕吐、腹痛、腹泻、呃逆等胃肠道症状。轻者热退后症状缓解,重者体温下降后病情反而加重。

毛细血管损伤征主要表现为充血、出血和渗出水肿征。颜面、颈、胸部呈弥漫性潮红的"三红"体征。眼结膜、软腭和咽部黏膜充血。腋下或胸背部出现条索样、搔抓状皮肤出血点。少数患者有鼻衄、咯血、黑便或血尿等。若皮肤迅速出现大片瘀斑或腔道出血,表示病情危重,可能并发DIC。眼球结膜及眼睑水肿明显,呈胶冻样外观。亦可有面部水肿及腹水。

发病1~2天即可出现肾脏损害,表现为蛋白尿、血尿和少尿倾向,有时尿中可见膜状物。

2. 低血压休克期 主要为低血容量休克的表现。一般发生于第4~6病日,迟者可于8~9天出现。体温开始下降或退热后不久,患者出现低血压,重者发生休克。可见出血加重,可合并DIC、心力衰竭、水及电解质平衡失调等。本期一般持续1~3天,重者达6天以上。部分患者此期也可不明显,由发热期迅速进入少尿期或多尿期。

笔记

3. 少尿期　少尿期与低血压休克期常无明显界限,两者经常重叠或接踵而至,也可由发热期直接进入少尿期。一般发生于第 5~8 病日,持续时间 2~5 天。24 小时尿量少于 500ml 为少尿,少于 50ml 为无尿。少尿期的患者出现尿毒症、酸中毒和水、电解质紊乱,重者可出现高血容量综合征和肺水肿。可并发内脏出血或原有出血加重、感染等。患者出现厌食、恶心、呕吐、腹胀、腹泻,常有头晕、头痛、烦躁不安、嗜睡、抽搐、昏迷。

4. 多尿期　一般发生于病程第 9~14 天,持续时间短者 1 天,长者可达数月之久,一般 7~14 天。根据尿量和氮质血症情况可分以下三期:

(1)移行期:每日尿量由 400ml 增至 2 000ml,但血尿素氮和肌酐等反而升高,症状加重,患者常因并发症死于此期,应注意观察。

(2)多尿早期:每日尿量超过 2 000ml,氮质血症未见改善,症状仍重。

(3)多尿后期:每日尿量超过 3 000ml,并逐日增加,可达 4 000~8 000ml,甚至 15 000ml 以上,此期应积极补充水电解质、预防继发性感染和继发性休克。

5. 恢复期　随着肾功能的逐渐恢复,尿量恢复至 2 000ml 以内,症状基本消失,精神及食欲逐渐好转,一般尚需 1~3 个月逐渐康复。

(二) 临床分型

按病情轻重可分为轻、中、重、危重和非典型 5 型:

1. 轻型　体温 39℃以下,中毒症状轻,出血现象不明显,肾损害轻,无休克和少尿。

2. 中型　体温在 39~40℃,中毒症状较重,有明显球结膜水肿,收缩压低于 90mmHg,或脉压小于 30mmHg,有明显出血和少尿期,尿蛋白(+++)。

3. 重型　体温 >40℃,中毒症状及渗出现象严重,可出现中毒性精神症状,并出现休克,有皮肤瘀斑、腔道出血,肾损害严重,少尿持续 5 日以内或无尿 2 日以内。

4. 危重型　在重型基础上,并出现以下情况之一者:①难治性休克;②有重要脏器出血;③少尿超过 5 天或无尿 2 天以上,尿素氮超过 42.84mmol/L;④出现心衰、肺水肿,出现脑水肿、脑出血或脑疝等中枢神经系统表现;⑤严重的继发感染。

5. 非典型　体温 38℃以下,皮肤黏膜可见散在出血点,尿蛋白(±),血、尿特异性抗原或抗体阳性者。

六、并发症

(一) 腔道出血

呕血、便血最常见,还可见咯血、腹腔出血、鼻出血、阴道出血等。

(二) 中枢神经系统并发症

汉坦病毒可侵犯中枢神经系统引发脑炎、脑膜炎。休克期、少尿期因脑水肿、高血压脑病、颅内出血引起的症状,如头痛,恶心呕吐,意识障碍,抽搐,呼吸节律改变等,CT 或 MRI 颅脑检查有助于诊断。

(三) 肺水肿

1. 急性呼吸窘迫综合征(ARDS)　多见于休克期及少尿期,由于肺毛细血管损伤,通透性增高或由于补液过量,肺间质大量渗液所致。患者出现呼吸急促、发绀、两肺可闻及支气管呼吸音和干湿啰音,血气分析可有动脉血氧分压显著降低,预后差,病死率高。

2. 心源性肺水肿 由肺毛细血管受损,肺泡内大量渗液所致,亦可由高血容量或心肌受损所引起。

(四)其他

包括继发性感染、自发性肾破裂、心肌损害和肝损害等。

七、实验室检查

(一)常规检查

1. 血常规 发病早期白细胞计数多正常,第 3 病日后逐渐升高,可达$(15\sim30)\times10^9$/L。少数可达$(50\sim100)\times10^9$/L。初期中性粒细胞增多,有中毒颗粒,重者呈类白血病反应。第 4~5 病日后,淋巴细胞增多,可见异型淋巴细胞。发热后期至低血压期,血红蛋白和红细胞数升高,可达 150g/L 和 5.0×10^{12}/L 以上。血小板从第 2 病日起开始减少,随病情进展减少愈著,可见异型血小板。

2. 尿常规 第 2 病日可出现尿蛋白,突然出现大量蛋白尿有助于诊断。部分病例尿中出现膜状物,为尿蛋白与脱落上皮细胞混合的凝聚物。尿沉渣中可见巨大融合细胞,这是病毒的包膜糖蛋白在酸性条件下引起泌尿系脱落细胞的融合,其中能检出汉坦病毒抗原。

3. 生化检查 尿素氮和肌酐在低血压休克期开始升高,少尿期和移行期末达高峰,多尿后期开始下降。血气分析在发热期以呼吸性碱中毒多见,休克期和少尿期以代谢性酸中毒为主。血钠、氯、钙在各期多数降低,少尿期可见高钾血症。

4. 凝血功能检查 发热期开始血小板减少,若出现 DIC,血小板常减少至 50×10^9/L以下。DIC 的高凝期凝血时间缩短,消耗性低凝血期则纤维蛋白原降低、凝血酶原时间延长,进入纤溶亢进期则出现纤维蛋白降解物(FDP)升高。

(二)血清学检查

1. 特异性抗体检测 发病第 2 天即能检出特异性 IgM 抗体,1:20 为阳性。IgG 抗体 1:40 为阳性,1 周后滴度上升 4 倍或以上有诊断价值。

2. 特异性抗原检测 早期从患者血清和周围血中性粒细胞、单核细胞、淋巴细胞和尿沉渣细胞可检出汉坦病毒抗原。

(三)病原学检查

应用 RT-PCR 检测汉坦病毒 RNA,敏感性高,可作早期诊断。

八、诊断与鉴别诊断

(一)诊断

1. 流行病学 在发病季节、病前 2 个月内进入疫区、有明确或可疑的鼠类接触史。

2. 临床表现 感染中毒症状,充血、出血、外渗体征,肾脏损害症状,典型病例的 5 期经过。

3. 实验室检查 白细胞计数增高、血小板减少,尿蛋白强阳性,尿中出现膜状物,特异性抗体 IgM 阳性,RT-PCR 检测病毒 RNA 阳性。

(二)鉴别诊断

发热期应与上呼吸道感染、败血症、急性胃肠炎、细菌性痢疾(简称菌痢)相鉴别。

休克期应与其他感染性休克相鉴别。少尿期应与急性肾炎及其他原因引起的急性肾衰竭相鉴别。出血明显者与消化性溃疡出血、血小板减少性紫癜和其他原因所致 DIC 鉴别。腹痛应与急腹症相鉴别。

九、预后

本病病死率与临床类型、治疗迟早及措施是否正确有关。目前病死率在 3%~5% 以下。

十、治疗

治疗原则是"三早一就",即早发现、早休息、早治疗,和就近治疗。要把好"休克、出血、肾衰"三关。

（一）发热期治疗

1. 西医治疗　治疗原则为抗病毒、减轻外渗、改善中毒症状和预防 DIC。

(1)抗病毒:利巴韦林 1g/d 加入 10% 葡萄糖溶液 500ml 中静滴,疗程 3~5 天。

(2)减轻外渗:应早期卧床休息,给予芦丁、维生素 C 等,补液以平衡盐液和葡萄糖盐水为主。

(3)改善中毒症状:高热以物理降温为主,忌用强烈发汗退热药,以防血容量进一步减少。中毒症状重者可给予地塞米松 5~10mg 静滴,呕吐频繁者给予甲氧氯普胺 10mg 肌内注射。

(4)预防 DIC:适当给予低分子右旋糖酐或丹参注射液静脉滴注,以降低血液黏滞性。高凝状态可给予小剂量肝素抗凝,一般用量为 0.5~1mg/kg 体重,每 6~12 小时缓慢静脉注射。

2. 中医辨证论治

(1)邪犯卫表

证候:发热重,恶寒轻,头身关节痛,面红目赤,口渴乏力。舌质红,苔薄白或薄黄,脉浮数。

治法:清热解毒,透表散邪。

方药:银翘散加减。

(2)邪盛气分

证候:壮热,口渴甚,多汗,面红目赤,全身酸痛,头痛,腰痛,眼眶痛,皮肤出血性斑点或瘀斑。舌质红,苔白或黄,脉洪大而数。

治法:清气泄热,解毒透邪。

方药:白虎汤合银翘散加减。

(3)邪毒入营,气血两燔

证候:发热,口渴,斑疹隐隐,谵语烦躁,或神志恍惚,鼻衄,吐血,黑便,头身疼痛。舌质红或红绛,苔黄干燥,脉数。

治法:清气泄热,凉血解毒。

方药:清瘟败毒饮加减。

（二）低血压休克期治疗

1. 西医治疗　治疗原则为补充血容量、纠正酸中毒和改善微循环。

(1)补充血容量:争取 4 小时内血压稳定。液体应晶胶结合,晶体溶液以平衡盐液为主,胶体溶液常用低分子右旋糖酐、甘露醇、血浆和白蛋白。休克较重者用双渗平衡盐液(每升各种电解质含量加一倍)快速补充血容量。

(2)纠正酸中毒:首选 5% 碳酸氢钠注射液,每次 60~100ml,根据病情给予 1~4 次 / 日。

(3)血管活性药物的应用:经补液、纠酸后,血红蛋白已恢复正常,但血压仍不稳定者,可用多巴胺、间羟胺等血管收缩药。山莨菪碱具有扩张微血管解除血管痉挛作用,可应用 0.3~0.5mg/kg 静脉滴注。

2. 中医辨证论治

(1)热厥证

证候:恶热口渴,胸腹灼热,四肢欠温,口唇发绀,烦躁不安,小便短赤,颈胸潮红,身有斑疹。舌质红绛,苔黄,脉细无力或细数。

治法:清热凉血解毒,益气养阴救脱。

方药:生脉散合清营汤加减。

(2)寒厥证

证候:面色苍白,四肢厥冷,冷汗淋漓,烦躁不安,呼吸急促,皮肤湿冷,瘀斑隐现。舌质淡红,苔黄燥,脉微欲绝。

治法:扶正回阳固脱。

方药:生脉散合参附汤加减。

(三)少尿期治疗

1. 西医治疗 治疗原则为稳定机体内环境,促进利尿,导泻和透析治疗。

(1)稳定机体内环境:少尿早期,若尿比重 >1:20,尿钠 <40mmol/L,尿尿素氮与血尿素氮之比 >10:1,应考虑低血压休克所致的肾前性少尿。可输注电解质溶液 500~1 000ml,并观察尿量是否增加,亦可用 20% 甘露醇 100~125ml 静脉注射,观察 3 小时,若尿量不超过 100ml,则为肾实质损害所致少尿,宜严格控制输入量。每天补液量为前 1 天尿量和呕吐量再加 500~700ml。酸中毒者用 5% 碳酸氢钠溶液纠正。为了减少蛋白分解,控制氮质血症,可给予高糖、高维生素和低蛋白饮食。不能进食者静脉每日输入高渗葡萄糖 200~300g,可加入适量胰岛素。

(2)促进利尿:本病少尿的原因之一是肾间质水肿压迫肾小管,因此少尿初期可应用 20% 甘露醇 125ml 静脉注射,以减轻肾间质水肿。用后若利尿效果明显者可重复应用 1 次,但不宜长期大量应用。常用利尿药物为呋塞米,可从小量开始,逐步加大剂量至 100~300mg/ 次,可 4~6 小时重复静滴。亦可应用血管扩张药,如酚妥拉明 10mg 或山莨菪碱 10~20mg 静脉滴注,2~3 次 / 日,少尿早期亦可应用普萘洛尔口服。

(3)导泻和放血疗法:为预防高血容量综合征和高血钾,可以进行导泻,以通过肠道排出体内多余的水分和钾离子。但必须是无消化道出血者。常用甘露醇 25g,2~3 次 / 日,口服。亦可用 50% 硫酸镁溶液 40ml 或大黄 10~30g 煎水,2~3 次 / 日,口服。

(4)透析疗法:目前常用腹膜透析和血液透析。以血液透析效果最好。

1)应用指征:少尿持续 4 天或无尿 24 小时以上,并存在以下情况之一者。①尿素氮 >28.56mmol/L;②高分解状态,尿素氮每天升高 >7.14mmol/L;③血钾 >6mmol/L,心电图有高耸 T 波的高钾表现;④高血容量综合征或伴肺水肿者;⑤极度烦躁不安或伴脑水肿者。根据血尿素氮情况,每 2~3 天透析 1 次,每次 5~6 小时。

2)终止时间:尿量达 2 000ml 以上,尿素氮下降,高血容量综合征或脑水肿好转后可以停止透析。

2. 中医辨证论治

(1)肾阴耗竭

证候:尿少或尿闭,腰痛,恶心呕吐,口渴,鼻衄,便血,斑疹透露,神昏谵语。舌质红绛,苔黄燥,脉细数或细涩。

治法:滋阴生津,凉血化瘀,清热解毒。

方药:犀角地黄汤(《备急千金要方》)合增液汤加减(犀角现用水牛角代)。

(2)阴虚热结

证候:小便短少,赤涩,排尿困难甚则尿闭不通,或有血尿,腰背酸痛,口渴,少腹胀满,精神萎靡,恶心呕吐,小便腥臭,大便秘结。舌质红绛,苔黄燥,脉细数。

治法:滋阴利水,清热散结。

方药:导赤散合知柏地黄丸加减。

(四)多尿期治疗

1. 西医治疗 多尿移行期和多尿早期的治疗同少尿期。多尿后期的治疗主要有:

(1)维持水与电解质平衡:给予半流质和含钾食物。水分补充以口服为主,不能进食者可以静脉注射。

(2)防治继发感染:由于免疫功能下降,本期易发生呼吸道和泌尿系感染。发生感染后应及时诊断、治疗,忌用对肾脏有毒性作用的抗生素。

2. 中医辨证论治 肾精亏虚。

证候:多尿多饮,口渴,纳差恶心,肢软乏力,腰酸背痛。舌质红,苔白少津,脉大无力。

治法:补益肾精,育阴生津。

方药:左归丸合生脉散加减。

(五)恢复期治疗

1. 西医治疗 补充营养,逐步恢复工作。出院后应休息 1~2 个月。定期复查肾功能、血压和垂体功能。

2. 中医辨证论治 气虚津伤。

证候:口干食少,头昏倦怠,肢软乏力,四肢麻木,畏寒汗出,低热。舌质稍红或正常,苔少或苔薄白,脉缓或弱。

治法:益气生津。

方药:竹叶石膏汤加减。

(六)并发症治疗

1. 腔道出血 针对病因治疗,DIC 消耗性低凝血期,宜补充凝血因子和血小板。DIC 纤溶亢进期,可应用氨基己酸 1g 或氨甲苯酸 200~400mg 静脉滴注,2~3 次 / 日。若肝素类物质增高所致出血,则用鱼精蛋白或甲苯胺蓝静脉注射。

2. 中枢神经系统并发症 抽搐时用地西泮 10~20mg/ 次静脉注射。脑水肿或颅内出血所致颅内高压,应用甘露醇 1~2g/kg,快速静脉滴注,每 4~6 小时 1 次。必要时做透析治疗。

3. ARDS 可用泼尼松 100~250mg/d,口服,或地塞米松 20~30mg,3 次 / 日,静脉注射。限制入水量,进行高频通气或用呼吸机进行人工终末正压呼吸(PEEP)。

4. 心力衰竭、肺水肿 控制或停止输液,应用毛花苷丙强心,地西泮镇静,及扩张血管和利尿药物。必要时应进行导泻或透析治疗。

5. 自发性肾破裂 外科手术治疗。

十一、预防

(一)管理传染源
防鼠、灭鼠是预防本病的有效措施。

(二)切断传播途径
注意食品卫生,防止食品被鼠类污染;不用手接触鼠及其排泄物。

(三)保护易感人群
我国已研制出预防本病的疫苗,用于人群的预防接种,已取得一定预防效果。

(宋春荣)

第十一节 埃博拉病毒病

一、概述

埃博拉病毒病(Ebola virus disease,EVD),以前称埃博拉病毒性出血热,是由埃博拉病毒(Ebola virus)引起的一种急性出血性传染病。临床表现主要为突起发热、出血和多脏器损害。埃博拉病毒病的病死率高,可达 25%~90%,平均为 50% 左右。本病于 20 世纪 70 年代在非洲首次发现。

根据该病的临床特征,应属中医学"瘟疫"范畴。

二、病原学

埃博拉病毒属丝状病毒科(Filiviridae),为不分节段的单股负链 RNA 病毒。病毒呈长丝状体,可呈杆状、丝状、L 形等多种形态,平均长度 1 000nm,直径 70~90nm。病毒有脂质包膜,包膜上有呈刷状排列的突起,主要由病毒糖蛋白组成。基因组为不分节段的负链 RNA,大小为 18.9kb,编码 7 个结构蛋白和 1 个非结构蛋白。

埃博拉病毒可分为扎伊尔(Ebola-Zaïre)、苏丹(Ebola-Sudan)、塔伊森林型(Ebola-Tai Forest)、莱斯顿(Ebola-Reston)和本迪布焦(Ebola-Bundibugyo)等 5 种亚型。莱斯顿型尚未发现对人致病,扎伊尔型毒性最强,致死率可高达 90%,是引起 2014 年西非埃博拉疫情的病原体。

埃博拉病毒在室温下稳定,60℃ 1 小时或者煮沸 5 分钟大部分病毒被灭活,对紫外线、γ 射线、甲醛、次氯酸、酚类等消毒剂和脂溶剂敏感。

三、流行病学

(一)传染源
感染埃博拉病毒的人和灵长类为传染源。

(二)传播途径

1. 接触传播 接触传播是本病最主要的传播途径。患者或动物的血液及其他体液、呕吐物、分泌物、排泄物(如尿、粪便)等均具有高度的传染性,可以通过接触而感染。医院内传播是导致埃博拉病毒病暴发或流行的重要因素。

2. 气溶胶传播 吸入感染性的分泌物、排泄物等也可造成感染。

3. 注射途径 以往,使用未经消毒的注射器是该病的重要传播途径。

4. 性传播 埃博拉病毒病患者的精液可检测出病毒,存在性传播的可能性。

(三)易感人群

人对埃博拉病毒普遍易感。发病主要集中在成年人,主要与暴露或接触机会多有关。男女发病无差异。

(四)地理分布

近几十年来,埃博拉病毒病主要在非洲的乌干达、刚果、加蓬、苏丹、科特迪瓦、利比里亚、南非等国家流行。血清流行病学调查资料表明,肯尼亚、利比利亚、中非共和国、喀麦隆等国家也有埃博拉病毒感染病例。1976 年,在刚果民主共和国和苏丹突然暴发大规模埃博拉病毒病流行。2014 年至 2016 年在西非暴发的埃博拉疫情是自1976 年首次发现埃博拉病毒以来最严重的疫情。我国目前尚未发现埃博拉病毒病患者,但随着国际交往日益增多,存在着被传入可能。

四、病机与病理

(一)西医发病机制与病理

1. 发病机制 病毒进入机体后,可能在局部淋巴结首先感染单核 - 吞噬系统的细胞(mononuclear phagocytic system,MPS)。从 MPS 细胞释放的病毒可以感染相邻的细胞,包括肝细胞、肾上腺上皮细胞和成纤维细胞等。感染的 MPS 细胞同时被激活,释放大量的细胞因子和趋化因子,包括肿瘤坏死因子(TNF),可增加血管内皮细胞的通透性,诱导表达内皮细胞表面黏附和促凝因子,以及组织破坏后血管壁胶原暴露,释放组织因子等,最终导致弥散性血管内凝血(DIC)。在感染晚期可发生脾脏、胸腺和淋巴结等大量淋巴细胞凋亡。

2. 病理 本病的主要病理改变是皮肤、黏膜、脏器的出血,在很多器官可以见到灶性坏死,但是以肝脏、淋巴组织最为严重。肝细胞点、灶样坏死是本病最显著的特点,可见小包涵体和凋亡小体。

(二)中医病因病机

中医学认为,本病主要是由于人体正气不足,外感温热疫毒之邪,由皮毛侵入机体,化火内陷营血所致。其病因主要为"疫毒",病因属性主要为"热毒"。但至休克期,则多为热邪内闭,气阴欲脱或兼阳气欲脱,恢复期则属于正虚而邪未尽的病证。

五、临床表现

本病潜伏期为 2~21 天,一般为 5~12 天。感染埃博拉病毒后可不发病或呈轻型,非重病患者发病后 2 周逐渐恢复。

典型病例为急性起病,临床表现为高热、畏寒、头痛、肌痛、恶心、结膜充血及相对缓脉。发病 2~3 天后可有恶心、呕吐、腹痛、腹泻、黏液便或血便等表现,半数患者可有咽痛及咳嗽。病后 3~4 天进入极期,高热持续并出现神志的改变,如谵妄、嗜睡等。重症患者在发病数日可出现不同程度的出血倾向,有咯血,鼻、口腔、结膜、胃肠道、阴道及皮肤出血或血尿,病后第 10 日为出血高峰,50% 以上患者出现严重出血,并可因出血、肝肾衰竭及致死性并发症而死亡。患者最显著的表现为低血压、休克和面部水肿,还可出现 DIC、电解质和酸碱的平衡失调等。90% 的死亡患者在发病后 12 天内死亡(7~14 天)。

六、并发症

急性期可并发心肌炎、细菌性肺炎等。由于病毒持续存在于精液中,可引起睾丸炎、睾丸萎缩等迟发症。

七、实验室检查

(一) 一般检查

1. 血常规　早期白细胞减少,第 7 病日后上升,并出现异型淋巴细胞,血小板可减少。

2. 尿常规　早期可有蛋白尿。

3. 生化检查　AST 和 ALT 升高,且 AST 升高大于 ALT。

4. 凝血功能　PT、PTT 延长、纤维蛋白降解产物升高,为 DIC 改变。

(二) 血清学检查

1. 血清特异性 IgM 抗体检测　发病后 2~9 天出现,可持续至病后 1~6 个月。

2. 血清特异性 IgG 抗体　病后 7~10 天出现,可持续存在数年。

(三) 病原学检查

1. 抗原检测　由于埃博拉病毒病有高滴度病毒血症,可采用 ELISA 等方法检测血清中病毒抗原。

2. 核酸检测　采用 RT-PCR 等检测。一般发病后 2 周内的患者血清中可检测到病毒核酸,1 周内阳性率高。

3. 病毒分离　采集发病 1 周内患者血清标本,用 Vero 细胞(非洲绿猴肾小管细胞)进行病毒分离。病毒相关试验必须在 BSL-4 实验室进行。

八、诊断和鉴别诊断

(一) 诊断依据

1. 流行病学资料　来自于疫区,或 3 周内有疫区旅行史,或有与患者、感染动物接触史。

2. 临床表现　起病急、发热、牙龈出血、鼻出血、结膜充血、瘀点和紫斑、血便及其他出血症状;头疼、呕吐、恶心、腹泻、全身肌肉或关节疼痛等。

3. 实验室检查　①病毒抗原阳性;②血清特异性 IgM 抗体阳性;③恢复期血清特异性 IgG 抗体滴度比急性期有 4 倍以上增高;④从患者标本中检出埃博拉病毒 RNA;⑤从患者标本中分离到埃博拉病毒。

(二) 诊断

本病的诊断,依据流行病学史、临床表现和实验室检查。

笔记

1. 疑似病例 具有上述流行病学史和临床表现。

2. 确诊病例 疑似病例基础上具备诊断依据中实验室检查任一项检测阳性者。

（三）鉴别诊断

本病需要与马尔堡出血热、克里米亚刚果出血热、拉沙热和肾综合征出血热等病毒性出血热鉴别,也应与伤寒、恶性疟疾、病毒性肝炎、钩端螺旋体病、斑疹伤寒、单核细胞增多症等疾病鉴别。

九、预后

本病预后不良,病死率高。

十、治疗

本病无特效治疗措施,主要以对症和支持治疗,维持水、电解质平衡,预防和控制出血,控制继发感染,治疗肾衰竭和出血、DIC 等并发症。

（一）西医治疗

1. 一般支持治疗 首先需要严密隔离患者。卧床休息,少渣易消化半流质饮食,保证充分热量。

2. 病原学治疗 尚未发现有效。

3. 补液治疗 充分补液,维持水电解质和酸碱平衡,使用平衡盐液,维持有效血容量,加强胶体液补充如白蛋白、低分子右旋糖酐等,预防和治疗低血容量休克。

4. 保肝治疗 应用甘草酸制剂。

5. 出血的治疗 止血和输血,新鲜冰冻血浆补充凝血因子,预防 DIC。

6. 控制感染 及时发现继发感染,根据细菌培养和药敏结果应用抗生素。

7. 肾衰竭的治疗 及时行血液透析等。

（二）中医辨证论治

1. 急性期

(1) 卫气同病

证候:发热恶寒,头痛,身骨疼痛,咽红咽痛,面红目赤,恶心呕吐,腹痛腹泻。舌红,苔薄白腻,脉浮数。

治则:清热解毒,表里双解。

方药:银翘散加减。

(2) 气分热盛

证候:壮热烦渴,汗出气粗,烦躁口渴,面红如醉。舌红苔黄,脉洪大或滑数。

治则:清热解毒。

方药:白虎汤加减。

(3) 气营(血)两燔

证候:壮热烦渴,烦躁不安,甚则神昏谵语,动风惊厥,肌肤斑疹密布,尿血,咯血、便血等各种出血症。舌绛红,苔黄燥,脉弦数或细数。

治则:清气凉营,凉血止血。

方药:清瘟败毒饮加减。

（4）肾络瘀阻

证候：尿少或尿闭，或尿赤而见尿膜，腰腹刺痛，皮肤瘀斑。舌黯红有瘀斑，苔腐腻，脉涩滞。

治则：化瘀解毒，疏通肾络。

方药：桃核承气汤加减。

2. 休克期

（1）热毒夹瘀

证候：壮热面赤，瘀斑吐血，心烦肢冷。舌红苔黄，脉沉数。

治则：养阴益气，解毒化瘀。

方药：生脉散加减。

（2）阳气衰微

证候：畏寒肢冷，神疲气微，蜷卧不渴，面色苍白，口唇青紫。舌质淡，苔白，脉微细或深伏。

治则：温经通脉，回阳救逆。

方药：参附汤加减。

3. 恢复期

（1）余邪未净

证候：低热不退，皮肤发疹，少气多汗，心烦胸闷，气短。舌红少苔，脉虚数。

治则：清热生津，解毒透疹。

方药：竹叶石膏汤加减。

（2）肺脾气虚

证候：纳呆便溏，身困乏力，胸脘痞闷，身面水肿。舌淡，苔白腻，脉虚缓。

治则：补益脾肺。

方药：参苓白术散加减。

4. 针灸治疗

（1）刺行间、期门、三阴交等穴，可用于急性期的治疗。

（2）针刺大椎、内关、间使等穴，或熏灸气海、关元、百会、神阙、足三里等穴，可用于恢复期气虚证的治疗。

十一、预防

（一）管理传染源

严格隔离疑诊病例和患者，应收入负压病房隔离治疗。对其排泄物及污染物品均严格消毒。

（二）切断传播途径

1. 严格规范污染环境的消毒工作。

2. 严格标本采集程序。

3. 病毒的分离和培养应在 P4 级安全实验室中进行。

（三）保护易感人群

加强个人防护，使用防护装备。

（毛德文）

第十二节　流行性乙型脑炎

一、概述

流行性乙型脑炎（epidemic encephalitis B）简称乙脑，是由乙型脑炎病毒引起的以脑实质炎症为主要病变的中枢神经系统急性传染病。本病通过蚊虫传播，多发生于儿童，流行于夏秋季。临床以高热、抽搐、意识障碍、病理反射及脑膜刺激征阳性为特征。重者常发生呼吸衰竭，病死率高，可留有神经系统后遗症。

根据本病的发病季节及临床证候特点，可归属于"暑温""暑厥"等病证，属中医脑病中外感性脑病范畴。

二、病原学

乙型脑炎病毒属虫媒病毒（arbovirus）乙组的黄病毒科（*Flaviviridae*），直径40~50nm。外有脂蛋白包膜，核心含有单股RNA。包膜中镶嵌有糖基化蛋白（E蛋白）和非糖基化蛋白（M蛋白），其中E蛋白是病毒的主要抗原成分，由它形成的表面抗原决定簇具有血凝活性，并与多种生物学活性密切相关。

该病毒抵抗力不强，对各种常用消毒剂如碘酊、甲醛等敏感，100℃ 2分钟或者56℃ 30分钟即可灭活，但能耐受低温和干燥，在4℃冰箱中可保存数年。对有机溶剂如乙醚、氯仿、丙酮等敏感。

三、流行病学

(一) 传染源

乙脑是人畜共患的自然疫源性疾病。家畜（如猪、牛、马和犬等）、家禽（如鸭、鹅和鸡等）和鸟类可感染乙脑病毒。家畜中猪感染率特别高，感染后血中病毒数量多，病毒血症期限长，每年幼猪出栏数多。因此，猪是本病的主要传染源。人作为本病传染源的可能性小，人感染乙脑病毒后，不论是隐性感染还是显性感染，只出现短暂病毒血症（一般在5日内），血中病毒数量也较少，没有从人血中分离出病毒或经输血传播病例的报告，故人不是本病的主要传染源。

(二) 传播途径

主要通过蚊虫叮咬而传播。传播本病的蚊种有库蚊、伊蚊和按蚊，在我国主要是三带喙库蚊。蚊虫叮咬感染乙脑病毒的动物后，乙脑病毒先在蚊虫肠道内繁殖，然后移行至唾液腺，经叮咬将病毒传给人和动物。蚊虫感染乙脑病毒后不仅能传播，也可带病毒越冬，还可经蚊卵传代，因此，蚊虫是乙脑病毒的长期贮存宿主。此外，被感染的候鸟、蝙蝠、蠛蠓也是乙脑病毒的越冬宿主。鸟类对乙脑流行区的扩展具有重要意义。

(三) 易感人群

人对乙脑病毒普遍易感，感染后多数呈隐性感染，感染后可获得持久的免疫力。

(四) 流行特征

东南亚和西太平洋地区是乙脑的主要流行区。在热带地区全年均有乙脑发生，在亚热带和温带地区有严格的季节性,80%~90% 病例集中在 7、8、9 三个月,这主要与蚊虫繁殖、气温和雨量等因素有关。我国除东北、青海、新疆及西藏外,其余各地均有本病流行,发病农村高于城市,山区高于沿海地区。本病呈高度散发性,集中发病少,家庭成员中罕有多人同时发病。发病以 10 岁以下儿童为主,2~6 岁发病率最高,近年来由于儿童和青少年按计划接种疫苗,成人和老年人的发病率则相对增高。

四、病机与病理

(一)西医发病机制与病理

1. 发病机制 带毒蚊虫叮咬人体,乙脑病毒进入机体,经淋巴管或毛细血管进入单核-吞噬细胞系统内繁殖,然后进入血液循环形成病毒血症。乙脑病毒能否穿过血-脑屏障导致发病主要取决于人体的免疫力,但病毒的数量及毒力对发病也起一定作用,并与临床表现的轻重有密切关系。当感染者免疫力强时,只形成短暂的病毒血症,病毒很快被清除,不侵入中枢神经系统,临床上表现为隐性感染或轻型病例,并可获得持久免疫力;如感染者免疫力弱,且感染的病毒数量大及毒力强,则病毒可侵入中枢神经系统,在神经细胞内繁殖,引起脑实质病变。

2. 病理 本病的病变广泛,可累及整个中枢神经系统灰质,但以大脑皮质及基底核、视丘最为严重,脊髓的病变最轻。肉眼可见软脑膜充血、水肿、出血,镜检可出现以下病变:

(1)神经细胞变性、坏死:表现为细胞肿胀,尼氏体消失,细胞质内空泡形成,核偏位等。

(2)软化灶形成:灶性神经细胞的坏死、液化形成软化灶,对本病的诊断具有一定的特征性。

(3)血管变化和炎症反应:血管高度扩张充血,血管周围间隙增宽,脑组织水肿。灶性炎症细胞浸润以淋巴细胞、单核细胞和浆细胞为主,多以变性坏死的神经元为中心,或围绕血管周围间隙形成血管套。

(4)胶质细胞增生:小胶质细胞增生明显,形成小胶质细胞结节,后者多位于小血管旁或坏死的神经细胞附近。

(二)中医病因病机

中医学认为本病的致病因素为感受暑热疫毒。夏季暑气当令,气候炎热,若正气不足或劳倦太过,耗伤津气,则暑热之邪乘虚侵入而发病。以传变迅速,易化火惊厥,出现高热、神昏、惊厥等暑热燔炽、闭窍动风的危重证候为病机特点。

初起邪从外受,感邪轻者,有短暂的卫分过程后速入气分,或卫气同病,见有发热、微恶风寒、头痛、口渴,若胃热气逆则见呕吐;邪热内扰,机窍失灵,则见神昏嗜睡。感邪重者常无卫分表现,表现为壮热、烦渴、汗多等阳明里热亢盛之症。若气分邪热不得及时清解,而邪热内传,化火上炎直冲巅顶,表现剧烈头痛、呕吐、囟填等症;若邪陷营血,则高热稽留、惊厥反复,入夜尤甚;由热生风,而肝风内动,则颈项强直、角弓反张、手足抽搐;暑热内炽,炼液为痰,痰阻气道,则肺气不利、喘促痰鸣;若痰热互结,则窍闭动风。兼感湿邪则湿痰凝滞,并与邪热内结,致使疾病更加缠绵难解。若患者正气素虚,心气不足,或痰热内盛,最易猝中暑热,内陷心包,而一病即发昏厥,称为暑厥;小儿患者,神气怯弱,筋脉未盛,或素体肝经热盛,每因猝中暑热而引动肝风,骤发痉厥、抽搐等症,称为暑风。

暑热燔灼,易耗竭气阴,若暑热过盛,阴液涸竭则气无依附而外越,故见气息不匀,喘喝欲脱,呼吸微弱,甚则停止。如暑热疫毒内传而阳气外脱,则见面色苍白、肢冷汗出、脉微欲绝等危象。

乙脑后期,邪热渐去,而津气未复,以正虚邪恋为病机特点。若气阴亏损甚者,可见低热、心悸、烦躁,甚则虚风内动,手足蠕动;若痰热脉络未净,则见神情呆痴、反应迟钝或者失语;若风痰阻于络道,则热退之后仍可见手足拘挛,重则强直抽搐。病情重者,可因痰阻清窍,心神失养而长期遗留神情呆钝、耳聋失语等症;或因久而痰瘀阻络,气血亏耗,筋脉失养,而成瘫痪等证。

五、临床表现

潜伏期4~21日,一般为10~14日。

(一) 临床分期

典型的临床病程可分为4期:

1. 初期 病初1~3日,起病急,体温在1~2日内上升至39~40℃,持续不退,伴有头痛、倦怠、食欲缺乏、恶心和呕吐,嗜睡。少数患者可出现神志淡漠、颈项强直。

2. 极期 病程的第4~10日,除初期症状加重外,突出表现为脑实质受损的症状。

(1)高热:体温常达39~40℃以上,呈稽留热型,平均持续7~10日,轻者3~5日,重者可长达3周以上。发热高低与病情轻重相关,发热越高,热程越长,病情越重。

(2)意识障碍:为本病的主要症状。多数患者出现不同程度的意识障碍,表现为嗜睡、精神恍惚,直至程度不等的意识障碍。神志改变多发生于第3~8日,最早可见于病程的第1~2日,大多持续1周左右,重者可在1个月以上。昏迷越深、持续时间越长,病情越重、预后越差。

(3)惊厥或抽搐:是本病严重表现之一,多发生于第3~5病日,可因高热、脑实质炎症、脑缺氧、颅压增高所致,表现为先出现面部、眼肌、口唇的小抽搐,随后肢体抽搐、强直性痉挛,可发生于单肢、双肢或四肢,重者可发生全身强直性抽搐,历时数分钟至数十分钟不等,均伴有意识障碍。长时间、频繁抽搐,可导致发绀、脑缺氧和脑水肿,昏迷程度加深,甚至呼吸暂停。

(4)呼吸衰竭:是乙脑死亡的主要原因,大多发生于重型患者。可表现为中枢性呼吸衰竭,也可兼有外周性呼吸衰竭。中枢性呼吸衰竭常由于脑实质炎症、缺氧、脑水肿、颅内高压、脑疝和低钠性脑病等所致,其中以脑实质病变,尤其延髓呼吸中枢病变为主要原因。表现为呼吸节律不规则,如双吸气、叹息样呼吸、呼吸暂停、潮式呼吸等,严重者甚至呼吸骤停。外周性呼吸衰竭多由脊髓病变导致的呼吸肌瘫痪、呼吸道分泌物阻塞、并发肺炎等所致,表现呼吸困难、缺氧,但呼吸节律规则。出现外周性呼吸衰竭往往加重病情。

高热、惊厥和呼吸衰竭是乙脑极期的严重表现,三者互为因果,互相影响,尤其呼吸衰竭常为致死的主要原因。

(5)脑膜刺激征:以年长儿童及成人多见,可有颈项强直、凯尔尼格征及布鲁津斯基征阳性。

(6)颅内压增高:主要表现为剧烈头痛、喷射状呕吐、血压升高、脉搏减慢和肌张力增强、瞳孔时大时小、视神经盘水肿、婴儿前囟隆起等。

(7)其他神经系统表现:部分患者出现延髓性麻痹(痰鸣、吞咽困难、语音障碍等),前庭小脑受累可有眼球震颤、瞳孔变化,大小便失禁、尿潴留和肢体瘫痪,神经反射的改变如腱反射常先亢进后消失。

3. **恢复期**　患者体温逐渐下降,神经系统症状和体征逐日好转,一般于 2 周左右可完全恢复。但重症患者因脑组织病变重,恢复较慢,需 1~6 个月逐渐恢复。此阶段可表现为低热、多汗、精神异常、失语、瘫痪,甚至去大脑强直状态,以及癫痫样发作等。经积极治疗大多能恢复。半年后以上仍不能恢复者,称为后遗症。

4. **后遗症期**　5%~20% 的重型乙脑患者留有后遗症,主要表现有失语、智力障碍、精神症状、肢体瘫痪及痴呆等,经积极康复治疗可有不同程度的恢复。

(二)临床分型

1. **轻型**　体温 38~39℃,神志清楚或轻度嗜睡,无抽搐,深浅反射无异常,脑膜刺激征不明显,病程 5~7 日,无恢复期症状。

2. **普通型**　体温 39~40℃,烦躁、嗜睡或浅昏迷,偶有抽搐及病理反射阳性,脑膜刺激征较明显,病程 7~14 日,多无恢复期症状。

3. **重型**　体温 40℃以上,昏迷,有反复或持续抽搐,浅反射消失,深反射先亢进后消失,脑膜刺激征明显,可有肢体瘫痪或呼吸衰竭,病程 2 周左右,恢复期常有精神神经症状,部分患者可有后遗症。

4. **极重型**　起病急骤,体温 1~2 日内达 40℃以上,深昏迷,反复或持续抽搐,迅速出现中枢性呼吸衰竭,如不及时抢救,多于 2~3 日内因中枢性呼吸衰竭而死亡,幸存者多有严重后遗症。

六、并发症

发生率约 10%,以支气管肺炎最为常见,由以深度昏迷患者更易发生。其次为肺不张、败血症、尿路感染、压疮等,重型患者应警惕应激性胃黏膜病变所致上消化道大出血的发生。

七、实验室检查

(一)血象

白细胞总数一般增至$(10~20) \times 10^9/L$,个别甚至更高,中性粒细胞增至 80% 以上,部分患者血象可始终正常。

(二)脑脊液检查

外观无色透明或微混浊,压力增高,白细胞一般在$(50~500) \times 10^6/L$,少数可达$1\,000 \times 10^6/L$ 以上。早期以中性粒细胞为主,随后则淋巴细胞增多。蛋白轻度升高,糖正常或偏高、氯化物正常。病初少数病例脑脊液检查正常。

(三)血清学检查

1. **乙脑特异性抗体 IgM 测定**　该抗体在病后 3~4 天即可出现,脑脊液中最早在病程第 2 天即可检测到,2 周时达高峰,可助早期诊断。检测的方法有酶联免疫吸附试验(ELISA)、间接免疫荧光法、2- 巯基乙醇(2-ME)耐性试验等。

2. **补体结合试验**　补体结合抗体为 IgG 抗体,具有较高的特异性,多在发病后 2 周

出现,5~6周达高峰,抗体水平可维持1年左右,主要用于回顾性诊断或流行病学调查。

3. 血凝抑制试验 血凝抑制抗体出现较早,一般在病后第4~5天出现,2周时达高峰,抗体水平可维持1年以上。该试验阳性率高于补体结合试验,操作简便,可用于临床诊断及流行病学调查。双份血清抗体效价呈4倍增长或单份血清效价≥1:320有诊断价值。但由于乙脑病毒的血凝素抗原与同属病毒登革热病毒和黄热病毒等有弱的交叉反应,故可出现假阳性。

(四)病原学检查

1. 病毒分离 乙脑病毒主要存在于脑组织中,血及脑脊液中不易分离出病毒,如从脑脊液中分离出病毒,常常预示该患者预后差,在病程第1周内死亡病例的脑组织中可分离到该病毒。

2. 病毒抗原或核酸的检测 在组织、血液或其他体液中通过直接免疫荧光或聚合酶链反应(PCR)检测到乙脑病毒抗原或特异性核酸,可早期诊断。

八、诊断与鉴别诊断

(一)诊断

1. 流行病学资料 严格的季节性,大多数病例集中在7、8、9三个月,10岁以下儿童多见,但近年来有成年病例相对增加的趋势。

2. 临床特点 起病急,高热、头痛、呕吐、意识障碍、抽搐、病理征及脑膜刺激征阳性等。

3. 实验室检查 外周血白细胞及中性粒细胞增高;脑脊液检查呈无菌性脑膜炎改变,结合血清学检查尤其是特异性IgM抗体阳性可助确诊。

(二)鉴别诊断

主要与中毒型菌痢、化脓性脑膜炎、结核性脑膜炎等鉴别。

九、预后

本病病死率为3%~10%,轻型、普通型大多预后良好,重型和暴发型患者的病死率可高达20%以上,主要死因为中枢性呼吸衰竭,存活者可留有不同程度后遗症。

十、治疗

目前,病原学治疗尚无特效的抗病毒药物,疾病早期可试用利巴韦林、干扰素等。主要是采取中西医结合的综合治疗措施,积极对症、支持治疗和护理。重点处理好高热、抽搐和呼吸衰竭等危重症状,降低病死率和防止后遗症的发生。

中医治疗初期以辛凉透邪为主;极期以清热解毒为主;后期宜生津益阴为主。如暑热毒邪化火,生痰动风,内陷心营,蒙蔽清窍,宜采用清心凉营、化痰开窍、凉肝息风、通腑泄热等法。若暑温夹湿,应配以祛湿之法;若火毒灼伤营血,则宜配伍凉血散血之剂,若夹痰夹瘀,当配合化痰祛瘀之法。

(一)西医治疗

1. 一般治疗 患者应蚊虫隔离于有防蚊和降温设备的病室,室温控制在30℃以下。严密观察病情变化。发热及抽搐致消耗能量和水分较多,应补充足够的营养和水分。重症者应静脉补液,一般成人每天补液1 500~2 000ml,小儿每天50~80ml/kg,但需根据呕吐、进食、尿量等情况调整,并酌情补充钾盐,纠正酸中毒。昏迷者宜用鼻饲,注意口腔和皮肤清洁,定时翻身、侧卧和吸痰,严防痰液、呕吐物等进入呼吸道,以防肺炎和压疮的发生。昏迷、抽搐患者应设床栏以防坠床。

2. 对症治疗　重点处理高热、惊厥及呼吸衰竭,打破三者互为因果恶性循环。

(1) 高热:采用综合降温措施,以物理降温为主,药物降温为辅,同时降低室温,使肛温保持在 38℃左右。具体措施有:①物理降温。冰敷额部、枕部和体表大血管处,如腋下、颈部及腹股沟等;用 30%~50% 乙醇或温水擦浴;冷盐水灌肠。注意降温不宜过快、过猛,禁用冰水擦浴,以免引起寒战和虚脱。②药物降温。幼儿可用安乃近滴鼻;极期高热的重症患者,可酌情给予地塞米松。药物降温应注意防止用药过量致大量出汗而引起循环衰竭。③亚冬眠疗法:适用于持续高热伴反复抽搐者,具有降温、镇静、止痉作用。以氯丙嗪和异丙嗪每次各 0.5~1mg/kg 肌内注射,每 4~6 小时 1 次,配合物理降温,一般可连续用 3~5 日。因为冬眠药物可抑制呼吸中枢及咳嗽反射,故用药过程中应密切观察脉搏、血压、呼吸,保持呼吸道通畅。

(2) 惊厥:应积极去除病因,及时镇静止痉。①因高热所致者,以降温为主。②脑水肿所致者,加强脱水治疗,可用 20% 甘露醇静脉推注,每次 1~2g/kg,根据病情可每 4~6 小时重复使用,必要时可加用 50% 葡萄糖、呋塞米、糖皮质激素等。③因呼吸道分泌物堵塞致脑组织缺氧者,应吸痰、给氧,保持呼吸道通畅,必要时气管插管或气管切开。④因脑实质病变引起的抽搐,可使用镇静剂,首选地西泮,成人每次 10~20mg,儿童每次 0.1~0.3mg/kg(每次不超过 10mg),肌内注射或缓慢静脉注射;还可用水合氯醛鼻饲或灌肠,成人每次 1~2g,儿童每次 60~80mg/kg(每次不超过 1g);亦可采用亚冬眠疗法;巴比妥钠可用于预防抽搐,成人每次 0.1~0.2g,儿童每次 5~8mg/kg。

(3) 呼吸衰竭:呼吸衰竭是本病的主要死亡原因。做好呼吸衰竭的及时防治是降低乙脑病死率的关键。应根据引起的病因进行相应治疗。①氧疗:可通过增加吸入氧浓度来纠正患者的缺氧状态,可选用鼻导管或面罩给氧。②脑水肿所致者应加强脱水治疗。③因呼吸道分泌物阻塞者应定时吸痰、翻身拍背,必要时可用化痰药物(如 α-糜蛋白酶、氨溴索等)和糖皮质激素雾化吸入,并可适当加入抗生素预防细菌感染;对于有严重排痰障碍者可考虑用纤维支气管镜吸痰。经上述处理无效,病情危重者,可采用气管插管或气管切开建立人工气道。④中枢性呼吸衰竭时可使用呼吸兴奋剂,首选洛贝林,成人每次 3~6mg,儿童每次 0.15~0.2mg/kg,肌内注射或静脉滴注;亦可选用尼可刹米,成人每次 0.375~0.75g,儿童每次 5~10mg/kg,肌内注射或静脉滴注;其他如盐酸哌甲酯(利他林)、二甲弗林(回苏林)等可交替或联合使用。⑤使用血管扩张药可改善脑微循环、减轻脑水肿、解除脑血管痉挛和兴奋呼吸中枢。可用东莨菪碱,成人每次 0.3~0.5mg,儿童每次 0.02~0.03mg/kg;或山莨菪碱(654-2),成人每次 20mg,儿童每次 0.5~1mg/kg,10~30 分钟重复 1 次,一般用 1~5 天;此外,还可使用阿托品、酚妥拉明等。纳洛酮是特异性的吗啡受体拮抗剂,对退热、止痉、神志转清、纠正呼吸衰竭等方面有较好作用,可早期应用。

(4) 循环衰竭:可根据情况补充血容量,应用升压药物、强心剂、利尿药等,并注意维持水及电解质的平衡。

(5) 糖皮质激素:是否使用糖皮质激素目前意见不一。临床上可根据具体情况在重症患者的抢救中酌情早期、短程使用。应注意糖皮质激素可抑制机体免疫功能,增加继发感染机会。

3. **抗菌治疗** 有继发细菌感染时,可根据病情选用抗菌药物。避免预防性用药和滥用广谱抗菌药物。

4. **恢复期治疗** 加强营养和护理,防止压疮,避免继发感染;酌情选用促进脑细胞恢复、改善神经系统功能的药物;进行语言、智力、吞咽和肢体功能锻炼,可采用推拿、按摩、针灸和高压氧治疗等方法,佐以中药口服;对震颤、肢体强直等可用镇静剂,发生癫痫者按癫痫处理。

(二)中医辨证论治

本病因暑热疫毒为患,发病急骤,传变迅速,有明显的流行季节。初起即见发热、恶寒、口渴、呕吐等卫气同病证候;若兼夹湿邪,可见脘痞身重;暑邪化火内传,出现高热、神昏、惊厥等气营两燔、闭窍动风之证;若正气素虚,邪毒内陷,可见高热骤降,喘喝欲脱,呼吸不匀,面色苍白,冷汗淋漓,脉微欲绝等内闭外脱之危候;后期见肝肾阴虚,余邪未尽或虚风内动之证;若病后气血两伤,痰瘀阻络,可留有痴呆、耳聋、瘫痪、肢体拘急等后遗症。

1. **邪犯卫气**

证候:发热,微恶风寒,头痛,神倦,嗜睡,恶心呕吐,口渴喜饮。舌红,苔薄白或微黄,脉浮数。

治法:辛凉解表,清气泄热。

方药:银翘散加减。

2. **暑热夹湿**

证候:壮热烦渴,汗多溺短,脘痞身重。舌红,苔黄腻,脉洪大或滑数。

治法:清气化湿。

方药:白虎加苍术汤或三石汤加减。

3. **气营两燔**

证候:壮热灼手,汗多气粗,口渴引饮,头痛呕吐,烦躁不安,嗜睡或昏谵,甚则惊厥抽搐。舌红绛,苔黄干,脉洪数或细数。

治法:清气泄热,凉营解毒。

方药:白虎汤合清营汤加减。

4. **热陷营血**

证候:高热持续,入夜尤甚,神昏谵语,舌謇肢厥,抽搐不止,或呼吸不畅,喉间痰鸣如拽锯。舌红绛,脉细数。

治法:清营凉血,开窍息风。

方药:清瘟败毒饮合羚角钩藤汤加减。

5. **正虚邪恋**

证候:低热,午后或入夜为甚,心烦失眠,口干,面赤,尿少便干。舌红少津,脉虚细数。

治法:滋阴清热,补肾养肝。

方药:加减复脉汤加减。

6. **痰瘀阻络**

证候:神志呆钝,失语,精神异常,肢体瘫痪,面色苍白。舌淡或紫,苔厚腻或剥脱,脉细涩。

治法:益气活血,化痰通络。

方药:补阳还五汤合菖蒲郁金汤加减。

十一、预防

预防接种和防蚊灭蚊是预防本病的关键措施。

(一) 管理传染源

及时发现、隔离和治疗患者,患者隔离至体温正常为止。重点加强对家畜的管理,搞好牲畜饲养场所的环境卫生,人畜居住地分开;定期处理居住区周围环境的蚊虫孳生地。

(二) 切断传播途径

灭蚊和防蚊是预防本病的重要措施。应消灭蚊虫孳生地,早期彻底消灭幼蚊,夏秋季以灭成蚊为主,冬春季以灭越冬蚊为主,重点做好牲畜棚等场所的灭蚊工作,减少人群感染机会。流行季节及时采用驱蚊、防蚊措施。

(三) 保护易感人群

目前我国普遍采用的是地鼠肾组织灭活疫苗和减毒活疫苗。注射乙脑疫苗免疫效果安全可靠,血清中和抗体阳转率可达 80%,保护率可达 60%~90%。在乙脑流行季节前 1~2 个月对易感人群接种。接种对象主要为流行区内 6 个月至 10 岁的儿童和从非流行区迁入流行区的成人。一般接种 2 次,间隔 7~10 天,第二年加强注射 1 次,连续 3 次加强后不必再注射。接种时注意不能与伤寒三联菌苗同时注射,有过敏体质、严重心肾疾病、中枢神经系统疾病及发热患者禁用。

(张玉果)

第十三节 登 革 热

一、概述

登革热(dengue fever)是由登革病毒(dengue virus)通过伊蚊传播的急性传染病。其临床特征为突然发热、头痛,全身肌肉、骨骼和关节疼痛,极度疲乏、皮疹、淋巴结肿大及白细胞减少。

本病归属中医"温疫"范畴,按不同的发病季节和证候特征可分为"暑热疫""湿热疫"。

二、病原学

登革病毒属于黄病毒科(*Flaviviridae*)中的黄热病毒属(*Flavivirus*),病毒颗粒呈哑铃状、棒状或球形,直径为 40~50nm。基因组为单股正链 RNA,含一个开放读码框架(open reading frame,ORF),编码 3 个结构蛋白(包膜蛋白、核衣壳蛋白和膜蛋白)和 7 个非结构蛋白。病毒颗粒与其他黄病毒如乙型脑炎病毒相似,最外层为两种糖蛋白组成的包膜,包膜含有型和群特异性抗原。登革病毒可分为 4 个血清型(DENV-1、DENV-2、DENV-3 和 DENV-4),4 种血清型均可感染人。

登革病毒在 1~3 日龄新生小白鼠脑、猴肾细胞株、伊蚊胸肌及 C6/36 细胞株内生长良好。登革病毒耐低温能力强,在人血清中 4℃条件下其感染性可保持数周之久,–70℃可长期存活;不耐热,56℃ 30 分钟或 100℃ 2 分钟能使之灭活;不耐酸,对乙醚、紫外线、甲醛溶液敏感。

三、流行病学

(一)传染源

患者和隐性感染者为主要传染源。未发现健康带病毒者。患者在发病前 6~18 小时至发病后第 3~5 天传染性最强。流行期间,以轻型患者及隐性感染者为主,可能是重要传染源。受感染的非人灵长类动物也是可能的传染源。

(二)传播途径

主要通过伊蚊叮咬传播。传播媒介主要为埃及伊蚊和白纹伊蚊。伊蚊吸入带病毒的血液后,即可获得感染,再叮咬人时,即可将病毒传播给人。广东、广西多为白纹伊蚊传播,雷州半岛、广西沿海、海南省和东南亚地区以埃及伊蚊为主。

(三)易感人群

在新疫区,人群普遍易感,以青壮年发病率最高。在地方性流行区,20 岁以上的居民,100% 在血清中能检出抗登革病毒的中和抗体,因而发病者多为儿童。感染后对同型病毒产生持久免疫力,对异型病毒感染免疫能力不强,若再次感染异型或多个不同血清型病毒,机体可能发生免疫反应,导致严重的临床表现。对其他黄病毒属如乙型脑炎病毒也可产生一定程度的交叉免疫,故登革热流行后,乙型脑炎发病率降低。

(四)流行特征

1. 地方性　主要流行于热带与亚热带地区。我国广东、广西、海南、港澳、台湾等地是登革热流行区,随着气候变暖和交通便利,流行区有向北扩展的趋势。近年来我国各省报告的输入病例日益增多。

2. 季节性　主要发生在夏、秋雨季。在气温高而潮湿的热带地区全年均可发病。我国广东、广西为 5~11 月,海南为 3~12 月。

3. 突发性　流行多突然发生,不少国家在本病消失十余年之后突然发生流行。

4. 传播迅速,发病率高,病死率低。

四、病机与病理

(一)西医发病机制与病理

1. 发病机制　登革病毒经伊蚊叮咬后进入人体,先后在单核 - 吞噬细胞系统和淋巴组织中增殖和复制两次,形成两次病毒血症。体液中的登革病毒抗体与登革病毒形成免疫复合物,激活补体系统,导致血管通透性增加,同时抑制骨髓中的白细胞和血小板系统,导致出血倾向和白细胞、血小板减少。

抗登革病毒抗体对其他亚型的登革病毒的中和作用较弱,而具有较强的免疫促进作用或增强病毒感染作用,故称为促进性抗体。4 型登革病毒都可以产生促进性抗体,但由 DENV-2 型登革病毒引起的促进性抗体较强,较易引起重症病例。

2. 病理　病理改变涉及全身脏器,以退行性变和出血为主,包括肝、肾、心和脑的退行性变,关节附近水肿,心包、心内膜、胸膜、胃肠黏膜、肌肉、皮肤、神经系统不同程度的出血。皮疹内血管内皮肿胀,血管周围水肿及单核细胞浸润,瘀斑中有广泛血管溢血。脑型患者尸检可见蛛网膜下腔灶性出血,脑实质灶性出血,脑水肿及脑软化等。重症患者可有肝小叶中央灶性坏死及淤胆,小叶性肺炎,肺小脓肿形成等。

(二)中医病因病机

中医学认为,本病发病原因为外感疫毒、暑湿之邪。邪气侵袭机体,郁遏卫阳,邪正交争,故恶寒、发热;邪滞经络,而见头痛、肌痛、关节疼痛;疫邪迅速传入气分,热毒炽盛,充斥三焦,而见高热、汗出;热入营分,而见皮疹,烦躁,甚则神昏、谵语;热入血分,迫血妄行,而出现皮下或脏器的出血;严重者甚至出现内闭心窍,正气外脱;壮火食气,热盛伤阴,本病后期常见气阴两虚之证。

五、临床表现

潜伏期一般为 3~15 天,多数为 5~8 天。

登革热是一种全身性感染性疾病,临床表现复杂多样。我国近年来所见的登革热,临床上可分为典型登革热、轻型登革热与重型登革热 3 型。登革病毒感染也可为无症状隐性感染。

(一)典型登革热

1. 发热 起病急,24 小时内体温可高达 40℃,一般持续 5~7 日后骤退至正常。部分病例于病程第 3~5 日体温降至正常,1 日后又再上升,称为双峰或马鞍热型。

2. 全身毒血症症状 有头痛、发热和眼球后疼痛,同时伴有背部、骨、肌肉和关节疼痛,以及恶心、呕吐、腹痛、腹泻或便秘等症状。

3. 皮疹 于病 3~6 日出现,疹形可见斑丘疹、麻疹样皮疹、猩红热样疹、红斑疹和皮下出血点等。同一患者可见两种以上不同形态皮疹。皮疹可分布于全身,常见于四肢、躯干或头面部,多有痒感,大部分不脱屑。皮疹持续时间 3~4 日。

4. 出血 25%~50% 病例有不同程度出血,出血部位可为鼻腔、牙龈、消化道、皮肤、子宫、呼吸道、泌尿道、胸腔或腹腔等,部分患者可多个部位出血。

5. 其他 早期体征有颜面潮红、结膜充血及浅表淋巴结肿大。约 1/4 病例有肝大,个别病例有黄疸,脾大者少见。

(二)轻型登革热

临床表现类似流感或不易鉴别的短期发热。全身疼痛较轻,皮疹稀少或不出疹。一般不出血,但常有浅表淋巴结肿大,病程 1~4 日。在流行季节中此型甚多,常被忽视。

(三)重型登革热

早期临床表现类似典型登革热,在发病 3~5 日时突然加重,因毛细血管通透性增加导致明显的血浆外渗,严重者可发生休克及心、肝、肾、脑等重要脏器损伤。患者除了高热、剧烈头痛、肝脏明显肿大和压痛等严重的全身中毒症状外,还可以表现为鼻腔、牙龈出血,以及呕血、便血、尿血、阴道及颅内等多处大量出血,部分病例出现面色苍白、皮肤湿冷、血压骤降、脉搏细速等休克表现或脑膜脑炎、脑病的表现(如剧烈头痛、嗜睡、烦躁、谵妄、抽搐、昏迷、颈强直等),以及 ARDS、急性心肌炎、急性肝衰竭、急性肾衰竭等。

六、并发症

以急性血管内溶血较为常见,多见于葡萄糖 -6- 磷酸脱氢酶(G-6-PD)缺乏的患者,

113

可出现溶血性黄疸和血红蛋白尿,发生率约为 1%。其他并发症有精神异常、心肌炎、尿毒症、肝肾综合征、吉兰-巴雷综合征、眼部病变等,但发生率较低。

七、实验室检查

(一) 常规检查

白细胞大多显著减少,从病程第 2 日开始降低,第 4~5 日降至最低点,可低至 2×10^9/L,至退热后 1 周才恢复正常。中性粒细胞减少。部分病例血小板减少,可有蛋白尿、红细胞尿,大便潜血呈阳性。脑型病例脑脊液压力升高,白细胞和蛋白质正常或轻度增加,糖和氯化物正常。

(二) 血清学检查

单份血清补体结合试验滴度 ≥ 1:32,红细胞凝集抑制试验滴度 ≥ 1:1 280 者有诊断意义。双份血清,恢复期抗体滴度比急性期升高 4 倍以上者,可以确诊为登革热。此外,ELISA 法检测特异性 IgM 抗体亦有助诊断。

(三) 反转录聚合酶链反应(RT-PCR)

敏感性高,可用于早期快速诊断及血清型鉴别。

(四) 病毒分离

对血清学证实的登革热患者,病毒分离阳性率为 20%~65%。

八、诊断与鉴别诊断

(一) 诊断

1. 流行病学　在伊蚊孳生的季节,发病前 15 天内在流行地区有居住或逗留史,对诊断有一定价值。

2. 临床特征　主要为急性起病、高热、全身疼痛、皮疹、出血、淋巴结肿大、束臂试验阳性。

3. 实验室检查　抗体效价达有意义的升高或分离出登革病毒即可作出诊断。

(二) 鉴别诊断

需与流行性感冒、钩端螺旋体病、斑疹伤寒、肾综合征出血热等鉴别。儿童病例尚应与麻疹、猩红热等发热出疹性疾病鉴别。

九、预后

登革热是一种自限性传染病,预后良好,病死率低。重型登革热临床罕见,但出现休克者,病死率可高达 10%~40%。

十、治疗

主要采取支持和对症治疗,无特效抗登革病毒药物。

(一) 一般治疗

卧床休息,防蚊隔离,注意口腔和皮肤清洁,保持大便通畅。

(二) 对症治疗

1. 高热时先采用物理降温,高热不退或中毒症状严重时,可短期使用小剂量糖皮质激素,也可采用亚冬眠疗法。由于解热镇痛药(如水杨酸类)在 G-6-PD 缺乏的患者

笔记

可诱发溶血,应慎用或忌用。

2. 高热时常伴大量出汗、极度乏力、呕吐、食欲缺乏,应补充液体,尽可能用口服补液,若不耐受,可给静脉补液,但切忌滥用静脉补液。

3. 有出血倾向者,可选用卡巴克洛(安络血)、酚磺乙胺(止血敏)、维生素 K 等一般止血药。大量出血时,则应以新鲜血浆或血小板静脉输注。严重上消化道出血者,可静脉应用奥美拉唑等制剂,口服冰盐水等。

4. 脑型病例应及时使用 20% 甘露醇 250~500ml,快速静脉输入。呼吸中枢受抑制者应及时使用机械通气,并给予吸氧。

5. 对烦躁不安者,可口服苯巴比妥或地西泮镇静。

6. 发生休克者,应用扩容、纠酸、血管活性药物等纠正休克治疗措施。扩容可用血浆或血代用品,但不宜输全血,以免加重血液浓缩,可加用糖皮质激素静脉滴注。

(三) 中医辨证治疗

1. 卫气同病

证候:发热恶寒,无汗或少汗,头痛,颜面潮红,全身肌肉、关节疼痛;四肢倦怠,口微渴,小便短赤。舌边尖红,苔白或黄或微腻,脉浮数或濡数。

治法:清暑化湿,透表解肌。

方药:新加香薷饮合柴葛解肌汤加减。

2. 气分热盛

证候:壮热面赤,大汗出,口苦而渴,心烦懊恼,坐卧不安,秽气喷人,腹满胀痛,腹泻或便秘,小便短赤。舌红,苔白黄而燥,脉浮洪或浮数。

治法:清热保津,宣郁透邪。

方药:白虎汤合栀子豉汤加减。

3. 气营两燔

证候:壮热,头痛如劈,周身肌肉、关节疼痛如被杖,口渴,恶心呕吐,烦躁不安,甚或昏谵,肌肤斑疹。舌红绛,苔黄,脉数。

治法:清热泻火,凉血解毒。

方药:清瘟败毒饮加减。

4. 热入血分

证候:发热,烦躁,肌肤斑疹或衄血、吐血、便血、尿血、妇人崩漏。舌红绛或黯红,脉细涩。

治法:凉血止血,清热解毒。

方药:犀角地黄汤(《备急千金要方》)加减(犀角现用水牛角代)。

5. 内闭外脱

证候:身热骤降,面色苍白,气短息微,大汗不止,四肢湿冷,烦乱不安或神昏谵语,肌肤斑疹或见各种出血。舌质淡红,脉微欲绝。

治法:清心开窍,固脱救逆。

方药:生脉散合四逆汤送服安宫牛黄丸。

6. 气阴两虚

证候:低热,疲倦乏力,头目不清,脘痞纳呆,小便短少。舌苔未净,脉细数而弱。

治法:清泄余热,益气生津。

方药:竹叶石膏汤加减。

十一、预防

(一) 管理传染源

做好登革热疫情监测预报工作,早发现、早诊断、早隔离。对疑似患者应进行观察,确诊患者应隔离在有纱窗门的病室内,防蚊,隔离时间应不少于 5 日。

(二) 切断传播途径

灭蚊、防蚊是预防登革热的主要措施,灭蚊以清除伊蚊孳生地和消灭幼虫为主,喷洒灭蚊剂,消灭成蚊。

(三) 保护易感染人群

在流行区流行季节尽量减少集会,减少人群流动,加强个人保护,防止伊蚊叮咬传播。疫苗预防接种处于研究试验阶段,尚未能推广应用。

(鲁玉辉)

第十四节　寨卡病毒病

一、概述

寨卡病毒病(Zika virus disease)是由寨卡病毒(Zika virus)引起并通过蚊媒传播的一种自限性急性传染病。主要通过埃及伊蚊叮咬传播,临床特征主要为发热、皮疹、结膜炎或关节痛,极少引起死亡。寨卡病毒感染可能引致新生儿小头畸形、吉兰 - 巴雷综合征(GBS)等。

寨卡病毒最早于 1947 年在乌干达发现,目前寨卡病毒病主要流行于拉丁美洲及加勒比、非洲、东南亚和太平洋岛国等国家和地区。我国也出现过寨卡病毒病输入病例,在有伊蚊分布的地区存在发生本地传播的风险。

中医学无寨卡病毒病相关记载,根据其发病特点及表现,可归属于中医学“疫疹”范畴。

二、病原学

寨卡病毒属黄病毒科黄病毒属,呈球形,直径 40~70nm,有包膜。基因组为单股正链 RNA,长度约为 10.8kb,分为亚洲型和非洲型两个基因型,2015 年、2016 年在南美地区流行的病毒为亚洲型。寨卡病毒与同为黄病毒属的登革病毒、黄热病毒及西尼罗病毒等存在较强的血清学交叉反应。病毒可在蚊源细胞(C6/36)、哺乳动物细胞(Vero)等细胞中培养繁殖并产生病变。

寨卡病毒的抵抗力不详。黄病毒属的病毒一般不耐酸、不耐热,60℃ 30 分钟可灭活,70% 乙醇、0.5% 次氯酸钠、脂溶剂、过氧乙酸等消毒剂及紫外照射均可灭活。

三、流行病学

(一) 传染源

传染源主要是患者、无症状感染者。感染寨卡病毒的非人灵长类动物也是该病的传染源。

（二）传播途径

1. **蚊媒传播**　为寨卡病毒病的主要传播途径。埃及伊蚊为寨卡病毒主要传播媒介，白纹伊蚊、非洲伊蚊、黄头伊蚊等多种伊蚊属蚊虫也可能传播该病毒。蚊媒叮咬寨卡病毒感染者而被感染，其后再通过叮咬的方式将病毒传染给其他人。

2. **母婴传播**　有研究证明寨卡病毒可通过胎盘由母亲传染给胎儿。孕妇可能在分娩过程中将寨卡病毒传播给新生儿。在乳汁中曾检测到寨卡病毒核酸，但尚无寨卡病毒通过哺乳感染新生儿的报道。

3. **性传播**　寨卡病毒可通过性传播，目前报告的少量病例均为男性患者感染其女性性伴。目前尚无证据表明感染寨卡病毒的女性可将病毒传播给其性伴。

4. **血液传播**　寨卡病毒可能通过输血传播，目前已有可能经输血传播的病例报告。

（三）易感人群

包括孕妇在内的各类人群对寨卡病毒普遍易感。曾感染过寨卡病毒的人可能对再次感染具有免疫力。

（四）流行特征

寨卡病毒病目前主要流行于拉丁美洲及加勒比、非洲、东南亚和太平洋岛国等国家和地区。1947 年病毒发现至 2007 年以前，寨卡病毒病主要表现为散发。最早的一次流行是 2007 年在西太平洋密克罗尼西亚群岛的雅浦岛，更大的一次流行是 2013—2014 年在南太平洋的法属波利尼西亚，2015 年开始蔓延至拉丁美洲及加勒比多个国家。北美洲的美国、加拿大，亚洲及欧洲部分国家有输入病例报告。我国于 2016 年 2 月 9 日在江西省发现首例输入性病例，截至 2016 年 3 月 11 日，共发现输入性病例 13 例。随着蚊媒活跃季节的到来，有伊蚊分布的地区存在发生本地传播的风险。寨卡病毒病发病季节与当地的媒介伊蚊季节消长有关，疫情高峰多出现在夏秋季。在热带和亚热带地区，寨卡病毒病一年四季均可发病。

四、病机与病理

（一）西医发病机制

本病发病机制尚未阐明。寨卡病毒通过伊蚊叮咬进入血液、体液。病毒感染眼睛，可引起视通路神经元中的细胞死亡，致眼部炎症反应和新生儿失明。越来越多的研究结果证明寨卡病毒是一种嗜神经病毒，孕妇感染后病毒可通过胎盘屏障，在妊娠早期阶段攻击胎儿神经祖细胞，致胎儿脑容量减小，导致小头症，吉兰 - 巴雷综合征的发生可能也与寨卡病毒感染有关。目前发现寨卡病毒非结构蛋白 1（NS1）可能参与发病。

（二）中医病因病机

中医学认为，本病是由素体正气不足，外感疫毒乘虚而入，正邪相争而发病。病邪或由表而解，疾病痊愈；或由表入里，热郁气营，导致毒热蕴结，孕妇则可热入血室。恢复期可见气阴两伤。外感疫毒，经皮侵袭，客于卫表，卫气被遏，则见恶寒、发热等；毒邪蕴郁肌肤，不得外泄，熏蒸为患，则见肌肤疹点隐约；夹风邪，则见有皮肤瘙痒。疫毒内传，迫及营血而发于肌肤，则疹点稠密，紫赤成片；毒热蕴结肝经，则见口干、目赤、头痛、尿黄等；疫毒痹阻筋骨，则见关节疼痛等；毒犯肠胃，气机不畅，则见腹痛、恶心、腹泻。如热入血室,精血耗竭,致死胎或畸胎。热毒引动肝风,则见痉厥、抽搐,甚至出现神昏、厥脱或内闭外脱之危候;病变后期,疫毒渐退,气阴两伤,则表现为乏力、汗出等。

五、临床表现

潜伏期一般为 3~12 天。病毒血症期多为 5~7 天,一般从发病前 2~3 天到发病后 3~5 天,部分病例可持续至发病后 11 天。

感染寨卡病毒后,仅有约 20% 的人出现症状,且症状较轻。临床表现主要有皮疹,多为斑丘疹,多分布于四肢,也有患者分布全身;发热,多为中、低度发热,并可伴有非化脓性结膜炎、肌肉和关节痛、头痛、眼眶痛等症状,少数患者可出现腹痛、恶心、腹泻、黏膜溃疡、皮肤瘙痒等。症状持续 2~7 天缓解。预后良好,重症与死亡病例罕见。婴幼儿感染病例还可出现视觉和听力等改变。

六、并发症

寨卡病毒感染可导致少数人出现神经系统和自身免疫性并发症。另外,孕妇感染寨卡病毒可能导致胎盘功能不全、胎儿宫内发育迟缓、胎死宫内和新生儿小头畸形等。吉兰-巴雷综合征可能也是本病的并发症。

七、实验室检查

(一) 血常规
部分病例血常规检查可有白细胞和血小板减少。

(二) 血清学检查
1. 寨卡病毒 IgM 检测 采用酶联免疫吸附法(ELISA)、免疫荧光法等进行检测。
2. 寨卡病毒中和抗体检测 采用空斑减少中和试验(PRNT)检测血液中和抗体。应尽量采集急性期和恢复期双份血清检测。

寨卡病毒抗体与同为黄病毒属的登革病毒、黄热病毒和西尼罗病毒抗体等有较强的交叉反应,易于产生假阳性,在诊断时应注意鉴别。

(三) 病原学检查
1. 病毒核酸检测 采用荧光定量 RT-PCR 检测血液、尿液、精液、唾液等标本中的寨卡病毒核酸。
2. 病毒抗原检测 采用免疫组化法检测寨卡病毒抗原。
3. 病毒分离培养 可将标本接种于蚊源细胞(C6/36)或哺乳动物细胞(Vero)等方法进行分离培养,也可使用乳鼠脑内接种进行病毒分离。

八、诊断与鉴别诊断

(一) 诊断
根据流行病学史、临床表现和相关实验室检查综合诊断。

各县(区)内出现首例病例,暂按照突发公共卫生事件要求在 2 小时内向所在地县级卫生行政部门报告,并同时通过突发公共卫生事件信息报告管理系统进行网络报告。接到报告的卫生行政部门应当在 2 小时内向本级人民政府和上级卫生行政部门报告。

1. 疑似病例　符合流行病学史且有相应临床表现。

(1)流行病学史:发病前 14 天内在寨卡病毒感染病例报告或流行地区旅行或居住;或者接触过疑似、临床诊断或确诊的寨卡病毒病患者。

(2)临床表现:难以用其他原因解释的发热、皮疹、关节痛或结膜炎等。

2. 临床诊断病例　疑似病例且寨卡病毒 IgM 抗体检测阳性,同时排除登革热、流行性乙型脑炎等其他常见黄病毒属病毒感染性疾病。

3. 确诊病例　疑似病例或临床诊断病例经实验室检测符合下列情形之一者:

(1)寨卡病毒核酸检测阳性。

(2)分离出寨卡病毒。

(3)恢复期血清寨卡病毒中和抗体阳转或者滴度较急性期呈 4 倍及以上升高,同时排除登革热、流行性乙型脑炎等其他常见黄病毒属病毒感染性疾病。

(二)鉴别诊断

主要应与登革热和基孔肯雅热进行鉴别。其他还应与微小病毒、风疹、麻疹、肠道病毒、立克次体病等相鉴别。

九、治疗

本病一般为自限性疾病,目前尚无针对该病的特异性抗病毒药物,临床上主要采取对症治疗为主。

(一)一般治疗

寨卡病毒病通常症状较轻,不需要做出特别处理,以对症治疗为主,加强营养支持。

(二)对症治疗

1. 高热不退患者可服用解热镇痛药,如对乙酰氨基酚,成人用法为每次 250~500mg,每日 3~4 次,儿童用法为每次 10~15mg/kg,可间隔 4~6 小时 1 次,24 小时内不超过 4 次。儿童应避免使用阿司匹林,以防并发 Reye 综合征。在排除登革热之前避免使用阿司匹林等非甾体抗炎药物治疗。

2. 伴有关节痛患者可使用布洛芬,成人用法为每次 200~400mg,4~6 小时 1 次,儿童每次 5~10mg/kg,每日 3 次。

3. 伴有结膜炎时可使用重组人干扰素 α 滴眼液,每次 1~2 滴,滴眼,每日 4 次。

(三)中医辨证论治

本病属中医"疫疹"范畴,可参照"疫疹"辨证论治。

1. 邪犯卫表证

证候:皮疹、发热、恶风寒、咽痛、肌肉骨节疼痛,或见肌肤疹点隐约,或头颈皮肤潮红、目赤多泪。舌尖边红,脉浮数。

治法:清热解表。

方药:银翘散加减。

2. 邪郁气营证

证候:发热,口渴,疹点稠密,紫赤成片,头痛,骨节疼痛。舌质红绛,脉数。

治法:清营透邪。

方药:白虎汤合清营汤加减。

3. 气阴两虚证

证候:热退,神疲,口干,少气,斑疹渐隐,小便黄。舌红、少苔,脉细。

治法:益气养阴。

方药:生脉散加减。

(四) 其他

对感染寨卡病毒的孕妇,建议定期产检,每 3~4 周监测胎儿生长发育情况。

十、预防

(一) 管理传染源

患者及无症状感染者应当实施有效的防蚊隔离措施 10 天以上,4 周内避免献血,2~3 个月内如发生性行为应使用安全套。住院患者要严格观察监测病情转归情况,以决定出院时间。建议出院时应符合以下条件:

1. 体温正常,临床症状消失。

2. 血液病毒核酸检测连续 2 次阴性(间隔 24 小时以上);不具备核酸检测条件者,病程应不少于 10 天。

(二) 切断传播途径

翻盆倒灌,灭蚊,治理环境。寨卡病毒病主要由伊蚊(俗称花斑蚊或花蚊子)叮咬传播;伊蚊在室内外的水缸、水盆、轮胎、花盆、花瓶等积水容器中孳生繁殖;翻盆倒罐,清除积水,清除蚊虫孳生地可以预防寨卡病毒病流行;在发生疫情的地区要穿长袖衣裤,在身体裸露部位涂抹防蚊水,使用驱蚊剂或使用蚊帐、防蚊网等防止蚊虫叮咬。病房 / 家庭安装纱门、纱窗。

(三) 保护易感人群

目前尚无疫苗进行预防,最佳预防方式是防止蚊虫叮咬。应提醒孕妇及计划怀孕的女性谨慎前往有寨卡病毒病流行的国家或地区,如确需赴这些国家或地区时,应严格做好个人防护措施,防止蚊虫叮咬。若怀疑可能感染寨卡病毒时,应及时就医,主动报告旅行史,并接受医学随访。

(张艳慧)

第十五节　黄　热　病

一、概述

黄热病(yellow fever)是一种由黄热病毒(yellow fever virus)引起,经蚊叮咬传播的急性传染病。典型病例表现为发热、黄疸、出血、少尿和蛋白尿等。病死率高及传染性强,为世界卫生组织规定的检疫传染病之一。目前主要在中南美洲和非洲的热带地区流行,我国有输入性病例发生。

根据临床表现,黄热病属中医"温病""黄疸"等范畴。

二、病原学

黄热病毒为单股正链 RNA 病毒,属于黄病毒科(*Flaviviridae*)黄病毒属(*flavivirus*)。

病毒颗粒呈球形,直径 40~60nm,外有脂质包膜,表面有棘突,基因组长度约为 11kb,有一个血清型、多个基因型。

黄热病毒与同属的流行性乙型脑炎病毒、森林脑炎病毒、登革病毒、西尼罗病毒、塞卡病毒等有交叉免疫反应。

黄热病毒对外界抵抗力弱,不耐酸、不耐热。60℃ 30 分钟可灭活,70% 乙醇、0.5% 次氯酸钠、脂溶剂、过氧乙酸等消毒剂及紫外线照射均可灭活。

三、流行病学

(一)传染源

黄热病是由蚊传播的自然疫源性疾病,按照传播方式的不同分为城市型和丛林型。城市型的传染源主要为患者和隐性感染者,特别是发病 5 日内的患者传染性最强;丛林型的传染源主要为猴及其他非人灵长类动物。

蚊叮咬感染病毒的人或非人灵长动物后,经 8~12 天可具传染性。受感染的蚊可终生携带病毒,并可经卵传代。

(二)传播途径

主要经蚊叮咬传播。黄热病是第一个(1927 年)被发现的人类急性病毒性传染病,也是第一个(1900 年)被证实是由蚊媒传播的疾病。城市型黄热病传播媒介主要是埃及伊蚊,以"人 - 埃及伊蚊 - 人"的方式循环。丛林型蚊种比较复杂,包括非洲伊蚊、辛普森伊蚊,趋血蚊属、煞蚊属等,以"非人灵长类 - 非洲伊蚊或趋血蚊属等 - 非人灵长类"的方式循环,人进入丛林被蚊叮咬可感染。

(三)易感人群性

人对黄热病毒普遍易感,感染后可获持久免疫力。

(四)流行特征

本病主要流行于非洲,特别是撒哈拉以南的非洲和中南美洲的热带地区。在流行地区全年均可发病,蚊媒活跃季节高发。

四、病机与病理

(一)西医发病机制与病理

1. 发病机制　尚不明确。病毒可由蚊叮咬部位经毛细血管扩散到淋巴结,在淋巴结内复制,数日后入血形成病毒血症,之后通过血液循环侵入肝脏、脾脏、心脏、骨髓和横纹肌等器官和组织,并在其中不断增殖复制。即使血中病毒已消失,但组织器官中的病毒依然可以存在。

靶器官损害可能为病毒直接作用所致。肝脏是主要靶器官,患者由于肝脏受损而出现血清转氨酶、胆红素升高和凝血酶原时间延长等,同时可见肾脏、心脏等受累。肝脏和脾脏的巨噬细胞产生的肿瘤坏死因子(TNF)等细胞因子、氧自由基堆积、内皮细胞损伤、微血栓形成和弥散性血管内凝血(DIC),是多脏器损害和休克的可能原因。出血可能是由于血小板减少、维生素 K 依赖的凝血因子在肝脏合成减少和 DIC 等因素导致。

2. 病理　本病可引起广泛组织病变,其中肝脏病理变化最具有特异性。肝脏可见轻度肿大,肝小叶中央可见肝细胞混浊肿胀,胞核变大,呈多发性微小性空泡性脂肪变、凝固性坏死及嗜酸透明变性,形成康斯尔曼体(Councilman body)。严重时可发生整个肝小叶坏死,但无明显的炎症反应和纤维组织增生,网状结构塌陷少见。肾脏肿大,肾小管急性坏死(多见于近曲小管),肾小球也有破坏,特殊染色基底膜 Schiff 染色阳性。心肌呈脂肪变性、浊肿和退行性变。脾脏及淋巴结淋巴细胞减少,代之以大单核细胞和组织细胞。脑组织可有小出血灶及水肿,炎症细胞浸润不明显。

(二)中医病因病机

本病为湿热疫毒内侵所致。素体正气不足,湿热疫毒乘虚从肌肤侵入,湿热郁阻,阻滞卫气膜原,则见发热恶寒;邪毒夹湿阻遏中焦,则见厌食呕恶;湿热毒邪内扰气营则见壮热汗出,神昏,皮肤斑疹;疫毒炽盛内传血分,则见壮热不解,躁扰不宁,黄疸,肌肤瘀斑及吐血便血等瘀毒入血之证;如失血过多,损耗元气,气随血脱,则见身热骤降,面色苍白,气短息微,大汗不止等阳气暴脱之证;病变后期,疫毒渐退,但气阴受损,可见倦怠无力,思饮,尿黄渐轻等余邪未净之证。

五、临床表现

潜伏期通常为 3~6 天,长者可达 10 天。

人感染黄热病毒后,大多数为隐性感染,仅 5%~20% 出现临床症状。典型病例临床经过分为以下 4 期:

(一)感染期

此期为病毒血症期,持续 3~5 天。患者急性起病,寒战、发热,体温可达 39~41℃,全身不适、畏光、剧烈头痛、头晕,腰骶部和下肢疼痛(特别是膝关节)、肌痛,厌食、恶心、呕吐,烦躁、易怒等。体格检查可有相对缓脉,皮肤、结膜充血,鼻和牙龈出血,特征性舌苔改变(舌边尖红,伴白苔),肝大和上腹压痛。

(二)缓解期

发病 3~5 天后,体温下降、症状减轻,进入缓解期。大多数患者开始恢复,但约 15% 的患者在 48 小时之内病情再次加重,进入中毒期。

(三)中毒期(肝肾损害期)

此期特点是病情再次加重,出现多器官功能损伤表现。体温再次升高,黄疸加重,频繁呕吐,上腹痛。可出现多部位出血,如皮肤瘀点、瘀斑、鼻衄、黏膜出血,甚至腔道大出血、休克。肾功能异常,表现为蛋白尿、血尿、少尿,甚至无尿。心电图可见 ST-T 异常,少数患者急性心脏增大。神经系统表现为躁动、谵妄、昏迷,脑脊液检查压力明显增高,蛋白升高,但白细胞升高不明显。进入中毒期,约有 50% 的患者在发病第 2 周死亡。

(四)恢复期

此期可持续 2~4 周。体温下降至正常,症状逐渐消失,器官功能逐步恢复,但疲乏症状可持续数周。黄疸和转氨酶升高可持续数月。

六、实验室检查

(一)一般检查

1. 血常规 外周血白细胞减少,中性粒细胞比例降低,血小板下降。

2. 尿常规 可有蛋白尿、颗粒管型及红细胞。

笔记

3. 粪便检查 大便隐血试验可阳性。

4. 生化检查 血清转氨酶升高早于胆红素,天冬氨酸氨基转移酶(AST)升高程度高于丙氨酸氨基转移酶(ALT),可达 20 000U/L 以上。血清胆红素可高达 255~340μmol/L。还可见血糖降低、血肌酐升高、血尿淀粉酶升高等。

5. 凝血功能检查 凝血酶原时间延长、凝血酶原活动度下降、凝血因子(Ⅱ、Ⅴ、Ⅶ、Ⅸ和Ⅹ)下降。出现 DIC 则相应凝血功能异常。

6. 心肌损伤标志物检查 心肌损害时血肌钙蛋白明显升高。

(二)血清学检查

1. 检测 IgM 抗体 采用 ELISA、免疫荧光等方法。病后 5~7 天出现阳性,可持续数年。

2. 检测 IgG 抗体 采用 ELISA、免疫荧光抗体测定(IFA)、免疫层析等方法。恢复期抗体滴度较急性期升高 4 倍及以上有诊断意义。

黄热病毒抗体与其他黄病毒属的登革病毒、寨卡病毒和西尼罗病毒抗体等有较强的交叉反应,可产生假阳性,在诊断时应注意鉴别。

(三)病原学检查

1. 核酸检测 RT-PCR 等检测血液、尿液及其他体液标本中黄热病毒 RNA,可用于疾病早期诊断。

2. 病毒分离 发病后 5 天内可用患者血液或死亡病例的组织标本进行病毒分离。

3. 抗原检测 使用免疫组化方法检测组织标本中的病毒抗原;采用 ELISA 方法检测血液等标本中的病毒抗原。

七、诊断与鉴别诊断

(一)诊断

根据流行病学史、临床表现和相关实验室检查综合判断。

1. 流行病学史 发病前 14 天内有在黄热病流行地区居住或旅行史。

2. 临床表现 难以用其他原因解释的发热、黄疸、肝肾功能损害或出血等。

3. 实验室检查 血清特异性 IgM 抗体阳性可作为临床诊断病例依据;黄热病毒核酸检测阳性或分离出黄热病毒即可确定诊断。

(二)鉴别诊断

早期或轻型病例应与流行性感冒、伤寒、斑疹伤寒等鉴别;发热伴有黄疸者应与各种原因引起的肝损害及钩端螺旋体病等鉴别;发热伴出血者应和肾综合征出血热及其他病毒性出血热、登革热、蜱传回归热、恶性疟疾等鉴别。

注意本病可与疟疾、登革热同时发生。

八、预后

病死率 2%~20%,重症病例病死率可达 50%,出现无尿、高胆红素血症、凝血酶原时间延长超过正常值 25%、出血无法控制、持续呃逆、谵妄、低血压休克、昏迷者预后差。

九、治疗

目前无特效治疗方法,以对症及支持治疗为主,结合中医辨证论治,疗效更佳。

(一)西医治疗

1. 一般治疗　急性期应卧床休息,注意皮肤及口腔护理,保持大便通畅,补充维生素 B、C、K 类,并采取有效防蚊隔离措施。密切观察病情变化,监测生命体征。有频繁呕吐、消化道出血时应禁食、静脉补液,营养支持,维持水电解质及酸碱平衡。

2. 对症治疗　高热时物理降温为主,必要时给予小剂量解热镇痛剂,禁用阿司匹林。肝功能损害时,予保肝、降酶、退黄治疗,补充维生素 K 促进凝血因子合成,严重出血时补充凝血因子、血小板、新鲜血浆等,必要时输注红细胞。急性肾衰竭时,必要时可予肾脏替代治疗。上消化道出血时可予质子泵抑制剂、凝血酶等治疗。出现脑水肿时,可予 20% 甘露醇等脱水治疗。

(二)中医辨证论治

1. 湿热郁阻证(感染期)

证候:发热恶寒,头身痛,骨节疼痛,羞明,厌食呕恶,烦躁易怒,尿黄等。舌边尖红,苔白厚腻,脉濡缓或浮数。

治法:清热化湿,透表解肌。

方药:甘露消毒丹合柴葛解肌汤加减。

2. 毒扰气营证(中毒早期)

证候:再次壮热,汗出热不解,神昏谵语。眼黄,尿黄短赤。皮肤斑疹,烦渴,呕吐,上腹痛。舌红,苔白或黄,脉濡或数。

治法:清气凉营,泻火解毒。

方药:清瘟败毒饮加减。

3. 瘀毒入血证(中毒期)

证候:壮热不解,上腹痛,黄疸加深,可见躁扰不安或神昏不醒,肌肤瘀斑,吐血、衄血、便血,或并见其他出血证,少尿。舌黯红,苔薄或腻,少津,脉细数。

治法:凉血止血,解毒化瘀。

方药:犀角地黄汤(《备急千金要方》)加减(犀角现用水牛角代)。

4. 阳气暴脱证(休克)

证候:身热骤降,面色苍白,气短息微,大汗不止,四肢湿冷,烦躁不安或神昏谵语,肌肤斑疹或见各种出血。舌质淡红,脉微欲绝。

治法:回阳救逆,益气固脱。

方药:生脉散合四逆汤加减。

5. 余邪未净证(恢复期)

证候:倦怠无力,纳可,思饮,尿黄渐轻。舌淡,苔厚少津或少苔,脉细数。

治法:清利余热,益气养阴。

方药:茵陈五苓散加减(药用茵陈、茯苓、泽泻、白术、石斛、麦冬等)。

十、预防

(一)管理传染源

可疑发热患者应注意询问其旅行史,及早发现在境外感染的输入病例。对来自黄热病疫区人员实施卫生检疫。对疑似、临床诊断和确诊病例应采取有效防蚊隔离措施。住院患者符合以下条件,可解除隔离:

1. 体温正常,临床症状缓解。

2. 血液核酸连续检测 2 次阴性(间隔 24 小时以上);不具备核酸检测条件者,病程不少于 10 天。

（二）切断传播途径

防蚊灭蚊是本病的重要防控措施。

（三）保护易感人群

疫苗接种是预防黄热病的重要措施。对前往本病流行国家或地区的人员进行免疫预防和卫生宣教。前往黄热病流行区人员应在出发前至少 10 天接种黄热病疫苗,成人与儿童剂量相同,0.5ml 皮下注射 1 次即可,95% 接种者 7~10 天后体内出现抗体,可维持 30~35 年,对旅游者推荐每 10 年接种一次,孕妇及 6 个月以下婴儿禁用疫苗。同时采取驱蚊剂、长袖衣物等个人防蚊措施。

（刘耀敏）

第十六节　传染性单核细胞增多症

一、概述

传染性单核细胞增多症(infectious mononucleosis,IM)是由 EB 病毒(Epstein-Barr virus,EBV)感染引起的,以单核 - 吞噬细胞系统增生为主的急性感染性疾病。临床以发热、咽峡炎、淋巴结及肝脾大、外周血淋巴细胞增多并出现大量异型淋巴细胞为特征。

中医学没有确切病名与该病对应,根据本病的病因、发病经过及临床特点可归属中医学"温病""瘟疫"范畴。

二、病原学

EBV 属疱疹病毒,是一种主要侵犯 B 淋巴细胞的嗜淋巴细胞 DNA 病毒。电镜下病毒呈球形,直径约 150~180nm,最外层为脂蛋白包膜,包膜内是对称的 20 面体核衣壳,核衣壳内是线状双链 DNA。

EBV 有 6 种抗原成分,分别是膜壳抗原(capsid antigen,VCA)、早期抗原(early antigen,EA)、核心抗原(EBV nuclear antigen,EBNA)、淋巴细胞决定的膜抗原(lymphocyte detected membrane antigen,LYDMA)、补体结合抗原(即可溶性抗原 S)和膜抗原(membrane antigen,MA),除 LYDMA 外,均能产生各自相应的抗体。

三、流行病学

（一）传染源

人是 EBV 的贮存宿主,患者和病毒携带者是传染源,EBV 大量存在于患者和病毒携带者的唾液中,可持续排出达数周至数月,有的可持续或间断排毒达数年之久。

（二）传播途径

口 - 口传播为主要途径,存在空气飞沫传播,但不属主要途径,偶可经输血途径传播。

（三）易感人群

儿童和青少年多见。6 岁以下幼儿多表现为隐性或轻度感染，发病以 15 岁以上青年居多且症状典型，35 岁以上的患者少见。病后免疫力持久。

（四）流行特征

散发于世界各地，也可见一定规模的流行。一年四季均有发病，以秋末至春初多见。

四、病机与病理

（一）西医发病机制与病理

1. 发病机制　尚未完全阐明。因 B 淋巴细胞表面有 EBV 受体（CR2），故 EBV 进入口腔后，首先侵入咽部淋巴样组织中的 B 淋巴细胞并在其中繁殖，引起咽及扁桃体渗出性炎症和局部淋巴结肿大，同时 EB 病毒还在唾液腺上皮细胞中繁殖，并持续或间歇向唾液中排放病毒。随后 EBV 入血致病毒血症，并进一步播散至整个淋巴系统，引起体液免疫和细胞免疫反应。B 淋巴细胞感染 EBV 后抗原性发生改变，由此可激活 T 淋巴细胞，使其增殖并转化为细胞毒性 T 淋巴细胞（CTL），患者血中的大量异型淋巴细胞就是这种 CTL。CTL 直接攻击感染 EBV 的 B 淋巴细胞，对本病的自限性起重要作用，同时也使许多组织器官受损，出现相应临床表现。婴幼儿由于免疫系统不完善，对 EBV 免疫应答不充分，故多为轻症或隐性感染，而青少年和成人感染则典型发病居多。

2. 病理　基本病理变化为全身淋巴组织的良性增生，淋巴结的非典型单核细胞浸润，淋巴结（非化脓性）肿大，淋巴细胞及单核 - 吞噬细胞高度增生。

（二）中医病因病机

本病属中医"温病"范畴，可按温病之卫气营血传变规律辨证。小儿脏腑娇嫩，形气未充，卫外不固，易受温热疫邪侵袭。温热时邪，从口鼻而入，先犯肺卫，邪郁卫表，则见恶寒、发热。肺胃热壅，燔灼阳明，气分热盛，则见壮热烦渴、咳嗽、咽痛等症。热毒炽盛，炼液成痰，痰火互结，上攻咽喉，则见咽喉肿痛溃烂。痰火热毒，流注经络，经络不利，则见痰核瘰疬。热毒炽盛，传入营血，损伤血络，则见皮肤发疹发斑。血热妄行，溢出脉外，则见衄血尿血。热毒内蕴，痰热互结，瘀滞经络，气血运行受阻，发为腹中积聚痞块。若正气不足，难以驱邪外出，邪热久羁，耗气伤阴，可有长期低热、倦怠乏力等症。

五、临床表现

潜伏期儿童 9~11 天，成人通常为 4~7 周。

病程 1~3 周，少数迁延至 1 个月或数月，个别可达数年。婴幼儿 EBV 感染者常无症状，或仅有轻微临床表现，血清 EBV 抗体阳性。青少年及成人症状明显，起病急缓不一，临床表现多样，部分有短期的周身不适、乏力、头痛、畏寒、食欲缺乏、恶心及轻度腹泻等前驱症状。主要临床表现有：

1. 发热　患者均有发热，体温 38.5~40℃，热型不一，持续数日至数周，也有长达 1~4 个月者。部分患者伴有畏寒、寒战。发热呈渐退或骤退，多伴有出汗。病程早期可有相对缓脉。

2. **咽峡炎** 约半数患者咽部、扁桃体及悬雍垂充血肿胀,少数有溃疡或假膜形成,伴有咽痛及腭部小出血点,肿胀严重者可出现呼吸困难及吞咽困难。部分患者咽部可继发细菌感染。

3. **淋巴结肿大** 多数患者可见全身浅表淋巴结肿大,以颈部最多见,腋下和腹股沟次之。肿大淋巴结直径 1~4cm,硬度中等,无粘连及明显压痛,不化脓,两侧不对称,消退缓慢,需数周至数月。肠系膜淋巴结肿大时可引起腹痛。

4. **肝脾大** 少数病例出现肝大,肝功能异常更常见。多数患者有轻度脾大、脾脏疼痛及压痛,偶可发生脾破裂。

5. **皮疹** 成人约 10% 病例出现皮疹,儿童可达 1/3,皮疹呈多形性,如丘疹、斑丘疹、荨麻疹、猩红热样红斑疹、出血性皮疹等,多见于躯干。常于起病后 1~2 周内出现,3~7 天消退,不留痕迹。比较典型的为黏膜疹,即在软、硬腭交界处出现针尖大小的出血点或瘀点。

6. **其他** 重者可出现神经系统病变,表现为急性无菌性脑膜炎、脑膜脑炎、脑干脑炎、周围神经炎等,大多预后良好。偶可见心包炎、心肌炎、肾炎、肺炎、腹泻、紫癜及贫血等。

六、并发症

多数患者不出现并发症,约 30% 可并发咽峡部溶血性链球菌感染,少数可并发急性肾炎、脾破裂、心肌炎等。极个别患者出现急性肝衰竭、噬血细胞综合征等而危及生命。

七、实验室检查

(一) 血常规

早期白细胞总数可正常或偏低,以后逐渐升高,一般为 $(10~20) \times 10^9/L$,部分可高达 $(30~60) \times 10^9/L$,淋巴细胞增多,比例高于 60%。在发病的 1~21 日出现异型淋巴细胞,其比例超过 10% 或绝对数超过 $1.0 \times 10^9/L$ 具有诊断价值。血小板计数可减少。

(二) 血清学检查

1. **嗜异性凝集试验** 患者血清中出现 IgM 嗜异性抗体,能凝集绵羊、牛或马的红细胞。一般发病 1~2 周即可检出,3~4 周达高峰,恢复期则下降,阳性率达 80%~90%,效价高于 1:64 有诊断意义,若双份血清效价升高 4 倍以上诊断价值更大。少数病例(5 岁以下儿童)嗜异性凝集试验始终阴性,则多属轻型。

2. **EBV 抗体检测** 有助于嗜异性抗体阴性(特别是学龄前儿童)EBV 感染的诊断。血清 VCA-IgM 抗体是 EBV 新近感染的标志,其灵敏性与特异性均较高,是目前临床 EBV 抗体检测最常用的指标,持续时间为 4~8 周。EA-IgG 抗体是近期感染或 EBV 复制活跃的标志,亦具诊断价值。VCA-IgG 抗体终身存在,常用于流行病学调查。

(三) 聚合酶链反应

可灵敏、快速、特异性地检出标本中的 EBV DNA。儿童患者及有免疫抑制的患者,异型淋巴细胞数量及血清抗体水平低,实时定量 PCR 检测 EBV DNA 可明确诊断。

笔记

八、诊断与鉴别诊断

(一)诊断

主要根据患者的临床表现、外周血异型淋巴细胞增多、嗜异性凝集试验、EBV 抗体测定及 EBV DNA 检测等进行诊断。散发病例易被误诊,当出现流行时,患者的流行病学资料有重要参考价值。

(二)鉴别诊断

1. 巨细胞病毒(CMV)感染 其临床表现与本病相似,但咽痛和颈淋巴结肿大较少见,确诊需依据病原学及特异性抗体检查。

2. 急性淋巴细胞性白血病 骨髓细胞学检查有确诊价值。

3. 其他 应与急性感染性淋巴细胞增多症、腺病毒、甲型肝炎病毒、风疹病毒等所致的淋巴细胞增多相鉴别。也应与链球菌感染所致的化脓性扁桃体炎相鉴别。

九、预后

本病多为自限性疾病,大多预后良好。病死率约 1%,多死于严重并发症,如脾破裂、脑干脑炎、心肌炎、喉梗阻、噬血细胞综合征等。先天性免疫缺陷者患本病后,病情往往迅速恶化而死亡。

十、治疗

本病多呈自限性,一般不需特殊治疗,主要是对症治疗及中医辨证治疗。有明显脾大者应严禁参加运动,以防脾破裂。

(一)西医治疗

1. 一般治疗及对症治疗 以对症治疗为主。急性期应卧床休息,清淡饮食,注意口腔卫生,高热时可予温水、乙醇等擦浴以物理降温并酌情予以补液,有肝损伤时按急性病毒性肝炎对症治疗。

2. 抗病毒治疗 早期应用阿糖腺苷、阿昔洛韦、更昔洛韦、干扰素等抗病毒药物及肌内注射恢复期血清有一定治疗作用,尚需进一步证据支持。

3. 抗菌治疗 仅在咽部及扁桃体等继发细菌感染时使用,一般采用青霉素 G,疗程 7~10 天。因氨苄西林及阿莫西林会导致皮疹而不宜使用。

4. 并发症治疗 糖皮质激素可用于有神经系统并发症、咽喉严重水肿以及出现心肌炎、溶血性贫血、血小板减少性紫癜等并发症的重症患者,短程使用可明显减轻症状。脾破裂若能及时确诊,迅速处理常可获救。

(二)中医辨证论治

本病中医病机核心是热、毒、痰、瘀,治疗的基本原则是清热解毒、化痰祛瘀。依据表里深浅、卫气营血之病变部位不同,治疗侧重亦不同。在卫则辛凉解表,宣肺透邪;在气则清气透卫,泄热解毒;在营血则清营透热,凉血止血。痰瘀互结者,化痰消瘀,散结通络。气阴耗伤者,益气养阴,兼清余邪。

由于本病病程较长,临床表现多样,辨证分型亦复杂纷呈。常见有以下四个基本证型:

1. 邪郁肺卫

证候:发热头痛,微恶风寒,鼻塞流涕,咽痛咳嗽,颈项瘰核肿大。舌边尖红,苔薄黄,脉浮数。

治法:疏风宣肺,清热利咽。

方药:银翘散加减。

2. 热毒炽盛

证候:壮热烦渴,咽喉红肿疼痛,乳蛾肿大甚则溃烂,颈项瘰核肿大,面红唇赤,皮疹显露,便干溲赤。舌红苔黄,脉洪数有力。

治法:清热解毒,泻火利咽。

方药:普济消毒饮加减。

3. 痰热流注

证候:不规则发热,颈部、腋下、腹股沟等处浅表瘰核肿大,胁下痞块。舌红赤,苔黄腻,脉滑数。

治法:清热化痰,散瘀通络。

方药:黛蛤散合清肝化痰丸加减。

4. 正虚邪恋

证候:病程日久,发热渐退或低热不退,神疲乏力,口干口渴,大便干稀不调,小便短赤,肿大之瘰核及腹部痞块渐回缩。舌红绛,苔花剥,脉细弱。

治法:益气生津,兼清余邪。

方药:竹叶石膏汤加减。

若出现邪陷心包、热极动风、毒窜脑络等危重之证及合并严重并发症者,应中西医结合积极救治。

十一、预防

本病尚无有效预防措施。急性期患者应呼吸道隔离,其呼吸道分泌物宜用含氯石灰(漂白粉)、氯胺或煮沸消毒。目前预防传染性单核细胞增多症的疫苗尚处于研究阶段。

(刘晓彦)

第十七节 狂 犬 病

一、概述

狂犬病(rabies)是由狂犬病毒(rabies virus)引起的一种人畜共患急性中枢神经系统传染病。主要临床表现为特有的恐水、流涎、怕风、恐惧不安、咽肌痉挛等,终因进行性瘫痪、呼吸麻痹而危及生命,病死率几近 100%。因恐水症状较突出,又名"恐水症"(hydrophobia)。中医学称本病为"犬咬""癫狗伤""疯狗病"等。

二、病原学

狂犬病毒属弹状病毒科(*Rhabdoviridae*)拉沙病毒属(*Lyssa virus*)。呈子弹状,75nm×180nm 大小,内含单股负链 RNA,外有包膜,只有一个血清型。病毒对外界抵抗能力差,易被紫外线、70% 乙醇、甲醛、碘酒、高锰酸钾、汞和苯扎溴铵等灭活。加热 100℃ 2 分钟可灭活,-70℃ 可存活数年。

狂犬病毒有五种蛋白抗原,即:糖蛋白抗原、核壳体蛋白抗原、RNA 多聚酶抗原、磷蛋白抗原和基质蛋白抗原。

从患者或患病动物体内直接分离的病毒称为野毒株或街病毒株,其特点是毒力强,能在唾液腺中繁殖。街病毒通过动物脑连续多次传代后成为固定毒株,其毒力减低,不侵犯唾液腺,对人和犬失去亲和力,仅脑内接种能使动物发病。固定毒株仍保留其抗原性,故可供制备疫苗。

三、流行病学

我国是狂犬病高发国之一,因狂犬病疫苗的广泛应用,发病率一度逐年下降,但近年来因养宠物等因素,发病率呈上升趋势。

(一) 传染源

我国狂犬病的传染源主要为病犬,其次为猫和狼,一些看似健康的犬唾液中可携带病毒,成为传染源。发达国家主要由野生动物(如狐狸、食血蝙蝠、浣熊、獾等)传播。

(二) 传播途径

病毒主要通过咬伤皮肤破损处侵入体内,也可由染毒唾液污染各种伤口、黏膜引起感染。少数可通过宰杀病犬、剥病兽皮或进食染毒肉类或吸入蝙蝠群居洞穴中的含病毒气溶胶而发病。

(三) 易感人群

人对狂犬病普遍易感。被病犬咬伤而未预防接种者,发病率为 15%~30%。感染后发病与否与咬伤部位、创伤程度、衣着厚薄、免疫功能、局部处理情况以及疫苗注射情况等因素有关。

四、病机与病理

(一) 西医发病机制与病理

1. 发病机制 狂犬病毒自皮肤或黏膜破损处侵入人体后,对神经组织有极大的亲和力。发病过程可分为三个阶段。

(1)局部组织内繁殖期:病毒在入侵处及其附近横纹肌细胞内缓慢繁殖,在局部可停留 1~2 周或更久(占潜伏期的大部分时间),然后侵入近处的末梢神经。

(2)侵入中枢神经期:病毒沿周围神经的轴突向心性扩散,经脊髓神经节和脊髓段而达中枢神经系统。主要侵犯脑干和小脑等处的神经细胞。导致表情淡漠、惊恐、兴奋、阴茎异常勃起等症状以及其他行为障碍。

(3)各器官扩散期:病毒自中枢神经系统向周围神经离心性扩散,侵入各器官组织,其中以唾液腺、舌部味蕾、嗅神经上皮等处病毒含量较多。由于迷走、舌咽及舌下脑神经核受损,可致咽肌和呼吸肌痉挛,出现恐水、吞咽困难和呼吸困难;交感神经受刺激,出现唾液分泌增多、多汗;迷走神经节、交感神经节、心脏神经节等受损,可致心功能紊乱或猝死。

2. 病理 主要为急性弥漫性脑脊髓炎,以大脑基底面海马回、脑干部位和小脑损害最为明显。脑实质外观充血、水肿和点状出血。镜下最具有特征性的病变是可见嗜酸性包涵体,又称内基小体(Negri body),呈圆形或椭圆形,直径 3~10nm,位于海马及小脑浦肯野细胞胞浆内,染色呈淡红色,是狂犬病毒集落,具有诊断价值。

（二）中医病因病机

中医学认为,狂犬病的发生是由于疫疠之邪经癫狂之犬咬伤,随其唾液由伤口侵入人体,由表入里,内攻脏腑而发病。疫疠之邪先着肌腠、经络,导致营卫不调、经脉瘀滞,继而化热入里,生风化痰,上蒙神明,内攻心营。临床见发热、惊恐、谵妄、恐水、怕风、心慌等症;热毒燔灼肝经,引动肝风,则抽搐频作;邪毒内闭,瘀毒内壅,毒瘀交结,凝滞血脉,气血乖逆,则可见肢体软瘫、失语、神昏等症;最终五脏气绝,阴阳离决而亡。

五、临床表现

潜伏期长短不一,多在 3 个月内发病,长者可达 10 年以上。潜伏期的长短与年龄、伤口部位、伤口深浅、病毒进入伤口的数量和毒力等因素有关。临床上根据临床表现分为普通型和静型,我国以普通型为主。

（一）普通型（狂躁型）

典型临床过程分为以下 3 期:

1. 前驱期(2~4 天)　有低热、头痛、倦怠、恶心、烦躁、恐惧不安,继而出现喉部紧缩感,已愈合的伤口附近有麻木、痒痛的异常感觉。

2. 兴奋期(1~3 天)　高度兴奋状态,表现为极度恐慌、恐水、畏风,发作性咽肌痉挛及呼吸困难等。典型患者虽极渴而不敢饮,见水、闻及水声或提及饮水均会激发咽肌痉挛;风、光、声等外界刺激也导致咽肌痉挛。因交感神经功能亢进,出现大汗、心率加快、血压升高,唾液分泌增加,患者大量流涎,或胡乱喷吐,但神志大多清楚,部分患者可出现精神症状,有谵妄、幻视、幻听等。

3. 麻痹期(6~18 小时)　患者痉挛停止,逐渐安静,出现昏迷,出现各种瘫痪,尤以肢体迟缓性瘫痪多见。呼吸微弱或节律不整,瞳孔散大,血压下降,脉搏细数,最终因呼吸、循环衰竭而死亡。

（二）静型（瘫痪型）

静型也称为哑狂犬病(dumb rabies)。无兴奋期及恐水征象,而以高热、头痛、呕吐和咬伤处疼痛等症状开始,继而出现肢体软弱、腹胀、共济失调、肌肉瘫痪、大小便失调等。病程可达 10 天。

六、并发症

可并发肺炎、气胸、心功能衰竭、动静脉栓塞、急性肾衰等。伤口离中枢神经越近、越深、越大,并发症就越多、越严重,死亡越快。

七、实验室检查

（一）一般检查

周围血白细胞总数轻至中度升高,中性粒细胞占 80% 以上。尿常规可有轻度尿蛋白,偶有管型。脑脊液压力正常或稍增高,细胞数及蛋白量均稍增多,以淋巴细胞为主。

（二）病原学检查

1. 病毒分离　取患者唾液、脑脊液或死亡患者脑组织用乳鼠颅内接种进行病毒分离。

2. 内基小体检查　取死亡患者脑组织和咬人动物的脑组织做切片染色,镜检胞浆内的内基小体,阳性率达 70%~80%。

3. 核酸测定　RT-PCR 检测狂犬病毒 RNA。

4. 抗原检测　免疫荧光抗体法检测患者分泌物或脑组织涂片及皮肤切片中的病毒抗原。

（三）抗体检查

1. 快速荧光灶抑制试验（RFFIT）　测血清或脑脊液中的狂犬病毒中和抗体。

2. 用 ELISA 法检测血清中的特异性抗体,病后 2 周该抗体几乎全部阳性。病后 6 日可测得血清中和抗体,效价上升者有诊断意义。已接种狂犬疫苗者,中和抗体效价达 1∶5 000 以上方可诊断。主要进行流行病学调查,也用于狂犬病的诊断。

八、诊断与鉴别诊断

（一）诊断

1. 流行病学史　有被动物咬伤史,或与犬、猫等动物密切接触史。

2. 典型临床表现　恐水怕风、兴奋躁动、咽肌痉挛、各种瘫痪和自主神经功能紊乱等特殊临床表现。

3. 实验室检查　脑脊液检查、病毒分离、内基小体检查及免疫学检测均有助于确诊。

（二）鉴别诊断

狂犬病典型病例诊断不难,但须与破伤风、病毒性脑炎、疫苗接种后脑炎、类狂犬病等鉴别。

九、预后

该病进展迅速,预后极差,一旦发病,病死率几近 100%。

十、治疗

（一）西医治疗

1. 一般治疗　隔离患者,患者安置在安静环境内进行监护,避免各种刺激,减轻患者痛苦。

2. 对症治疗　镇静、纠正脱水和电解质紊乱、酸碱平衡失调等。维护患者心肺功能。有呼吸肌痉挛而引起窒息时,做气管切开,间歇加压给氧。狂躁时给予镇静剂。有脑水肿时给予脱水剂。鼻饲给予营养和水分。静脉补充能量。

3. 抗病毒治疗　以往曾经试用 α- 干扰素、转移因子、大剂量人抗狂犬病免疫球蛋白等治疗,均未成功。

（二）中医辨证论治

初起邪正皆实,宜以祛邪为主,或可获救;后期邪实正虚,施治甚难。本病传变迅速,宜于病变初期以大剂清热解毒、破瘀行滞之剂投之,或可获救。

1. 毒邪阻络

证候:畏风怕光,喉头梗塞,微热头痛,食少烦躁及恐慌不安,伤口及其附近痛痒或蚁走感,咽部紧缩感。舌红苔黄腻,脉数。

治法:清热解毒,破瘀通络。

方药:解毒承气汤合膈下逐瘀汤加减。

2. 毒邪攻里

证候:时时发狂,恐惧不安,闻声则惊,见水即怕,或神志不清,张口呼吸,四肢抽搐,颈项强直,甚至角弓反张,涎流满口,汗出涔涔。舌苔黄燥,脉弦数或滑数。

治法:解毒开窍镇痉。

方药:犀角地黄汤(《备急千金要方》)加味(犀角现用水牛角代)。

3. 虚阳外脱

证候:神昏失语,肢体厥冷,肢软瘫痪,气息微弱。脉微欲绝。

治法:回阳固脱。

方药:四逆散合真武汤加减。

十一、预防

做好暴露前免疫接种,或咬伤等暴露后预防接种,同时接种免疫球蛋白,以及彻底的处理伤口是预防狂犬病发病的重要手段。

(一) 管理传染源

捕杀野犬,家犬进行登记与疫苗接种。病犬应予杀灭焚毁或深埋,切勿剥皮,不得食用。

(二) 伤口处理

伤口应立即处理,以 20% 肥皂水或 0.1% 苯扎溴铵(两者不可合用)彻底冲洗伤口和抓伤处,至少半小时,冲洗后用 75% 乙醇、2% 碘酊涂擦。如有狂犬病免疫球蛋白(HRIG)可注入伤口底部及周围,伤口数天内不缝合或包扎。

(三) 预防接种

1. 疫苗接种　我国现在生产的狂犬病纯化疫苗主要是原代地鼠肾细胞疫苗(PHKCV)和 Vero 细胞狂犬病疫苗。

(1)疫苗接种人群:①被狂犬咬伤、抓伤者;②被狼、狐或蝙蝠等其他未被捕获的野兽咬伤者;③兽医,动物管理者;④医务人员皮肤破损处受患者、病兽唾液污染者;⑤头颈部被可疑狂犬病动物咬伤,或咬人动物无法观察者。

(2)接种方法:分暴露前接种和暴露后接种:

暴露前接种:按照 0、7、28 天各注射一针,并每两年加强一针。

暴露后接种:咬伤当天、第 3 天、第 7 天、第 14 天、第 28 天各注射一针,肌内注射。儿童剂量与成人相同。

1 年内接受过有效疫苗全程接种者,如发生暴露,当日及第 3 日各注射疫苗 1 针;如在 1 年前接种者,应再进行全程接种。

2. 免疫血清或免疫球蛋白的应用　对狂犬病动物严重咬伤者必须进行疫苗合并抗血清或免疫球蛋白进行暴露后治疗。常用的抗血清有两种:①抗狂犬病马血清,剂量为 40IU/kg;② HRIG,一次注射量为 20IU/kg,需皮试,一半剂量做局部伤口处注射,另一半剂量肌内注射。

(刘晓彦)

第十八节 艾 滋 病

一、概述

艾滋病,是获得性免疫缺陷综合征(acquired immunodeficiency syndrome,AIDS)的简称,是由人类免疫缺陷病毒(human immunodeficiency virus,HIV)引起的一种以免疫功能缺陷为主要表现的传染病。HIV 特异性地侵犯 $CD4^+T$ 淋巴细胞,使 $CD4^+$ 细胞数量进行性减少,最终导致以细胞免疫功能缺陷为主,继发各种机会性感染、恶性肿瘤和中枢神经系统病变。本病主要通过血液、性接触及母婴三种途径进行传播。目前认为艾滋病是一种可以治疗但尚无法治愈的慢性感染性疾病。

结合艾滋病证候特点,可将其归于中医"瘟疫""虚劳""癥瘕""积聚"等范畴。

二、病原学

1983 年法国巴斯德研究所首次发现艾滋病病原,1986 年国际病毒分类委员会统一命名为人类免疫缺陷病毒,又称为艾滋病病毒。HIV 是单链 RNA 病毒,属于反转录病毒科慢病毒属中的人类慢病毒组,为直径 100~120nm 的球形颗粒,由核心和包膜两部分组成。核心包括两条单股 RNA 链,核心结构蛋白和病毒复制所必需的酶类,含有反转录酶(RT,P51/P66)、整合酶(INT,P32)和蛋白酶(PI,P10)。核心外面为病毒衣壳蛋白(P24,P17)。病毒的最外层为包膜,其中嵌有 gp120(外膜糖蛋白),gp120 的下端与贯穿病毒包膜的 gp41(跨膜糖蛋白)相连接,gp120 在分子构型上有一个小凹陷是与 CD4 分子结合的部位。gp41 协助 HIV 进入宿主细胞。

HIV 基因全长约 9.2kb,含有 3 个结构基因(gag 组抗原、pol 多聚酶、env 包膜蛋白)、2 个调节基因(tat 反式激活因子、rev 毒粒蛋白表达调节子)和 4 个辅助基因(nef 负调控因子、vpr 病毒 r 蛋白、vpu 病毒 u 蛋白和 vif 病毒感染因子)。

HIV 是一种变异性很强的病毒,env 基因变异率最高。HIV 发生变异的主要原因包括反转录酶无校对功能导致的随机变异;宿主的免疫压力;病毒 DNA 与宿主 DNA 之间的基因重组;以及药物压力,尤其是不规范的抗病毒治疗是导致耐药变异的重要原因。

根据 HIV env 基因差异,尤其 gp120 编码的高变区 V3 氨基酸序列的差异,目前将其分为 HIV-1 型和 HIV-2 型,两型间氨基酸序列的同源性达 40%~60%。目前全球流行的主要是 HIV-1 型,可进一步分为不同的亚型,包括 M 亚型组(主要亚型组)、O 亚型组和 N 亚型组,其中 M 亚型组有 A~K11 个亚型。此外,近年来发现多个流行重组型。HIV-2 型的生物学特性与 HIV-1 型相似,但其传染性较低,引起的艾滋病临床进展较慢,病情较轻,HIV-2 型至少有 A~G7 个亚型。

我国以 HIV-1 型为主要流行株,已发现的有 A、B(欧美 B)、B'(泰国 B)、C、D、E、F 和 G8 个亚型,还有不同流行重组型,目前流行的 HIV-1 主要亚型是 AE 重组型。1999 年在部分地区发现并证实我国有少数 HIV-2 型感染者。

HIV 在外界环境中的生存能力较弱,对物理因素和化学因素的抵抗力较低,75% 乙醇能灭活,但对紫外线或 γ 射线不敏感。HIV 对热敏感,对低温耐受性强于高温,在

56℃下处理 30 分钟可使 HIV 在体外对人 T 淋巴细胞失去感染性,但不能完全灭活血清中的 HIV;100℃ 20 分钟可将 HIV 完全灭活。

三、流行病学

(一)传染源

HIV 感染者和艾滋病患者是传染源。

(二)传播途径

世界公认的艾滋病传播途径有三种,即性接触(包括同性、异性和双性性接触)、血液或血制品(包括共用针具静脉注射毒品、介入性医疗操作、文身等)及母婴传播(包括经胎盘、分娩时和哺乳传播)。HIV 感染者的血液、精液、阴道分泌物、母乳、唾液、伤口或者皮肤和黏膜损伤的渗出物均含有病毒。病毒载量越高,越容易造成传播。日常生活和工作接触包括握手、拥抱、礼节性亲吻、共用办公用具等(日常生活接触)不会传播 HIV。

(三)易感人群

人群普遍易感。同性恋者和性乱交者,静脉药瘾者,血友病患者,接受可疑血、血制品或器官移植者,HIV 感染者所生的子女等,受感染的危险比较大,属高危人群。

(四)流行特征

自 1981 年美国首次报道 AIDS 以来,本病遍及五大洲。根据世界卫生组织和联合国艾滋病规划署的估计,截至 2016 年年底,全球约有 3 670 万艾滋病病毒感染者。同年,约 180 万例新感染了艾滋病病毒,100 万例 HIV 感染相关死亡。艾滋病在 1984 年首次传入我国,截至 2017 年 12 月 31 日,全国报告现存活艾滋病病毒(HIV)感染者 / AIDS 患者(HIV/AIDS)758 610 例,报告死亡 239 289 例;2017 年新发现 HIV/AIDS 134 512 例。

四、病机与病理

(一)西医发病机制与病理

1. 发病机制 HIV 通过与 CD4 受体结合感染 $CD4^+$ 细胞(包括淋巴细胞,巨噬细胞、树突状细胞等)。

(1)HIV 的复制过程:HIV 感染人体后,选择性地吸附于靶细胞的 CD4 受体上,在辅助受体的帮助下进入宿主细胞。病毒 RNA 在反转录酶作用下,反转录为 DNA,新形成的非共价结合的双股 DNA 进入胞核,在整合酶的作用下,整合入宿主细胞染色体 DNA 中。这种整合的双股病毒 DNA 即前病毒 DNA,以此为模板转录形成 RNA,一些 RNA 成为病毒的子代基因组 RNA;另一些 RNA 经拼接成病毒 mRNA,在细胞核蛋白上转译成病毒的结构蛋白和非结构蛋白,合成的病毒蛋白在内质网核糖体进行糖化和加工,在蛋白酶作用下裂解,产生子代病毒的蛋白和酶类。

(2)$CD4^+T$ 淋巴细胞受损伤的机制:HIV 进入机体后主要感染 $CD4^+T$ 淋巴细胞,可通过以下机制导致 $CD4^+T$ 淋巴细胞数量逐渐减少,细胞免疫功能受损。

1)直接损伤:HIV 在细胞内大量复制,导致细胞溶解或破裂。

2)间接损伤:受感染的 $CD4^+T$ 淋巴细胞表面有 gp120 表达,可与未受感染的 $CD4^+T$ 淋巴细胞结合,形成融合细胞使细胞膜通透性改变,细胞发生溶解破坏。

笔记

3)骨髓干细胞受损:HIV可以感染破坏干细胞,使CD4$^+$T细胞产生减少。

4)免疫损伤:感染HIV的CD4$^+$T淋巴细胞或与血液中游离gp120结合的CD4$^+$T淋巴细胞,均可成为靶细胞而被免疫细胞攻击导致损伤。

(3)HIV对单核-巨噬细胞、B淋巴细胞、自然杀伤细胞的影响:HIV可以感染并破坏单核-巨噬细胞系统,随着病毒不断复制,巨噬细胞功能出现异常,处理抗原的能力减弱,使机体抵抗HIV感染和其他病原体感染的能力降低。HIV感染者B细胞功能异常,随着CD4$^+$淋巴细胞的功能异常,B细胞的数量及功能也发生改变。HIV感染者NK细胞计数虽然正常,但功能缺陷,失去监视病原感染和细胞突变的功能。

2. 病理 艾滋病的病理变化呈多样性、非特异性,可有机会性感染引起的病变如淋巴结病变、中枢神经系统病变和肿瘤性病变。由于存在严重免疫功能损伤,表现为多种机会性病原体反复或重叠感染,组织中病原体繁殖多,炎症反应少。机会感染是艾滋病患者主要的死亡原因,机会感染发生的危险性和严重程度由CD4$^+$T细胞计数和病原体的种类所决定。淋巴结和胸腺等免疫器官出现滤泡增殖,融合,淋巴结内淋巴细胞完全消失,胸腺可有萎缩,退行性或炎性病变。可有淋巴瘤、卡波西肉瘤和其他恶性肿瘤的发生。中枢神经系统病变包括神经胶质细胞的灶性坏死,血管周围炎症浸润和脱髓鞘改变等。

(二)中医病因病机

随着中医对于艾滋病的深入研究,其病因病机也渐成系统。艾滋病作为一种新发传染病,临床表现具有症状相似、传变迅速的特点,应属中医"疫毒"范畴,正如《素问·刺法论》所说:"五疫之至,皆相染易,无问大小,病状相似"。HIV作为外在邪毒侵袭人体,多由破损的皮肤进入血络或直入血脉,逐渐消耗人体元气,终致脏腑虚损而变证丛生。所谓"邪之所凑,其气必虚",其病因主要为恣情纵欲,肾精亏耗,吸毒成瘾,血脉损伤,禀赋薄弱,体质不强。其病机主要为元气虚损、肾气亏虚、脾脏虚损、痰饮血瘀。

综上所述,本病是由于HIV经由血脉体液、房室劳伤或孕产胎生而侵入体内,伏于营血三焦膜原,逐渐损耗人体脏腑气血阴阳,病位涉及五脏六腑。其病变过程,通常首犯一脏,由于脏腑生克相关,气血阴阳同源互根,最终累及他脏,病势进展,病情渐重。

五、临床表现

感染HIV的患者经过潜伏期后出现临床症状,HIV-1侵入机体后经过2~10年的无症状期后出现临床症状,HIV-2所需的时间更长。

我国将艾滋病分为以下三期:

(一)急性期

通常发生在初次感染HIV后2~4周。部分感染者出现HIV病毒血症和免疫系统急性损伤所产生的临床症状。大多数患者临床症状轻微,持续1~3周后缓解。临床表现以发热最为常见,可伴有咽痛、盗汗、恶心、呕吐、腹泻、皮疹、关节疼痛、淋巴结肿大及神经系统症状。此期在血液中可检出HIV RNA和P24抗原,而HIV抗体则在感染后数周才出现。CD4$^+$T淋巴细胞计数一过性减少,CD4$^+$/CD8$^+$T淋巴细胞比值亦可倒置。部分患者可有轻度白细胞和血小板减少或肝功能异常。

(二)无症状感染期

可从急性期进入此期,或无明显的急性期症状而直接进入此期。此期持续时间一般为 6~8 年。其时间长短与感染病毒的数量和型别、感染途径、机体免疫状况的个体差异、营养条件及生活习惯等因素有关。在无症状期,由于 HIV 在感染者体内不断复制,免疫系统受损,CD4$^+$T 淋巴细胞计数逐渐下降,同时具有传染性。

（三）艾滋病期

为 HIV 感染的终末阶段,主要表现为各种机会性感染和恶性肿瘤。外周血 CD4$^+$T 淋巴细胞数明显降低甚至耗竭,常在 200 个 /μl 以下,HIV RNA 水平明显升高。HIV 相关症状:持续 1 个月以上的发热、盗汗、腹泻,体重减轻超过 10%,部分患者表现为神经精神症状,如记忆力减退、精神淡漠、性格改变、头痛、癫痫及痴呆等。另外,还可出现持续性全身性淋巴结肿大,其特点为:除腹股沟以外有 2 处或 2 处以上的淋巴结肿大,淋巴结直径 ≥ 1cm,无压痛,无粘连,持续时间 3 个月以上。AIDS 患者各系统常见的临床表现如下:

1. 呼吸系统　呼吸道的机会感染极为常见,以肺孢子菌肺炎（Pneumocystis carinii pneumonia,PCP）、结核分枝杆菌感染、巨细胞病毒肺炎等为主。此外,单纯疱疹病毒、军团菌、弓形虫、隐球菌、鸟分枝杆菌、念珠菌等均可引起肺部感染。PCP 是 AIDS 患者最常见的呼吸系统机会感染疾病,也是 AIDS 患者的主要死亡原因之一。结核病是我国艾滋病患者常见的机会性感染。

2. 消化系统　是艾滋病患者最常受到累及的系统之一,受累部位涉及口腔、食管、胃肠道及肛周。口腔最常见的感染为白念珠菌引起的鹅口疮,单纯疱疹病毒可以导致口腔黏膜或舌部溃疡,EB 病毒感染可导致黏膜毛状白斑。食管最常见的是念珠菌感染,其他尚有巨细胞病毒、疱疹病毒等感染导致的食管炎。小肠及结肠常见的感染为寄生虫、巨细胞病毒、念珠菌。寄生虫最常见的是隐孢子虫、小孢子虫、贝氏孢子虫等,及溶组织阿米巴、贾第鞭毛虫等。

3. 神经系统　大脑、小脑、脑干、脊髓和周围神经均可发生机会感染,其中以隐球菌脑膜炎、弓形虫脑炎、巨细胞病毒脑炎、脊髓炎最为多见。HIV 可直接引起进行性亚急性脑炎,HIV 相关痴呆综合征等。

4. 泌尿系统　主要是肾损害,机会性感染是引起肾损害的主要原因,巨细胞病毒、EB 病毒可引起免疫复合物肾炎。HIV 本身亦可引起肾损害,导致 HIV 相关性肾病。

5. 血液系统　常表现为粒细胞及血小板减少,贫血以及非霍奇金淋巴瘤等。

6. 心血管系统　可伴有各种心血管病变,以心肌炎最为多见,由病毒、细菌、真菌以及心肌的其他机会性病原体所致。病变一般较轻,为非特异性炎症。

7. 卡波西肉瘤　卡波西肉瘤（Kaposi sarcoma,KS）被认为是 AIDS 的主要表现之一,来源于血管内皮细胞或淋巴管内皮细胞,因此可在各系统内发生。卡波西肉瘤可波及肺、肝、肾、肠道以及眼等器官。但多见于皮肤和面部。艾滋病患者的卡波西肉瘤多见于 25~50 岁,进展快,病死率高,初为红色斑,周围绕以苍白晕,1 周后呈紫色或棕色斑,苍白晕消失,以后形成结节或肿块,肿瘤为数毫米至 1cm 大。颈、躯干、上肢多见,下肢较少。

六、实验室检查

（一）血常规

可有不同程度的贫血、白细胞减少。淋巴细胞明显减少,有浆细胞样淋巴细胞和含空泡的单核细胞出现。

(二) 抗 -HIV 检测

包括筛查试验和补充试验,HIV 抗体筛查方法包括酶联免疫吸附试验(ELISA)、化学发光或免疫荧光试验、快速检测等,补充试验常采用免疫印迹法(WB)。抗 -HIV 筛查试验阳性者需行补充试验,如阳性可诊断为 HIV 感染者。

(三) 病原学检查

1. P24 抗原检测 有助于 HIV 感染的早期诊断和预后判断。常用酶联免疫吸附试验(ELISA),若阳性,可作为 HIV 感染的证据,特别在"窗口期"抗 -HIV 尚未出现时,更有意义。

2. 病毒载量检测 一般采用每毫升血浆中 HIV RNA 的拷贝数(copies/ml)或每毫升国际单位(IU/ml)来表示。病毒载量测定常用方法有反转录聚合酶链反应(RT-PCR)系统、核酸序列依赖性扩增(NASBA)技术、分支 DNA 信号放大系统和实时荧光定量 PCR。病毒载量测定的临床意义在于包括预测疾病进程、提供开始抗病毒治疗依据、评估治疗效果、指导制订治疗方案,也可作为 HIV 感染早期诊断的参考指标。

3. HIV 基因型耐药检测 HIV 耐药检测结果可为艾滋病治疗方案的制订和调整提供重要参考,耐药检测方法有基因型和表型检测,目前国外及国内多用基因型。推荐在以下情况进行 HIV 基因型耐药检测:抗病毒治疗病毒载量下降不理想或抗病毒治疗失败需要改变治疗方案时;进行抗病毒治疗前(如条件允许)。对于抗病毒治疗失败者,耐药检测在病毒载量 >400 拷贝 /ml 且未停用抗病毒药物时进行,如已停药需在停药 4 周内进行基因型耐药检测。

(四) CD4$^+$T 淋巴细胞检测

CD4$^+$T 淋巴细胞是 HIV 最主要的靶细胞,HIV 感染人体后,出现 CD4$^+$ 淋巴细胞进行性减少,CD4$^+$/CD8$^+$ 比值倒置现象,细胞免疫功能受损。目前常用的 CD4$^+$T 淋巴细胞亚群检测方法为流式细胞术,可以直接获得 CD4$^+$T 淋巴细胞数绝对值,其临床意义在于了解机体的免疫状态和病程进展,确定疾病分期和治疗时机,判断治疗效果。

七、诊断与鉴别诊断

(一) 诊断

HIV/AIDS 的诊断原则是以实验室检测为依据,结合临床表现和参考流行病学资料综合进行。流行病学资料有一定的参考价值,临床表现特异性不强,需与其他病因引起的类似症状相鉴别,但有些特殊的机会性感染和肿瘤可作为诊断和临床分期的指征。

1. 急性 HIV 感染 有流行病学史和临床表现和实验室检查抗 -HIV 由阴性转为阳性者,一般经 2~3 个月才阳转,最长可达 6 个月,少数患者初期血清 P24 抗原阳性;或仅有实验室检查抗 -HIV 由阴性转为阳性者。

2. 无症状 HIV 感染 有流行病学史,临床上无任何症状及体征,实验室检查抗 -HIV 阳性,或仅有实验室检测抗 -HIV 阳性。

3. 艾滋病期 有流行病学史,HIV 抗体阳性,具备以下任何一项即可诊断为艾滋病:

(1)原因不明的持续不规则发热 38℃以上,时间 >1 个月;

(2)腹泻(粪便次数 >3 次 / 天)>1 个月;

(3)6 个月内体重下降大于 10%;

（4）反复有口腔念珠菌感染；

（5）反复发作的单纯疱疹病毒感染或带状疱疹病毒感染；

（6）肺孢子虫肺炎；

（7）反复发生的细菌性肺炎；

（8）活动性结核或非结核分枝杆菌病；

（9）深部真菌感染；

（10）中枢神经系统占位性病变；

（11）中青年人出现痴呆；

（12）活动性巨细胞病毒感染；

（13）弓形虫脑病；

（14）马尔尼菲青霉病；

（15）反复发生的败血症；

（16）皮肤黏膜或内脏的卡波西肉瘤、淋巴瘤。

仅有 HIV 抗体阳性而 CD4$^+$T 淋巴细胞数 <200 个 /μl，也可诊断为艾滋病。

（二）鉴别诊断

本病临床表现复杂多样，易与许多疾病混淆，主要应与以下疾病相鉴别：

1. 传染性单核细胞增多症等病毒感染及结核和结缔组织病等，应与艾滋病急性期患者相鉴别。

2. 特发性 CD4$^+$T 淋巴细胞减少症　目前已发现少数 CD4$^+$T 淋巴细胞明显减少且并发严重机会感染的患者，通过各种检查未证实有 HIV 感染。鉴别主要依靠 HIV-1 和 HIV-2 病原学检查。

3. 继发性 CD4$^+$T 淋巴细胞减少　主要见于肿瘤和自身免疫性疾病，或经化疗或免疫抑制治疗后。

4. 淋巴结肿大应与血液系统疾病相鉴别，特别要注意与性病淋巴结病综合征相鉴别。后者淋巴结活检为良性反应性滤泡增生，血清学检查提示多种病毒感染。

八、预后

部分 HIV 感染者的无症状感染期可达 10 年以上，如适时进行有效的抗病毒治疗，部分感染者可停留于无症状感染阶段，而不发展为 AIDS。进展至 AIDS 者，若不进行抗病毒治疗，则病死率极高，主要死因为机会性感染，一般存活期为 6~18 个月，但经抗病毒等综合治疗后能明显提高生存率。目前认为艾滋病是一种可以治疗但尚无法治愈的慢性疾病，经适时给予适当的治疗可不影响患者的生存期。随着新型抗 HIV 药物的不断出现，艾滋病患者的预后将进一步改善。

九、治疗

（一）西医治疗

抗病毒治疗是本病最重要的治疗措施，对感染者应选择恰当的治疗时机进行抗病毒治疗，同时针对机会感染和恶性肿瘤采取相应治疗。

1. 抗病毒治疗　抗病毒治疗是艾滋病治疗的关键。高效抗反转录病毒疗法（highly active antiretroviral treatment，HAART）的应用大大提高了抗 HIV 的疗效，其能够将患者体内的 HIV 载量控制在现有方法无法检测的水平以下,推迟感染的临床进程,有助于患者的免疫重建,显著改善了艾滋病患者的生存质量和预后,使艾滋病的治疗前进了一大步。

(1) HAART 的药物:目前国际有六类抗 HIV 药物,分别为核苷类反转录酶抑制剂(NRTIs)、非核苷类反转录酶抑制剂(NNRTIs)、蛋白酶抑制剂(PIs)、整合酶抑制剂、融合抑制剂(FIs)及 CCR5 抑制剂。国内目前有:NRTIs、NNRTIs、PIs 和整合酶抑制剂四类。

(2) HAART 的推荐方案:2 种 NRTIs+1 种 NNRTIs 或 2 种 NRTIs+1 种 PIs(含利托那韦)。特殊情况下 3 种 NRTI 联合应用可作为一种备选方案。

基于我国可获得的抗病毒药物,对于未接受过抗病毒治疗(服用单剂奈韦拉平预防母婴传播的妇女除外)的患者推荐一线方案。对于基线 CD4$^+$T 淋巴细胞 >250 个 /μl 的患者,要尽量避免使用含 NVP 的治疗方案,合并 HCV 感染的避免使用含 NVP 的方案。RPV 仅用于病毒载量 <10^5 拷贝 /ml 的患者。

(3) HAART 的时机:目前有关艾滋病治疗的时机尚存在不同观点。对于急性期 HIV 感染者,无论 CD4$^+$T 淋巴细胞计数为多少,或者有症状者均建议治疗。临床上应根据患者具体情况(CD4$^+$T 淋巴细胞计数、细胞下降的幅度、病毒载量以及患者的意愿等)决定是否给予抗病毒治疗。

2. 常见机会性感染及恶性肿瘤的治疗 合并机会感染和恶性肿瘤的患者,除了治疗相应疾病外,应尽早给予抗病毒治疗,通常情况下应首先治疗机会感染和恶性肿瘤,待病情得到初步控制后再进行抗病毒治疗,但也可同时给予 HAART,临床上应根据患者病情决定何时抗病毒治疗。

(1)肺孢子菌肺炎:首选复方磺胺甲噁唑(SMZ-TMP),低剂量片可改善患者的耐受性,不良反应严重者可考虑另选方案。替代治疗:克林霉素联合应用伯氨喹;或氨苯砜联合应用甲氧苄啶;或用喷他脒。临床需要视治疗反应个体化处理。评估 TMP-SMZ 无效或治疗失败需要观察 4~8 天才能判断,如果失败再改用其他方案。患者在结束治疗性疗程后,仍需继续给予预防性用药。

(2)卡波西肉瘤:抗病毒治疗的同时使用 INF-α 治疗,也可用博来霉素 10mg/m^2,长春新碱 2mg/m^2 和阿霉素 20mg/m^2 联合化疗等。

(二) 中医辨证论治

根据艾滋病不同时期的不同症状,按脏腑辨证,分清虚实寒热、正邪盛衰,内外参辨,进行论治。艾滋病的治疗原则,在疾病的早期属正虚邪实者,应以扶正与祛邪并用。体质尚好者,以祛邪为主,体质差者则以扶正为主,祛邪为辅。在中、晚期则以扶正为主。本病宜分阶段治疗,视患者的具体情况而定。

1. 急性期 疫毒(侵袭)证。

证候:发热神疲,咽喉肿痛,或乳蛾肿大,多发瘰疬,自汗盗汗,恶心呕吐,腹痛泄泻,头身疼痛,皮现斑疹,鹅口疮或口糜,舌红,苔白而燥或呈黑褐垢苔,脉细滑数。

治法:清热解毒,凉血泻火。

方药:清瘟败毒散加减。

2. 无症状感染期

(1)气阴两虚证

证候:神疲乏力,少气懒言,自汗,盗汗,动则加剧,或伴口干咽燥,五心烦热,身体消瘦;或见干咳少痰,腰膝酸软。舌体瘦薄,舌质淡,苔少,脉虚细数无力。

治法:益气养阴,扶正固本。

方药:生脉散加减。

(2)湿热壅滞证

证候:头昏沉如裹,身体困重,胸闷脘痞,口黏不渴,纳呆,便溏不爽,妇女可见带下黏稠味臭。舌质红,苔厚腻,或黄腻,或黄白相间,脉濡数或滑数。

治法:清热化湿,通利化浊。

方药:三仁汤或藿朴夏苓汤加减。

(3)痰瘀互结证

证候:局部肿块刺痛,或肢体麻木,胸闷痰多,或痰中带紫黯血块,舌紫黯或有瘀斑瘀点,苔腻,脉弦涩。

治法:化痰祛瘀。

方药:二陈汤合桃红四物汤加减。

(4)气虚血瘀证

证候:神疲倦怠,气短乏力,疼痛如刺,痛处不移,面色黯黑,肌肤甲错。舌质淡紫,或有紫斑,脉涩。

治法:补气活血。

方药:四君子汤合补阳还五汤加减。

3. 艾滋病期

(1)气血两虚证

证候:头晕目眩,头痛隐隐,心悸失眠,遇劳加重,自汗,少气懒言,面色淡白或萎黄,唇甲色淡,心悸失眠,神疲乏力。舌质淡,苔薄白,脉沉细而弱。

治法:气血双补。

方药:八珍汤加减。

(2)痰湿瘀滞证

证候:咳喘咳痰,胸闷,脘痞不舒,纳呆恶心,呕吐痰涎,头晕目眩,神昏癫狂,喉中痰鸣,肢体麻木肿硬,半身不遂,痰核乳癖,喉中有异物感。舌质淡紫或有瘀斑瘀点,苔白腻或黄腻,脉滑或弦涩等。

治法:燥湿化痰,调畅气血。

方药:二陈平胃散合血府逐瘀汤加减。

(3)阴竭阳脱证

证候:发热或高热持续不退,神志恍惚,无汗或有汗热不解,口唇干焦,虚羸少气,四肢不温,淡漠呆滞,不思饮食,便秘或溏泻。舌质红或黯淡,常见瘀斑,舌体瘦无神,苔焦黄或腐腻或少苔或剥落,多有裂纹舌,脉细弱或脉微欲绝。

治法:益气固脱,温阳救逆,清热生津。

方药:独参汤、竹叶石膏汤合附子汤加减。

十、预防

(一)管理传染源

本病是《中华人民共和国传染病防治法》管理的乙类传染病种。发现 HIV 感染者

141

应按规定向当地疾病预防控制机构报告。高危人群普查 HIV 感染有助于发现传染源。

（二）切断传播途径

1. 坚持洁身自爱,杜绝卖淫、嫖娼,避免不安全性行为。

2. 严禁吸毒,不与他人共用注射器。

3. 严格输血和使用血制品指征,避免滥用。

4. 不要借用或共用牙刷、剃须刀、刮脸刀等个人用品。

5. 受 HIV 感染的妇女应在专科医师指导下妊娠,并避免哺乳。

6. 使用避孕套是性生活中最有效的预防性病和艾滋病的措施之一。

7. 要避免直接与艾滋病患者的血液、精液、乳汁等体液接触,切断其传播途径。

（三）保护易感人群

避免直接接触患者的体液,接触时应戴手套穿隔离衣。意外暴露时,应立即彻底清洗、消毒和抗病毒预防用药。疫苗尚在研制过程中。

（汪静）

第十九节　严重急性呼吸综合征

一、概述

严重急性呼吸综合征（severe acute respiratory syndrome, SARS）,我国称为传染性非典型肺炎,是由 SARS 冠状病毒（SARS-CoV）引起的一种新发急性呼吸系统传染病。主要通过短距离飞沫、接触患者呼吸道分泌物以及密切接触传播。临床上以发热、乏力、头痛、肌肉关节酸痛等全身症状和干咳、胸闷、呼吸困难等呼吸道症状为主要表现。

本病符合《素问·刺法论》"五疫之至,皆相染易,无问大小,病状相似"的论述,属于中医学"瘟疫""热病"的范畴。

二、病原学

SARS-CoV 属冠状病毒科冠状病毒属,是单股正链 RNA 病毒,有包膜,直径多为60~120nm,包膜上有放射状排列的花瓣样或纤毛状突起,长约 20nm 或更长,基底窄,形似王冠,与经典冠状病毒相似。

SARS-CoV 能在 Vero 细胞、狗肾细胞、人胚肾细胞等细胞系中培养繁殖。病毒对温度敏感,随温度升高抵抗力下降,75℃加热 30 分钟能够灭活病毒。紫外线照射 60分钟可杀死病毒。病毒对有机溶剂如乙醚、75% 乙醇及含氯消毒剂等敏感。

三、流行病学

（一）传染源

SARS 患者是最主要的传染源。通常认为症状明显的患者传染性较强。尚未发现潜伏期内患者以及治愈出院者传染他人的证据。SARS 的传染来源尚未明确,但有流行病学和分子生物学的证据支持 SARS-CoV 由某种动物宿主传播给人类的观点。

（二）传播途径

近距离呼吸道飞沫传播是主要传播方式,气溶胶传播是经空气传播的另一种方式;消化道传播、接触传播亦是重要传播途径。

(三) 易感人群

人群普遍易感,但儿童和老年人感染率较低。SARS 患者的密切接触者如家庭成员、医务人员是 SARS 的高危人群。从事 SARS-CoV 相关实验室操作的工作人员在一定条件下也是高危人群。患者康复后无再次发病的报告。

(四) 流行特点

2002 年 11 月在广东省出现的 SARS,2 个月后扩散到我国 24 个省、自治区、直辖市,在全球波及亚洲、欧洲、美洲等 29 个国家和地区。该次流行发生于冬末春初,呈家庭和医院聚集性发病。社区发病以散发为主,偶见点状暴发流行。主要流行于人口密集的大都市,农村地区甚少发病。本次流行后,在新加坡、北京等地出现实验室感染病例,2004 年初广东省又报告 4 例 SARS 散发病例。迄今未再发现有新病例。

四、病机与病理

(一) 西医发病机制与病理

1. 发病机制　发病机制未明,推测 SARS-CoV 对巨噬细胞、淋巴细胞及肺泡上皮细胞等的作用,引起弥漫性肺泡损伤(diffuse alveolar damage,DAD)。由于 DAD 和弥漫性肺实变致血氧饱和度下降,以及血管内皮细胞损伤等因素所引起的弥散性血管内凝血,常造成多器官功能衰竭而导致患者死亡。同时 SARS-CoV 影响细胞免疫和体液免疫反应,在 SARS 发生发展过程中也起一定作用。

2. 病理　肺部的病理改变最为突出,主要表现为弥漫性肺泡损伤和炎症细胞浸润,早期特征是肺水肿、纤维素渗出、透明膜形成、脱屑性肺炎及灶性肺出血等病变;机化期可见到肺泡内含细胞性的纤维黏液样机化物及肺泡间隔的成纤维细胞增生,仅部分病例出现明显的纤维增生,导致肺纤维化甚至硬化。

(二) 中医病因病机

中医学认为,本病是疫毒之邪,由口鼻进入人体,主要病位在肺,渐而累及其他脏腑。肺主表,受邪而出现寒热、身痛;肺主气、司呼吸,因疫毒之邪郁闭肺气而致干咳、呼吸困难、喘息憋气。邪之所凑,其气必虚,气阴受损而致极度乏力。在病变过程中,虚实变化尤为迅速与突出。本病的基本病机为邪毒壅肺、湿痰瘀阻、肺气郁闭、气阴亏虚。

五、临床表现

潜伏期通常限于 2 周之内,一般为 2~10 天,典型患者通常分为三期。

(一) 早期

病初的 1~7 天。起病急,通常以发热为首发症状,体温大多超过 38℃,可伴有头痛、关节肌肉酸痛、乏力等;部分患者可有干咳、胸痛、腹泻等症状;常无上呼吸道卡他症状。发病 3~7 天后出现下呼吸道症状,可有干咳、胸闷、少痰,偶有血丝痰,肺部体征不明显,部分患者可闻及少许湿啰音,或有肺实变体征。

(二) 进展期

第 10~14 天病情达到高峰,发热,乏力等感染中毒症状加重,并出现频繁咳嗽、活动则气喘、心悸、胸闷,呼吸困难,肺实变体征进一步加重。易继发感染,少数患者出现 ARDS 而危及生命。

（三）恢复期

病程第 2~3 周后,发热渐退,其他症状与体征减轻乃至消失。肺部炎症的吸收和恢复较慢,体温正常后仍需要 2 周左右才能完全吸收,恢复正常。

六、并发症

SARS 并发症一般发生在疾病高峰期之后。常见的并发症有继发感染、肺间质改变、纵隔气肿、皮下气肿、气胸、胸膜病变及骨缺血性坏死等。

七、实验室检查及其他检查

（一）血常规

多数患者白细胞计数正常或减低;多数患者淋巴细胞减少,呈逐步减低趋势。部分患者血小板减少。

（二）血清学检测

应用酶联免疫吸附试验(ELISA)和免疫荧光试验(IFA)检测血清 SARS-CoV 抗体,如特异性 IgM 抗体阳性,或特异性 IgG 由急性期到恢复期血清抗体滴度升高 4 倍及以上,提示为近期感染。

（三）病原学检测

1. RT-PCR　用于检测患者呼吸道分泌物、血液、尿、大便等标本中 SARS-CoV-RNA。

2. 病毒分离　将患者呼吸道分泌物、血液等标本接种到 Vero 细胞中培养。

（四）影像学检查

早期胸部 X 线可见肺部不同程度的片状、斑片状磨玻璃密度影,少数为肺实变影。胸部 CT 检查可见肺局灶性实变,毛玻璃样改变最多见。起病初期常呈单灶改变,短期内病灶迅速增多,常累及双肺或单肺多叶。肺部阴影吸收、消散较慢,阴影改变程度范围可与临床症状体征不相平行。

八、诊断与鉴别诊断

（一）诊断

1. 流行病学史　与发病者有密切接触者,或属受传染的群体成员之一;发病前 2 周内曾到过或居住于报告有 SARS 患者的城市。

2. 症状与体征　起病急,以发热、干咳、胸闷、呼吸困难等症状为主,部分患者可有腹泻等。部分患者可闻及少许湿啰音,或有肺实变体征。

3. 一般实验室检查　外周血白细胞正常或降低;常有淋巴细胞减少。

4. 胸部影像学检查　X 线和 CT 基本影像表现为肺磨玻璃密度影和肺实变影。常累及双肺或单肺多叶,阴影吸收、消散较慢,肺部阴影与症状体征可不一致。

5. 病原学检测　通过 SARS-CoV 血清抗体检测或 SARS-CoV 核酸检测。

（二）重症 SARS 的诊断标准

具备以下三项中的任何一项,可诊断为重症 SARS。

1. 呼吸困难,成人休息状态下呼吸频率≥ 30 次 /min,且伴有下列情况之一:

(1)X 线胸片显示多叶病变,或病灶总面积在正位胸片上占双肺总面积的 1/3 以上。

(2)病情进展,48 小时内病灶面积增大超过 50% 且在正位胸片上占双肺总面积的

1/4 以上。

2. 出现低氧血症,氧合指数低于 300mmHg。

3. 出现休克或多器官功能障碍综合征(MODS)。

(三)鉴别诊断

需与普通感冒、流行性感冒、人禽流感、普通细菌性肺炎、肺炎支原体肺炎、肺炎衣原体肺炎、军团菌性肺炎、真菌性肺炎、普通病毒性肺炎、肺结核等鉴别。

九、预后

本病为自限性疾病,大多预后良好。少数患者发展为重症,甚至死亡。我国患者病死率为 6.55%;全球病死率为 10.88%。重症患者及患其他严重基础疾病的患者病死率明显增高。少数重症患者出院后肺部有不同程度的纤维化。

十、治疗

目前尚缺少病因治疗,临床上应以对症支持治疗和针对并发症的治疗为主。治疗总原则为早期发现、早期隔离、早期治疗。重型患者治疗中要注意防治 ARDS 和 MODS。强调护理工作和心理治疗在治疗中的重要作用。

(一)西医治疗

1. 一般治疗与病情监测 卧床休息,居室保持空气流通。给予足量的维生素及蛋白质。保持呼吸道通畅,及时清除呼吸道分泌物。早期给予持续鼻导管吸氧。

密切观察病情变化,根据病情需要,监测血氧饱和度或动脉血气分析、血常规、血电解质、肝肾功能、心肌酶谱及胸片等。

2. 对症治疗

(1)发热 >38.5℃或全身酸痛明显者,可使用解热镇痛药。高热者给予冰敷、乙醇擦浴等物理降温措施。儿童禁用水杨酸类解热镇痛药。

(2)咳嗽、咳痰者可给予镇咳、祛痰药。

(3)有心、肝、肾等器官功能损害者,应采取相应治疗。

(4)腹泻患者应注意补液及纠正水、电解质失衡。

3. 糖皮质激素的使用 对于有严重的中毒症状,或肺部阴影进展迅速,达到急性肺损伤或 ARDS 的诊断标准者可应用。成人推荐剂量相当于甲泼尼龙 80~320mg/d。

4. 抗病毒治疗 目前尚无针对 SARS-CoV 的特异性抗病毒药物。早期可试用洛匹那韦及利托那韦等。

5. 免疫治疗 胸腺素、静脉用丙种球蛋白等非特异性免疫增强剂对 SARS 的疗效尚未肯定,不推荐常规使用。

6. 抗菌药物的使用 用于治疗继发细菌、真菌感染。

7. 重症 SARS 的治疗原则 严密动态观察,加强监护,及时给予呼吸支持,如使用无创正压通气或有创机械通气治疗。合理使用糖皮质激素,加强营养支持和器官功能保护,注意水、电解质和酸碱平衡,预防和治疗继发感染,及时处理合并症。发展成 ARDS 或 MODS 时,参照相关章节治疗。

（二）中医辨证治疗

中医药治疗的原则是早预防、早治疗、重祛邪、早扶正、防传变。

1. 疫毒犯肺

证候：初起发热，或有恶寒，头痛，身痛，肢困，干咳，少痰，或有咽痛，乏力，气短，口干。舌苔白腻，脉滑数。

治法：清热解毒，化湿透邪。

方药：金银花、连翘、黄芩、柴胡、青蒿、白豆蔻（打）、杏仁（炒）、薏苡仁、沙参、芦根等。

2. 疫毒壅肺

证候：高热，汗出热不解，咳嗽，少痰，胸闷，气促或腹泻，或恶心呕吐，或脘腹胀满，或便秘，或便溏不爽，口干不欲饮，气短，乏力，甚则烦躁不安。舌红或绛，苔黄腻，脉滑数。

治法：清热解毒，宣肺化湿。

方药：生石膏、知母、炙麻黄、金银花、炒杏仁、薏苡仁、浙贝母、太子参、生甘草等。

3. 肺闭喘憋

证候：高热不退或开始减退，呼吸困难，憋气胸闷，喘息气促，或有干咳，少痰，痰中带血，气短，疲乏无力，口唇紫黯。舌红或黯红，苔黄腻，脉滑。

治法：清热泻肺，祛瘀化浊，佐以扶正。

方药：葶苈子、桑白皮、黄芩、全瓜蒌、郁金、萆薢、鱼腥草、丹参、败酱草、西洋参等。

4. 内闭外脱

证候：呼吸窘迫，憋气喘促，呼多吸少，语声低微，躁扰不安，甚则神昏谵语，汗出肢冷，口唇紫黯。舌黯红，苔黄腻，脉沉细欲绝。

治法：益气敛阴，回阳固脱，化浊开闭。

方药：红参、炮附子、山萸肉、麦冬、郁金、三七等。

5. 气阴亏虚、痰瘀阻络

证候：胸闷，气短，神疲乏力，动则气喘，或见咳嗽，自觉发热或低热，自汗，焦虑不安，失眠，纳呆，口干咽燥。舌红少津，舌苔黄或腻，脉象多见沉细无力。

治法：益气养阴，化痰通络。

方药：党参、沙参、麦冬、生地、赤芍、紫菀、浙贝、麦芽等。

十一、预防

（一）管理传染源

做到早发现、早报告、早隔离、早治疗，对症状期密切接触者应实施医学观察。《中华人民共和国传染病法》将SARS列入乙类传染病种，按甲类管理。

（二）切断传播途径

加强医院感染控制，做好医护人员防护。在SARS流行期间，要避免过多外出及去公共场所。

（三）保护易感人群

目前尚无成熟的疫苗应用于预防。

（施卫兵）

第二十节 中东呼吸综合征

一、概述

中东呼吸综合征（Middle East respiratory syndrome，MERS）是由中东呼吸综合征冠状病毒（Middle East respiratory syndrome coronavirus，MERS-CoV）引起的一种急性呼吸道传染病。临床表现主要为发热、咳嗽、胸痛，部分患者有腹泻等胃肠道症状，重症病例可迅速出现急性呼吸窘迫综合征、急性肾衰竭或多器官功能衰竭而危及生命。

中东呼吸综合征属于中医学"瘟疫""热病"的范畴。

二、病原学

中东呼吸综合征冠状病毒（MERS-CoV）属于冠状病毒科、β类冠状病毒的2C亚群。外观呈球形，直径为120~160nm。表面有包膜，内为线性非节段单股正链RNA。基因组全长约30kb。包膜上的刺突蛋白（spike protein，S蛋白）包含两个功能性亚基，其中S1亚基负责与宿主细胞上的受体结合，S2亚基负责介导膜融合。目前研究表明S1亚基的功能受体是二肽基肽酶4（dipeptidyl peptidase 4，DPP4；亦称为CD26），该受体广泛表达于肺、肾、小肠、肝、脾等上皮细胞及活化的白细胞表面，尤其是人深部呼吸道组织，能介导病毒进入宿主细胞内引发感染。

MERS-CoV病毒在外环境中生存能力强，能在低温、低湿的环境中保持其稳定性。巴氏消毒可使病毒失去传染性。

三、流行病学

(一) 传染源

中东呼吸综合征是一种人畜共患传染病。源头病例的病毒感染来源尚不十分清晰。大量研究表明，人感染的MERS-CoV与中东地区的单峰骆驼所感染的病毒基因序列几乎一致，因而单峰骆驼可能是该病毒的中间宿主和人类感染的主要动物来源。同时证实蝙蝠可能是MERS-CoV的天然宿主之一，但其传播流行的模式还不完全清楚。此外，一些研究表明患者及无症状感染者也是重要的传染源。

(二) 传播途径

由动物向人传播是引起散发病例的主要模式，但具体的传播途径仍不十分清楚。人可能是通过接触感染病毒的单峰骆驼的分泌物、排泄物、未煮熟的乳制品或肉引起。根据目前各国报道的多起医院及家庭聚集病例分析，MERS-CoV已具备一定的人传人能力，主要通过呼吸道飞沫传播或接触患者分泌物或排泄物传播，但这种传播是有限且非持续的，尚无证据表明该病毒具有持续人传人的能力。

(三) 易感人群

人对MERS-CoV普遍易感，接触骆驼者，如饲养员、农场工人、屠宰场工人、兽医或饮用未消毒骆驼奶者感染率尤高。对现有病例调查显示，发病人群以中老年为主，50~59岁年龄段人群居多，男性多于女性。患有糖尿病、慢性肾病、高血压、心脏病、慢性阻塞性肺疾病或者免疫力低下的人群被认为是感染该病的高风险人群，且易发展为重症。

(四) 流行特征

2012 年 9 月沙特阿拉伯首次报告了 2 例确诊病例。截至 2017 年 11 月 10 日,全球向世界卫生组织共报告发生了 2 103 例中东呼吸综合征冠状病毒感染实验室确诊病例,病例分布在中东地区(10 个:沙特、阿联酋、约旦、卡塔尔、科威特、阿曼、也门、埃及、黎巴嫩和伊朗)、欧洲(7 个:法国、德国、意大利、英国、希腊、荷兰、奥地利)、非洲(2 个:突尼斯和阿尔及利亚)、亚洲(7 个:马来西亚、菲律宾、韩国、中国、巴林、泰国、土耳其)与美洲(1 个:美国)等 27 个国家,其中沙特阿拉伯报告的人类感染病例约占 80%。

四、病机与病理

(一) 西医发病机制与病理

目前关于 MERS 发病机制的研究较少,认为可能与严重急性呼吸综合征(SARS)有相似之处。MERS-CoV 在 DPP4 介导下进入支气管、终末细支气管、肺泡等组织细胞,并在细胞内复制,产生细胞病变效应。主要病理表现为:肺充血和炎性渗出,双肺散在分布结节和间质性肺炎。从目前中东呼吸综合征病例的发展进程来看,可能存在过度炎症反应。其详细机制仍有待于在临床实践和基础研究中进一步阐明。

(二) 中医病因病机

疫毒之邪自口鼻而入,侵犯肺脏,肺主表,受邪而寒热身痛;肺主气、司呼吸,因疫毒之邪蕴结于肺,肺失宣降,郁闭肺气而致干咳、气促胸闷、喘息憋气;且疫毒之邪耗气伤阴,随病情进展而加重,重者由肺及心、肾等其他脏腑,故见心悸心慌、喘憋欲脱,严重者心阳暴脱,危及生命。

五、临床表现

潜伏期为 2~14 天。

起病急,早期主要表现为发热、畏寒,体温可达 39~40℃,伴有乏力、头痛、肌痛等,随后出现咳嗽、胸痛、呼吸困难,部分病例还可出现呕吐、腹痛、腹泻等胃肠道症状。重症病例多在 1 周内进展为重症肺炎,可发生急性呼吸窘迫综合征、急性肾衰竭,甚至多脏器功能衰竭。少数患者可无临床症状或仅表现为轻微的呼吸道症状。

六、实验室检查及其他检查

(一) 血常规

白细胞总数一般不高,部分患者减低,可伴有淋巴细胞减少,血小板计数降低。

(二) 血生化检查

部分患者肌酸激酶、天冬氨酸氨基转移酶、丙氨酸氨基转移酶、乳酸脱氢酶、肌酐等升高。

(三) 病原学检查

主要包括病毒分离和病毒核酸检测。病毒分离为实验室检测的"金标准";病毒核酸检测可以用于早期诊断。及时留取多种标本(咽拭子、鼻拭子、鼻咽或气管抽取物、痰或肺组织,以及血液、尿液和粪便)进行检测,其中以下呼吸道标本阳性检出率最高。此外,还可通过 ELISA、间接免疫荧光试验或微量中和试验检测 MERA-CoV 抗体。

1. 病毒核酸检测 以反转录 - 聚合酶链反应(RT-PCR)(最好采用实时 RT-PCR)

检测呼吸道标本中的 MERS-CoV 核酸。

2. 病毒分离　可从呼吸道标本中分离出 MERS-CoV,但一般在细胞中分离培养较为困难。

(四) 影像学检查

MERS 肺炎患者在病情不同阶段可有程度不同的影像学变化,主要特点为分布在胸膜下和基底部的磨玻璃密度样阴影,亦可出现斑片状渗出性改变、间质性改变及实变影。部分病例可有不同程度的胸腔积液。

七、诊断与鉴别诊断

(一) 诊断

1. 疑似病例　患者符合流行病学史和临床表现,但尚无实验室确认依据。

(1)流行病学史:发病前 14 天内有中东地区和疫情暴发地区旅游或居住史;与疑似或临床诊断或确诊病例有密切接触史。

(2)临床表现:难以用其他病原体感染解释的发热性急性呼吸系统疾病。

2. 临床诊断病例

(1)满足疑似病例标准,仅有实验室阳性筛查结果(如仅呈单靶标 PCR 或单份血清抗体阳性)的患者。

(2)满足疑似病例标准,因仅有单份采集或处理不当的标本而导致实验室检测结果阴性或无法判断结果的患者。

3. 确诊病例　感染 MERA-CoV 后不管是否出现临床症状及体征,只要实验室确定 MERA-CoV 感染,即为确诊病例。具备下述 4 项之一,可确诊为中东呼吸综合征实验室确诊病例:

(1)至少双靶标 PCR 检测阳性;

(2)单个靶标 PCR 检测阳性,产物经基因测序确认;

(3)从呼吸道标本中分离出 MERS-CoV;

(4)恢复期血清中 MERS-CoV 抗体较急性期血清抗体水平阳转或呈 4 倍及以上升高。

(二) 鉴别诊断

需与肺炎链球菌和 B 型流感嗜血杆菌等引起的细菌性肺炎,SARS-CoV、流感病毒等引起的病毒性肺炎,真菌性肺炎等呼吸系统疾病进行鉴别。

八、预后

经过积极治疗多数患者病情稳定,部分可进展为重症肺炎,出现急性呼吸窘迫综合征及多脏器功能衰竭而死亡。资料显示,全球 MERS 病死率约为 35%,原有慢性基础疾病者病死率更高。

九、治疗

治疗原则为早发现、早诊断、早隔离、早报告、早治疗。MERS 目前尚无可靠的病原治疗,以一般治疗及对症治疗为主。同时根据病情严重程度评估确定治疗场所:疑似、临床诊断和确诊病例应在具备有效隔离和防护条件的医院隔离治疗;危重病例应尽早入重症监护室（ICU）治疗。转运过程中严格采取隔离防护措施。

（一）西医治疗

1. 一般治疗及对症、支持治疗

（1）卧床休息，维持水、电解质平衡，密切监测病情变化。

（2）定期复查血常规、尿常规、血气分析、血生化及胸部影像等。

（3）根据动脉血氧饱和度的变化，及时给予有效氧疗措施，包括鼻导管、面罩给氧，必要时应进行无创或有创通气等措施。

2. 抗病毒治疗　目前尚无明确有效的抗 MERS-CoV 药物。体外试验表明，利巴韦林和干扰素 -α 联合治疗，具有一定抗病毒作用，但临床研究结果尚不确定。可在发病早期试用抗病毒治疗。

3. 重症病例的治疗　重症和危重症患者在对症治疗的基础上，密切观察病情，积极防治并发症，及时实施有效的呼吸支持（包括氧疗、无创/有创机械通气）、循环支持及器官功能保护。有创机械通气治疗效果差的危重症病例，有条件的医院可实施体外膜氧合支持技术。维持重症和危重症患者的胃肠道功能，适时使用微生态调节制剂。

（二）中医辨证论治

依据文献资料，结合中医治疗"温病，风温肺热"等疾病的经验，进行辨证治疗。

1. 邪犯肺卫

证候：发热，咽痛，头身疼痛，咳嗽少痰，乏力倦怠，纳食呆滞等。

治法：解毒宣肺，扶正透邪。

方药：银翘散合参苏饮。

2. 邪毒壅肺

证候：高热，咽痛，咳嗽痰少，胸闷气短，神疲乏力，甚者气喘，腹胀便秘等。

治法：清热泻肺，解毒平喘。

方药：麻杏石甘汤、宣白承气汤合人参白虎汤。

3. 正虚邪陷

证候：高热喘促，大汗出，四末不温，或伴见神昏，少尿或尿闭。

治法：回元固脱，解毒开窍。

方药：生脉散合参附汤加服安宫牛黄丸。

4. 正虚邪恋

证候：乏力倦怠，纳食不香，午后低热，口干咽干，或咳嗽。

治法：益气健脾，养阴透邪。

方药：沙参麦门冬汤合竹叶石膏汤。

十、预防

（一）管理传染源

发现中东呼吸综合征疑似病例、临床诊断病例、确诊病例及无症状感染者时，医疗机构应于 2 小时内进行网络直报；不具备网络直报条件的，应于 2 小时内以最快的通讯方式（电话、传真）向当地区县级疾控机构报告，并于 2 小时内寄送出传染病报告卡，县区级疾控机构在接到报告后立即进行网络直报。对疑似和确诊病例应严格隔离，积极治疗，至体温基本正常、临床症状好转，病原学检测间隔 2~4 天，连续两次阴性，可出院或转至其他相应科室继续治疗。

(二)切断传播途径

流行期间不去疫区旅游,不去医院探视 MERS 感染者。养成良好个人卫生习惯,及时洗手,不接触患病的骆驼,不喝未煮熟的骆驼奶。同时完善医疗机构院内感染防控,落实标准预防。防止病毒在家庭和医院扩散,是预防该病扩散传播的关键。

(三)保护易感人群

目前针对 MERS-CoV 的疫苗研发尚处于初级阶段。

(蒋宁)

第二十一节 发热伴血小板减少综合征

一、概述

发热伴血小板减少综合征(severe fever with thrombocytopenia syndrome,SFTS)是由发热伴血小板减少综合征布尼亚病毒(severe fever with thrombocytopenia syndrome bunyavirus,SFTSV)引起的急性传染病。临床表现以发热伴血小板减少为主,少数患者病情较重且发展迅速,可因多脏器功能衰竭而死亡。

本病属于中医"瘟疫"范畴。

二、病原学

布尼亚病毒科(*Bunyaviridae*)是一组球形、有包膜和分节段的负链 RNA 病毒。因首先从乌干达西部的布尼亚韦拉分离到而得名。目前成员有 350 种以上,分为 5 个属,正布尼亚病毒属(*Orthobunyavirus*)、汉坦病毒属(*Hantavirus*)、内罗毕病毒属(*Nairovirus*)、白蛉病毒属(*Phlebovirus*)和番茄斑萎病毒属(*Tospovirus*)。SFTSV 为布尼亚病毒科白蛉病毒属的一个新成员,病毒颗粒呈球形,直径 80~100nm,外有脂质包膜,表面有棘突。基因组包含三个单股负链 RNA 片段(L、M 和 S)。L 片段全长为 6 368 个核苷酸,包含单一读码框架,编码 RNA 依赖的 RNA 聚合酶;M 片段全长为 3 378 个核苷酸,含有单一的读码框架,编码 1 073 个氨基酸的糖蛋白前体;S 片段是一个双义 RNA,基因组以双向方式编码病毒核蛋白和非结构蛋白。病毒基因组末端序列高度保守,与白蛉病毒属其他病毒成员相同,可形成锅柄状结构。病毒的分节段基因组会产生重配和重组,使其毒力发生改变或产生抗原漂移或转换。该病毒与布尼亚病毒科白蛉病毒属的裂谷热病毒(Uukuniemi 病毒)的氨基酸同源性约为 30%。

病毒抵抗力弱,不耐酸,易被热、乙醚、去氧胆酸钠和常用消毒剂及紫外线照射等迅速灭活。

三、流行病学

(一)传染源

尚不清楚。患者可为传染源。

(二)传播途径

尚不确定。病例所在地区的蜱中可分离到 SFTSV,且患者发病前多有明确蜱叮咬史,故主要传播途径为蜱媒传播。家养动物包括羊、牛、狗等可能为扩大宿主。急性期患者及尸体血液和血性分泌物具有传染性,直接接触患者血液或血性分泌物可导致感染。

（三）易感人群

人群普遍易感。在丘陵、山地、森林等地区生活、生产的居民和劳动者以及赴该类地区户外活动的旅游者感染风险较高。医院护理人员、患者亲属及陪同人员也是高危人群。健康人群中存在着 SFTSV 隐性感染。

（四）流行特征

我国目前至少有 16 个省市出现 SFTS 病例,主要集中在中部河南、湖北、安徽三省交界处。病例主要分布在这些区域的山区和丘陵地带的农村,呈高度散发。发病季节多在 4~10 月,流行高峰为 5~9 月。

四、发病机制与病理

（一）西医发病机制与病理

1. 发病机制 病毒感染宿主机制复杂,一方面宿主会对病毒进行免疫监视和攻击,引起宿主干扰素（interferon,IFN）基因和 IFN 诱导蛋白基因的转录上调,使宿主细胞分泌 IFN 和其他抗病毒成分来抵御病毒侵袭。另一方面,病毒会通过多种途径抑制宿主免疫系统,从而使宿主环境更适合病毒在宿主体内繁殖。患者体内存在"细胞因子风暴",IL1-RA、IL-6、IL-10、MCP-1、G-CSF 和 IP-10 在患者和死亡者体内表达异常增高,并且与高病毒载量呈正相关,产生过度炎症反应,加速器官损伤。病毒导致的嗜血细胞现象会大量清除感染病毒的血小板,导致血小板明显降低。病毒血症可持续 2~3 周。

2. 病理 相关资料少,日本通过患者尸检病理发现,其主要靶器官为淋巴结,表现为坏死性淋巴结炎,严重病例全身几乎所有器官（除支气管）均可检测到 SFTSV-NP 抗原阳性的非典型淋巴样细胞,但脏器实质细胞 SFTSV-NP 抗原阴性,推测各器官损伤为继发性。骨髓内有细胞嗜血现象;动脉内有附壁血栓形成;肝细胞小叶状坏死,门脉周围纤维化,汇管区局灶性胆汁淤积;肺有透明膜形成和弥漫性肺泡损伤。

（二）中医病因病机

外邪入侵,初起邪犯肺卫,卫气同病,毒邪壅盛,毒损脉络,重症可表现为气营（血）两燔,若热势鸱张,败坏形体,可导致正衰邪陷。

五、临床表现

潜伏期尚不明确,大约 1~2 周。急性起病,主要临床表现为发热,体温多在 38℃以上,重者持续高热,可达 40℃以上,部分病例热程可长达 10 天以上,伴乏力、精神萎靡和明显消化道症状,如食欲缺乏、恶心、呕吐等,部分病例有头痛、肌肉酸痛、腹泻、少尿、血尿等。查体常有颈部及腹股沟等浅表淋巴结大伴压痛,肝脾大,上腹部压痛,相对缓脉。少数病例病情危重,出现意识障碍、皮肤瘀斑、消化道出血、肺出血等。

六、并发症

严重病例可出现脑炎、消化道出血、肺出血、休克、呼吸衰竭,患者多死于弥散性血管内凝血（DIC）和多器官功能衰竭（MOF）。

七、实验室检查

(一) 一般检查

1. 血常规　外周血白细胞计数减少,多为 $(1.0\sim3.0)\times10^9/L$ 以下,中性粒细胞比例、淋巴细胞比例多正常;血小板降低,多为 $(30\sim60)\times10^9/L$,重症者可低于 $30\times10^9/L$。

2. 尿常规　半数以上出现尿蛋白(+～+++),少数病例出现血尿。

(二) 血生化检查

AST 升高较 ALT 明显,CK-MB、LDH 明显升高,PTA 降低,APTT 延长,常有低钠血症,个别病例 BUN 升高。

(三) 病原学检查

1. 核酸检测　采用 RT-PCR 或 Real-time PCR,患者血清中检测到 SFTSV 特异性核酸可确诊。

2. 病毒分离　早期急性期血清标本,接种 DH82 细胞、Vero、Vero E6 等敏感细胞分离到 SFTSV 可确诊。

(四) 血清学检查

血清特异性 IgM 抗体增高,或 IgG 抗体恢复期较急性期滴度增长 4 倍以上,或单份血清抗体滴度达到 1∶320 以上有助于诊断。

八、诊断与鉴别诊断

(一) 诊断

依据流行病学史(流行季节在丘陵、林区、山地等地工作、生活或旅游史等,或发病前 2 周内有被蜱叮咬史)、临床表现和实验室检测结果进行诊断。

1. 疑似病例　具有上述流行病学史、发热等临床表现且外周血血小板和白细胞降低者。

2. 确诊病例　疑似病例具备下列之一者:①病例标本新型布尼亚病毒核酸检测阳性;②病例标本检测新型布尼亚病毒 IgG 抗体阳转或恢复期滴度较急性期 4 倍以上增高者;③病例标本分离出病毒。

(二) 鉴别诊断

本病应与人粒细胞无形体病等立克次体病、肾综合征出血热、登革热、败血症、伤寒、血小板减少性紫癜等鉴别。

九、预后

绝大多数患者预后良好,但既往有基础疾病、老年患者、出现精神神经症状、出血倾向明显和低钠血症者多提示病重,预后较差。

十、治疗

(一) 西医治疗

目前尚无特异性的有效疗法,主要为对症治疗和支持治疗。

1. 对症治疗及支持治疗　应卧床休息,宜清淡易消化饮食,给予流食或半流食。密切监测生命体征、重要器官功能等。高热者进行物理降温,必要时使用药物退热。

笔记

有出血现象或血小板明显降低者(<30×10^9/L),可输血浆、血小板。有肝损伤者可给予保肝药对症治疗。中性粒细胞严重低下者(<1×10^9/L),可使用粒细胞集落刺激因子。对于免疫力低下、病情危重者,可使用免疫球蛋白。

2. 抗病毒治疗　体外实验结果提示利巴韦林对该病毒有一定抑制作用,可试用。

3. 抗生素治疗　继发细菌、真菌感染者,应选敏感抗生素治疗。

4. 糖皮质激素　应慎用。有报道短期应用糖皮质激素治疗可改善 SFTSV 感染引起的早期脑病表现。

(二) 中医辨证论治

1. 邪犯肺卫

证候:患者有蜱虫咬病史,发热,恶寒或不恶寒,无汗或少汗,肌肉酸痛,头痛,或咳嗽,或恶心。舌质红,苔薄白、薄黄或薄腻,脉浮数。

治法:辛凉解毒,疏风透邪。

方药:银翘散加减。

2. 毒壅肺胃

证候:壮热不退,汗出,烦躁口渴,头痛,面红,恶心或呕吐,纳差,腹痛,便秘,尿黄。舌质红,苔黄或腻,脉洪大或脉缓。

治法:清气泄热,解毒活络。

方药:白虎汤加减。

3. 毒损脉络

证候:高热,或伴皮肤斑疹,便血,或见咯血,尿赤,小便不利。舌质黯红伴瘀斑,舌苔薄黄,脉细数。

治法:凉血解毒,清热通络,益气养阴。

方药:犀角地黄汤(《备急千金要方》)合生脉散加减(犀角现用水牛角代)。

4. 气营(血)两燔

证候:壮热烦躁,夜寐不安,间有谵语,吐血、衄血、便血、尿血,或发斑。舌绛,苔黄少津,脉细数。

治法:清气凉营(血),泻热解毒。

方药:清瘟败毒饮加减。

5. 正衰邪陷

证候:精神萎靡,嗜睡,甚则神昏谵妄,呼吸急促,少尿,汗出肢冷。脉细数或微等。

治法:扶正固脱,解毒开窍。

方药:参附龙牡汤合生脉散加减。

6. 余邪未清,气阴两伤

证候:低热,乏力,纳差,口渴。舌质红,苔薄白,脉细数或缓。

治法:清解余邪,益气养阴。

方药:连翘竹叶石膏汤加减。

十一、预防

(一) 管理传染源

一般情况下无需对患者实施隔离。有出血表现的患者应住院隔离治疗。患者诊疗用品专人专用,诊疗医务人员相对固定,尽量减少探视,医护人员和看护人接触患者时应当采取通用防护(universal precaution)措施。患者体温正常、症状消失、临床实验室检查指标基本正常或明显改善后,可出院。

（二）切断传播途径

患者血液、分泌物、排泄物及被其污染的环境和物品,可采取高温、高压、含氯消毒剂等方式进行消毒处理。在野外增强防护,防治蜱等媒介昆虫的叮咬。

（三）保护易感人群

在抢救或护理危重病患时,尤其是有咯血、呕血等出血现象时,医务人员及陪护人员应加强个人防护,避免与患者血液直接接触。对接触过患者血液、体液、血性分泌物或排泄物等且未采取防护措施者,应进行医学观察,自停止接触后观察 14 天。

（刘丽娜）

学习小结

1. 学习内容

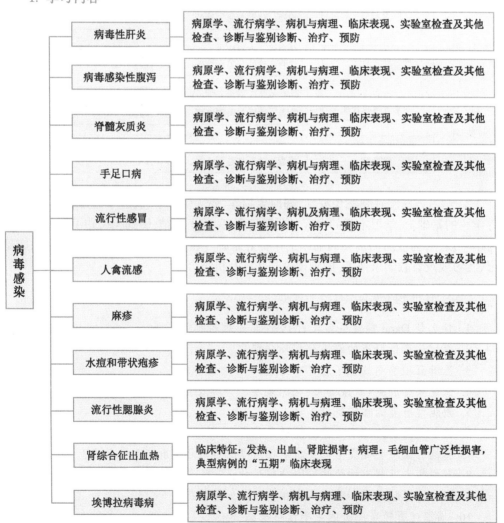

病毒感染	病毒性肝炎	病原学、流行病学、病机与病理、临床表现、实验室检查及其他检查、诊断与鉴别诊断、治疗、预防
	病毒感染性腹泻	病原学、流行病学、病机与病理、临床表现、实验室检查及其他检查、诊断与鉴别诊断、治疗、预防
	脊髓灰质炎	病原学、流行病学、病机与病理、临床表现、实验室检查及其他检查、诊断与鉴别诊断、治疗、预防
	手足口病	病原学、流行病学、病机与病理、临床表现、实验室检查及其他检查、诊断与鉴别诊断、治疗、预防
	流行性感冒	病原学、流行病学、病机及病理、临床表现、实验室检查及其他检查、诊断与鉴别诊断、治疗、预防
	人禽流感	病原学、流行病学、病机与病理、临床表现、实验室检查及其他检查、诊断与鉴别诊断、治疗、预防
	麻疹	病原学、流行病学、病机与病理、临床表现、实验室检查及其他检查、诊断与鉴别诊断、治疗、预防
	水痘和带状疱疹	病原学、流行病学、病机与病理、临床表现、实验室检查及其他检查、诊断与鉴别诊断、治疗、预防
	流行性腮腺炎	病原学、流行病学、病机与病理、临床表现、实验室检查及其他检查、诊断与鉴别诊断、治疗、预防
	肾综合征出血热	临床特征:发热、出血、肾脏损害;病理:毛细血管广泛性损害,典型病例的"五期"临床表现
	埃博拉病毒病	病原学、流行病学、病机与病理、临床表现、实验室检查及其他检查、诊断与鉴别诊断、治疗、预防

笔记

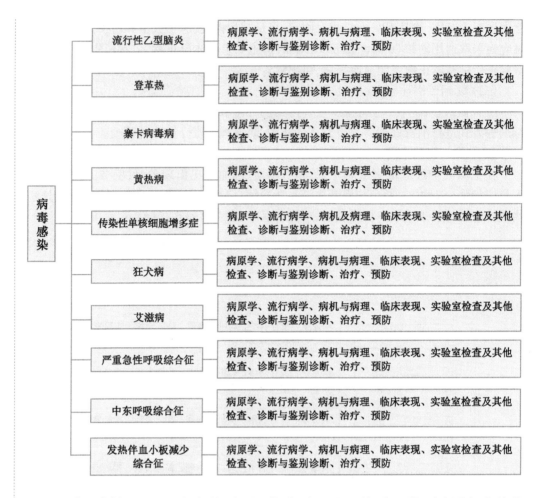

2. **学习方法** 在熟悉免疫学、病原生物学、病理生理学、病理学、诊断学与内科学等学科的基础上,学习本章的内容。要勤于思考,善于总结,做到相关知识的融会贯通与举一反三,为今后的传染病临床工作打好基础。在课堂学习同时,还要通过临床见习、实习或观看教学录像等,做到理论与实际有机结合。

复习思考题

1. 什么是 Dane 颗粒? 其与 HBV 小球形颗粒有何区别?
2. 简述病毒性肝炎的临床分型及分期。
3. 乙肝五项检测的临床意义有哪些?
4. 试述重型肝炎(肝衰竭)的临床表现、分类及并发症。
5. 淤胆型肝炎的临床特点是什么?
6. 核苷类药物的抗病毒作用机制是什么?
7. 急性肝炎中明确提出需要抗病毒治疗的是哪几型肝炎? 为什么?
8. 五型病毒性肝炎的预防原则分别是什么?
9. 病毒性胃肠炎需和哪些疾病相鉴别? 如何鉴别?
10. 请简述脊髓灰质炎的主要预防措施。
11. 手足口病的传染源、传播途径及易感人群分别是什么?

笔记

12. 引起手足口病的哪种病原易引起严重并发症？严重的并发症主要包括哪些？

13. 手足口病的分型及临床表现是什么？

14. 试述流感病毒的致病物质基础及抗病毒治疗的依据。

15. 禽流感病毒感染的诊断依据有哪些？

16. 简述肾综合征出血热出血的原因。

17. 试述肾综合征出血热发热期的治疗原则。

18. 脑炎与脑膜炎为什么会出现相同的临床表现？为什么又有不同的表现？其根本原因是什么？

19. 中医乙脑暑热夹湿型的主要病机、治法及方药各是什么？

20. 哪些病毒感染性疾病的外周血象见白细胞增高？它们各自的外周血象特点是什么？

21. 哪些人群需接种狂犬病疫苗？

22. 艾滋病的传播途径有哪些？

第四章

立克次体感染

学习目的

通过学习了解立克次体病的临床表现、诊断和防治方法。为在临床工作中能正确运用中西医方法防治立克次体病打下理论基础。

学习要点

各种立克次体病的传染源及传播途径、中西医发病机制、临床表现、常用实验室检查及其他检查、中西医治疗方法、预防措施。

第一节　流行性斑疹伤寒

一、概述

流行性斑疹伤寒（epidemic typhus）又称虱传斑疹伤寒（louse-borne typhus），是由普氏立克次体（*Rickettsia prowazekii*）通过人虱传播的急性传染病。其临床特点为急性起病，稽留热、剧烈头痛、皮疹及中枢神经系统症状。自然病程为 2~3 周，多呈自限性过程。

本病属中医学温病的"伏暑""春温""疫疹""疫斑"等范畴。

二、病原学

1. 形态　普氏立克次体属于立克次体属，斑疹伤寒群，微小球杆状或丝状，革兰氏染色阴性。病原体必须寄生于真核细胞，并获取辅酶 A（CoA）、烟酰胺腺嘌呤二核苷酸（NAD）等物质才能繁殖，所以通常寄生于人体小血管内皮细胞胞质内和体虱肠壁上皮细胞内。

2. 抗原结构　分为两种：可溶性耐热型特异性抗原，具有群特异性，可与莫氏立克次体所致的地方性斑疹伤寒区分；可溶性不耐热型颗粒性抗原，具有种特异性，可与斑疹伤寒以外的其他立克次体病鉴别。

3. 培养特性　病原体可在活细胞培养基和鸡胚卵黄囊中繁殖，接种雄性豚鼠腹腔，仅有发热但不引起明显阴囊红肿，可区别于莫氏立克次体。

4. 抵抗力　病原体不耐热，56℃ 30 分钟和 37℃ 5~7 小时可被杀灭；对低温及干燥有较强耐受力,-30℃以下可保存数月至数年,在干虱粪中可保存活力达数月;对紫外线、一般消毒剂很敏感。

三、流行病学

(一) 传染源

患者是主要传染源。潜伏期末1~2日至热退后数日均有传染性,发病第1周传染性最强。近年发现,东方鼩鼠、猪、牛、羊等家畜及蜱都可成为病原体宿主。

(二) 传播途径

体虱是传播本病的主要媒介,头虱其次。但虱不是通过直接叮咬传播本病。因虱吸食患者血被感染,病原体在虱肠上皮繁殖(粪便中保存数月);病原体随虱粪或被挤压破碎的尸体,经破损皮肤感染人。干虱粪中含有病原体气溶胶,偶可随尘埃经呼吸道、口腔黏膜或眼结膜感染人(也被列为生物武器)。"人 - 虱 - 人"的传播方式是本病流行病学的基本特征。

(三) 易感人群

人群普遍易感。病后可获得较为持久的免疫力。偶可再次感染。

(四) 流行特征

多发生在冬春季节,与气候寒冷衣着厚、换洗少有关。大规模战争、饥荒、贫困及不良卫生条件均易引发本病发生和流行。热带地区如非洲也有病例报道。

四、病机与病理

(一) 西医发病机制与病理

1. 发病机制　主要病变是病原体引发的血管病变、毒素毒血症和免疫变态反应损伤所致。病原体入侵人体后,首先在小血管及毛细血管内皮细胞内繁殖,内皮细胞损伤后,病原体进入血流引起立克次体血症。继而病原体侵袭全身更多的脏器小血管,建立新感染灶,并大量增殖死亡、释放毒素引起第二次立克次体血症及变态反应。血管腔阻塞和血栓的形成,严重者出现微循环障碍、DIC及休克等。立克次体还可潜伏于淋巴组织,是引发 Brill-Zinsser 病的主要原因。

2. 病理　基本病理是血管炎,典型病变是增生性、血栓性和坏死性血管炎及血管周围炎细胞浸润形成的立克次体肉芽肿,又称"斑疹伤寒结节",后者遍及全身及各个脏器。中枢神经系统损伤突出,以大脑皮质、小脑、延髓、基底核、脑桥、脊髓均形成广泛弥漫性病变。另外在交感神经节、脊髓神经节及脑垂体内亦偶见典型病变。

(二) 中医病因病机

疫毒经皮毛侵入人体,正气虚弱而发病。初起疫毒由皮毛破损处侵袭肺卫,正邪相争于卫表。正不胜邪,病传气营,以致阳明热毒炽盛,毒窜营血,甚者毒扰心包。若素体阳亏,邪毒内伏,阳气耗损过度,则有亡阳之危象。

五、临床表现

潜伏期5~24天,一般10~14天。

159

（一）典型斑疹伤寒

大多起病急骤，伴寒战、剧烈持续头痛、周身肌肉疼痛、眼结膜及面部充血等。少数患者可有头痛、疲乏、畏寒、低热等前驱症状。

1. 发热　1~2 天内体温迅速上升至 39℃ 以上，多为稽留热，也可为弛张热或不规则热。发热持续 2~3 周后，于 3~4 天内迅速退至正常。可伴有寒战、乏力、剧烈头痛、全身肌肉疼痛、面部及眼结膜充血等毒血症症状。

2. 皮疹　多在第 4~6 日出现，初见于胸背部，1~2 天内遍及全身，但面部多无皮疹，下肢亦较少，偶尔可见于软腭和结膜。开始为鲜红色充血性斑丘疹，后为暗红色或瘀点样，甚至紫癜。皮疹 1 周左右消退，常遗留色素沉着，但无焦痂。

3. 中枢神经系统　出现早、症状明显、持续时间长，突出表现为剧烈头痛及肌肉痛，可伴有头晕、耳鸣、听力减退，可有反应迟钝、谵妄，偶有肌肉和舌震颤，昏迷，大小便失禁、脑膜刺激征和癫痫样发作。

4. 循环系统　心率增速与体温升高一般呈正比，有中毒性心肌炎时可出现奔马律、心律失常、低血压甚者循环衰竭。

5. 呼吸系统　儿童更多见，常有咽部充血、咳嗽、呼吸急促。

6. 肝脾大　约 90% 患者脾大，少数患者出现肝大。

7. 其他　可有食量减少、恶心、呕吐、腹胀、便秘等消化道症状。偶有黄疸、肾功能减退。

（二）轻型斑疹伤寒

国内轻型较多见，多为散发病例。其特点是：①发热热度较低（39℃ 以下），热程短（8~9 日）；②全身毒血症症状轻，而头痛和全身酸痛明显；③皮疹数量少（1~2 日消退）或无皮疹，主要为胸腹部少量充血性皮疹；④神经系统症状轻，少有意识障碍（头痛、兴奋为主）；⑤少见肝脾大。

（三）复发型斑疹伤寒

复发型斑疹伤寒又称 Brill-Zinsser 病，国内极少见。既往有本病病史，但前次发病病原体未清除，潜伏于淋巴结的单核 - 巨噬细胞中，数年或数十年后，机体免疫力下降而复发。发病同轻型患者，以病情轻、热程短（7~11 日）、皮疹稀少、病死率低为特点。常散发，无季节性。

六、并发症

常见的是支气管肺炎，亦可有心肌炎、中耳炎、腮腺炎、脑膜炎，偶见指趾、阴囊、耳垂及鼻尖坏疽。

七、实验室检查

（一）常规检查

1. 血常规　白细胞总数多正常，中性粒细胞偏高，嗜酸性粒细胞减少或消失，血小板常减少。

2. 尿常规　尿蛋白常见，偶有红、白细胞及管型。

（二）血清学检查

1. 外斐反应（变形杆菌 OX_{19} 凝集试验）　以变形杆菌 OX_{19} 株为抗原与患者血清

发生凝集反应,一般发病后 7 日出现阳性,3 周后达高峰,3~6 个月转为阴性。抗体滴度 ≥ 1 : 160 或病程中 4 倍及以上效价增高即有诊断意义,阳性率达 70%~80%。非立克次体中变形杆菌、钩端螺旋体病、回归热、疟疾、伤寒亦可出现阳性,但效价较低。特异性较差,不能区分普氏、莫氏立克次体。复发型斑疹伤寒常呈阴性。

2. 补体结合试验　用普氏立克次体与患者血清做补体结合试验,第 1 周阳性率为 60%,第 2 周可达 100%,低效价维持 10~30 年。与地方性斑疹伤寒无交叉反应,可用于鉴别。常用于流行病学调查。

3. 立克次体凝集试验　直接用普氏立克次体与患者的血清做凝集反应,试管法 >1 : 40,微量法 >1 : 4 为阳性反应,特异性高,出现早(病程第 5 日,阳性率达 85%,2~3 周阳性率为 100%)。抗体数月内消失,不适合于追溯性研究。

4. 微量间接血凝试验　微量普氏立克次体抗原致敏绵羊或家兔红细胞,与患者血清特异性抗体进行凝集反应,效价 > 中 1 : 100 为阳性。此法灵敏度高,特异性强。可用于与其他群立克次体感染鉴别。

5. 微量间接免疫荧光试验　初次感染者血清中特异性 IgM 抗体增高,特异性强,可鉴别流行性斑疹伤寒与地方性斑疹伤寒。复发型斑疹伤寒 IgG 抗体增加。

(三) 病原学检查

不用于临床诊断。取发热期患者血液接种于雄性豚鼠腹腔,7~10 日后豚鼠出现发热反应,阴囊无明显红肿。取鞘膜或腹膜刮片,脑、脾、肾上腺涂片,染色后镜检,可找到位于细胞胞质的病原体。或接种于鸡胚卵黄囊,传代后分离病原体。

(四) 分子生物学检查

DNA 探针或 PCR 检测血中立克次体 DNA,可用于早期快速诊断。

(五) 其他

脑脊液外观大多澄清,蛋白和白细胞轻度增加,糖含量正常。心电图可显示低电压、T 波及 ST 段改变等心肌损害。部分患者有肝肾功能异常。

八、诊断与鉴别诊断

(一) 诊断

1. 流行病学资料　冬春季节,卫生条件差,有虱寄生或叮咬史,流行区居民或 1 个月内去过流行区。

2. 临床表现　急性起病,高热,皮疹(4~5 日),中枢神经系统症状(剧烈头痛及意识障碍)。

3. 实验室检查　外斐反应滴度 ≥ 1 : 160 或呈 4 倍以上升高。有条件可加做其他血清学和分子生物学检测。

(二) 鉴别诊断

应与地方性斑疹伤寒、伤寒、肾综合征出血热、回归热等相鉴别。

九、预后

早期诊断、积极治疗,预后较好。老年人、孕妇,有心、脑、肾严重损害,出现循环衰竭及急性肾衰竭等严重并发症者预后较差。未经治疗患者病死率高达 13%~30%,及时治疗者病死率 <1.5%。

十、治疗

(一) 西医治疗

1. 一般治疗与对症治疗　监护病情,卧床休息,保持口腔和皮肤清洁。给高热量半流质饮食,补充维生素及足够的体液。高热以物理降温为主,慎用退热镇痛剂。心功能不全者,可用强心药。剧烈头痛者给予止痛剂;烦躁不安可用苯巴比妥、地西泮等镇静剂;严重毒血症者可短期应用糖皮质激素。

2. 病原治疗　目前多西环素口服首选,尽早使用,每次 100mg,每日 2 次,热退后需再次用药2~3 日,疗程 6 日。四环素,每次 0.5g,每日 3~4 次,疗程同前,因副作用大,已不作首选。联用甲氧苄啶(TMP)可提高疗效。

(二) 中医辨证论治

本病冬春高发,特征是急性起病,病情凶险,热毒炽盛,易入营入血。

1. 邪犯卫分

证候:初期多恶寒发热,疲乏头痛,全身肌肉酸痛。舌红,苔薄白少津,脉浮数。

治法:辛凉解肌,透表解毒。

方药:银翘散加减。

2. 毒传气营

证候:中期多壮热烦渴,面赤目红,头痛肢楚,斑疹隐隐。舌质红,苔黄,脉洪或数。

治法:清气凉营,解毒养阴。

方药:清营汤加减。

3. 毒入营血

证候:极期多灼热夜甚,皮疹迭出成片,斑色紫赤,神昏烦躁。舌绛而干,脉细数。

治法:清营凉血,解毒化斑。

方药:化斑汤或犀角地黄汤(《备急千金要方》)加减(犀角现用水牛角代)。

4. 邪犯心包

证候:壮热口渴,神昏谵妄、狂躁、头痛剧烈,斑密色赤而晦。舌焦苔黑,脉数。

治法:清热解毒,凉血开窍。

方药:清宫汤或安宫牛黄丸加减。

5. 余邪未净

证候:后期多热退疹渐消,咽干口燥,气短乏力。舌红苔少,脉细数。

治法:益气生津,兼清营血。

方药:竹叶石膏汤加减。

十一、预防

采取以灭虱为主的综合措施。

(一) 管理传染源

隔离患者,灭虱消毒处置。密切接触者医学观察 21 天并消毒灭虱。

(二) 切断传播途径

关键在于做好防虱、灭虱工作。加强卫生宣教,做好个人卫生,勤沐浴更衣。可用干热、湿热、煮沸等物理方法灭虱,或者环氧乙烷熏蒸法或杀虫剂均可灭虱。

笔记

(三)保护易感人群

疫区人员进行免疫接种,常用虱肠疫苗、鸡胚或鸭胚疫苗及鼠肺灭活疫苗,第 1 年皮下注射 3 次,每次间隔 5~10 日,以后每年加强 1 次。经过 6 次以上免疫可获得持久的免疫力。

(刘丽娜)

第二节　地方性斑疹伤寒

一、概述

地方性斑疹伤寒(endemic typhus)又称鼠型斑疹伤寒(murine typhus)或蚤传斑疹伤寒(flea-borne typhus),是由感染莫氏立克次体(Rickettsia mooseri)引起,以鼠蚤为传播媒介的急性传染病。临床特征与流行性斑疹伤寒相似,但症状较轻,病程较短,预后好,病死率低。

二、病原学

莫氏立克次体的形态、染色、培养条件及对热、消毒剂抵抗力均与普氏立克次体相似。较少出现多形性变化,常呈短丝状排列。将莫氏立克次体接种大、小白鼠腹腔内,可致病甚至死亡;感染雄性豚鼠后,引起阴囊高度红肿及睾丸明显肿胀。

莫氏立克次体与普氏立克次体有共同的可溶性抗原,两者有交叉反应,均能与变形杆菌 OX_{19} 发生凝集反应。但两者的颗粒性抗原不同,用凝集试验和补体结合试验可将其区别。

三、流行病学

本病散发于全球,属自然疫源性疾病。以温、热带多见,夏秋季发病率较高。该病曾在我国河南、河北、云南、山东、辽宁、北京发生。

(一)传染源

家鼠如褐家鼠、黄胸鼠等为重要的传染源。病原体以鼠→鼠蚤→鼠的方式在鼠间循环流行,鼠死后鼠蚤离开鼠体转而吮吸人血,使人受染。此外,患者及受染动物可能成为传染源。

(二)传播途径

主要通过鼠蚤的叮咬传播。鼠蚤吮吸病鼠血时,病原体随血进入蚤肠繁殖,并可在蚤体内长期生存。当受染蚤叮咬人时,排泄带病原体的粪便和呕吐物至人皮肤,病原体通过皮肤的搔抓破损而侵入人体。或蚤被打扁压碎后,其体内病原体也可经同一途径侵入人体。此外,人进食被病鼠尿、粪污染的食物,或干蚤粪中的病原体形成气溶胶,经呼吸道、眼结膜均可使人受染。螨、蜱等节肢动物也可带有病原体,而成为传播媒介。总之,鼠蚤为主要传播媒介,鼠是自然宿主,人类因鼠蚤的传播而感染患病,主要呈鼠 - 鼠蚤 - 人传播。

(三)易感人群

人群普遍易感。隐性感染率较高,感染后可获持久的免疫力,与流行性斑疹伤寒有交叉免疫性。

（四）流行特征

本病属自然疫源性疾病，全球散发，多见于热带和亚热带地区。本病以夏末和秋季谷物收割时多发，并可与流行性斑疹伤寒同时存在于某些地区。

四、病机与病理

与流行性斑疹伤寒基本相同，但血管病变较轻，少有小血管、毛细血管血栓形成。本病的中医病机与流行性斑疹伤寒基本相同。

五、临床表现

潜伏期8~14日，平均11~12日。临床经过与流行性斑疹伤寒相似，但病情较轻，病程短，中枢神经系统症状轻微，皮疹较流行性斑疹伤寒少。

（一）发热

起病急，体温于1周左右达高峰，一般39℃左右，最高达40℃，呈稽留或弛张热型。热程一般为9~14日，多为渐退。伴明显头痛、全身酸痛、眼结膜充血等中毒症状。

（二）皮疹

50%~80%病例于病程4~7日出现。皮疹初发于胸腹，24小时内遍及全身，躯干、四肢为多，面、颈、手掌及足底少见或无疹。初呈淡红色充血性斑丘疹，后转为暗红色，数量较少，出血疹少见。持续数日消退，一般不留痕迹。

（三）中枢神经系统

大多轻微，除头痛、头晕、失眠、听力减退、烦躁不安等外，极少出现意识障碍和脑膜刺激征。

（四）其他

半数患者有咳嗽，肺底偶闻及啰音；多数有恶心、呕吐、腹痛、便秘等。半数患者脾大，肝大少见，少有心肌受累。

并发症有支气管炎，其他少见。

六、实验室检查

（一）血常规

白细胞总数及分类多正常，少数病例早期出现血小板减少。

（二）血生化检查

90%患者出现AST、ALT、ALP和LDH轻度升高。

（三）血清学检测

外斐反应（OX$_{19}$）阳性，但效价低，为（1∶160）~（1∶640），可用莫氏立克次体特异性抗原行补体结合试验、凝集试验等检测。

（四）病原学检查

发热期患者血接种雄性豚鼠腹腔内，5~7天后出现发热、阴囊肿胀，鞘膜渗出液涂片可检出肿胀细胞胞质内有大量立克次体。

七、诊断和鉴别诊断

诊断以热程短、皮疹呈充血性、外斐反应阳性等为主要依据,流行病学资料仅做参考。有条件者尚可加做补体结合试验、立克次体凝集试验等。除流行性斑疹伤寒外,本病还需与伤寒、麻疹、恙虫病等鉴别。

八、预后

预后良好,经有效治疗后多可痊愈,极少死亡。

九、治疗

同流行性斑疹伤寒。

十、预防

灭鼠、灭鼠蚤是主要措施。因本病多为散发,一般不接种疫苗。对灭鼠工作人员和接触莫氏立克次体的实验人员,可用灭活疫苗预防接种。

(刘丽娜)

第三节 恙虫病

一、概述

恙虫病(tsutsugamushi disease)又名丛林斑疹伤寒(scrub typhus),是由恙虫病东方体(*Orientia tsutsugamushi*)引起的一种急性自然疫源性传染病。以发热、皮疹、叮咬部位焦痂或溃疡形成、淋巴结肿大及外周血白细胞减少等为主要临床表现,严重者可危及生命。

中医称为"沙虱热"。早在公元 313 年,晋朝葛洪在《肘后备急方》中即有描述:人行经草丛、沙地、被一种红色微小沙虱叮咬,即发生红疹,三日后发热,叮咬局部溃疡结痂,颇似恙虫病。

二、病原学

1. 分类 1930 年日本学者命名为恙虫立克次体,也称东方立克次体,我国于 1948 年也分离到本病原体。1995 年将其另立东方体一属,并将恙虫病立克次体改称为恙虫病东方体。

2. 形态 恙虫病东方体,多呈圆形、椭圆形或短杆状,大小约 $(0.3\sim0.6)\,\mu m \times (0.5\sim1.5)\,\mu m$。多成对分布,只能在专性细胞内寄生。革兰氏染色呈阴性,吉姆萨染色呈紫蓝色。

3. 抗原结构 根据抗原性不同,分为 Karp、Gilliam、Kato、Kawasaki、Kuroki、TA678、TA686、TA716、TA763 和 TH1817 十个血清型。

4. 培养特性 只有在活组织细胞内培养,才能生长增殖。可供做培养的组织细胞有鸡胚、鼠胚、Hela 细胞、羊膜细胞、睾丸细胞及肾细胞等。

5. 抵抗力 恙虫病东方体抵抗力弱,有自然失活、自溶倾向。对理化条件反应敏感,不耐高温与干燥;对一般消毒剂均敏感,0.5% 苯酚可将其杀灭。耐低温。

三、流行病学

(一) 传染源

鼠类是主要传染源和贮存宿主。兔、猪、猫和鸡也能感染本病。患者作为传染源的意义不大。

(二) 传播途径

恙螨是恙虫病唯一的传播媒介。带病原体的恙螨叮咬人体使人致病是唯一的传播途径。恙螨被恙虫病东方体感染后,可经卵传给后代。当人在疫区的草地上工作、活动或坐卧时,被带有病原体的幼虫叮咬而得病。

(三) 易感者

人群普遍易感。病后能获得同株病原体持久免疫力。从事野外劳动、较多接触丛林杂草的青壮年发病率较高。

(四) 流行特征

本病主要流行于亚洲、太平洋及大洋洲地区,东南亚为主要流行区。我国主要流行区在东南沿海各省及西南地区。该病以季节特点分型分为夏季型、秋季型、冬季型、春季型四型,其中以夏季型为多,但不同地区发病高峰存在较大差异。

四、病机与病理

(一) 西医发病机制与病理

1. 发病机制 受染的恙螨幼虫叮咬人体后,病原体先在局部繁殖,致皮肤局部损害,引起丘疹、焦痂或溃疡。繁殖增多的病原体直接或经淋巴系统进入血液,达到多数器官,引起立克次体血症。此后病原体在小血管内皮细胞及其他单核 - 吞噬细胞系统内生长繁殖,并不断释放立克次体及毒素,引起全身毒血症,以及受累器官的急性间质炎症、血管炎及血管周围炎。

2. 病理 本病的基本病变为弥漫性小血管炎、小血管周围炎及单核 - 吞噬细胞系统增生。具体病理改变为内皮细胞破坏,血管周围有大单核细胞、浆细胞及淋巴细胞浸润,引起局灶性或弥漫性血管炎。脏器普遍充血,致肝脾大、局灶或弥漫性心肌炎、出血性肺炎、淋巴细胞性脑膜炎及间质性肾炎。

(二) 中医病因病机

沙虱幼虫叮咬,传播疫毒是本病的主要病因。沙虱幼虫叮咬人体,疫毒邪气由皮损处侵犯机体,一方面毒邪留滞局部,腐肌败血,致局部溃烂、结痂。另一方面邪毒循经侵犯肺卫,邪毒郁阻气机,若正不胜邪,热毒内炽,入气窜营,致卫有邪阻,营有热毒,而致肌肤皮疹。平素体虚气弱,邪毒内侵,可致邪陷心包。

五、临床表现

潜伏期 4~21 天,一般为 10~14 天。

(一) 毒血症症状

起病急骤,首先畏寒或寒战,继而发热,体温 1~2 天内达 39~41℃,呈稽留热或弛张热。伴有头痛、全身酸痛、疲乏思睡、食欲缺乏、颜面潮红、结合膜充血、相对缓脉等。病情平稳者第2周末开始退热,体温在数日内降至正常。第2周若病情加重,可出现谵语、烦躁、肌颤、重听及嗜睡、昏迷等中枢神经系统症状。部分可有血压下降,还可并发肺炎、脑膜炎,出现咳嗽、胸痛、脑膜刺激征。甚者可有肾炎、心力衰竭、消化道出血等并发症。

(二)焦痂及溃疡

约见于80%~100%的患者,为本病特征之一。发病初期于被恙螨幼虫叮咬处出现红色丘疹,不久形成水疱,水疱破裂后中央坏死、出血,成为褐色或黑色焦痂。焦痂边缘稍突起,周围红晕。呈圆形或椭圆形,大小不一,直径为1~15mm,一般无痛痒。热退焦痂自行脱落而形成小溃疡,基底面为淡红色肉芽组织,光洁无脓性分泌物,偶有继发感染。多数患者只有1个焦痂或溃疡,少数2~3个,个别可达10个以上。焦痂常见于腋窝、腹股沟、外阴、肛周、腰带压迫等处,偶有焦痂位于颈、背、胸、足趾等部位者。

(三)淋巴结肿大

常在发病初期与焦痂同步出现。大部分患者为全身浅表淋巴结肿大,邻近焦痂处局部淋巴结肿大尤为显著。一般大小如蚕豆或核桃,可移动,有疼痛及压痛,无化脓倾向,消散较慢。

(四)皮疹

约35%~100%的患者在发病5~6日出现。多为暗红色斑丘疹,一般为充血性,偶见出血疹。皮疹大小不一,直径为2~5mm。初发于躯干,后蔓延至四肢,面部少见,手掌、足底无疹。偶有软硬腭及颊黏膜上发现黏膜疹。皮疹持续3~7天消退,轻症者1~2天消退。疹退无脱屑,多留有色素沉着。

(五)肝脾大

部分患者肝脾均可轻度大,质软或轻微触痛。

六、并发症

较常见的是中毒性肝炎,支气管肺炎,心肌炎,脑膜脑炎,消化道出血和急性肾衰竭等,重症患者常出现两个以上的器官衰竭。

七、实验室检查

(一)血常规

白细胞总数多减少,亦可正常或升高,分类常有核左移。

(二)血清学检查

1. 外斐反应　变形杆菌OX_k凝集效价在1:160以上或发病早期及晚期双份血清效价呈4倍及以上增长者有诊断意义。

2. 补体结合试验　效价1:10为阳性。特异性高,抗体持续时间长,可达5年左右。

3. 间接免疫荧光试验　血清特异性IgM抗体阳性有早期诊断价值。

4. 斑点免疫测定　可检测患者血清中特异性IgM或IgG,IgM有早期诊断价值。

5. 酶联免疫吸附试验　可检测各型恙虫东方体的特异性IgM或IgG,有较高的敏感性和特异性。

(三)病原体分离

必要时取发热期患者血液接种于小鼠腹腔以分离病原体。

（四）分子生物学检查

用 PCR 检测血液等标本中恙虫病立克次体的基因片段,具有灵敏度高和特异性强的优点。

八、诊断与鉴别诊断

（一）诊断

1. 流行病学史 流行季节,发病前 3 周内有在郊外草丛或疫区户外工作、露天野营等活动史者。

2. 临床表现 起病急,临床有发热、焦痂、溃疡、皮疹、局部淋巴结肿大疼痛及肝脾大特点,尤其发现焦痂、溃疡最具临床诊断价值。

3. 实验室检查 变形杆菌 OX_k 凝集效价在 $1:160$ 以上或发病早期及晚期双份血清效价呈 4 倍增长者有诊断意义。分离出恙虫病病原体或 PCR 检测出恙虫病东方体基因可确诊。

（二）鉴别诊断

1. 伤寒 起病较缓,有持续高热、神情淡漠、相对缓脉、玫瑰疹,常有消化道症状,无焦痂或溃疡,血常规检查提示嗜酸性粒细胞减少,肥达试验阳性,血培养可获伤寒杆菌。

2. 斑疹伤寒 多见于冬春季节及寒冷地区,有虱寄生或叮咬史,无焦痂或溃疡。血清变形杆菌凝集反应 OX_{19} 株为阳性,而对 OX_k 株则为阴性。

3. 钩端螺旋体病 常有腓肠肌痛,而无皮疹、焦痂或溃疡等。可以通过血清学检测和病原学检查确诊。

九、预后

经早期诊断及有效的病原治疗,患者一般预后良好;但老年人、孕妇、有并发症者预后较差。有效抗生素治疗者病死率为 1%~5%,未用者病死率为 9%~60%。

十、治疗

（一）西医治疗

1. 一般治疗 卧床休息,多饮水,进流质饮食或半流质软食。保持皮肤清洁。注意水、电解质、酸碱平衡,保证热量摄入。严密观察病情,预防并发症的发生。

2. 病原治疗 恙虫病立克次体寄生于细胞内,ß- 内酰胺类及氨基糖苷类抗生素对恙虫病无效。四环素类、氯霉素对本病有特效,大环内酯、喹诺酮类抗菌药物也有一定疗效。多西环素,成人每天 200mg,分 2 次服,热退后每天 100mg 顿服;四环素每天 2g,分 4 次服,孕妇及儿童禁用。罗红霉素,每天 300mg,分 2 次服,热退后每天 150mg 顿服。抗菌治疗一般疗程 7~10 天,疗程过短易复发。

（二）中医辨证论治

1. 邪袭肺卫

证候:发热恶寒,头痛及全身酸痛,疲乏。舌边尖红,苔薄黄,脉浮或数。

治法:辛凉透表,清热解毒。

方药:银翘散加减。

2. 热毒炽盛

证候:壮热不退,烦躁口渴,面红目赤,头痛身痛,皮肤焦痂或有溃烂,臀核肿痛,大便秘结。舌红,苔黄燥,脉滑数。

治法:清热解毒。

方药:清瘟败毒饮加减。

3. 热入营血

证候:身热头痛,斑疹色赤,皮肤有焦痂,烦躁神昏。舌绛苔黄,脉细数。

治法:清营凉血。

方药:清营汤加减,或服安宫牛黄丸。

4. 毒犯心包

证候:身热,神昏谵妄,甚或抽搐,斑疹色黯,焦痂溃烂。苔黑,脉数。

治法:清热解毒,凉血开窍。

方药:安宫牛黄丸。

5. 津伤气耗

证候:热退疹消,口干燥渴,乏力少食。舌淡少苔,脉细弱。

治法:益气生津,清解余邪。

方药:竹叶石膏汤加减。

十一、预防

1. 消灭传染源 灭鼠是消灭传染源的根本措施。

2. 切断传播途径 铲除杂草、改造环境、消灭恙螨孳生地。

3. 个人防护 避免在溪边草地上坐卧。在流行区野外活动时,应扎紧袖口、领口及裤脚口,身体外露部位涂擦避蚊剂,以防恙螨幼虫叮咬。

(张艳慧)

学习小结

1. 学习内容

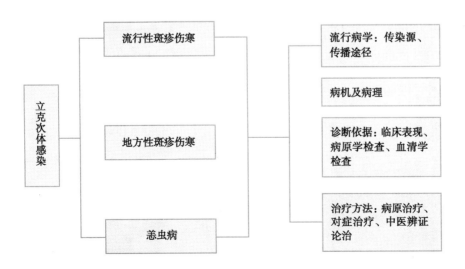

2. **学习方法** 通过分析不同病原体的发病机制和病理特点,比较其临床表现特征的差异,以及各自的病原学检查方法,总结不同立克次体病的防治方法,为今后在临床中正确诊治立克次体病打下理论基础。

复习思考题

1. 莫氏立克次体与普氏立克次体致病有哪些不同点?
2. 中医是如何认识恙虫病的?
3. 流行性斑疹伤寒与伤寒的临床表现及治疗有什么异同?

第五章

细菌感染性疾病

学习目的

得益于应对措施得当及抗菌药物的发展与应用,细菌性传染病的防控已取得长足进步,但目前仍有部分尚在流行且高发;有些虽已被控制,但仍有可能出现暴发或流行;同时细菌战暴发的危险依然存在。通过本章学习,掌握常见细菌感染性传染病的诊治与防控,树立"预防为主,防治结合"的观念。

学习要点

细菌性痢疾、伤寒、霍乱、流行性脑脊髓膜炎等细菌性传染病的临床表现、诊断、治疗及预防是本章学习的重点。

第一节 伤 寒

一、概述

伤寒(typhoid fever)是由伤寒沙门菌(Salmonella typhi)引起的急性肠道传染病。临床特征为持续发热、相对缓脉、全身中毒症状、玫瑰疹、肝脾大以及血白细胞减少,可出现肠出血、肠穿孔等严重并发症。

伤寒多属中医温病学中的"湿温"范畴,早在《素问·热论》中曾指出:"今夫热病者,皆伤寒之类也。"《难经·五十八难》云:"伤寒有五,有中风,有伤寒,有湿温,有热病,有温病,其所苦各不同。"系指各种热病的总称,包括本病。

二、病原学

伤寒沙门菌又称伤寒杆菌,属沙门菌属 D 组,革兰氏染色阴性。呈短杆状,长 1~3.5μm,宽 0.5~0.8μm,周有鞭毛,能活动,不产生芽孢,无荚膜。含有菌体 O、鞭毛 H、表面 Vi 抗原。O 和 H 抗原性较强,常用于血清凝集试验(肥达试验)辅助临床诊断,也可用于制备伤寒菌苗供预防接种。Vi 抗原见于新分离的菌株,是重要的毒力因子,但抗原性较弱,Vi 抗体的检出有助于发现带菌者。伤寒杆菌在菌体裂解时可释放强烈的内毒素,是本病发生发展的重要因素。伤寒杆菌能在普通培养基上生长,在含有胆汁的培养基上生长更好。

笔记

伤寒杆菌在自然界中的生存力较强,在水中一般可存活 2~3 周,在粪便中能维持 1~2 个月,在肉、蛋、牛奶中不仅能生存,且可繁殖。耐低温,在冰冻环境中可存活数月。对光、热、干燥的抵抗力较弱。对一般化学消毒剂敏感。日光直射数小时、加热至 60℃ 30 分钟可死亡,煮沸或消毒水余氯达 0.2~0.4mg/L 可迅速灭活。

三、流行病学

(一)传染源

患者和带菌者为传染源。患者潜伏期开始从粪便中排菌,发病后 2~4 周排菌量最多,传染性最强,恢复期仍排菌,少数患者可成为长期或终身带菌者。持续排菌达 3 个月以上者称为慢性带菌者,是本病重要的传染源。

(二)传播途径

病菌随患者或带菌者的粪便、尿液排出,污染水、食物,或经日常生活接触,或经苍蝇、蟑螂媒介间接污染,最终经口进入人体而引起感染。水源、食物被污染可引起暴发或流行,是传播本病的重要方式。散发病例多由日常生活接触传播引起。

(三)易感人群

人对伤寒普遍易感,病后可获得持久免疫,再次患病者极少。

(四)流行特征

全球各地都有发病,温带、热带地区及卫生条件较差地区多发。本病终年可见,但以夏秋季最多。

四、病机与病理

(一)西医发病机制与病理

1. 发病机制 伤寒杆菌经口入胃后,胃酸起保护灭菌作用,未被胃酸杀死的细菌则进入小肠,侵入肠黏膜,部分病菌被巨噬细胞吞噬并在其胞浆内繁殖;部分经淋巴管进入回肠集合淋巴结、孤立淋巴滤泡及肠系膜淋巴结中繁殖,然后由胸导管进入血流引起短暂的菌血症。此阶段相当于临床上的潜伏期。如机体免疫力弱,伤寒杆菌随血流进入肝、脾、骨髓、胆囊等脏器,继续大量繁殖,再次进入血流并释放内毒素,引起第二次菌血症,出现高热、全身中毒症状,肝脾大、皮疹等临床表现。此阶段相当于病程第 1~2 周。病程 2~3 周,细菌经血流至胆囊黏膜毛细血管并增殖入胆囊,经胆管进入肠道的伤寒杆菌,部分再度侵入原已致敏的肠壁淋巴组织,局部产生严重的炎症反应,引起肿胀、坏死、溃疡。若病变波及血管则可引起出血,若溃疡深达浆膜层则致肠穿孔。伤寒杆菌还可随血流扩散至全身各脏器组织,引起肾脓肿、胆囊炎、骨髓炎、脑膜炎及心包炎等。病程第 4~5 周,人体免疫力增强,伤寒杆菌从体内逐渐清除,组织修复而痊愈,但约 3% 的患者可成为慢性带菌者。伤寒杆菌内毒素是致病的重要因素。伤寒发病取决于伤寒杆菌感染量、毒力和机体免疫力。如果机体免疫功能不足,吞噬细胞内有少量伤寒杆菌未被灭活,当抗菌药物不能进入细胞内有效抗菌时,细菌反而被吞噬细胞保护,并在细胞内大量繁殖,释放入血可导致再燃与复发。

2. 病理 伤寒的病理特点主要表现为全身单核-吞噬细胞系统的增生反应,其中以回肠下段肠壁的集合淋巴结和孤立淋巴滤泡最为显著,病理演变分增生、坏死、溃疡形成与溃疡愈合 4 个期,每期约 1 周左右。病程第 1 周,淋巴组织增生、肿胀呈纽扣样突起。第 2 周肿大的淋巴组织坏死。第 3 周坏死组织开始脱落,形成溃疡。第 4 周溃疡逐渐愈合,无瘢痕形成。肠道病变与临床表现不一定成正比。

其他脏器中,肝脾的病变最为显著。表现为肝脏大,肝细胞局灶性坏死,镜下可见肝细胞混浊肿胀、变性,吞噬细胞聚集,形成伤寒小结。脾大、充血。部分重症可引起肾脏、心肌、支气管、肺、胆囊等组织器官病变。

(二) 中医病因病机

本病为外有湿热病邪侵袭,内有素体脾胃功能呆滞而发病。湿热病邪由口鼻而入,湿邪阻遏卫气,湿热郁于肌表,同时湿困脾土,湿热郁蒸,阻遏气机。则见恶寒发热、纳呆;若素体中阳偏旺,致阳明热盛,湿热化燥化火,可见壮热汗出,大便秘结;湿热化燥伤阴,热迫营血,血络受损,引起斑疹及大便下血,甚则肠络出血过多而致气随血脱之危象;热盛日久则耗损阴液而致邪去正衰,余邪未净之证。

五、临床表现

潜伏期一般为 7~14 天,短者可为 48 小时,长者可达 60 天。

(一) 典型伤寒

通常分为初期、极期、缓解期、恢复期 4 期。

1. 初期 病程第 1 周。起病较缓慢,发热是最早出现的症状,体温以弛张热型逐渐上升,于 5~7 天内升至 40℃ 左右,病情逐渐加重。初发热时常有畏寒,但少寒战,很少出汗。常伴有头痛、全身不适、乏力、食欲减退、腹部不适等症。

2. 极期 病程第 2~3 周,临床上呈特征性的伤寒表现,易出现并发症。

(1) 高热:高热持续不退,多呈稽留热型,少数为弛张热或不规则热型,常达 40℃,一般持续 10~14 天,免疫功能低下者可持续 2~3 个月之久。

(2) 消化系统症状:食欲缺乏明显,腹部不适,腹胀,便秘或腹泻,右下腹可有轻度压痛。

(3) 神经系统症状:神经系统症状与病情轻重成正比。表现为反应迟钝、表情淡漠、听力减退,重者谵妄、昏迷或出现脑膜刺激征(虚性脑膜炎)。

(4) 相对缓脉:半数患者可有相对缓脉或重脉,但并发中毒性心肌炎时,脉搏可加快。

(5) 肝脾大:多数患者于起病 1 周左右开始出现脾大,质软,可有轻压痛。少数患者肝脏亦肿大,重者出现黄疸,肝功能异常,提示有中毒性肝炎存在。

(6) 皮疹:部分患者在病程 6~12 天,皮肤出现淡红色斑丘疹,称为玫瑰疹,直径约 2~4mm,压之褪色,数目多在 6~10 个,分批出现,多分布于胸腹部,偶见于背部及四肢,常在 3~4 天内消失。汗出较多者还可见水晶形汗疹,也称白痱。

3. 缓解期 病程第 4 周。人体对伤寒杆菌的抵抗力逐渐增强,体温出现波动,并开始下降,食欲逐渐好转,脾大开始回缩,腹胀逐渐消失。本期仍有肠出血或肠穿孔的危险。

4. 恢复期 病程第 5 周。体温恢复正常,食欲好转,症状和体征消失,一般在 1 个月左右恢复健康,少数可转为带菌者。

(二) 不典型伤寒

近年来由于预防注射和抗菌药物的广泛应用,典型的伤寒病例逐渐减少,非典型化、轻型化病例逐年增多。受人体免疫状态、致病菌的毒力和数量、初期有无抗菌药使

用以及基础病等因素影响,伤寒又可表现为下列几种类型:

1. 轻型 发热 38℃左右,中毒症状轻,病程较短,1~3 周内可恢复。多见于儿童,或发病初期使用过有效抗菌药物治疗或接种过伤寒菌苗者。易误诊或漏诊。

2. 暴发型 起病急,进展迅速,病情重而凶险。表现为突发高热,甚者超高热或体温不升,常并发中毒性脑病、中毒性心肌炎、中毒性肝炎、休克、DIC、肠麻痹等,皮疹多显著。

3. 迁延型 起病初期表现与普通型相同,由于免疫功能低下,发热持续时间长,热程可达 5 周以上,多为不规则热、弛张热,肝脾大明显,常见于合并有慢性血吸虫病和慢性肝炎等患者,此类患者发热可达数月之久。

4. 逍遥型 毒血症症状轻或不明显,患者可正常生活、工作,部分患者以肠出血或肠穿孔为首发表现就诊。

5. 顿挫型 起病较急,开始表现典型,但病程极短,于 1 周左右发热等症状迅速消退而痊愈。

(三) 小儿伤寒

不同的年龄阶段发病特点不同,年龄越小症状越不典型。学龄儿童多为轻型及顿挫型,表现与成人相近。婴幼儿的临床表现不典型,起病急,中毒症状重,发热多呈不规则热型,腹痛、腹泻、呕吐等胃肠道症状明显,肝脾大常见,玫瑰疹和相对缓脉少见,白细胞计数常无明显减少,易并发支气管肺炎。儿童患者病程短,并发肠出血、肠穿孔较少,病死率低。

(四) 老年伤寒

临床表现常不典型。发热不高,但持续时间较长,全身虚弱明显,常并发支气管肺炎、中毒性心肌炎或心力衰竭、持续性胃肠功能紊乱和记忆力减退,病程长,恢复慢,病死率高。

(五) 再燃与复发

伤寒缓解期患者,体温开始下降,尚未降至正常时,又再度升高,持续 5~7 天后退热,血培养可阳性,称为再燃。恢复期患者体温正常 1~3 周后,发热等临床表现再度出现,血培养亦可阳性,称为复发。复发与再燃的病情轻,病程短,病死率亦低。

六、并发症

1. 肠出血 为常见的严重并发症。多于病程第 2~3 周发生,以饮食不当、腹泻、过度用力排便及不适当的治疗性灌肠等为其诱因。出血量少者仅大便隐血试验呈阳性,出血量多者,可有柏油样便,严重者可出现失血性休克。

2. 肠穿孔 是最严重的并发症,诱因同肠出血。常发生在病程的第 2~3 周,好发于回肠末段。表现为突然腹痛,以右下腹痛为主,伴恶心、呕吐、四肢冰冷、脉搏细速、血压下降等休克表现(休克期);1~2 小时后,过渡入平静期,腹痛及其他症状暂时缓解;稍后进入腹膜炎期,体温再度上升,腹痛持续并加剧,并有腹膜刺激征,肝浊音界缩小至消失,肠鸣音减弱或消失,腹腔内出现游离液体;腹部 X 线可发现膈下游离气体。周围血白细胞数较前增高伴核左移。偶有急腹症症状不典型而形成腹腔脓肿者。

3. 中毒性心肌炎 多见于严重毒血症者,常在病程第 2~3 周,主要表现为脉搏增快,脉压缩小,第一心音减弱或变钝,心律不齐,甚至出现奔马律等,心电图检查可发现

P-R 间期延长、T 波低平及 ST-T 下移等。

4. 中毒性肝炎　常见于病程第 1~3 周。主要表现为肝大、触痛,少数出现黄疸,血清 ALT 轻至中度升高。一般随病情好转,肝损害在 2~3 周内可恢复正常。

5. 其他　可并发支气管炎或支气管肺炎、肾盂肾炎、溶血性尿毒综合征、急性胆囊炎及血栓性静脉炎等。

七、实验室检查

(一) 常规检查

1. 血常规　白细胞计数减少或正常,中性粒细胞减少;嗜酸性粒细胞计数减少,极期多为零,随着病情的好转而恢复。在病程中动态观察嗜酸性粒细胞计数,对于伤寒的诊断与病情评估有参考意义。

2. 尿常规　极期患者可有轻度蛋白尿或少量管型。

3. 粪常规　在肠出血时有便血或隐血试验阳性。当病变侵及结肠时少数患者可有黏液便甚至脓血便。

(二) 血清学检查

1. 伤寒血清凝集试验　又称肥达(Widal)反应。伤寒菌体抗原 O 为伤寒杆菌,副伤寒甲、乙杆菌的共同抗原,其刺激机体产生的抗体为 IgM,出现早,但维持时间较短;伤寒杆菌鞭毛抗原 H、副伤寒甲鞭毛抗原 A、副伤寒乙鞭毛抗原 B、副伤寒丙鞭毛抗原 C 刺激机体产生的抗体为 IgG,出现晚于 O 抗体,但维持时间较久。O 抗体的凝集效价在 1:80 以上,同时 H 抗体在 1:160 以上者,具有辅助诊断价值;若只有 O 抗体升高,可能是疾病的早期;若只有 H 抗体增高而 O 抗体不高,则可能是患过伤寒或接种过菌苗所致的回忆反应。通常在病程第 2 周开始出现阳性,第 4~6 周达高峰,病愈后抗体可持续存在数月之久。年老体弱、免疫功能低下者或婴幼儿患者,整个病程中其效价可始终不高。有少数非伤寒发热性疾病,如结核病、风湿病、溃疡性结肠炎、急性血吸虫病、肝炎等致免疫功能紊乱,可出现 O 或 H 抗体假阳性。

2. 其他　酶联免疫吸附试验、被动血凝集试验、协同凝集试验等方法均可用于检测血清中伤寒抗原或特异性抗体 IgM,有助于早期诊断。

(三) 细菌学检查

1. 血培养　是确诊伤寒的主要手段。病程第 1~2 周阳性率最高,可达 80%,以后阳性率逐渐下降,第 4 周常转为阴性,复发或再燃时再呈阳性。

2. 骨髓培养　阳性率较血培养高,可达 90%。病程以及抗菌药的应用对骨髓培养阳性率影响较少,尤适于血培养阴性且已应用抗菌药物者。

3. 粪便培养　潜伏期即可检出阳性,病程第 3~4 周阳性率最高,可达 75%。粪便培养阳性只提示大便排菌,有传染性,须注意排除慢性胆囊带菌者,才有诊断现症伤寒的价值。

4. 尿培养　早期常为阴性,病程第 3~4 周阳性率约 25%。

八、诊断与鉴别诊断

(一) 诊断

1. 流行病学资料　注意当地伤寒流行情况、流行季节、患者以往有无伤寒史、有无与伤寒患者密切接触史、个人饮食及卫生习惯等。

2. 临床表现　出现持续发热、相对缓脉、玫瑰疹、肝脾大等典型表现。

3. 实验室检查　白细胞减少、嗜酸性粒细胞减少或消失,血清学试验肥达反应阳性。伤寒的确诊有赖于血培养或骨髓培养出伤寒杆菌。

(二)鉴别诊断

1. 病毒感染　上呼吸道和消化道病毒感染均可出现发热、腹部不适、白细胞减少等近似于伤寒早期的表现。但病毒感染起病较急,病程多在2周内,常伴有上呼吸道或肠道症状,少有玫瑰疹、相对缓脉、脾大等伤寒特征性临床表现,肥达反应及细菌培养均阴性。

2. 疟疾　疟疾因高热、肝脾大、白细胞计数减少与伤寒相似,但疟疾患者体温波动大,多为间歇热,发热前有寒战,随之发热,热退时大汗,脾大明显,贫血逐日加重。血涂片或骨髓涂片可发现疟原虫。

3. 败血症　部分革兰氏阴性菌败血症白细胞计数不高,可与伤寒混淆。革兰氏阴性菌败血症常有胆道、泌尿道、肠道等处原发病灶,热型多不规则,但中性粒细胞常增高及核左移,血培养可明确致病菌。

4. 血行播散性肺结核　常有结核病史或结核患者接触史,发热不规则,伴脉速、盗汗、呼吸急促等。胸部X线检查可见肺部粟粒状播散性结核病灶,结核杆菌培养及结核菌素试验有助于鉴别。

5. 恶性组织细胞增生病　有不规则发热、进行性贫血和出血、肝脾大明显、淋巴结肿大,病情进展迅速。全血细胞减少,骨髓可发现恶性组织细胞,抗菌治疗无效。

九、预后

预后与患者年龄、有无基础疾病及并发症、治疗是否及时、是否预防接种及病原菌是否耐药等因素有关。主要死因是肠穿孔、肠出血等并发症。应用氯霉素以来,伤寒病死率明显下降,从20%降到1%左右。老年体弱及婴幼儿等免疫力低下者预后较差。

十、治疗

(一)西医治疗

1. 一般及对症治病　消化道隔离。卧床休息,宜给予流质或细软无渣饮食,以免诱发肠出血或肠穿孔。随时观察体温、脉搏、血压的变化,腹部情况及大便性状;重症患者应防止压疮与肺部感染;必要时静脉补液以维持足够热量和水、电解质平衡。

高热时可用物理降温;便秘者可用生理盐水低压灌肠,或用开塞露塞肛,忌用泻药或高压灌肠;腹胀者应减少牛奶及糖类的摄入,禁用新斯的明类药物,同时可用肛管排气;中毒症状严重者,在足量有效的抗菌治疗基础上,可短期使用糖皮质激素,但腹胀重者慎用,以免诱发肠穿孔或肠出血。

2. 病原治疗　氯霉素作为伤寒的首选抗菌药物曾被普遍使用。然而,其抑制骨髓造血系统,具有耳毒性,抑制肝药酶活性,且退热时间长,胆汁浓度低,带菌率及复发率高,现已较少应用。目前推荐使用的抗菌药物主要为第三代喹诺酮类及第三代头孢菌素类。

(1)氟喹诺酮类:第三代喹诺酮类口服吸收好,在血液、胆汁、肠道及泌尿道浓度高,是目前治疗伤寒的首选药物。常用的药物有氧氟沙星、左氧氟沙星、环丙沙星等。一般用药 5 天左右热退,疗程 10~14 天。孕妇、儿童、哺乳期妇女慎用,老年患者酌情减量。

(2)头孢菌素类:第三代头孢菌素在体内分布广,对伤寒杆菌有强大抗菌活性,胆道内浓度高,毒副反应低,尤其适用于孕妇、儿童、哺乳期妇女患伤寒者。常用的药物有头孢曲松、头孢噻肟、头孢哌酮等,疗程 14 天。

(3)其他:阿莫西林 / 克拉维酸、哌拉西林 / 他唑巴坦对伤寒杆菌敏感性高,可用于耐药伤寒菌株感染的治疗,成人及儿童均可用药,疗程 14 天。青霉素过敏者禁用。磺胺甲唑口服吸收好,价格低廉,也可用于伤寒的抗菌治疗,但因其耐药现象较重,不良反应明显,现应用较少。

3. 带菌者的治疗　成人氨苄西林 3~6g/d,或阿莫西林 4~6g/d,分 3~4 次口服,疗程约 6 周。也可用氟喹诺酮类,如氧氟沙星等,疗程 4~6 周。伴有胆囊炎或胆石症的慢性带菌者,若抗菌药物治疗无效,应行胆囊切除术。

4. 并发症的治疗

(1)肠出血:绝对卧床休息,禁食,严密观察血压、脉搏、神志变化及便血情况;静脉补液维持水电解质平衡,加用维生素 K、卡巴克络、氨甲苯酸等止血药,根据出血情况酌量输血;如患者烦躁不安,可注射镇静剂;禁用泻剂及灌肠。经积极治疗仍出血不止者,应考虑手术治疗。

(2)肠穿孔:禁食,行胃肠减压,静脉补充液体,保证热量供给和水电解质平衡。继续使用抗菌药,特别是针对革兰氏阴性菌的抗菌药以控制腹膜炎。除局限者,肠穿孔并发腹膜炎者应考虑外科手术治疗。

(3)中毒性心肌炎:绝对卧床休息,给予营养心肌药物治疗。注意输液量和速度,必要时应用糖皮质激素。如心功能不全者,可酌情用小剂量洋地黄。

(二)中医辨证论治

1. 湿阻卫气

证候:恶寒发热,身热不扬,午后热重,身重肢倦,头重如裹,胸闷脘痞,纳呆,甚或呕恶便溏。舌苔白腻,脉濡缓。

治法:辛宣芳化,宣气化湿。

方药:藿朴夏苓汤加减。

2. 湿热中阻

证候:发热渐高,汗出不解,口渴不欲多饮,心烦脘痞,耳聋重听,呕恶尿赤,大便溏而不爽。舌红,苔黄腻,脉滑数或濡数。

治法:辛开苦降,清热化湿。

方药:连朴饮加减。

3. 热重于湿

证候:身热壮盛,渴欲多饮,面赤气粗,脘痞身重。舌红,苔黄燥,脉洪大或滑数。

治法:清热化湿。

方药:白虎加苍术汤加减。

4. 热入营血

证候:身热夜甚,心烦,时有谵语或神昏不语,斑疹隐隐,小便短赤,大便下血。舌绛少苔,脉细数。

治法:清营泻热,凉血散血。

方药:清营汤加减。

5. 气虚血脱

证候:腹部不适,便血不止,身热骤降,颜面苍白,汗出肢冷。舌淡无华,脉芤或微细欲绝。

治法:补气固脱止血。

方药:先服独参汤(人参),后用黄土汤加减。

6. 余热未净,气阴两伤

证候:面色苍白,神疲懒言,或低热不退。舌质嫩红,苔黄而干或光剥无苔,脉细弱。

治法:益气生津,清解余热。

方药:竹叶石膏汤加减。

十一、预防

1. 管理传染源 患者应及早隔离治疗至症状消失后,粪便培养连续 2 次(间隔 5~7 天)阴性可解除隔离。患者的排泄物、用具等应进行严格消毒。

2. 切断传播途径 搞好"三管一灭",养成良好个人卫生习惯。

3. 提高人群免疫力 定期对高危人群进行预防接种,通常用伤寒,副伤寒甲、乙三联疫苗,伤寒杆菌 Ty21a 活菌苗和伤寒 Vi 多糖菌苗也可选用。接种后仅有部分保护作用,仍需采取其他预防措施。

附:副伤寒

一、概述

副伤寒(paratyphoid fever)是由 A、B 及 C 群沙门菌引起的急性肠道传染病,包括副伤寒甲、乙及丙型。副伤寒的病原学、流行病学、发病机制与伤寒相似,临床表现介于伤寒与其他沙门菌感染之间。

二、病原学

副伤寒沙门菌分 A、B 及 C3 个血清群,A 群仅 1 个血清型,可分为 6 个噬菌体型;B 群分 60 个噬菌体型。副伤寒杆菌的致病力比伤寒杆菌弱,但比其他人畜共患沙门菌强。形态、抗原结构、培养及生物学特性与伤寒杆菌相似。

三、流行病学

1. 传染源 患者和带菌者。

2. 传播途径 与伤寒大致相同,主要通过污染的食物、手和苍蝇等传播。

3. 易感人群 人群对副伤寒普遍易感。副伤寒的发病率比伤寒低,小儿发病率较成人高,且以副伤寒乙占多数,成人以副伤寒甲较多见。

4. 流行特征 人体胆囊带菌者中副伤寒乙和伤寒较多,两者有持续散发流行趋势。

四、病机与病理

副伤寒甲及乙的病理改变大致与伤寒相似,主要为回肠及结肠广泛炎性病变,但肠出血及肠穿孔较少见。副伤寒丙的肠道病变不显著,较多侵犯肠外组织及器官,尤其易引起败血症和黄疸型肝炎。

副伤寒中医病因病机与伤寒相似。

五、临床表现

潜伏期一般为 1~10 日。

副伤寒甲、乙与伤寒的临床表现极相似,一般病情较轻,病程较短,病死率较低。以肠炎型感染多见,多在夏秋季节发病。起病时先有呕吐、腹痛、腹泻等急性胃肠炎症状,经 2~3 日后胃肠炎症状减轻,以后出现发热等伤寒样的临床表现,病程 1 周内即可达到高峰,多呈不规则热型,常伴有畏寒或寒战,但全身中毒症状较伤寒轻,相对缓脉及玫瑰疹较少见。热程较短,副伤寒甲的自然热程为 3 周,副伤寒乙为 2 周。副伤寒乙易形成慢性胆囊带菌或局部脓肿。

副伤寒丙临床表现复杂,有脓毒血症型、伤寒型及胃肠炎型 3 个类型,其中以脓毒血症型多见。伤寒型表现与副伤寒甲及乙大致相同,热型不规则,易出现黄疸等肝功能异常;胃肠炎型多因进食含有病菌的食物引起,以呕吐、腹痛、腹泻为主要症状,病程短,多在 3~5 天内恢复;脓毒血症型起病急,高热、寒战等毒血症症状较严重。热型不规则,呈弛张热或间歇热,热程一般为 2~3 周。有时可出现黄疸。病程中若出现化脓性并发症,如骨、关节、肺部、脑膜、心包等处的化脓性迁徙病灶则病程更长。常有皮疹、肝脾大。

六、诊断

副伤寒乙的肥达反应易受回忆反应干扰,副伤寒甲及丙的肥达反应效价不如伤寒升高明显,因此,副伤寒确诊主要依靠血液、骨髓、粪便及局部脓液细菌培养。

七、预后

副伤寒预后较好,病死率低于伤寒,慢性带菌者较少见。

八、治疗

与伤寒相同。胃肠炎型抗菌治疗疗程一般 3~5 天。对吐泻严重者应注意补液,纠正水、电解质紊乱及酸碱失衡。脓毒血症型及伤寒型抗菌疗程同伤寒。副伤寒乙胆囊带菌者,可用氟喹诺酮或氨苄西林。对化脓性病灶并发症者,应以外科手术引流排脓并加强抗菌治疗。

中医辨证论治同伤寒。

九、预防

副伤寒的预防与伤寒相同,但需注意应加强对食品卫生的管理。

（郭子宁）

笔记

第二节 细菌性食物中毒

细菌性食物中毒(bacterial food poisoning)是进食被细菌或细菌毒素污染的食物引起的急性感染中毒性疾病。根据临床表现不同,分为胃肠型和神经型两大类。

一、胃肠型细菌性食物中毒

(一) 概述

胃肠型食物中毒主要发生于夏秋季,以恶心、呕吐、腹痛、腹泻等急性胃肠炎表现为主要临床特征。引起胃肠型食物中毒的常见病原菌有沙门菌(Salmonella)、副溶血性弧菌(Vibrio parahaemolyticus)、大肠埃希菌(Escherichia coli)、金黄色葡萄球菌(Staphylococcus aureus)、蜡样芽孢杆菌(Bacillus cereus)及变形杆菌(Bacillus proteus)等。

根据本病的证候特点不同,当属中医学"腹痛""泄泻""呕吐""霍乱""痿证"等范畴。

(二) 病原学

1. 沙门菌 为肠杆菌科沙门菌属,其中以鼠伤寒沙门菌(Salmonella typhimurium)、肠炎沙门菌(Salmonella enteritidis)和猪霍乱沙门菌(Salmonella cholerae)较为多见。该菌为革兰氏阴性需氧杆菌,对外界的抵抗力较强,不耐热。多种家畜、家禽、鱼类、飞鸟、鼠类及野生动物的肠腔及内脏中能找到此类细菌。

2. 副溶血性弧菌 副溶血性弧菌为革兰氏阴性、椭圆形、荚膜球杆菌。也称嗜盐杆菌,本菌广泛存在于海水中,偶见淡水。对酸敏感,不耐热。带鱼、黄鱼、乌贼等盐量较高的海产品带菌率高。

3. 大肠埃希菌 为两端钝圆的革兰氏阴性短杆菌。体外抵抗力较强,在水和土壤中能存活数月。本菌属以菌体(O)抗原分群,以表面(K)抗原(A、B、L)和鞭毛(H)抗原分型,目前已发现170多个血清型。

大肠埃希菌一般不致病,特殊情况下可致病。根据其致病机制不同,主要可分为产肠毒素大肠杆菌、致病性大肠杆菌、侵袭性大肠杆菌、出血性大肠杆菌等,出血性大肠杆菌可引起出血性结肠炎。

4. 变形杆菌 属肠杆菌科的革兰氏阴性杆菌。本菌对外界适应力强,营养要求低。广泛存在于水、土壤、腐败的有机物及人和家禽的肠道中。可产生肠毒素。致病食物以鱼蟹类为多。

5. 葡萄球菌 引起食物中毒的仅限产肠毒素的金黄色葡萄球菌,为革兰氏阳性菌。本菌存在于人的皮肤、鼻腔、指甲或皮肤化脓性病灶中。本菌在乳类、肉类食物中极易繁殖。可产生耐热性很强的外毒素,可分为A、B、C1、C2、C3、D、E、F 8个血清型,其中以A、D型引起食物中毒最多见,B、C型次之。

6. 蜡样芽孢杆菌 为厌氧革兰氏阳性粗大芽孢杆菌。芽孢体外抵抗力极强。本菌在自然界中分布较广,污水、垃圾、土壤、人和动物的粪便、昆虫及食品等均可检出。能产生强烈的外毒素,以毒素性质可分为A、B、C、D、E、F六型,引起食物中毒的主要是A型和F型,其中以A型为多,C及F型偶尔引起出血坏死性肠炎。

（三）流行病学

1. 传染源　被感染的动物和人。

2. 传播途径　被细菌及其毒素污染的食物经口进入消化道而致病。苍蝇、蟑螂亦可作为沙门菌、大肠埃希菌污染食物的媒介。

3. 易感人群　人群普遍易感,病后通常不产生明显免疫力,可重复感染。

4. 流行特征　夏秋季多发。各年龄组均可发病。病例可散发,有时集体发病,也可呈暴发。暴发具有同食者短期内集体发病、停止进食污染食物后迅速停止的特征。

（四）病机与病理

1. 西医发病机制与病理

(1)发病机制:病原菌在污染的食物中大量繁殖,并产生大量毒素(肠毒素或菌体裂解释放内毒素)是致病的基本条件。患者发病与否及疾病轻重程度与进食活菌及其毒素的多少、人体抵抗力的强弱等密切相关。主要致病因素有:

1)肠毒素:上述细菌中大多数能产生肠毒素或类似的毒素,尽管其分子量、结构和生物学性状不尽相同,但致病作用基本相似。由于肠毒素刺激肠壁上皮细胞,激活其腺苷酸环化酶,使环腺苷酸浓度增高,促进细胞内系列酶反应,抑制肠壁上皮细胞对钠和水分的吸收,促进肠液及氯离子的分泌,导致腹泻。耐热肠毒素是通过激活肠黏膜细胞的鸟苷酸环化酶,提高环磷酸鸟苷水平,引起肠隐窝细胞分泌增强和绒毛顶部细胞吸收能力降低而导致腹泻。

2)内毒素:除鼠伤寒沙门菌可产生肠毒素外,沙门菌菌体裂解后释放的内毒素能引起胃肠黏膜炎症,导致消化道蠕动增强,而产生吐、泻等症状。

3)侵袭性损害:沙门菌、副溶血弧菌、变形杆菌等直接侵袭肠黏膜上皮细胞,引起黏膜充血、水肿、上皮细胞变性坏死等损害。

4)过敏反应:变形杆菌能使蛋白质中的组氨酸脱羧而成组胺,引起颜面潮红、头痛、荨麻疹等过敏反应。

剧烈腹泻和呕吐,导致体内水和电解质的大量丢失,迅速形成脱水、电解质和酸碱平衡紊乱,严重脱水者可出现循环衰竭。

(2)病理:病理改变主要为胃肠黏膜糜烂、出血,肺、肝、肾等脏器中毒性病变。

2. 中医病因病机　主要由饮食所伤而致病。过食生冷、不洁等食物,损伤脾胃,湿热积滞,中焦升降失常,则发吐、泻;气机不畅,不通而痛;严重吐泻,则津伤气耗,甚者阴不制阳,阳虚气脱。如《景岳全书·泄泻》所说:"若饮食失节,起居不时,以致脾胃受伤,则水反为湿,谷反为滞,精华之气不能输化,乃致合污下降,而泻痢作矣。"

（五）临床表现

潜伏期短,数小时至数十小时,但一般不超过72小时。

不同的病原体致病临床表现各有异同。但一般起病较急,以恶心、呕吐、腹痛、腹泻等急性胃肠炎症状为主。腹痛多为上、中腹持续或阵发性绞痛,呕吐物多为所进食物。其中,少数C型产气荚膜杆菌偶可引起出血性坏死性肠炎,突发剧烈腹痛、呕吐、腹泻、血便、休克,甚至死亡。出血性大肠杆菌致食物中毒可见血性腹泻,甚至休克表现。副溶血弧菌食物中毒的部分患者排血水样大便。

（六）并发症

细菌毒素可引起溶血性尿毒综合征。

（七）实验室检查

1. 细菌培养　取患者吐泻物及可疑食物进行细菌培养,可分离到相同病原菌。重症患者做血培养。

2. 血清凝集试验　留取早期及恢复期(病后 2 周)的双份血清与培养分离所得病原菌进行血清凝集试验,恢复期血清效价增高 4 倍者有诊断价值。

（八）诊断与鉴别诊断

1. 诊断　进食后短期内发病,同食者集体发病,出现急性胃肠炎症状,结合可疑食物情况即可做出临床诊断。有条件时,取患者吐泻物及可疑食物进行细菌培养,分离到相同病原菌,可明确诊断。

2. 鉴别诊断　本病应与非细菌性食物中毒、急性细菌性痢疾、霍乱等相鉴别。

（九）预后

一般预后良好,病程较短,常在 1~3 天内恢复。

（十）治疗

1. 西医治疗

(1)一般治疗:卧床休息,宜清淡流食或半流食,多饮盐糖水。

(2)对症治疗:腹痛剧烈者,可给山莨菪碱、溴丙胺太林等解痉止痛。吐泻频繁者,应静脉补液纠正水与电解质紊乱。高热者可给予物理降温或药物降温。

(3)抗菌治疗:一般不须应用抗菌药物。严重者可给予氟喹诺酮类或氨基糖苷类或 β 内酰胺类等。必要时根据药物敏感试验选用有效抗菌药物。

2. 中医辨证论治

(1)胃肠湿热

证候:恶心呕吐,脘痞腹痛,腹泻急迫,或泻而不爽,粪色黄褐而臭,肛门灼热,烦热口渴,小便短黄。舌红,苔黄腻,脉濡数或滑数。

治法:清热利湿。

方药:燃照汤或蚕矢汤加减。

(2)食滞胃肠

证候:呕吐酸馊,纳呆厌食,腹痛腹泻,矢气腐臭,肠鸣,泻后痛减,粪臭如败卵,脘腹胀满。舌苔垢浊或厚腻,脉滑。

治法:消食导滞。

方药:保和丸合枳实导滞丸加减。

(3)津气亏虚

证候:上呕下泻,口渴引饮,神疲气短,皮肤干瘪,眼球凹陷。舌红,苔干,脉细数无力。

治法:益气生津。

方药:生脉散加减。

(4)阳脱

证候:大便稀溏、滑脱不禁,恶心呕吐,面色苍白,四肢厥冷,冷汗淋漓,精神恍惚。舌淡,苔滑润,脉微或浮数无根。

治法:回阳固脱。

方药:回阳救急汤加减。

（十一）预防

1. 做好饮食卫生,加强食品卫生监督管理,是预防本病的关键。

2. 消灭苍蝇、鼠类、蟑螂和蚊类等传播媒介。

3. 餐饮工作人员应定期体检。

4. 发现疑似病例,应及时报告,并立即终止可疑食物的食用。

二、神经型细菌性食物中毒

（一）概述

神经型食物中毒,又称肉毒中毒(botulism),主要是由于进食被肉毒梭菌
(Clostridium botulinum)外毒素污染的食物而引起的中毒性疾病,临床以眼肌和咽肌麻
痹等神经系统症状为主要临床特征,如抢救不及时,可引起死亡。

本病多属中医的"痿证"范畴。

（二）病原学

肉毒梭菌属革兰氏阳性厌氧梭状芽孢杆菌。本菌芽孢抵抗力极强,耐热。主要存
在于猪、牛、羊等家畜及土壤中。按抗原性不同,可分为 A、B、C(Ca、Cb)、D、E、F、G 8
种血清型,对人致病的主要以 A、B 和 E 型为主。各型均能产生剧毒的嗜神经外毒素,
毒素对胃酸有抵抗力,但不耐热。

（三）流行病学

1. 传染源 家畜、家禽及鱼类为传染源。病菌由动物肠道排出,污染食品。

2. 传播途径 主要通过被肉毒梭菌污染的食物传播。

3. 易感人群 普遍易感,病后无免疫力。

（四）病机与病理

1. 西医发病机制与病理

(1)发病机制:肉毒梭菌外毒素经消化道后进入血液,主要作用于脑神经核、神经
肌肉接头处及自主神经末梢,抑制神经传导介质——乙酰胆碱的释放,使肌肉收缩运
动障碍,使其所支配的相应肌群发生瘫痪。

(2)病理:病理变化主要是脑神经核及脊髓前角产生退行性变。脑及脑膜显著充
血、水肿,并有广泛的点状出血和小血栓形成。显微镜下可见神经节细胞变性、脑神经
根水肿。

2. 中医病因病机 该病多属中医"痿证"范畴。《素问·脏气法时论》"脾病者,
身重善肌肉痿"。不洁饮食,损伤脾胃,脾失运化,一方面湿热内生,湿热浸淫经脉,气
血运行不利,筋脉肌肉失于濡养而弛纵不收,成为痿病;另一方面脾虚失运,水谷精微
不达肌表,筋脉肌肉失养。

（五）临床表现

潜伏期多为 12~36 小时,短者 2~6 小时,长者可达 8~10 天。摄入毒素量愈大,潜
伏期愈短,病情愈重。

起病突然,以神经系统症状为主,胃肠炎症状很轻或完全缺如。初起时全身乏力、
软弱、头痛、头晕或眩晕,继而出现视力模糊、复视、瞳孔散大或不等大、眼睑下垂,内、
外眼肌瘫痪。重症者可出现吞咽、咀嚼、发音等困难,甚至呼吸困难。肢体瘫痪少见。
部分患者可出现腹胀或便秘、尿潴留,但腹痛、腹泻少见。少数可出现呼吸道阻塞及吸

入性肺炎。重症或抢救不及时者,因呼吸衰竭、心力衰竭或继发肺炎而死亡。

病程中患者神志清楚,体温不高,感觉存在。

病程长短不一,通常可于6~10天后逐渐恢复,但全身乏力、眼肌瘫痪可持续数月之久。

(六) 并发症

可并发呼吸衰竭及心力衰竭等。

(七) 实验室检查

1. 细菌学检查　取可疑食物及患者粪便做厌氧菌培养,可培养出肉毒梭菌。

2. 细菌毒素检测　取可疑食物、患者血清或粪便进行动物实验,检测肉毒梭菌外毒素,有助于明确诊断。

(八) 诊断与鉴别诊断

1. 诊断　有进食可疑食物,特别是火腿、腊肠、罐头或瓶装食品史,同餐者集体发病。有脑神经麻痹症状,但神志清楚、体温正常、感觉存在。找到病原体可诊断。

2. 鉴别诊断　应与河豚、毒蕈所致食物中毒或流行性乙型脑炎、脊髓灰质炎等鉴别。

(九) 预后

毒素型别不同,中毒患者的病死率有差异。A 型、E 型毒素病死率较高,B 型稍低。

(十) 治疗

1. 西医治疗

(1)一般治疗:患者应卧床休息。在食后4小时内用5%碳酸氢钠或以1∶4 000高锰酸钾液洗胃、灌肠,以破坏胃肠内毒素。吞咽困难者宜用鼻饲及静脉输液。呼吸困难者吸氧,呼吸肌麻痹者用呼吸机辅助呼吸。

(2)抗毒素治疗:多价肉毒素(A、B、E 型)抗血清对本病有特效,必须及早应用,在起病后24 小时内或瘫痪发生前注射最为有效。在病菌型别已确定者应注射同型抗毒素。用药前应先做皮肤敏感试验。病程已过 2 日者,抗毒素效果较差,但仍应注射。大剂量青霉素防止继续产生毒素。

2. 中医辨证论治

(1)湿热浸淫

证候:眼睑下垂,眼肌痿软乏力,身体困倦,身热口干,胸痞脘闷,小便短赤涩痛。舌红,苔黄腻,脉滑数。

治法:清热利湿,舒筋通络。

方药:四妙散加减。

(2)脾虚失养

证候:全身乏力,视物昏花,眼睑下垂,眼肌痿软,或吞咽咀嚼无力、言低语微。舌淡苔白,脉细弱。

治法:健脾益气,强筋益脉。

方药:补中益气汤加减。

(3)痰瘀阻络证

证候:眼睑下垂,眼肌痿软,头痛眩晕,言语困难。舌质黯,苔腻,脉涩。

治法:祛痰活血,通络强筋。

方药:涤痰汤合桃红四物汤加减。

(十一) 预防

1. 加强食品卫生管理,禁止出售与食用变质食物。

2. 可疑病例须立即注射多价抗毒血清预防。

(李晓东)

<h1 align="center">第三节　霍　乱</h1>

一、概述

霍乱(cholera)是由霍乱弧菌(Vibrio cholerae)引起的烈性肠道传染病,为国际检疫传染病,我国法定管理传染病种的甲类传染病。临床表现轻重不一,典型患者由于剧烈泻吐大量米泔水样物,可引起严重脱水、酸中毒,甚至周围循环衰竭及急性肾衰竭。

中医学早在《黄帝内经》中就有关于"霍乱"的记载,如《灵枢·五乱》:"清气在阴,浊气在阳……乱于肠胃,则为霍乱"。中医学中的霍乱是指猝然发作,上吐下泻,剧烈不止,腹痛或不痛,病进迅速的疾病。因其起于顷刻之间,挥霍缭乱,故名霍乱。包括西医的霍乱、感染性腹泻及细菌性食物中毒等一类疾病。故有中医学者将西医的霍乱称为"真霍乱",将以突发腹痛、呕吐、腹泻为主要表现的胃肠疾病,如急性胃肠炎、细菌性食物中毒等称之为"类霍乱",以示区别。

二、病原学

(一) 分类

WHO 腹泻控制中心根据霍乱弧菌 O 抗原的特异性和致病性不同将其分为三群:

1. O_1 群霍乱弧菌　为霍乱的主要致病菌。依其生物学性状可分为古典生物型(classical biotype)和埃尔托生物型(El-Tor biotype)(曾被称为副霍乱)。两型除个别生物学性状稍有不同外,形态学和免疫性基本相同。据 O 抗原的 A、B、C 三个抗原成分的不同,O_1 群霍乱弧菌又可分为三个血清型:即稻叶型(Inaba,原型,含 A、C 抗原),小川型(Ogawa,异型,含 A、B 抗原)和彦岛型(Hikojima,中间型,含 A、B、C 三种抗原)。目前我国流行的霍乱弧菌以埃尔托生物型、异型为主。

2. 不典型 O_1 群霍乱弧菌　可被 O_1 群多价血清凝集,但不产生肠毒素,无致病性。

3. 非 O_1 群霍乱弧菌　不能被 O_1 群霍乱弧菌多价血清凝集,故统称为不凝集弧菌。已从 O_2 编排至 O_{200} 以上血清型,一般无致病性。但其中的 O_{139} 群霍乱弧菌产生的霍乱肠毒素与 O_1 群一致,能引起流行性腹泻。O_1 群与其无交叉免疫。WHO 要求将其引起的腹泻与 O_1 群霍乱同等对待。

(二) 形态

霍乱弧菌属弧菌科弧菌属,菌体短小稍弯曲呈弧形或逗点状,革兰氏染色阴性,无芽孢和荚膜(O_{139} 群霍乱弧菌有荚膜),长 $1.5\sim3.0\mu m$,宽 $0.3\sim0.4\mu m$。菌体一端有一较长的鞭毛,运动极活泼。粪便涂片普通显微镜下呈鱼群样排列,暗视野显微镜下悬滴检查呈流星样一闪而过。

（三）抗原结构

霍乱弧菌具有耐热的菌体 O 抗原和不耐热的鞭毛 H 抗原。各群霍乱弧菌 H 抗原相同，而 O 抗原特异性高，有群特异性和型特异性两种抗原，是霍乱弧菌分群和分型的基础。

（四）毒素

霍乱弧菌可产生内毒素和外毒素。内毒素为多糖体，可诱发机体免疫反应，是制作菌苗产生抗菌免疫的主要成分。霍乱外毒素，即霍乱肠毒素（cholera toxin，CT），现已证明是霍乱的主要致病物质，霍乱的剧烈腹泻就是由它引起的。霍乱肠毒素有抗原性，可使机体产生中和抗体。

（五）培养特性

霍乱弧菌属兼性厌氧菌，在普通培养基中生长良好，耐碱不耐酸，在 pH 8.4~8.6 碱性蛋白胨水或碱性琼脂平板上生长良好。

（六）抵抗力

古典生物型对外环境抵抗力较弱，埃尔托生物型抵抗力较强，在水体中可存活 1~3 周，在藻类、贝壳类食物上存活时间更长。霍乱弧菌对热、干燥、日光、化学消毒剂和酸等均很敏感，耐低温，耐碱。加热 55℃ 15 分钟，100℃ 即刻，水中加 0.5ppm 氯 15 分钟可被杀死。在正常胃酸中仅能存活 4 分钟。

三、流行病学

自 1817 年以来，全球共发生了 7 次世界性霍乱大流行。一般认为前 6 次是由古典生物型霍乱弧菌引起的。第 7 次大流行于 1961 年始于南亚，1971 年波及非洲，1991 年扩大到美洲，是由埃尔托生物型所致，至今已流行 50 余年仍未熄灭，其持续时间和波及范围远远超过前 6 次，目前在许多国家或地区呈地方性流行。据估计，在世界范围内霍乱每年导致大约 130 万 ~400 万例病例，2.1 万 ~14.3 万例死亡。

1992 年印度和孟加拉国等地先后发生典型霍乱样腹泻的暴发流行，分离出的病原体虽属非 O_1 群霍乱弧菌，却不能与已知的非 O_1 群（O_2~O_{138}）霍乱弧菌混合多价血清发生凝集，后命名为 O_{139} 群霍乱弧菌，专家曾预测，如果其成为今后霍乱流行的主要病原菌，则预示第 8 次世界霍乱大流行已经开始，但目前尚难下此结论。近期仅有一些散在病例，在亚洲之外尚未被发现过。

1820 年霍乱传入我国，历次世界大流行我国均被波及。中华人民共和国成立后，古典生物型霍乱得到了有效控制。1961 年第 7 次世界霍乱大流行开始时，埃尔托生物型便传入我国沿海地区，目前除西藏自治区无病例报告外，其余各省（市、自治区）均有疫情发生。1993 年开始，O_{139} 霍乱在我国部分地区也相继发生了局部暴发与流行，随后出现了多菌群（型）混合存在的局面。

（一）传染源

患者和带菌者是传染源。典型患者频繁泻吐，泻吐物带菌较多，极易污染环境，是重要传染源。轻型患者及带菌者易被误诊或漏诊或不易被发现，作为传染源的意义更大。

（二）传播途径

本病主要通过粪 - 口途径传播。患者泻吐物和带菌者粪便污染水源及食物后引起,特别是水源被污染后易引起局部暴发。日常生活接触和苍蝇等媒介传播也是重要的传播途径。

(三)易感人群

人群普遍易感。感染后肠道局部免疫和体液免疫的联合作用可产生一定的免疫力,但持续时间短(至少 3 年),可再次感染。

(四)流行特征

霍乱全年均可发病,夏秋季高发。地区分布以沿海地带为主。流行方式有暴发及迁延散发两种,前者常为经水或食物传播引起,多见于新疫区,而后者多发生在老疫区。

四、病机与病理

(一)西医发病机制与病理

1. 发病机制 人食入霍乱弧菌是否发病取决于机体的免疫力及食入的弧菌数量。正常胃酸可杀灭霍乱弧菌。只有在一次食入大量霍乱弧菌(如超过 $10^8 \sim 10^9$ 个)才会发病。但胃大部切除后、大量饮水、大量进食使胃酸缺乏或稀释均降低对霍乱弧菌的抵抗力。肠道的分泌型 IgA 以及血清中特异性凝集抗体、杀弧菌抗体及抗毒素抗体等也有一定的免疫保护作用。

霍乱弧菌到达肠道后,穿过肠黏膜表面的黏液层,黏附于小肠上段肠黏膜上皮细胞刷状缘大量繁殖,不侵入细胞内,在局部产生大量霍乱肠毒素导致发病。

霍乱肠毒素有 A、B 两个亚单位。A 亚单位具有毒素活性黏附性,B 亚单位能识别肠黏膜上皮细胞刷状缘细胞膜的受体(Gm_1 神经节苷脂)并与之结合。结合后,A 亚单位与毒素整个分子脱离并移行进入细胞内,激活腺苷酸环化酶,后者使三磷酸腺苷(ATP)转变成环腺苷酸(cAMP)。大量的环腺苷酸积聚在肠黏膜上皮细胞内,刺激隐窝细胞过度分泌水、氯化物和碳酸盐等,同时抑制绒毛细胞对氯和钠等离子的正常吸收。由于肠黏膜分泌增强,吸收减少,大量肠液聚集在肠腔内,形成本病特征性的剧烈水样腹泻。

剧烈腹泻和呕吐,导致患者体内水和电解质的大量丢失,迅速出现脱水、电解质和酸碱平衡紊乱,脱水严重者可出现循环衰竭。若不及时纠正,由循环衰竭造成的肾缺血,以及低钾和毒素对肾脏的直接作用,可引起急性肾衰竭。

霍乱肠毒素还能促使肠黏膜杯状细胞分泌黏液增加,使腹泻的水样便中含有大量黏液。此外,腹泻导致的失水使胆汁分泌减少,所以吐泻物呈"米泔水"样。

2. 病理 本病病理特点主要是严重脱水导致的一系列改变,而组织器官器质性损害较轻。

(二)中医病因病机

清嘉庆二十五年(1820 年)霍乱传入我国,清代以前所论的霍乱,是指急性吐泻之"类霍乱",清代"嘉庆道光年"以后所论及的霍乱,既包括了"类霍乱",也阐述了感受"疫毒"所引起的传播迅速、流行范围广的"真霍乱"。如清代王孟英《霍乱论》:"凡霍乱盛行,多在夏热亢旱酷夏之年,则其证必剧……迨一朝卒发,渐至阖户沿村,风行似疫。"

中医学中的霍乱(真霍乱)一般是指夏秋之季,感受时行疫疠,疫毒随饮食而入,损伤脾胃,升降失司,清浊相干,临床上以剧烈的腹泻、呕吐,腹痛或不痛为特征的一类疾病。其病因主要由于感受暑湿、寒湿秽浊之气及饮食不洁所致。

1. 感受时邪　夏秋之季,暑湿当令,若调摄失宜,感受暑湿疫疠秽浊之气,或因露宿贪凉,寒湿之邪入侵,暑湿或寒湿秽浊之气郁遏中焦,脾胃运化失常,气机不利,升降失司,上吐下泻而成霍乱。

2. 饮食不慎　饮食不洁,或贪凉饮冷,或恣食生冷瓜果,或暴饮暴食,损伤脾胃,清浊相干而成霍乱。

感受时邪与饮食不慎,两者亦可互相影响。饮食失调,损伤脾胃,运化失司,外界秽浊之气得以乘虚而入,而外界之寒热湿邪困脾,则中气不健,也易导致饮食内伤。如《丹溪心法·霍乱》曰:"内有所积,外有所感,致成吐泻"。

另外,本病的发生,尚与患者的体质有关,如素体中阳亏虚,脾不健运,或重感寒湿,或过食生冷,则病从寒化而成寒霍乱;如素体阳盛,或湿热内蕴,或重感时令热邪,或过食辛辣厚味之品,则病从热化而成热霍乱。如饮食先伤脾胃,重感秽浊之气,邪阻中焦,升降之气窒塞,上下不通,阴阳格拒则发为干霍乱,为霍乱之危重症。

五、临床表现

潜伏期 1~3 天,短者数小时,长者 7 天。大多突然起病,少数在发病前 1~2 天有头昏、疲乏、腹胀、轻度腹泻等前驱症状。古典生物型与 O_{139} 群霍乱弧菌引起者症状较重,埃尔托型所致者轻型及无症状者为多。

(一) 典型表现

典型病例病程分为 3 期:

1. 泻吐期　患者多以剧烈腹泻开始,大便开始为泥浆样,尚有粪质,迅速成为黄色水样便或米泔水样便,无粪臭,每日可达数十次,甚至失禁。一般无发热和腹痛(O_{139} 群除外),无里急后重。呕吐多在腹泻数次后出现,常为喷射性和连续性,呕吐物初为胃内容物,后为水样,严重者可为米泔水样,轻者可无呕吐。本期持续数小时至 2~3 天。

O_{139} 型霍乱的特征为发热、腹痛较常见(达 40%~50%),且可并发菌血症等肠道外感染。

2. 脱水期　由于频繁的腹泻和呕吐,大量水和电解质丧失,患者迅速出现脱水和循环衰竭。表情淡漠,烦躁不安,甚至昏迷。口渴、声音嘶哑、耳鸣、眼窝凹陷、口唇干燥、皮肤凉、弹性差或消失、手指皱瘪等,脉细速或不能触及,血压低甚至休克,少尿或无尿等。酸中毒者呼吸增快,甚至呈深大呼吸。低血钠可引起肌肉痉挛,多见于腓肠肌和腹直肌。低血钾可见肌张力减弱,腱反射减弱或消失,肠胀气,心律失常等。此期一般为数小时至 1~2 天。

3. 恢复期　患者脱水如能得到及时纠正,多数症状消失,体温、脉搏、呼吸恢复正常。少数患者有反应性发热,可能为循环改善后毒素吸收增加所致,一般持续 1~3 天后可自行消退。

(二) 临床分型

根据脱水程度临床上可分为轻、中、重 3 型。具体分型见表 5-1。

表 5-1 霍乱临床分型

临床表现	轻型	中型	重型
脱水(体重 %)	<5%	5%~10%	>10%
每日腹泻次数	<10 次	10~20 次	>20 次
精神状态	正常	呆滞或不安	极度烦躁或静卧不动,甚至昏迷
音哑	无	轻度	音哑失声
皮肤	正常或略干,弹性略差	干燥,乏弹性	弹性消失
发绀	无	可有	明显
口唇	正常或稍干	干燥	极度干裂
眼窝、囟门凹陷	无或略陷	明显下陷	深凹,目闭不紧
指腹	正常	皱瘪	干瘪
腓肠肌痉挛	无	有	严重
脉搏	正常	细速	微弱而速或无
收缩压	正常	70~90mmHg	70mmHg 以下或测不出
每日尿量	正常或略减少	<500ml	<50ml
血浆比重	1.025~1.030	1.030~1.040	>1.040

除以上三型外,还有一型称为暴发型,亦称中毒型或干性霍乱,非常罕见。此型起病急骤,进展迅速,不待泻吐出现即因循环衰竭而亡。

六、并发症

1. 急性肾衰竭　为霍乱最常见的并发症及死因。发病初期由于脱水可致肾前性少尿。如休克得不到及时纠正和低血钾可引起急性肾衰竭,严重者可因尿毒症而死亡。

2. 急性肺水肿　常由代谢性酸中毒及补充大量不含碱的液体引起。

七、实验室检查

(一)一般检查

1. 血液检查　脱水致血液浓缩,外周血红细胞、白细胞和血红蛋白均增高,血清尿素氮、肌酐升高,钠、氯化物和碳酸氢盐降低,血 pH 值下降。伴酸中毒时,由于细胞内钾离子外移,血清钾可在正常范围内,当酸中毒纠正后,钾离子移入细胞内可出现血清钾明显降低。

2. 尿液检查　部分患者尿中可有少量蛋白、红白细胞及管型。

3. 粪便常规　可见黏液或少许红、白细胞。

(二)血清学检查

抗菌抗体中的抗凝集素抗体在病后第 5 天出现,1~3 周达高峰,若双份血清抗凝集素抗体滴度增长 4 倍以上有诊断意义。主要用于流行病学调查、回顾性诊断或粪便培养阴性可疑患者的诊断。

（三）病原学检查

1. 粪便涂片染色　取粪便或早期培养物涂片做革兰氏染色镜检，可见革兰氏阴性稍弯曲的弧菌。

2. 悬滴检查　将新鲜粪便做悬滴暗视野显微镜检查，可见运动活泼呈穿梭状的弧菌，此为动力试验阳性。加入 1 滴 O_1 群抗血清后，若细菌运动即停止，或凝集成块，此为制动试验阳性，表示标本中含有 O_1 群霍乱弧菌；如细菌仍活动，还应加 O_{139} 群血清做制动试验。此检查可用于快速诊断。

3. 增菌培养　所有疑为霍乱的患者，除做粪便显微镜检外，均应进行增菌培养。培养基一般用 pH 值 8.4 的碱性蛋白胨水，36~37℃培养 6~8 小时后表面可形成菌膜。此时应进一步用庆大霉素（庆大霉素对大肠杆菌有明显的抑菌作用）琼脂平皿或碱性琼脂平板做分离培养，对可疑菌落进行悬滴检查，可提高检出率和早期诊断。

4. PCR　应用 PCR 识别霍乱毒素基因，可快速诊断及进行群与型的鉴别。

八、诊断与鉴别诊断

（一）诊断

1. 疑似病例　具有下列三项之一者：

（1）凡有典型临床症状，如剧烈腹泻，水样便（黄水样、清水样、米泔样或血水样），伴有呕吐，迅速出现脱水或严重脱水，循环衰竭及肌肉（特别是腓肠肌）痉挛的病例。

（2）霍乱流行期间，与霍乱患者或带菌者有密切接触史，并发生泻吐症状者。

（3）出现无痛性腹泻或伴有呕吐，且粪便或呕吐物霍乱弧菌快速辅助诊断检测试验阳性的病例。

2. 临床诊断病例　具有下列三项之一者均可视为临床诊断病例：

（1）疑似病例的日常生活用品或家居环境中检出 O_1 群和 / 或 O_{139} 群霍乱弧菌者。

（2）疑似病例的粪便、呕吐物或肛拭子标本霍乱弧菌毒素基因 PCR 检测阳性者。

（3）在一起确认的霍乱暴发疫情中，具有直接暴露史且在同一潜伏期内出现无痛性腹泻或伴呕吐症状者。

3. 实验室确诊病例

（1）凡有腹泻症状，粪便、呕吐物或肛拭子样品培养 O_1 群和 / 或 O_{139} 群霍乱弧菌阳性者。

（2）在疫源检索中，粪便或肛拭子样品检出 O_1 群和 / 或 O_{139} 群霍乱弧菌前后各 6 天内有腹泻症状者。

4. 带菌者　指无腹泻或呕吐等临床症状，但粪便中检出 O_1 群和 / 或 O_{139} 群霍乱弧菌。

（二）鉴别诊断

应与其他病原体所引起的腹泻病相鉴别，如其他弧菌（非 O_1 群及非 O_{139} 群）感染性腹泻、急性细菌性痢疾、大肠杆菌性肠炎、空肠弯曲菌肠炎、细菌性食物中毒和病毒性胃肠炎等。

九、预后

霍乱的预后与病原菌的型或群、病情轻重、有无并发症、治疗是否及时和恰当

笔记

等有关。年老体弱及婴幼儿患病者预后差。死亡的主要原因为急性肾衰竭和循环衰竭。

十、治疗

本病的处理原则是严格隔离,迅速补充水及电解质,以纠正脱水、电解质平衡紊乱和酸中毒,辅以抗菌治疗及对症处理。

(一)西医治疗

1. 一般治疗 可给予流质饮食,但剧烈呕吐者应禁食,恢复期逐渐增加饮食,重症患者应注意保暖、给氧、监测生命体征。

2. 补液治疗 及时足量地补液是治疗本病的关键。补液的原则是:早期、快速、足量,先盐后糖,先快后慢,纠酸补钙,见尿补钾。

(1)静脉补液:多采用与患者丧失体液电解质浓度相似的5:4:1溶液,即每升液体含氯化钠5g、碳酸氢钠4g和氯化钾1g,另加50%葡萄糖20ml以防止低血糖。小儿由于肾脏排钠功能较差,为避免高血钠,其比例调整为每升液体含氯化钠2.65g、碳酸氢钠3.75g、氯化钾1g、葡萄糖10g。

输液量与速度应根据患者失水程度、血压、脉搏、尿量和血浆比重而定,最初24小时总入量按临床分型的轻、中、重分别给3 000~4 000ml、4 000~8 000ml、8 000~12 000ml。儿童补液量按年龄、体重计算,一般轻度脱水120~150ml/kg,中度脱水150~200ml/kg,重度脱水200~250ml/kg。24小时后的补液量及速度依据病情调整。快速输液过程中,注意防止发生心功能不全和肺水肿,还应给液体适当加温,并注意血钾的变化。

(2)口服补液:轻、中型脱水的患者可予口服补液。口服补液可减少静脉补液量,预防静脉输液的副作用及医源性电解质紊乱,故也可用于重型患者。WHO推荐使用口服补液盐(oral rehydration salts,ORS),其配方为葡萄糖20g(可用蔗糖40g或米粉40~60g代替)、氯化钠3.5g、枸橼酸钠2.9g(或碳酸氢钠2.5g)和氯化钾1.5g,溶于1 000ml可饮用水内,配方中各电解质浓度均与患者排泄液的浓度相似。新的低渗口服补液盐(口服补液盐Ⅲ)尤适用于儿童,其组成成分为:每包含氯化钠为0.65g,枸橼酸钠0.725g,氯化钾0.375g,无水葡萄糖3.375g,溶于250ml温开水中口服。

成人轻、中型脱水在最初6小时内每小时服750ml,体重不足20kg的儿童每小时250ml,然后依泻吐量调整,一般按排出量的1.5倍计算补液量。呕吐不一定是口服补液的禁忌,只是速度要慢一些,呕吐量也要计入补液量。

3. 抗菌治疗 早期应用抗菌药物有助于缩短腹泻和排菌时间,减少腹泻次数及排泻量,降低病后带菌率等,但仅为辅助治疗,不能代替补液。目前常用药物为氟喹诺酮类,如环丙沙星,成人每次250~500mg,每日2次口服,或每日400mg,静脉滴注;或多西环素,成人每次100mg,每日2次口服。疗程均为3日。也可采用四环素、氨苄西林、红霉素或阿奇霉素、复方磺胺甲噁唑等。

4. 对症治疗 重症患者在补足液体后,若血压仍较低者,提示可能存在中毒性休克,可用糖皮质激素和血管活性药物。出现心衰、肺水肿者应暂停输液,酌情使用利尿剂及强心剂等。在补液过程中,如出现低血钾综合征,可口服氯化钾或静脉滴注氯化钾。急性肾衰竭患者应及时纠正酸中毒及维持水、电解质平衡,必要时实施血液透析。

(二)中医辨证论治

中医学认为本病有寒热干湿之别,轻重缓急之分。《黄帝内经》《伤寒论》等对寒热霍乱均有记述。《素问·气交变大论》曰:"岁土不及……民病飧泄霍乱",为寒霍乱。《素问·六元正纪大论》:"热至则身热,吐下霍乱",为热霍乱。《伤寒论·辨霍乱病脉证并治》曰:"霍乱,头痛发热,身疼痛,热多欲饮水者,五苓散主之;寒多不用水者,理中丸主之。"指出寒热之霍乱饮水有多寡。《杂病源流犀烛·霍乱源流》曰:"干霍乱,即俗云绞肠痧……上不得吐,下不得泻,以致肠胃绞痛异常",描述了霍乱之危急重候干霍乱。清代王孟英的《霍乱论》,对霍乱的证治理论有了一个较为系统、全面的论述,包括了干霍乱、湿霍乱、寒霍乱、热霍乱。总的来说,霍乱证治主要包括寒霍乱、热霍乱和干霍乱三种。

1. 寒霍乱

(1)轻症(寒湿中阻,升降失常)

证候:暴起呕吐下利,初起时所下带有稀粪,继则下利清稀,或如米泔水,不甚臭秽,腹痛或不痛,胸膈痞闷,四肢清冷。舌苔白腻,脉象濡弱。

治法:散寒燥湿,芳香化浊。

方药:藿香正气散合纯阳正气丸加减。

(2)重证(阳气虚衰,寒凝津伤)

证候:吐泻不止,吐泻如米泔汁,面色苍白,眼眶凹陷,指腹皱瘪,手足厥冷,头面出汗,筋脉挛急。舌质淡,苔白,脉沉微细。

治法:回阳救逆,温补脾肾。

方药:附子理中丸加减,及行军散 0.3~0.6g,以辟秽开窍。

2. 热霍乱(湿热中阻,清浊相干)

证候:吐泻骤作,呕吐如喷,泻下如米泔汁,臭秽难闻,头痛,发热,口渴,脘闷心烦,小便短赤,腹中绞痛,甚则转筋拘挛。舌苔黄腻,脉象濡数。

治法:清热化湿,辟秽泄浊。

方药:燃照汤或蚕矢汤加减。

3. 干霍乱(邪毒内闭,升降格拒)

证候:猝然腹中绞痛,欲吐不得吐,欲泻不得泻,烦躁闷乱,甚则面色青惨,四肢厥冷,头汗出。脉象沉伏。

治法:辟秽泄浊,利气宣壅。

方药:玉枢丹加减。

干霍乱起病急骤,进展迅速,未见吐泻即出现亡阴亡阳之候。治疗上须熟悉急救方法,并及时救治,以免延误病机。

十一、预防

(一)管理传染源

建立健全腹泻病门诊,及时检出患者,按甲类传染病予以隔离治疗,直至症状消失,停用抗菌药物后大便培养每日一次,连续 3 次阴性方可解除隔离。对密切接触者应严密检疫 5 天,并进行粪便悬滴检查及培养和服药预防。作好国境卫生检疫和国内交通检疫。

(二)切断传播途径

改善环境卫生,加强饮水和食品管理。养成良好的个人卫生习惯。对患者和带菌者的排泄物进行彻底消毒。消灭苍蝇、蟑螂等传播媒介。

(三) 提高人群免疫力

目前口服霍乱疫苗主要有两种：①由纯化的重组霍乱类毒素 B 亚单位和灭活 O_1 霍乱全菌体组成的疫苗；②利用基因工程技术使霍乱弧菌缺失主要毒力基因，保留有效抗原基因构建成高效的口服减毒活疫苗。但疫苗不能替代其他预防控制霍乱的措施。

（李晓东）

第四节 细菌性痢疾

一、概述

细菌性痢疾（bacillary dysentery）简称菌痢，是由痢疾杆菌引起的肠道传染病。临床表现主要有腹痛、腹泻、里急后重、排黏液脓血样大便，严重者可出现感染性休克和/或中毒性脑病。菌痢常年散发，夏秋季多见，是我国常见的、多发的传染病。

细菌性痢疾属中医学的"痢疾""肠澼""赤白痢""疫毒痢""噤口痢"等范畴。

二、病原学

痢疾杆菌为本病病原体，属肠杆菌科志贺菌属，为革兰氏阴性杆菌，多数有菌毛，无鞭毛、荚膜和芽孢，需氧菌，兼性厌氧。培养 24 小时后，形成凸起圆形的透明菌落，直径约为 2mm，边缘整齐。按抗原结构和生化反应不同，目前可分为 4 个血清群和 47 个血清型，即 A 群痢疾志贺菌、B 群福氏志贺菌、C 群鲍氏志贺菌、D 群宋内志贺菌。我国多数地区多年来 B 群福氏志贺菌为主要菌群，其次为 D 群宋内志贺菌，且有不断上升的趋势；近年来少数地区有 A 群痢疾志贺菌流行。

痢疾杆菌在低温环境中生存力较强，对热、干燥、日光照射抵抗力较弱，对各种消毒剂敏感。加热 60℃ 10 分钟即可被杀死，在粪便中数小时内死亡，但在污染物品及瓜果、蔬菜上可存活 10~20 天。抵抗力以宋内志贺菌最强，痢疾志贺菌最弱。

三、流行病学

(一) 传染源

菌痢患者及带菌者为传染源。非典型患者、慢性患者及带菌者由于症状不典型而容易误诊或漏诊，且管理困难，在流行病学中具有重要的意义。

(二) 传播途径

主要经粪 - 口途径传播。病原菌随感染者粪便排出污染食物、水、生活用品或手，经口感染，亦可经苍蝇污染食物而传播。

(三) 易感人群

人群普遍易感。病后可获得一定的免疫力，但短暂而不稳定，且不同菌群及血清型之间无交叉免疫，故易复发和反复感染。

(四) 流行特征

菌痢主要集中在温带或亚热带国家。终年均可散发，夏秋季高发。以中青年和学

笔记

龄前儿童多见。

四、病机与病理

(一)西医发病机制与病理

1. 发病机制 痢疾杆菌进入人体后是否发病,与细菌的致病力和机体的抵抗力有关。具有侵袭力的菌株才可引起发病。痢疾杆菌进入消化道,且细菌数量较多,如机体免疫力低下,细菌侵入后在肠黏膜上皮细胞和固有层中繁殖,引起肠黏膜炎症反应和固有层小血管循环障碍,使肠黏膜出现炎症、坏死和溃疡,而发生腹痛、腹泻和脓血便。痢疾杆菌可产生内毒素,可引起发热、毒血症及休克等全身反应,在中毒型菌痢的发病中起主要作用。痢疾志贺菌还可产生外毒素,具有神经毒性、细胞毒性和肠毒性,可引起更严重的临床表现。

2. 病理 菌痢的病理变化主要在结肠,以乙状结肠和直肠病变最显著,严重者可累及整个结肠,甚至回肠末端。急性菌痢肠黏膜的基本病理变化表现为弥漫性纤维蛋白渗出,形成假膜,继而黏膜坏死脱落,形成弥漫性浅表溃疡和小出血点,约经1周,病变逐渐消退。慢性菌痢肠黏膜水肿、增厚,肠黏膜溃疡不断形成和修复,形成瘢痕和息肉样增生。少数病例因瘢痕组织收缩而引起肠腔狭窄。中毒型菌痢肠道病变轻微,突出的病理改变为大脑及脑干水肿、神经细胞变性,部分病例肾上腺充血,肾上腺皮质萎缩。

(二)中医病因病机

痢疾的病因主要是外感湿热、疫毒之邪或饮食不洁,邪蕴肠腑,湿热熏蒸,气血壅滞,传导失司,肠腐血败,化为脓血,则见赤白下痢。如素体阳盛,加之湿热交织,易化为湿热痢;如疫毒内陷心营,引发肝风内动,则表现为神昏谵语,反复惊抽,唇指青紫,四肢厥冷,脉微欲绝;如疫毒炽盛,侵犯肠胃,燔灼气血,则称疫毒痢;如湿热疫毒不清,日久伤阴,则为阴虚痢;如脾阳虚弱,寒湿内生,中阳被遏,复加进服寒凉药物,湿从寒化,则成寒湿痢;若下痢日久,时发时止,谓之休息痢。

五、临床表现

潜伏期1~3日(数小时至7日)。临床上根据病程长短和病情轻重可以分为以下几型:

(一)急性菌痢

1. 普通型(典型) 起病急,畏寒、发热,伴头痛、乏力、食欲减退,腹痛、腹泻、里急后重,大便每日10~20次或以上,量少,开始为稀便,1~2天后变为黏液或脓血便,有时纯为脓血。常伴左下腹压痛及肠鸣音亢进。自然病程1~2周,少数可迁延转为慢性。

2. 轻型(非典型) 无明显发热。急性腹泻,每日大便10次以内,稀便有黏液但无脓血。有轻微腹痛及左下腹压痛,里急后重较轻或缺如。病程3~7天而痊愈,也可转为慢性。

3. 中毒型菌痢 多见于2~7岁儿童。起病急骤,突起高热,病势凶险,全身中毒症状严重,临床表现为严重毒血症、休克、中毒性脑病,局部肠道症状轻或缺如。病初常无腹泻等胃肠道症状,但发病24小时内可出现腹泻及痢疾样大便。根据临床表现可分为下列3型:

(1)休克型(周围循环衰竭型):主要表现为感染性休克。由于微血管痉挛,出现面色苍白、四肢冰冷、皮肤花斑、脉细数、血压下降、少尿。可伴有意识障碍、DIC、多脏器功能障碍甚至衰竭。

(2) 脑型(呼吸衰竭型):由于脑血管痉挛,引起脑缺血、缺氧,脑水肿、颅内压增高,甚至脑疝。早期可有剧烈头痛、频繁呕吐,典型呈喷射状呕吐;面色苍白、口唇发灰;伴嗜睡或烦躁等不同程度的意识障碍,严重者可出现中枢性呼吸衰竭,表现为反复惊厥、呼吸节律不齐、深浅不匀等;可有瞳孔大小不等、肌张力增高,腱反射亢进,可出现病理反射、意识障碍加深,直至昏迷。

(3) 混合型:兼有上述两型表现,病情最严重,病死率高(90% 以上)。

（二）慢性菌痢

急性菌痢病程迁延超过 2 个月未愈者,为慢性菌痢。菌痢慢性化多与急性期治疗不及时或不彻底,细菌耐药,合并慢性疾患,如胃肠疾病、胆囊炎、肠道寄生虫病以及机体免疫功能低下或福氏痢疾杆菌感染等有关。患者常常因饮食不当、受凉、劳累或精神因素等诱发。根据临床表现可以分为 3 型:

1. 慢性迁延型　急性菌痢发作后,迁延不愈,时轻时重。主要表现为反复出现腹痛、腹泻,大便常有黏液及脓血,可伴有乏力、营养不良及贫血等表现,亦可腹泻和便秘交替出现。大便常间歇排菌。该型最多见。

2. 急性发作型　有慢性菌痢史,间隔一段时间又出现急性发作。常因进食生冷食物或受凉、劳累等因素诱发,可出现腹痛、腹泻、脓血便,发热及全身中毒症状常不明显。需除外同群痢疾杆菌再感染,以及异群痢疾杆菌或其他致腹泻细菌的感染。

3. 慢性隐匿型　有急性菌痢史,无明显临床表现,但大便培养可检出痢疾杆菌,结肠镜检可发现黏膜炎症或溃疡等病变。

六、并发症

1. 志贺菌败血症　极少见。主要见于营养不良儿童或免疫功能低下患者的早期,临床症状重,病死率高(可达 46%),及时应用有效抗生素可降低病死率。

2. 溶血尿毒综合征(HUS)　此为一种严重的并发症。原因不明,可能与内毒素血症、细胞毒素、免疫复合物沉积等因素有关。常因突然出现血红蛋白尿(尿呈酱油色)而被发现。表现为进行性溶血性贫血,高氮质血症或急性肾衰竭,出血倾向及血小板减少等。

3. 关节炎　菌痢并发关节炎较少见。在病程 2 周左右,受累大关节出现红肿和渗出。关节液培养无菌生长,而志贺菌凝集抗体可为阳性,糖皮质激素治疗有效,可能为一种变态反应所致。

4. 神经系统后遗症　极少数患儿患中毒型菌痢后可有耳聋、失语、肢体瘫痪等后遗症。

七、实验室检查及其他检查

（一）一般检查

1. 血常规　急性期白细胞总数增多,可达$(10\sim20)\times10^9/L$,中性粒细胞比例增高。慢性患者可有贫血表现。

2. 大便常规　外观呈黏液、脓血便。镜检可见大量白细胞或脓细胞及红细胞,如有吞噬细胞有助于诊断。

（二）病原学检查

1. 细菌培养 粪便培养出痢疾杆菌可以确诊,有助于抗菌药物的选用。为提高细菌培养阳性率,应在抗菌药物使用前采样,取粪便脓血部分及时送检。早期多次送检可提高细菌培养阳性率。

2. 核酸检测 核酸杂交或 PCR。

3. 荧光抗体染色技术 为快速检查方法之一,较细菌培养灵敏。国内采用免疫荧光菌球法,方法简便,灵敏性及特异性高,采样后 8 小时即可作出诊断。

（三）X 线钡餐

慢性期可见肠道痉挛,动力改变,结肠袋消失,肠腔狭窄,肠黏膜增厚等。

（四）结肠镜检查

慢性期的肠黏膜呈颗粒状,可见溃疡或息肉形成,自病变部位刮取分泌物作培养,可提高检出率。

八、诊断与鉴别诊断

（一）诊断

依据流行病学史、症状、体征及实验室检查进行综合诊断,确诊则需依赖于病原学检查。

夏秋季节有不洁饮食史或与菌痢患者接触史;临床表现为腹泻、黏液脓血便或稀水样便,伴里急后重;粪便镜检白细胞或脓细胞 ≥ 15 个 / 高倍视野并可见少量红细胞;除外其他原因引起的腹泻,可做出菌痢的临床诊断。实验室确诊需粪便培养志贺菌阳性。

中毒型菌痢儿童多见,夏秋季节发病,突起高热、反复惊厥、意识障碍、循环衰竭和 / 或呼吸衰竭表现。可用肛拭子或盐水灌肠取粪便镜检,发现大量白细胞或脓细胞有助于诊断。

（二）鉴别诊断

1. 急性菌痢

(1)阿米巴痢疾:其鉴别要点见表5-2。

表 5-2 急性细菌性痢疾与阿米巴痢疾鉴别要点

鉴别要点	急性细菌性痢疾	阿米巴痢疾
病原体	痢疾杆菌	阿米巴原虫
流行病学	可散发、流行或暴发	散发性
潜伏期	数小时至 7 天	数周至数月
全身症状	多有发热及毒血症症状	多不发热,少有毒血症症状
胃肠道症状	腹痛重,有里急后重,腹泻每日十多次至数十次,多为左下腹压痛	腹痛轻,无里急后重,腹泻每日数次,多为右下腹压痛
粪便检查	量少,黏液脓血便,镜检有大量白细胞及红细胞,可见巨噬细胞。粪便培养有痢疾杆菌	量多,暗红色果酱样血便,有腥臭,镜检白细胞少,红细胞多,有夏科 - 莱登晶体。可找到溶组织阿米巴滋养体

续表

鉴别要点	急性细菌性痢疾	阿米巴痢疾
血白细胞	急性期总数及中性粒细胞增多	早期略增多
乙状结肠镜检查	病变以直肠、乙状结肠为主,肠黏膜弥漫性充血,水肿及浅表溃疡	病变主要在盲肠、升结肠,其次为乙状结肠和直肠,肠黏膜大多正常,其中有散在溃疡,边缘深切,周围有红晕

(2)其他细菌性肠道感染:如空肠弯曲菌肠炎、大肠埃希菌感染等引起的肠道感染也可出现痢疾样症状,鉴别需依靠大便培养检出不同的病原菌。

(3)细菌性食物中毒:因进食被沙门菌、金黄色葡萄球菌、副溶血弧菌、大肠埃希菌等病原菌或它们产生的毒素污染的食物引起。有进食同一食物集体发病病史,确诊有赖于从可疑食物及患者呕吐物、粪便中检出同一致病菌或毒素。

(4)其他:急性菌痢还需与急性肠套叠及急性出血坏死性小肠炎等相鉴别。

2. 中毒型菌痢 流行性乙型脑炎与中毒型菌痢的流行季节相似,后者发病更急,进展迅猛,且易并发休克,可以温盐水灌肠取便镜检及细菌培养。乙脑病情发展略缓,循环衰竭少见,意识障碍及脑膜刺激征明显,脑脊液可有蛋白及白细胞增高,乙脑病毒特异性抗体 IgM 阳性可资鉴别。此外,需与其他原因导致的休克、急性出血性坏死性肠炎、热性惊厥相鉴别。

3. 慢性菌痢 应与慢性血吸虫病、直肠癌、非特异性溃疡性结肠炎、肠结核等相鉴别。

九、预后

急性菌痢在多数情况下属于自限性疾病,常于 1~2 周内痊愈。只有少数患者转为慢性或带菌者。中毒型菌痢预后差、病死率高。预后与全身免疫状态、感染菌型、临床类型及治疗是否及时合理等因素密切相关。

十、治疗

急性期以抗菌治疗为主,慢性期除抗菌治疗外还应改善肠道功能,辅以中药治疗,中毒型菌痢应针对威胁生命的各种病理变化予以及时抢救。

(一)西医治疗

1. 急性菌痢

(1)一般治疗和对症治疗:应予消化道隔离(至症状消失,大便培养连续两次阴性为止)和卧床休息。饮食以流质或半流质为宜,忌食多渣多油或有刺激性的食物。轻度失水者可给予口服补液盐,严重呕吐、腹泻者注意预防水-电解质失衡。腹痛严重者可用阿托品等解痉止痛;高热者可口服阿司匹林等,或在有效抗菌治疗基础上予小剂量地塞米松等肌内注射或静注。

(2)抗菌治疗:目前氟喹诺酮类药物已成为成人菌痢的首选药。该类药物作用于细菌 DNA 促旋酶,具有抗菌谱广、口服易吸收等优点,可每日一次给药。但该类药可能影响骨骼发育,孕妇及儿童忌用或慎用。诺氟沙星 0.2g,每日 3~4 次;左氧氟沙星 0.5g,每日 1 次。也可用庆大霉素 8 万 U,每日 3 次口服或每日 2 次肌内注射。三代头孢菌素如头孢哌酮、头孢曲松等可应用于所有人群,且对多重耐药菌有效。使用抗生素可同时口服小檗碱 0.3g,每日 3 次,有减少肠道分泌的作用。

近年痢疾杆菌对传统抗菌药物如磺胺类、氯霉素、四环素及氨苄西林等大多耐药,且常为多重耐药,所以对于菌痢抗菌药物的选择,应结合药物敏感试验,并在一定地区内注意交替用药。

2. 中毒型菌痢　来势迅猛,应及时针对病情采取综合性措施治疗。

(1)抗菌治疗:药物选择基本与急性菌痢相同,应采用静脉给药,病情好转后可改为口服。也可选用三代头孢菌素如头孢哌酮、头孢他啶、头孢噻肟等。

(2)高热和惊厥的治疗:高热易引起惊厥,可加重脑缺氧和脑水肿,应予物理降温,伴反复惊厥者,可给予亚冬眠疗法,以氯丙嗪及异丙嗪各 1~2mg/kg 肌内注射。若患者频繁惊厥,昏迷加深,呼吸不规则,口唇发绀,应及时给予 20% 甘露醇快速静滴,可同时静滴地塞米松,限制钠盐摄入。

(3)循环衰竭的处理

1)扩充血容量:早期应用低分子右旋糖酐 10~15ml/kg 及 5% 碳酸氢钠,于 0.5~1 小时内快速静脉滴注,可迅速扩充血容量。以后则用 1/2 张含钠液按 20~50ml/kg 静脉快速滴入。休克改善后维持输液以葡萄糖为主,与含钠液体比例为(3~4):1,24 小时维持量为 50~80ml/kg,缓慢静滴。

2)血管活性药物的应用:中毒型菌痢主要为低排高阻性休克,宜针对微血管痉挛应用血管扩张药,采用山莨菪碱,成人剂量为每次 10~20mg,儿童每次 0.3~0.5mg/kg,或阿托品成人每次 1~2mg,儿童每次 0.03~0.05mg/kg,注射间隔和次数视病情而定(轻症每隔 30~60 分钟、重症每隔 10~20 分钟静脉注射一次),待面色红润、四肢转暖、血压回升、循环呼吸好转即可停药,一般用 3~6 次即可奏效。如用药后效果不佳,可改用酚妥拉明加去甲肾上腺素静滴,对一些高阻低排的休克有一定效果。

3)其他:有左心衰竭和肺水肿者,应给予毛花苷丙等强心治疗;有 DIC 者采用肝素抗凝治疗;糖皮质激素可减轻中毒症状、降低周围血管阻力、加强心肌收缩、减轻脑水肿、保护细胞和改善代谢,可选用氢化可的松每日 5~10mg/kg,静脉滴注,成人每日 200~500mg,一般用药 3~5 日。

(4)呼吸衰竭的处理:应保持呼吸道通畅、吸氧、静滴甘露醇控制脑水肿。必要时给予洛贝林、尼可刹米等呼吸兴奋剂。重危病例应给予呼吸监护,气管切开或应用人工辅助呼吸。

3. 慢性菌痢　需长期、系统治疗,应尽可能多次进行大便培养及细菌药敏试验,必要时进行乙状结肠镜检查,作为选用药物及衡量疗效的参考。

(1)抗菌药物的应用:联合或交替应用两种以上敏感抗菌药物,足量,至少 2~3 个疗程。药物选用同急性菌痢。

(2)菌苗治疗:应用自身菌苗或混合菌苗,隔日皮下注射一次,剂量自每日 0.25ml 开始,逐渐增至 2.5ml,20 日为一疗程。

(3)灌肠疗法:使较高浓度的药物直接作用于病变部位,以增强杀菌作用,并刺激肉芽组织新生,一般作保留灌肠。常用的药物为 5% 大蒜溶液 200ml 或 0.5%~1% 新霉素 100~200ml 加泼尼松 20mg 及 0.25% 普鲁卡因 10ml,每日 1 次,10~14 日为 1 疗程。

(4)肠道紊乱的处理:可酌情选用镇静、解痉或收敛剂。可给乳酶生或小剂量异丙嗪、地芬诺酯或针刺足三里等。

(5)肠道菌群失调的处理:慢性菌痢由于长期使用抗菌药物,常有菌群失调。饮食宜限制乳类和豆制品。治疗可采用微生态制剂,如乳酸菌或双歧杆菌制剂等。

慢性菌痢的治疗效果尚欠满意,如有显著症状而大便培养阳性,则需隔离治疗。此外,应注意查找并处理促使转为慢性的诱因,例如是否有肠道寄生虫病、慢性胃炎等。

(二)中医辨证论治

中医辨证论治,一辨虚实,二辨寒热。热痢清之,寒痢温之,初痢实则通之,久痢虚则补之,寒热交错者清温并用,虚实夹杂者攻补兼施。痢疾初起以实证、热证多见,宜清热化湿解毒;久痢表现为虚证、寒证,应予补虚温中,调理脾胃,收涩固脱。如下痢兼有表证者,宜合解表剂,外疏内通,夹食滞可配合消导药消除积滞。刘河间提出:"调气则后重自除,行血则便脓自愈"。治疗痢疾,忌过早补涩,忌峻下攻伐,忌分利小便。若出现邪毒内闭、内闭外脱及噤口痢等危急证候,应结合西医治疗抢救。在使用中药注射剂时要注意观察临床不良反应并加以处理。

1. 湿热痢

证候:发热,腹痛,里急后重,痢下赤白黏冻,肛门灼热,小便短赤。舌质红,苔腻微黄,脉滑数。若出现持续高热,下痢脓血,腹胀如鼓,腹痛,呕逆不能食,精神疲乏,口干,舌质红,少苔或无苔,脉细数,则为噤口痢。

治法:清热解毒,调气行血。

方药:芍药汤加减。噤口痢予益胃汤或开噤散加减。

2. 疫毒痢

(1)邪毒内闭证

证候:起病急骤,突发高热,痢下鲜紫脓血,腹痛剧烈,后重感特著,或壮热口渴,头痛烦躁,恶心呕吐,甚者神昏惊厥。舌质红绛,舌苔黄燥,脉滑数。

治法:清热凉血,解毒化湿。

方药:黄连解毒汤合白头翁汤加减。

(2)内闭外脱证

证候:病情进展迅速,病势凶险,突然出现面色苍白或青灰,皮肤发花,四肢厥冷,冷汗出,尿少,甚者神昏,呼吸浅促不匀,喉中痰鸣。脉微弱或脉微欲绝。

治法:回阳救逆、益气固脱。

方药:四逆汤合参附龙牡救逆汤加减。

3. 寒湿痢

证候:痢下赤白黏冻,白多赤少,或纯为白冻,腹痛,里急后重,口淡乏味,脘胀腹满,头身困重。舌质淡,苔白腻,脉濡缓。

治法:温中燥湿,调气和血。

方药:胃苓汤加减。

4. 阴虚痢

证候:痢下赤白脓血,或下鲜血黏稠,脐腹灼痛,虚坐努责,食少,心烦口干,至夜转剧。舌红绛少苔,或舌光红乏津,脉细数。

治法:养阴和营,清肠化湿。

方药:黄连阿胶汤合驻车丸加减。

5. 虚寒痢

证候:下痢清稀,带有白冻,甚则滑脱不禁,腹部隐痛,缠绵不已,喜按喜温,肛门坠胀,便后更甚,形寒肢冷,食少神疲,腰膝酸软。舌淡,苔薄白,脉沉细弱。

治法:温补脾肾,收涩固脱。

方药:桃花汤合真人养脏汤。

6. 休息痢

证候:下痢时发时止,迁延不愈,常因饮食不当、受凉、劳累而发,发时大便次数增多,夹有赤白黏冻,腹胀食少,倦怠嗜卧。舌质淡,苔腻,脉濡软或虚数。

治法:温中清肠,调气化滞。

方药:连理汤加减。

十一、预防

(一)管理传染源

早期发现患者及带菌者,及时隔离并彻底治疗至粪便培养阴性。从事饮食、幼托人员及自来水厂工作人员等应定期粪检,一旦发现带菌应及时脱离工作岗位并彻底治疗。

(二)切断传播途径

搞好"三管一灭"(管好水、粪、饮食,消灭苍蝇),做到餐前便后洗手。

(三)保护易感人群

口服痢疾 F2a 依链株和 T32 菌苗,能刺激肠黏膜产生具保护作用的 IgA 抗体,保护率可达 80% 左右。国内采用生物技术合成福氏 2a 和宋氏双价菌苗,口服安全,一次口服,可取得保护效果。

(高月求)

第五节　细菌感染性腹泻

一、概述

感染性腹泻(infectious diarrhea)系指各种病原体感染肠道而引起的以腹泻为主要表现的一组常见肠道传染病。其中由细菌引起的称为细菌感染性腹泻(bacterial diarrhea)。本文是指除霍乱、菌痢、伤寒、副伤寒以外的细菌感染性腹泻,属于《中华人民共和国传染病防治法》中规定的丙类传染病种。临床表现轻重不一,多为自限性,少数可发生严重并发症,甚至导致死亡。

本病可归属于中医"湿温""泄泻"等范畴。

二、病原学

细菌感染性腹泻是感染性腹泻的主要组成部分。细菌感染性腹泻的常见致病细菌有沙门菌属、大肠埃希菌、气单胞菌属、弯曲菌、耶尔森菌、金黄色葡萄球菌、副溶血性弧菌、艰难梭菌等。近年来较为重视的致病菌有:①肠出血性大肠埃希菌 $O_{157}:H_7$,

笔记

是大肠埃希菌的一个种类,是近年来造成较多国家暴发的出血性腹泻的主要致病因素。该菌生存力较强,耐酸、耐低温,但不耐热。该菌显著的特点是能产生志贺样毒素,此毒素能使非洲绿猴肾小管细胞(Vero)变性坏死,故又称为 Vero 毒素(verotoxin)。②耶尔森菌,是近年发现能引起腹泻的病原菌,为革兰氏阴性杆菌,可产生肠毒素,侵袭肠黏膜,致病性较强,主要致病血清型为 O_3、O_5、O_8、O_9 等。③艰难梭菌,为革兰氏阳性杆菌,专性厌氧,有芽孢,能产生两种毒素:A 毒素(肠毒素)和 B 毒素(细胞毒素)。B 毒素是艰难梭菌引起假膜性肠炎腹泻的标记物,A 毒素则可能在疾病的临床表现方面更有意义。

三、流行病学

(一)传染源

患者和带菌者是主要传染源。此外,鱼类、家畜等动物可成为贮存宿主,因污染环境而引起疾病的流行。

(二)传播途径

粪 - 口传播是各种细菌感染性腹泻的主要传播途径。日常生活接触和苍蝇等媒介传播也是重要的传播途径。

(三)易感人群

人群普遍易感,彼此间无交叉免疫力。儿童、老年人、有免疫抑制或慢性疾病者为高危人群,另一特殊高危人群是外出旅游者。

(四)流行特征

全年均可发病,夏秋季高发,可散发、暴发或流行。

四、病机与病理

(一)西医发病机制与病理

1. 发病机制 根据发病机制和病理改变不同,可分为由细菌毒素介导的分泌性腹泻、细菌直接侵袭性导致的侵袭性腹泻以及细菌黏附导致的黏附性腹泻。

(1)分泌性腹泻:病原菌进入肠道后黏附于肠上皮细胞上并在肠腔内繁殖,释放外毒素,刺激肠黏膜分泌过多的水和 Na^+ 到肠腔,当分泌量超过吸收能力时可致腹泻,故称为分泌性腹泻。常见病原菌有霍乱弧菌、产肠毒素性大肠杆菌、产气荚膜杆菌等。

(2)侵袭性腹泻:病原菌通过其侵袭力,直接侵入肠上皮细胞、固有层和肠系膜淋巴结,甚至穿透黏膜上皮侵入肠壁的淋巴组织,繁殖并分泌外毒素,使细胞内蛋白合成障碍,引起肠黏膜广泛炎症,肠内渗透压增高,并产生前列腺素,刺激分泌,增加肠动力,引起腹泻,脓血便为其特征表现,故称之为渗出性腹泻。常见病原菌有为志贺菌、侵袭性大肠杆菌、沙门菌、空肠弯曲菌、耶尔森菌等。

肠出血性大肠埃希菌 O_{157}∶H_7 的 Vero 毒素,除了作用于肠上皮细胞外,还可作用于肾血管内皮细胞,导致广泛肾小管坏死而出现急性肾衰竭;还可引起微血管病性溶血性贫血、血小板减少、血栓性血小板减少性紫癜,还可累及胰腺、肾上腺、心脏、中枢神经系统等部位。

(3)黏附性腹泻:近年来提出一种新的发病机制,病原体黏附于肠黏膜,不侵入上皮细胞,不损害肠黏膜,也不产生肠毒素,可通过病原体的菌毛抗原黏附于上皮细胞刷状缘,分解微绒毛并使之变钝、扭曲、变性甚至液化,致使肠黏膜吸收面积减少;同时刷状缘表面酶的减少造成吸收障碍,从而导致吸收障碍性腹泻、渗透性腹泻。常见的病原体主要是黏附性大肠埃希菌,是儿童腹泻,尤其是发展中国家儿童腹泻的重要病因,并与人类免疫缺陷病毒感染者的慢性腹泻和旅游者腹泻有关。

2. 病理

(1)分泌性腹泻:主要病变部位在空肠和十二指肠。其病理生理表现主要有:排出大量水样便(每天 >1L),但无脓血;粪便中含大量电解质;禁食后腹泻不缓解甚或加重,一般无腹痛。肠黏膜病变轻微,绒毛顶端黏膜下水肿,隐窝细胞有伪足样突起伸向隐窝腔内;上皮杯状细胞的黏膜分泌增加,黏膜上皮固有层毛细血管充血,上皮细胞出现线粒体肿胀和嵴的消失、高尔基体泡囊增加及内质网的扩张和囊泡形成等。

艰难梭菌相关性腹泻主要发生在大肠,偶见于小肠。肠黏膜早期充血、水肿、糜烂、溃疡,周围有红晕,随后形成典型的假膜,随病变进展假膜可由点状融合成不规则片状,严重者可有剥脱性改变及渗血。假膜是艰难梭菌相关性腹泻确诊依据之一。

(2)侵袭性腹泻:主要病变部位在小肠末端和结肠黏膜。其病理生理表现主要有:粪便大多含有渗出液和血、腹泻和全身症状、体征,其严重程度取决于肠受损程度。肠上皮细胞肿胀、线粒体消失、内积脂质的膜样囊泡增多及核固缩,上皮细胞内可见病原菌;部分病原菌可侵入固有层和肠系膜淋巴结,引起固有层多形核白细胞聚积的趋化反应和炎性病变,并可在肠系膜淋巴结内繁殖,甚至引起全身感染或菌血症。

(3)黏附性腹泻:主要病变在小肠微绒毛。其病理生理表现主要有:黏附于小肠上皮细胞并大量繁殖的病原体引起小肠微绒毛病变,引起腹泻等症状。

(二)中医病因病机

中医认为本病多因外感湿热之邪,或饮食不节、误食不洁,或情志失调,病邪自口鼻而入,损伤脾胃,传导失职,升降失调,发生泄泻。病初多表现卫气同病,湿遏卫表,症见发热、恶寒、身重疼痛等卫分表证,继之暑湿困阻脾胃,阻遏气机,湿郁化热,气滞湿停,症见恶心、脘痞、腹痛、大便泻下,苔白而腻。本病大多病变停留在气分,湿热渐退,脾胃渐醒,趋于痊愈;少数湿热壅滞,伤及肠络见便下鲜血,邪陷心营见神昏谵语、皮肤瘀斑等。

五、临床表现

潜伏期为数小时至数天、数周。多急性起病,临床表现轻重不一,以胃肠道症状最突出,出现纳差、恶心、呕吐、腹胀、腹痛、腹泻,可伴里急后重,腹泻次数从每日 3 次至不计其数,粪便性状异常,呈水样便、黏液便、脓血便。常伴畏寒、发热、乏力、头晕等表现,病情严重者,因大量丢失水分引起脱水、电解质紊乱,甚至休克。病程自数天至1~2 周不等,常为自限性,少数可复发。不同种类细菌所致腹泻的临床类型不同。

1. 肠出血性大肠埃希菌感染 病前多有食用生或半生肉类、生乳等不洁饮食史。急性起病,轻者水样泻,典型者突起剧烈腹痛、水样便,数天后出现血性便,严重者伴有剧烈腹痛、高热、血便,感染 1 周后可合并溶血性尿毒综合征和血栓性血小板减少性紫癜、脑神经障碍等,病死率达 5%~10%。

2. 耶尔森菌感染 起病急,以发热、腹泻、腹痛为主,热程多为 2~3 天,长者达数周,腹泻一般 1~2 天,重者达 1~2 周,粪便多为水样,带黏液,少见脓血便,腹痛常见,可局限在右下腹,伴肌紧张和反跳痛,易误诊为阑尾炎。

3. 抗生素相关性腹泻 多由艰难梭菌引起,称为艰难梭菌相关性腹泻,即假膜性肠炎,其发生率近年来不断升高,是医院感染性腹泻的主要病因。大多数表现为轻到中度水样或糊状便、发热、腹胀、腹痛,可伴肌紧张和反跳痛。少数患者可见肉眼血便和假膜,严重的并发症有脱水、低蛋白血症、电解质紊乱、肠麻痹和肠穿孔,病死率达16%~22%,与死亡相关的唯一原因是延误诊断。

4. 旅游者腹泻 急性起病,大多数患者症状轻微,重者频繁水泻,可达20~40次/天,伴有发热、恶心、呕吐等症状。病程1~10天,腹泻持续2~5天后逐渐恢复。

5. AIDS 相关性腹泻 在 AIDS 患者中 30%~80% 有腹泻表现,且腹泻持续时间可达数月和数年。腹泻常是 AIDS 的首发症状和死亡原因。

六、并发症

1. 脱水、电解质紊乱、酸中毒和休克 当腹泻严重时,因数小时内丢失液体 2 000~3 000ml 以上而得不到补充,而引起脱水、电解质紊乱、酸中毒,甚至感染性休克,严重者可能致死,尤其是儿童、老年人及体弱者更易致死。

2. 溶血性尿毒综合征 肠出血性大肠埃希菌 $O_{157}:H_7$ 型除引起肠道症状外,可因 Vero 毒素作用于肾脏血管内皮细胞,导致广泛肾小管坏死,甚至急性肾衰竭。通常发生于腹泻开始后的 1~2 周,主要表现为发热、血小板减少、微血管病性溶血性贫血、肾功能异常,部分患者还有头痛、嗜睡、烦躁、幻觉等表现,大约数小时或 12 小时后出现痉挛、昏睡等症状。

3. 败血症 侵袭性肠道沙门菌或耶尔森菌感染老年患者,容易合并血管外感染,导致有持续发热和败血症表现。

4. 吉兰 - 巴雷综合征(GBS) 一般于腹泻后 5~15 天开始出现,空肠弯曲菌感染较常见,且其病死率较高,主要表现为急性或亚急性的四肢对称性迟缓性瘫痪。

5. 其他 如肠穿孔、中毒性巨结肠、脑水肿、心包炎、反应性关节炎、血栓性血小板减少性紫癜等。

七、实验室检查及其他检查

(一)常规检查

1. 血液检查 白细胞总数正常或偏高,可有中性粒细胞增多或伴核左移。

2. 粪便常规 可见白细胞者,表示肠黏膜被病原菌侵犯。如疑为霍乱弧菌、弯曲菌感染,应用粪便悬滴检查,霍乱弧菌可见其特征性鱼跃样运动,而弯曲菌则可见有突进性运动的螺旋形细菌。

(二)粪便分离培养

连续三次的粪便培养是诊断细菌性腹泻的主要方法。

(三)免疫学检测

用于粪便中细菌及其毒素、血清中特异性抗原抗体的检测。

(四)核酸检测

主要有基因探针技术和聚合酶链反应(PCR)。可检测病原菌特异性基因片段,提高诊断阳性率,但其结果的诊断价值需结合临床。

八、诊断与鉴别诊断

(一) 诊断

根据流行病学资料,结合患者的病史及症状体征,考虑可能的病原菌,确诊有赖于粪便病原菌的分离培养及特异性检查。

(二) 鉴别诊断

本病应与痢疾、霍乱、伤寒、副伤寒、病毒感染性腹泻、寄生虫性腹泻、真菌性腹泻等其他感染性腹泻相鉴别,还应与一些非感染性腹泻,如溃疡性结肠炎、克罗恩病、肿瘤性腹泻相鉴别。

九、预后

一般预后良好,但严重腹泻可致死亡。婴幼儿或老年人、有严重基础疾病等都是预后不佳的危险因素。

十、治疗

(一) 西医治疗

1. 一般及对症治疗　一般患者可进流食或半流食,暂时停饮牛奶及其他乳制品,避免引起高渗性腹泻。腹泻频繁,伴有呕吐和高热等严重感染中毒症状者,应卧床休息、禁食,并鼓励多饮水。

腹泻伴有呕吐或腹痛剧烈者,可予阿托品类药物,但慎用或禁用阿片制剂,因其能强烈抑制肠蠕动,使肠毒素易被吸收而加重中毒或诱发中毒性巨结肠。近年来应用并推广微生态制剂如双歧杆菌、乳酸菌等,但成人急性腹泻,除抗生素相关性腹泻外,不建议益生元或益生菌治疗。在轻、中度腹泻时,次水杨酸铋可以有效控制旅行者腹泻的大便次数;洛派丁胺可作为接受抗生素治疗的旅行患者的辅助治疗,缩短病程并增加治愈可能。也有主张使用肠黏膜保护制剂如蒙脱石散(思密达)等,可吸附病原菌和毒素,增强黏液屏障,以防御病原菌的侵入。另外小檗碱(黄连素)具有良好的收敛和轻微抑菌作用,对于细菌性腹泻有一定作用。

2. 液体疗法

(1) 口服补液疗法(ORT):可作为轻中度婴幼儿和儿童脱水、任何原因引起的成人急性脱水、呕吐和严重腹泻引起的轻中度脱水一线治疗方案,WHO 推荐的口服补液配方(ORS 液)(于 2001 年纽约发布)含 Na^+ 75mmol/L、Cl^- 65mmol/L、K^+ 20mmol/L、枸橼酸根 10mmol/L、葡萄糖 75mmol/L,总渗透压为 245mOsm/L,较以前 ORS 液渗透压低,更适合非霍乱腹泻。服用剂量和次数根据患者腹泻次数和脱水程度掌握。

(2) 静脉补液疗法:重症腹泻伴脱水、出现惊厥、精神状态改变、ORS 治疗失败、绞窄性肠梗阻的患者,补液推荐用乳酸林格液、生理盐水等等张溶液,最初应快速静脉补液,遵循补液的基本原则。继发酸中毒者静脉予 5% 碳酸氢钠或 11.2% 乳酸钠,用量可根据血气分析结果先给予半量,视具体情况再决定,注意补充钾、钙。若患者脉搏、灌注和精神状态均恢复正常,并可被正常唤醒,无呼吸衰竭风险和肠梗阻表现后即改为口服补液。

3. 抗菌治疗　排除霍乱后的急性水样腹泻患者不应考虑用抗菌药物,轻、中度腹泻一般不用抗菌药物,但出现发热伴有黏液脓血便的急性患者、志贺菌、沙门菌、弯曲菌感染者、老年人、免疫功能低下者、败血症、中重度的旅行者腹泻考虑使用抗菌药物。在粪便细菌培养和药敏结果出来前,可经验性选择抗菌药物。其中首选抗菌药为喹诺酮类药物、次选复方磺胺甲噁唑。不同病原菌所使用抗菌药物不同。

耶尔森菌感染的轻症患者多为自限性,不必应用抗菌药物治疗,重症或并发败血症者根据药物敏感实验选用,该菌一般对氨基糖苷类、氯霉素、磺胺类和氟喹诺酮类等敏感,疗程 3~5 天。侵袭性、致病性或产肠毒素性大肠埃希菌引起的腹泻一般可选用氟喹诺酮类或磺胺类口服。

肠出血性大肠埃希菌 $O_{157}:H_7$ 感染所致腹泻,由于抗生素可促使细菌释放 Vero 毒素,从而使患者并发溶血性尿毒综合征的危险性增加,故治疗中不主张使用抗生素,疫区内的其他腹泻患者应慎用抗生素。

艰难梭菌性肠炎轻症患者停用原抗菌药可使正常菌群恢复,症状缓解。重症患者,给予万古霉素口服,小儿 5mg/kg,每 6 小时 1 次;成人 250~500mg,每 6 小时 1 次,疗程 7~10 天。或口服甲硝唑 400mg,每 6 小时 1 次。

AIDS 相关性腹泻治疗应该及时早期足量应用抗菌药物,如头孢菌素及氟喹诺酮类药物。

一般认为,旅行者腹泻或婴幼儿、老年患者及中、重度侵袭性腹泻者,经验性使用抗菌药物治疗,能缩短病程。

(二)中医辨证论治

1. 感受外邪

(1)寒湿袭表

证候:泄泻清稀,甚至如水样,腹痛肠鸣,脘闷食少,或有恶寒发热,鼻塞头痛,肢体酸痛。苔薄白或白腻,脉濡缓。

治法:散寒化湿。

方药:藿香正气散加减。

(2)湿热内蕴

证候:泄泻腹痛,泻下急迫,或泻而不爽,粪色黄褐而臭,肛门灼热,身热心烦,口渴尿赤。舌苔黄腻,脉濡数或滑数。

治法:清热利湿。

方药:葛根芩连汤加减。

2. 饮食停滞

证候:腹痛泄泻,泻下粪便臭如败卵,泻后痛减,伴有不消化之物,脘腹痞满,嗳腐酸臭,不思饮食,或午后发热。舌苔垢浊或厚腻,脉滑。

治法:消食导滞。

方药:保和丸或枳实导滞丸加减。

3. 脾气虚弱

证候:身热渐退,大便时溏时泻,稍进油腻之物,则大便次数增多,食少纳呆,倦怠乏力。舌淡苔白,脉细缓。

治法:益气健脾。

方药:参苓白术散加减。

4. 邪阻肠络

证候:腹痛剧烈,泻下如水,甚或纯为血水,轻者自愈,重者伴恶心呕吐,纳差,心烦,尿少,皮肤紫癜,甚则神昏。舌淡紫,苔白,脉细或涩。

治法:祛邪和营。

方药:桂枝汤合犀角地黄汤(《备急千金要方》)加减(犀角现用水牛角代)。

十一、预防

(一) 管理传染源

设置肠道专科门诊,早期发现患者并对部分感染性腹泻患者进行隔离治疗。

(二) 切断传播途径

加强饮食、饮水卫生管理及对媒介昆虫的控制。

(三) 保护易感人群

有关疫苗尚在研究中。

(高月求)

第六节 布鲁氏菌病

一、概述

布鲁氏菌病(brucellosis)简称布病,又称波状热,是布鲁氏菌引起的一种人畜共患的传染病,急性期以长期发热、多汗、关节痛、睾丸炎、淋巴结与肝脾大为主要临床特征,慢性病例多表现为关节损害等。

本病急性期多属中医学湿温或湿热痹证范畴,慢性期多属中医学痹证范畴。

二、病原学

布鲁氏菌依据其自然宿主、抗原性、生化、代谢特点等分为羊、牛、猪、犬、森林鼠及绵羊附睾等 6 个生物种,19 个生物型,其中羊种有 3 个生物型、牛种有 8 个生物型、猪种有 5 个生物型,犬种、绵羊附睾种、沙林鼠种各有 1 个生物型。不同种的毒力、生物学性状、感染后的临床表现等差异很大。感染人的主要有羊、牛和猪布鲁氏菌,犬布鲁氏菌偶可感染人。羊种的致病力最强,感染后症状较重。目前我国流行以羊种为主,牛种次之。

布鲁氏菌为革兰氏染色阴性球杆状菌,长 0.5~2.0μm,不形成芽孢或荚膜。该菌为细胞内寄生菌,含 20 余种蛋白抗原和脂多糖(内毒素),不产生外毒素,其致病性主要与活菌及内毒素有关。

布鲁氏菌对光、热、常用化学消毒剂等均很敏感;日光照射 10~20 分钟、加热 60℃ 10~20 分钟、3% 漂白粉澄清液数分钟即可将其杀灭。在外环境的生活力较强,在干燥土壤、皮毛和乳类制品中可存活数周至数月。

三、流行病学

(一) 传染源

带菌的羊、牛、猪等病畜为传染源。在我国病羊为主要传染源,其次为牛和猪。人作为传染源的意义不大。

(二)传播途径

1. **接触传播** 在接生羊羔、剥皮、剪毛、挤乳、屠宰病畜及加工毛皮时,直接接触病畜或其排泄物、阴道分泌物、娩出物经破损的皮肤或眼结膜感染;也可间接接触病畜污染的环境及物品感染。

2. **消化道传播** 进食染菌的生乳、乳制品和未煮熟的病畜肉类、内脏等经消化道传播。

3. **呼吸道传播** 吸入含菌的气溶胶通过呼吸道传播。

4. **其他** 母婴传播、性接触传播和医源性传播是可能的感染途径。

(三)易感人群

人群普遍易感。患病后可获得一定的免疫力,但可以再次感染。

(四)流行特征

1. **地区分布** 呈全球性分布,发病率牧区高于农区,农区高于城市。我国多见于内蒙古、东北、西北及青藏高原等牧区。以多发、分散的点状流行为主要流行方式。

2. **季节特征** 全年均可发病,春末夏初或夏秋之间多发,与羊的产羔季节有关。

3. **职业特征** 与职业密切相关,兽医、牧民、屠宰工人、皮毛肉奶加工者发病明显高于一般人群。

四、病机与病理

(一)西医发病机制与病理

1. **发病机制** 布鲁氏菌自皮肤或黏膜进入人体后,在局部淋巴结生长繁殖并被吞噬细胞吞噬,当病菌增殖达到一定数量后,进入血循环,随血流到达各组织器官中生长繁殖并释放内毒素,引起菌血症、毒血症。如机体免疫功能正常,则通过细胞免疫和体液免疫将布鲁氏菌消灭而痊愈,如机体免疫功能低下,布鲁氏菌可随血流播散至肝、脾、骨髓等处形成新的感染灶,繁殖后再次入血引起菌血症而出现发热等症状,如此反复发生,表现为典型的波状热。慢性期,布鲁氏菌主要局限在各器官组织中引起局部病变。布鲁氏菌属细胞内寄生菌,抗菌药物和抗体难以进入,使布鲁氏菌病不易根治而容易复发。

2. **病理** 病理变化广泛,几乎所有组织器官均可受累,以单核-吞噬细胞系统病变最为显著,还可累及关节、泌尿生殖系统、血管和神经系统,导致血管内膜炎、血栓性脉管炎、炎症渗出及肉芽肿的形成。骨、关节和神经系统则有变态反应性炎症表现。此外,尚有睾丸炎、附睾炎、子宫内膜炎等改变。

(二)中医病因病机

本病湿热毒邪为患。湿热毒邪或经口侵及脾胃,或经皮肤侵犯卫表。初起湿热郁阻,卫气同病。以后湿热侵入中焦,伏于膜原,正邪交争,病势缠绵。湿热浸淫,流注经络关节,邪郁经络,气血阻滞,致关节痹阻。湿热留伏下焦,久而凝滞结聚,蕴郁成毒,致阴部、睾丸肿痛。若邪留日久,元气耗伤,则气血阻滞,络脉凝瘀。总之,本病在急性期湿热毒邪外犯肌表,内侵脏腑,以邪实为主。慢性期湿热潜伏或热去湿存,久病正虚,致气血阻滞,经络闭阻。

五、临床表现

潜伏期一般为 1~3 周,平均 2 周,部分病例潜伏期更长。根据病程长短,临床上常分为急性期和慢性期。急性期病程在 6 个月以内,病程超过 6 个月为慢性期。

(一)急性期

1. 发热 典型病例表现为波状热,常伴有寒战、头痛等症状,可见于各期患者。虽然波浪形发热最具特征性,但目前仅 5%~20% 病例可见。多为长期不规则间歇热,弛张热和不规则低热也较常见。

2. 多汗 为本病突出的症状。多于下午、夜间体温升高或凌晨热退时出现,大汗淋漓,汗后常有虚弱乏力感。

3. 肌肉和关节痛 为全身肌肉和多发性、游走性大关节疼痛,主要为腰、髋、膝、肩等关节,部分慢性期病例还可有脊柱(腰椎为主)受累,表现为疼痛、畸形和功能障碍等。此外,尚可见滑囊炎、腱鞘炎、关节周围炎等。

4. 生殖系统症状 可有睾丸炎、附睾炎、卵巢炎、子宫内膜炎、输卵管炎等表现。

5. 神经系统症状 主要为神经痛,多为坐骨神经、腰骶神经,少数可见脑膜炎、脊髓炎等。

6. 肝、脾与淋巴结大 多见于急性期病例,半数患者有肝、脾大。淋巴结肿大主要见于颈部和腋下。

(二)慢性期

病程超过 6 个月者为慢性期。表现为长期低热、疲乏、出汗、头痛、失眠、抑郁、肌肉关节酸痛等。骨关节损害是慢性布鲁氏菌病最主要的临床表现,以大关节损害为主,可发展为器质性改变,还可有脊柱受累,表现为疼痛、畸形和功能障碍。

(三)复发

常发生于初次抗菌治疗结束后 3~6 个月,与细菌在细胞内寄生、不规范治疗、细菌耐药性等有关。

六、并发症

常见的并发症有心内膜炎、心包炎、心肌炎、脑膜脑炎、支气管肺炎等。

七、实验室检查及其他检查

(一)一般检查

1. 血常规 白细胞计数正常或轻度减少,淋巴细胞相对增多,有时可出现异常淋巴细胞,少数病例红细胞、血小板减少。

2. 血沉 急性期可出现血沉加快,慢性期多正常。

(二)病原学检查

细菌培养是确诊布鲁氏菌病的金标准。血液、骨髓、关节液、脑脊液、尿液、淋巴组织等培养分离到布鲁氏菌,急性期阳性率较高,特别是病初 2 周内阳性率最高,骨髓培养阳性率较血培养高。

应用 PCR 技术检测组织标本中布鲁氏菌特异性基因序列,敏感性和特异性较高。

（三）血清学试验

1. 凝集试验　直接检测脂多糖抗原的抗体。虎红平板（RBPT）或平板凝集试验（PAT）结果为阳性,用于初筛。试管凝集试验（SAT）:病程在 1 年内或在半年内有布鲁氏菌疫苗接种史,滴度 ≥ 1∶100,或病程超过 1 年、滴度 ≥ 1∶50 为阳性。

2. 补体结合试验　补体结合抗体属 IgG,出现较迟,持续时间长,滴度 1∶16 及以上。

3. 抗人球蛋白试验　滴度 1∶400 及以上。

（四）其他

X 线检查可判断骨关节病变;CT 或 MRI 检查头颅、脊柱、骨关节有助于发现病变;心脏、血管超声检测有助于诊断心血管系统并发症;淋巴结活检有助于明确诊断。

八、诊断和鉴别诊断

（一）诊断

1. 流行病学史　在牧区居住,有羊、牛、猪等接触史,或皮毛、肉、奶加工工人和牧民、兽医等高危人群容易感染。

2. 临床表现　急性期常有发热、多汗、关节痛、睾丸炎、肝脾淋巴结肿大等,慢性期有类似神经官能症、精神抑郁及骨关节系统受损表现。

3. 血液、骨髓或其他体液布鲁氏菌培养阳性可以确诊,血清学检查阳性,结合流行病学和临床表现等可作出诊断。

（二）鉴别诊断

急性期应与伤寒、风湿热、结核病、疟疾、败血症等相鉴别;慢性期应与各种骨关节病和神经官能症等相鉴别。

九、预后

预后良好,多数于 3~6 个月康复,少数病程超过半年。极少数未经抗菌药物治疗的患者可死于心内膜炎、严重中枢神经系统并发症等。

十、治疗

（一）西医治疗

1. 一般治疗及对症治疗　卧床休息;加强营养,给予易消化、高热量、高维生素饮食;注意补液、电解质平衡;高热者应物理降温,中毒症状严重者,在抗菌治疗的基础上酌情予以糖皮质激素;对关节痛及肌痛明显者可予镇痛剂。

2. 病原治疗　治疗原则为早期、联合、足量、足疗程用药,必要时延长疗程,以防止复发及慢性化。

（1）急性期:首选多西环素联合利福平或链霉素,多西环素 100mg,每日 2 次口服,6 周;利福平每次 600~900mg,每日 1 次,空腹口服,疗程 6 周。链霉素肌内注射15mg/kg,每日 1 次,2~3 周。

不能使用上述药物或效果不佳的病例可酌情选用:多西环素联合复方磺胺甲噁唑或妥布霉素;利福平合用氟喹诺酮类。难治性病例可选择多西环素或利福平或链霉素联合应用氟喹诺酮类或三代头孢菌素类。

(2)慢性期:以抗菌治疗为主,多采用四环素类、利福霉素类药物,用法同急性期,部分病例需要 2~3 个疗程。

3. 并发症治疗

(1)合并睾丸炎病例抗菌治疗同上,可短期加用小剂量糖皮质激素。

(2)合并脑膜炎病例在上述抗菌治疗基础上加用三代头孢菌素类药物,并给予脱水等对症治疗。

(3)合并心内膜炎、血管炎、脊椎炎、其他器官或组织脓肿病例,在上述抗菌药物应用的同时加用三代头孢菌素类药物;必要时给予外科治疗。

4. 特殊人群治疗

(1)儿童:可使用利福平联合复方磺胺甲噁唑治疗。8 岁以上儿童治疗药物选择同成年人。

(2)孕妇:可使用利福平联合复方磺胺甲噁唑治疗。妊娠 12 周内选用三代头孢菌素类药物联合复方磺胺甲噁唑治疗。

(二)中医辨证论治

1. 湿热郁阻,卫气同病

证候:恶寒,身热不扬,疲乏无力、脘痞纳呆、身重肢倦。苔白腻,脉濡缓。

治法:芳香化湿,宣气透表。

方药:藿朴夏苓汤合三仁汤加减。

2. 邪伏募原

证候:寒热往来,间歇发热。初起憎寒,而后发热,继之但热不寒,昼夜发热,日晡益甚,汗出,身痛,呕恶腹胀。苔白厚浊腻,脉不浮不沉而数。

治法:疏利透达,开达募原。

方药:达原散加减。

3. 湿毒弥漫

证候:身热,多汗,汗出热减,继而复热,肌肉疼痛,关节红肿疼痛,睾丸肿痛。舌苔黄腻,脉濡数。

治法:清热解毒,利湿通络。

方药:甘露消毒丹合宣痹汤加减。

4. 正虚邪恋,关节痹阻

症状:烦热失眠,乏力汗出,腰酸肢痛,身体虚弱,或关节变形,活动受限。舌有瘀点,脉沉细。

治法:益气养血化瘀,清除余邪。

方药:独活寄生汤加减。

十一、预防

(一)管理传染源

对牧区、乳厂的牲畜定期检疫,对家畜饲养场所定期卫生检查,对病畜应隔离,病畜流产物及死畜应深埋,对病畜污染的环境严格消毒。

(二)切断传播途径

加强食品卫生管理,禁止生产销售病畜制品或食品。屠宰场和皮毛、乳品、肉类加工厂等工作人员及兽医应做好个人防护。

（三）保护易感人群

对健康牲畜的预防接种应强调连续性（连续免疫 3~5 年）和连片性。对高危职业从业人员应接种减毒活菌苗。

（刘耀敏）

第七节 鼠 疫

一、概述

鼠疫（plague）是由鼠疫耶尔森菌（Yersinia pestis）引起的自然疫源性烈性传染病。主要临床表现为发热、严重毒血症、淋巴结肿痛、出血倾向、肺部特殊炎症等。传染性强，病死率高，属国际检疫传染病，我国法定的甲类传染病。

在中医典籍中无"鼠疫"病名，但有"核瘟""疫核"及"恶核"等类似本病的描述。清朝以后才对本病有了较为深刻的认识，如《鼠疫约编》记有"鼠疫者，鼠死而疫作，故以为名"。

二、病原学

鼠疫耶尔森菌，为革兰氏染色阴性、两端深染短小杆菌，菌体长 1.0~1.5μm，宽 0.5~0.7μm，有荚膜，无鞭毛，不形成芽孢。主要抗原成分有：①荚膜 F1 抗原，有抗吞噬作用，与其毒力相关。有高度特异性和免疫原性，相应抗体有免疫保护作用。②毒力 V/W 抗原，与侵袭力有关，具有较强的抗吞噬作用。鼠疫耶尔森菌还可产生外毒素和内毒素（脂多糖），内毒素可引起发热、DIC 和休克等。

鼠疫耶尔森菌是兼性厌氧菌，可在普通培养基上生长，但对外界抵抗力较弱，对光、热、干燥及一般消毒剂均甚敏感。在低温及有机体生存时间较长，在脓液、痰液、血液中可存活较长时间（10~20 天），在干燥蚤粪中能存活数月甚至 1 年以上。

三、流行病学

（一）传染源

自然感染鼠疫的动物均可成为传染源，主要是鼠类和其他啮齿动物。黄鼠属和旱獭属是主要的储存宿主，其次是褐家鼠。褐家鼠、黄胸鼠是人间鼠疫的主要传染源，各型鼠疫患者均是传染源，以肺鼠疫患者最为重要。

（二）传播途径

1. 经鼠蚤传播　动物和人间鼠疫的传播主要以鼠蚤为媒介。"啮齿动物→蚤→人"是鼠疫的主要传播方式。

2. 经皮肤传播　少数可因直接接触患者的痰液、脓液或病兽的皮、血、肉经破损皮肤或黏膜受染。

3. 呼吸道飞沫传播　肺鼠疫患者可借含菌飞沫经呼吸道传播。

（三）易感人群

人群对鼠疫普遍易感。病后可获得持久免疫力。

(四)流行特征

鼠疫在世界历史上曾有过多次大流行,世界各地存在许多自然疫源地。我国主要发生在云南及青藏高原。野鼠和其他野生啮齿类动物可长期存菌成为储存宿主。本病流行有一定的季节性,与鼠类活动和鼠蚤繁殖情况有关。腺鼠疫多在夏秋,肺鼠疫多在秋冬季流行。

四、病机与病理

(一)西医发病机制与病理

1. 发病机制 鼠疫耶尔森菌侵入皮肤后,迅速经淋巴管至局部淋巴结繁殖,引起原发性淋巴结炎(腺鼠疫)。淋巴结中大量繁殖的病菌及毒素进入血液循环,引起全身感染、败血症和严重中毒症状。细菌可经血进入肺组织,引起继发性肺鼠疫。如病菌直接经呼吸道感染,则可引起原发性肺鼠疫。各型鼠疫均可发生鼠疫败血症。

2. 病理 鼠疫基本病变是血管、淋巴管和内皮细胞损害及急性出血性、坏死性病变。腺鼠疫表现为淋巴结出血性炎症和凝固性坏死;肺鼠疫肺部呈出血性、浆液性渗出;鼠疫败血症全身组织、脏器呈充血、水肿、出血及坏死性改变。

(二)中医病因病机

《鼠疫约编》:"何谓鼠疫,疫将作而鼠先毙,人触其气,遂以为疫。"鼠疫病因是疫毒致病,鼠先受之,人触其气,流行成疫。病鼠的疫毒随疫蚤叮咬而侵入人体,毒蕴肌肤,脉络不畅,毒瘀互结,或聚积成核;或邪毒内盛,直中脏腑,内侵肺脏,毒伤肺络;或热毒内聚,毒入营血,扰动心神。若邪毒炽盛,耗气伤阴,五脏虚衰,阴竭阳脱。

五、临床表现

潜伏期:腺鼠疫为 2~5 天;原发性肺鼠疫为数小时至 2~3 天。曾经预防接种者可延至 9~12 天。鼠疫临床类型有腺型、肺型、败血症型等。

(一)腺鼠疫

最多见,常发生于流行初期,患者突起寒战、高热等全身中毒症状,局部表现以急性淋巴结炎为特征。淋巴结炎表现为起病时蚤叮咬处引流区淋巴结肿痛,发展迅速,第 2~4 天达高峰。多为单侧,腹股沟淋巴结最常受累,其次为腋下、颈部及颌下。淋巴结与周围组织粘连成团块,局部红肿、热、痛等炎症反应明显,因疼痛剧烈,患者常呈强迫体位。肿大的淋巴结可化脓破溃或逐渐消散。部分患者可发展为败血症或肺鼠疫。

(二)肺鼠疫

急起寒战高热,全身中毒症状明显,病情进展迅速,发病数小时后出现剧烈胸痛、咳嗽、咳痰,痰由少量迅速转为大量粉红色或鲜红色血痰。呼吸困难与发绀迅速加重。肺部体征不多,听诊可闻及散在湿啰音或胸膜摩擦音,呼吸音减低。肺部体征与全身症状严重程度不一致是其特点。患者可于 2~3 日内死于休克或呼吸衰竭。

(三)败血症型鼠疫

为最凶险的一型,又称暴发型鼠疫。患者高热、寒战,迅速出现谵妄或昏迷,面色苍白、血压下降、皮肤黏膜广泛出血等休克和 DIC 表现。患者于 1~3 天内死亡,死后尸体呈黑紫色,故俗称"黑死病"。

（四）其他类型

少见的情况下还可有皮肤型、眼型、咽喉型、肠炎型、脑膜炎型等。

六、实验室检查

（一）常规检查

周围血白细胞总数明显升高,常达 $30 \times 10^9/L$ 以上,以中性粒细胞增高为主,红细胞、血红蛋白与血小板减少。尿液检查可有蛋白尿及血尿。肠鼠疫可有血便或黏液血便。

（二）细菌学检查

采集淋巴结穿刺液、脓液、痰液、血液、脑脊液等标本进行细菌培养、涂片镜检、动物接种等可检出病原菌。

（三）血清学检查

1. 间接血凝试验（IHA）　用于检测 F1 抗体,其可持续 1~4 年,常用于流行病学调查及回顾性诊断。

2. 荧光抗体法（FA）　特异性、灵敏性均较高,可用于快速诊断。

3. 放射免疫沉淀试验（RIP）　可测定 F1 抗体,灵敏性高,特异性极强,是目前监测鼠疫、查源理想方法之一。

4. 酶联免疫吸附试验（ELISA）　较 IHA 更敏感,常用于大规模流行病学调查。

（四）核酸检测

采用 PCR 技术检测鼠疫耶尔森菌核酸,具有快速、灵敏等特点,可用于鼠疫早期诊断及流行病学调查。

七、诊断与鉴别诊断

（一）诊断

1. 流行病学史　发病前 10 天内到过鼠疫流行区或有可疑鼠疫动物或患者接触史,或有鼠蚤叮咬史,或进入过鼠疫实验室或接触过鼠疫实验用品。

2. 临床表现　突起寒战、高热等严重毒血症症状及淋巴结肿痛、剧烈胸痛、咳嗽、呼吸急促、咳血痰、出血倾向、头痛、谵妄等神经系统症状、循环和呼吸衰竭等表现。

3. 实验室检查　血常规白细胞总数及中性粒细胞明显增高,淋巴结穿刺液、脓液、痰液、血液、脑脊液等标本中检出鼠疫耶尔森菌,血清学检查 F1 抗体呈现 4 倍以上增长。

（二）鉴别诊断

腺鼠疫应与急性淋巴结炎、丝虫病鉴别;败血型鼠疫需与其他原因所致败血症、钩端螺旋体病等相鉴别;肺鼠疫须与大叶性肺炎、支原体肺炎、肺型炭疽等鉴别;皮肤鼠疫应与皮肤炭疽相鉴别。

八、预后

预后与鼠疫类型及是否得到及时有效治疗有关。由于抗菌药物的及时应用,病死率已降至 5%~10%。肺型、败血症型鼠疫患者救治不及时,预后极差。

笔记

九、治疗

本病属烈性传染病,要做到早发现、早诊断、早隔离、早治疗以及就地治疗,不宜转送。

(一) 西医治疗

1. 一般治疗及对症治疗

(1)隔离消毒:按甲类传染病强制严密隔离,对患者排泄物彻底消毒。

(2)对症及支持治疗:给予流质易消化饮食,根据病情静脉补液,保证水、维生素、能量供应,维持酸碱、电解质平衡。中毒症状严重者可使用糖皮质激素;合并心衰的患者,及时给予强心剂;合并休克者按感染性休克治疗。

对腺鼠疫淋巴结炎早期未化脓者,应避免挤压、勿切开,以免引起全身播散。可用热敷或以 5%~10% 鱼石脂酒精外敷。已化脓者切开引流;皮肤鼠疫按一般外科疗法处置皮肤溃疡。

2. 病原治疗 治疗原则是早期、足量、选用敏感的抗菌药物,联合两种抗菌药物疗效更佳。

(1)链霉素:为治疗各型鼠疫首选药物。成人每日剂量 2~4g,分 2~4 次肌内注射。用药 3~5 日体温下降、全身症状好转后,可减量至每日 1~2g,疗程一般为 10 日。肺鼠疫、败血症鼠疫成人首日用量 4~6g 或更多。大剂量应用链霉素,危重患者应注意赫氏反应,老年患者应注意毒副作用。

(2)庆大霉素:成人每日 16~32 万 U,肌内注射,也可以稀释后静滴,疗程 7~10 日。

(3)四环素类:多西环素首次 200mg,12 小时后改为 100mg,每 12 小时一次,口服,疗程 10 日。

(4)氯霉素:每日 2~4g,分 4 次口服或分次静脉滴注,退热后减半,疗程 10 日,适用于脑膜炎型鼠疫。对小儿及孕妇慎用。

(5)其他:磺胺嘧啶、三代头孢菌素、氟喹诺酮类药物有一定疗效。

肺型、败血症型和其他严重病例宜联合用药,首选链霉素加氯霉素或四环素类,次选庆大霉素(或阿米卡星)加氯霉素或四环素类。

(二) 中医辨证论治

1. 毒蕴肌肤

证候:单侧腹股沟、腋下或颈旁、颌下瘰核肿大,局部皮色焮红肿胀、热痛,甚或化脓溃烂。伴发热身痛,恶寒,面红目赤,口渴,尿黄。舌红苔黄,脉弦数。

治法:清热解毒,消肿散结。

方药:普济消毒饮加减。

2. 热毒郁肺

证候:壮热烦躁,咳嗽咳痰,气促胸痛,或咯血鲜红,口唇青紫。舌红苔黄,脉滑数。

治法:清肺泻火,凉血解毒。

方药:清瘟败毒饮加减。

3. 毒入营血

证候:高热烦躁,神昏谵语,鼻衄、咯血或便血、呕血。舌绛苔燥,脉细数。

治法:清营凉血,解毒开窍。

方药:清营汤合犀角地黄汤(《备急千金要方》)加减(犀角现用水牛角代),送服安宫牛黄丸。

4. 阴竭阳脱

证候:面色苍白,四肢厥冷,呼吸微弱,神昏不语,冷汗淋漓,唇焦舌燥。脉微欲绝。

治法:益气生津,敛阴回阳。

方药:生脉散合参附汤加减。

十、预防

(一)严格控制传染源

1. 疫情监测　在鼠疫自然疫源地设置监测机构,长期监测疫情,建立报告网,早期发现疫情,及时上报。

2. 管理患者　发现疑似或确诊患者,应按照我国传染病防治法规定管理的甲类传染病报告疫情。同时将患者分别严密隔离,就地治疗。腺鼠疫隔离至淋巴结肿完全消散后,再观察 7 天。肺鼠疫要隔离至痰培养 6 次阴性。鼠疫接触者应检疫 9 天,对曾接受预防接种者,检疫期应延至 12 天。疫区封锁至少 9 天。

3. 消灭动物传染源　对自然疫源地鼠间鼠疫进行疫情监测,控制鼠间鼠疫,广泛开展灭鼠爱国卫生运动。

(二)切断传播途径

1. 消灭跳蚤。

2. 加强交通及国境检疫。

3. 加强患者及可疑动物的消毒。

(三)保护易感者

1. 加强个人防护。

2. 预防性服药　口服四环素或复方磺胺嘧啶片等,疗程均为 7 天。

3. 预防接种疫苗。

(刘耀敏)

第八节　炭　疽

一、概述

炭疽(anthrax)是由炭疽杆菌(bacillus anthracis)引起的一种人畜共患的自然疫源性传染病。主要发生于畜间,牛、羊、马等草食动物易感。人主要通过接触病畜及其产品或食用病畜的肉类而被感染。临床可表现为皮肤炭疽、肺炭疽、肠炭疽。严重者继发炭疽脑膜炎和炭疽败血症,病死率高。

根据炭疽发病及临床表现的不同,可归属中医的"温病""温毒""疫疔""痈""疽""鱼脐疔"等病范畴。

二、病原学

炭疽杆菌是粗短、两端平削、呈竹节状长链排列的革兰氏染色阳性需氧芽孢杆菌,长 3~10μm,宽 1~3μm,可形成荚膜,无鞭毛,不能运动。含有荚膜抗原、菌体抗原、保护性抗原及芽孢抗原 4 种。其致病力主要是繁殖体产生的荚膜和外毒素,其中荚膜由细菌质粒 pXO$_1$ 编码,外毒素由质粒 pXO$_2$ 编码。有三种毒素蛋白质:保护性抗原(protective antigen,PA),致死性因子(lethal factor,LF)和水肿因子(edema factor,EF)。LF、EF 必须结合 PA 进入细胞才能形成具有致病性的致死毒素(LT)和水肿毒素(ET)。

该菌在一般培养基上生长良好,在不适宜的环境下可形成卵圆形的芽孢。芽孢的抵抗力极强,被称为"不死菌"。在动物尸体和土壤中存活数年,煮沸 40 分钟,110℃高压蒸汽 60 分钟可杀死。细菌繁殖体对日光、热及常用消毒剂均敏感。

三、流行病学

(一)传染源

主要是患病的食草动物,如牛、羊、马、骆驼等,其次是猪和犬。这些动物的皮毛、肉、骨粉等可携带细菌。还有炭疽动物尸体,以及炭疽患者的分泌物、排泄物及病灶渗出物可检出细菌。

(二)传播途径

接触感染是本病传播的主要途径。皮肤直接接触病畜和染菌的畜产品,或被带菌的昆虫叮咬可引起皮肤炭疽;吸入带有炭疽芽孢的尘埃、气溶胶等可引起肺炭疽;食入被炭疽杆菌污染的食物可引起肠炭疽。2001 年美国炭疽热是因吸入恐怖分子投递信函中的炭疽芽孢粉而发病的。

(三)易感人群

人群普遍易感。农民、牧民、兽医、屠宰厂工作人员、皮革加工者常直接或间接接触受染动物,属于高危人群。病后可获得持久免疫力。

(四)流行特征

全年均有发病,夏季因皮肤暴露多,发病相对较多,7~9 月份为高峰。散布于世界各地,以牧区及皮毛加工集镇较多见。我国炭疽主要集中在西北、西南地区,贵州、新疆、广西、四川、甘肃、云南、西藏、内蒙古、青海等属于高发区,全国每年发病40~1 000 人。因炭疽杆菌芽孢有极强的抵抗力,使其成为一种潜在的生物恐怖战剂和生物武器。

四、病机与病理

(一)西医发病机制与病理

1. 发病机制　炭疽杆菌经皮肤破裂处或胃肠道或呼吸道进入机体,病菌借保护性抗原或荚膜的保护不被机体吞噬细胞吞噬,或虽被吞噬而未被杀灭,病菌反被吞噬细胞带至局部淋巴结,在局部迅速繁殖,产生大量外毒素,引起局部组织缺血、坏死和周围组织水肿以及毒血症。经呼吸道吸入病菌后可引起肺炎和肺门淋巴结炎。经消化道感染可引起急性肠炎和肠系膜淋巴结炎。当机体抵抗力降低时,致病菌可迅速沿淋巴管及血循环播散全身,可引起败血症、感染性休克和脑膜炎等。如人体免疫功能正常,进入体内的病菌量少或毒力弱,则可不发病而成为隐性感染。

炭疽杆菌的外毒素在发病中起着关键的作用。保护性抗原可使巨噬细胞死亡,病菌不易被消灭而致扩散。水肿毒素引起细胞水肿,血管通透性增加,减少组织灌注,血液呈高凝状态,故病程中常出现 DIC 和感染性休克。

2. 病理　主要病理改变为受侵脏器、组织的出血性浸润、坏死和水肿。皮肤炭疽局部呈痈样病灶,周围组织坏死区、皮下组织呈出血性炎症和间质水肿。肺炭疽肺组织有不同程度的出血、水肿和毛细血管内血栓形成,纵隔高度胶冻样水肿和出血,支气管及纵隔淋巴结肿大,有出血性浸润,并有大量病原菌。肠炭疽的病变主要分布于回盲部,肠壁呈局限性痈样病灶及弥漫性出血性浸润。脑膜受累时则为极度充血、水肿,蛛网膜下腔有大量菌体和炎细胞浸润。有败血症时,全身其他组织及脏器均有广泛出血性浸润、水肿及坏死。

(二)中医病因病机

由皮肤破损,接触疫畜,温热毒邪内侵而致。正如《证治准绳》中说:"疗疮者……或感疫死牛、马、猪、羊之毒……皆生疗疮。"温热疫毒,阻于皮肤之间,毒凝肌肤,气血凝滞,毒邪蕴结,热毒腐败血肉;若温热毒邪壅结于肺肠则可灼伤肺络或肠络;若病情进一步发展,邪气不解,毒不外泄,热毒壅滞,反为内攻,窜气入营,可致气营两燔,甚者毒陷心包。

五、临床表现

潜伏期 1~5 日,短者 12 小时,长者 2 周左右,肺炭疽的潜伏期最短,数小时发病,肠炭疽最短可 24 小时内发病。根据感染部位及临床表现的不同,可分为下列几型:

(一)皮肤炭疽

最为多见,约占 90% 以上。多见于上肢及面部皮肤。最初在病菌侵袭部位出现红斑,在 1~2 日内形成直径约 1cm 的丘疹,无压痛。继之形成水疱,周围组织硬而肿。第 3~4 日中心区呈现出血性坏死,稍下陷,周围有成群小水疱,水肿区继续扩大。第5~7 日水疱坏死破裂,形成 1~5cm 大小不等的浅溃疡,有黑色似炭块的干痂形成,周围皮肤水肿。焦痂因末梢神经纤维受压,局部疼痛不显著,是其主要特点之一。继之水肿渐退,黑痂在 1~2 周内脱落。发病 1~2 日后出现头痛、局部淋巴结肿大及脾肿大等。

(二)肺炭疽

少见,大多由于吸入炭疽芽孢气溶胶所引起,亦可继发于皮肤炭疽。发病呈双向性,初期非特异性流感样表现,或仅有低热或无发热、咳嗽、胸痛等症状,1~3 日后病情突然加重,高热、寒战、呼吸困难、咯血、发绀、喘鸣及胸痛。但胸部体征反而轻,与症状不相符。胸部 X 线检查可见明显纵隔增宽,随后出现胸腔积液和出血性肺炎。病情危重,病死率高,常并发败血症和脑膜炎。

(三)肠炭疽

罕见,潜伏期 12~18 小时,多有进食未煮熟的污染动物肉史,同食者同时或相继发病,发病类似于食物中毒,表现为严重呕吐、腹痛、腹泻水样便等。严重者起病急骤,有严重毒血症症状,持续性呕吐、腹泻、血水样便、腹胀、腹痛等,腹部有压痛或呈腹膜炎征象。患者全身中毒症状明显,进一步出现炭疽败血症很快死亡。

(四)败血症型炭疽

多继发于肺炭疽或肠炭疽。呈严重毒血症症状,寒战、高热、头痛、出血、呕吐,极易出现感染性休克、DIC 等。

(五) 脑膜型炭疽

多继发于伴有败血症的各型炭疽,原发性偶见。病情凶险,起病时表现出严重全身中毒症状,有剧烈头痛、呕吐、痉厥、昏迷及脑膜刺激征,脑脊液大多呈血性。病情凶险,发展迅速,多于起病 2~4 日死亡。

六、实验室检查

(一) 血常规

白细胞计数大多增高,一般为 $(10~20) \times 10^9/L$,少数可高达 $(60~80) \times 10^9/L$,分类以中性粒细胞为主。

(二) 病原学检查

取病灶渗出物、分泌物、呕吐物、痰液、粪便、血液及脑脊液等标本作涂片或培养,可以发现病原菌。亦可做动物接种试验,以明确病原菌。

(三) 血清学检查

用于培养物中不能分离出炭疽芽孢杆菌时的回顾性诊断或流行病学调查。可用电泳免疫转移印迹(EITB)、酶联免疫吸附(ELISA)等检测菌体特异性抗体,如保护性抗原(PA)抗体和多聚 D- 谷氨酸荚膜抗体。

(四) 分子生物学检查

用基因探针或 RT-PCR 检测样本中 pXO_1 和 pXO_2 或 16SγRNA 等特异性基因序列,是确诊炭疽杆菌敏感和特异的方法。

七、诊断与鉴别诊断

(一) 诊断

有明确的接触史及皮肤特征性表现一般不难做出诊断,结合病原学及血清学检查可确诊。如流行病学资料不详的肺炭疽或肠炭疽则难以做出诊断。

(二) 鉴别诊断

皮肤炭疽须与痈、蜂窝织炎、恙虫病、皮肤白喉、兔热病及腺鼠疫等进行鉴别。肺炭疽须与大叶性肺炎、肺鼠疫等相鉴别。肠炭疽应与菌痢、细菌性食物中毒等鉴别。炭疽杆菌脑膜炎须与蛛网膜下腔出血及其他化脓性脑膜炎相鉴别。

八、预后

本病的预后视临床类型、诊断与治疗是否及时而不同。治疗不及时,病死率高达 5%~20%;积极规范治疗,病死率可低于 5%。皮肤炭疽的预后较好。急腹症型肠炭疽、肺炭疽、脑膜炎型炭疽、败血症型炭疽等由于病情进展迅速且难于早期诊断而病死率极高。

九、治疗

(一) 西医治疗

1. 一般治疗及对症治疗　肺炭疽者要严密隔离。患者分泌物和排泄物严格消毒。危重患者出现严重水肿和伴有其他病原体感染的脑膜炎,在有效抗生素控制之下,可以短期使用中等剂量糖皮质激素,如氢化可的松 100~200mg/d 或地塞米松 10~20mg/d。

肺炭疽患者并发肺炎脓胸,尽早行胸腔积液引流,呼吸衰竭则给予呼吸机辅助通气。

2. 局部治疗　皮肤炭疽严禁抚摸、挤压及切开引流,以防感染扩散而发生败血症。伤口可用 1∶2 000 高锰酸钾液或 2% 过氧化氢液洗涤后,涂以抗菌药膏并用消毒纱布敷盖。可将患肢固定和抬高。

3. 病原治疗　以青霉素为首选,环丙沙星、多西环素也可作一线药。对皮肤炭疽,成人每日 240 万 ~480 万 U,分 3~4 次肌内注射,疗程 7~10 日。环丙沙星 500mg,每 12 小时 1 次,或多西环素 100mg,每 12 小时 1 次。亦可左氧氟沙星 750mg,每 24 小时 1 次,或莫西沙星 400mg,每 24 小时 1 次。口服为主,疗程均为 7~10 日。对肺炭疽、肠炭疽、脑膜炎型及败血症型炭疽,青霉素 1 200 万 ~2 400 万 U/d,分次静脉滴注;也可用头孢类、氟喹诺酮类、多西环素(脑膜炎者不宜)等。

4. 免疫治疗　新近临床上有试用人源性炭疽静脉注射免疫球蛋白(anthrax intravenous immunoglobulin,AIVIG)、单克隆抗体及吸附式炭疽疫苗(anthrax vaccine adsorbed,AVA)等防治炭疽。

(二) 中医辨证论治

1. 毒凝肌肤

证候:局部初起如虫叮水疱,很快干枯坏死如脐凹,疮头色黑,凹陷似鱼脐,或伴头痛、关节痛、全身不适。舌苔黄,脉数。

治法:清热解毒。

方药:五味消毒饮合黄连解毒汤加减。

2. 毒窜气营

证候:身热烦躁,痰鸣喘急,腹痛下痢,或有咯血、便血。舌绛,苔或黄或干,脉细数。

治法:清气凉营,解毒救阴。

方药:凉营清气汤加减。出血者犀角地黄汤(《备急千金要方》)加减(犀角现用水牛角代)。

3. 毒陷心包

证候:高热头痛,神昏谵语,烦躁口渴。舌苔黑或垢,脉数。

治法:清热解毒,辟秽开窍。

方药:安宫牛黄丸。

十、预防

(一) 管理传染源

病畜及时焚毁和生石灰深埋(>2m),污染的皮毛彻底消毒或焚烧,患者严密隔离至分泌物或排泄物培养 2 次阴性(相隔 5 日)。接触者医学观察 8 日。

(二) 切断传播途径

1. 封锁疫区,严禁外运疫区牲畜及畜产品,加强疫区消毒处理。

2. 防止水源污染,加强饮食、饮水监管。

(三) 保护易感人群

我国采取皮上划痕炭疽减毒活疫苗,接种 2 日,每年 1 次。

(刘丽娜)

第九节 白 喉

一、概述

白喉(diphtheria)是由白喉杆菌引起的急性呼吸道传染病。其临床特征是咽、喉、鼻等处假膜形成,和全身中毒症状如发热、乏力、恶心呕吐,头痛等,严重者可出现心肌炎和周围神经炎等并发症。婴幼儿患者可发生呼吸道梗阻而引起窒息。

本病属于中医学的"白喉""喉痹""阴毒""喉缠风""白缠喉"等。

二、病原学

白喉杆菌为革兰氏染色阳性、无鞭毛、无荚膜,属棒状杆菌属,菌体长 3~4μm,宽 0.5~1.0μm,细长微弯,一端或两端稍膨大呈棒状,常排列成大写英文字母如 L、T、V、Y 和 X 状,也可排成栅栏状。按其在含亚碲酸钾血清培养基上菌落特点和生化反应特性,可将该菌分为轻型、中间型和重型。中间型和重型常与流行有关,轻型见于散发。菌型随地区和年份的不同而有所区别,具流行病学意义。

白喉杆菌侵袭性不强,仅局限于黏膜及皮肤的损伤处生长繁殖,繁殖过程中能产生外毒素。外毒素的产生和 β 噬菌体有关,该噬菌体需有溶解素才能生长,含编码毒素的基因(tox2)融入菌体后,即可使细菌合成外毒素。无 β 噬菌体的白喉杆菌不产生外毒素。

白喉杆菌能耐冷和干燥,在水和牛奶及尘埃中可生存数日至数周,在干燥荚膜内存活 3 个月;对湿热耐力差,煮沸 1 分钟或加热至 60℃ 10 分钟即死亡。对一般消毒剂敏感,1% 苯酚(石炭酸)、0.1% 升汞和 3% 的甲酚皂溶液(来苏儿)10 分钟即灭活。

三、流行病学

(一)传染源

患者和带菌者是传染源。患者在潜伏期末即有传染性。传染期一般为 1~2 周,不典型、轻型和鼻白喉患者及带菌者为重要的传染源。

(二)传播途径

以呼吸道飞沫传播为主,亦可经被污染的手、玩具、衣物等间接接触传播。偶尔经破损的皮肤、黏膜感染。若病菌大量污染牛奶和食物可引起流行。

(三)易感人群

人群普遍易感,儿童的易感性最高,病后可获持久免疫力。

(四)流行特征

本病见于世界各地,以秋冬季多见。1980 年前全球每年的病例数达百万例,至 2013 年降至 4 700 例。流行多在非洲撒哈拉地区、印度和印度尼西亚。流行地区发病以儿童为主。发达国家普遍接种疫苗。WHO 统计 196 个国家和地区,2013—2014 年两年内有 34 个国家和地区有报告病例。我国 CDC 自 2004 年建立直报系统以来偶有白喉病例报告。

四、病机与病理

(一)西医发病机制与病理

白喉杆菌自上呼吸道黏膜和皮肤侵入,一般不侵入深部组织和血流,白喉外毒素是其主要致病因子。病变分为局部急性假膜性炎症及外毒素引起的毒血症两种。外毒素可引起细胞破坏、纤维蛋白渗出及白细胞浸润。大量渗出的纤维蛋白与白喉性坏死组织、炎症细胞、细菌等凝结成特征性白喉假膜,覆盖于病变表面。咽部假膜与组织连接紧密不易脱落,强行剥离时易出血。白喉杆菌在局部产生的外毒素可进入血流引起全身毒血症症状,其严重程度常与假膜部位、范围有关。鼻白喉毒素吸收量最大,症状重。喉及气管白喉毒素吸收较少,全身症状较轻。外毒素随血流到达全身,可引起各脏器与组织细胞退行性和中毒性改变,其中以中毒性心肌炎和白喉性神经炎最显著。

(二)中医病因病机

中医认为肺肾阴虚、肺胃积热或幼儿脏腑未充、体质娇嫩、抵抗力弱,是本病发生的内因;秋冬季久旱不雨,气候干燥,燥热疫气横行乃是外因。本病是由于外感时疫毒邪所致。时令风热或燥热之邪,从口鼻而入,内犯咽喉。咽喉为肺胃之门户,时疫毒邪上犯咽喉,腐蚀喉膜,出现白腐假膜,咽喉肿痛。病初疫毒郁于肌表,故有发热、恶寒、头痛、身痛等风热之症。如邪毒入里,热毒炽盛,则见高热、咽痛、恶心、呕吐。如疫毒炼液成痰,邪与痰壅阻于喉间气道,可出现声音嘶哑、咳如犬吠、喉间痰鸣,甚者出现呼吸困难、面青唇紫、昏迷等肺气闭塞之症。若邪毒内侵于心,心气不足,心阳不振则出现心悸气短,脉结代或脉微欲绝等危象。

五、临床表现

潜伏期 1~7 天,多为 2~4 天。根据病变部位及中毒症状轻重分为 4 型:

(一)咽白喉

最常见,占发病人数的 80%,根据假膜范围的大小及中毒症状的轻重分为 4 型。

1. 轻型　全身症状轻,可有轻微发热,假膜呈点状或小片状,多限于扁桃体,亦可无假膜而白喉杆菌培养阳性。

2. 普通型　即典型白喉。有轻至中度发热、乏力、食欲减退、恶心、呕吐、咽痛等,常有颌下淋巴结肿大及压痛。伴有扁桃体肿大,表面有灰白色片状假膜,可逐渐扩展延及咽喉壁。假膜边缘较整齐,表面光滑,牢固附着于组织上不易擦去,若用力拭去,可引起小量出血。7~10 日后随假膜脱落而逐渐康复。

3. 重型　高热,全身中毒症状严重,精神萎靡、极度乏力、面色苍白、厌食、恶心、呕吐、咽部疼痛。假膜迅速增大,由扁桃体延及咽喉壁、软腭垂、咽鼻部及咽喉部。颈部淋巴结肿大,压痛明显,伴有周围组织肿胀,使颈部增粗,称为牛颈。可伴有心肌炎及软腭麻痹等。

4. 极重型　起病急,进展快,假膜迅速扩展,蔓延成片,范围广泛,可呈黑色,口腔腐败臭味,咽部肿胀,可导致吞咽及呼吸困难。出现重度"牛颈"。全身中毒症状严重,易并发中毒性休克、严重心肌炎、心力衰竭、血小板减少、出血等危重表现,病死率极高。

（二）喉白喉

多系咽白喉蔓延而成,常见于 1~5 岁小儿,以喉部症状及喉梗阻为主要表现。特征性表现为"犬吠样"咳嗽,声音嘶哑或失声,甚至吸气时有喉梗阻所致的"三凹征"、口唇发绀等。假膜延至气管、支气管,或假膜脱落可窒息死亡。

（三）鼻白喉

常继发于咽白喉,原发性鼻白喉较少见。病变范围小、毒素产量少、全身症状轻微,有鼻塞,张口呼吸,影响哺乳,流血性黏液分泌物,单侧为多,可引起鼻孔四周皮肤溃烂、浅溃疡、结痂。鼻镜检查前庭及中隔上可见白色假膜。

（四）其他部位白喉

眼结膜、口腔黏膜、外耳道、新生儿脐带、女婴外阴、皮肤损伤处及手术伤口处等部位有炎症及假膜形成。常表现为局部假膜,而全身症状轻。

六、并发症

1. 中毒性心肌炎　为最常见的并发症,也是死亡的主要原因。多见于病程第 1~2 周。表现为高度乏力,面色苍白,心音低钝、奔马律,心电图异常及心肌酶谱异常,重者出现心力衰竭。

2. 周围神经麻痹　是重症白喉的常见并发症。常见于病程的第 3~4 周。常表现为软腭麻痹,出现鼻音声重,进食呛咳及腭垂反射消失等症状。其次为颜面肌、眼肌及四肢肌麻痹等。一般在数周内恢复,多不留有后遗症。

3. 中毒性肾病　很少见,主要表现为尿量减少,尿中有白细胞和管型,一般无血尿。

4. 继发感染　可继发其他细菌感染引起肺炎、化脓性颈淋巴结炎、淋巴结周围炎、中耳炎、败血症等。

七、实验室检查及其他检查

（一）一般检查

外周血白细胞多为 $(10~20) \times 10^9/L$,中性粒细胞占 80% 以上。重症患者可出现蛋白尿。

（二）细菌学检查

取假膜边缘处分泌物直接涂片,可找到细菌。白喉杆菌内有异染颗粒,用亚甲蓝染色菌体着色不均匀,两端可见着色较深的异染颗粒,细菌排列不规则。也可用含 0.33% 亚碲酸钾血清培养基,菌落生长繁殖吸收碲盐,并还原金属碲,使菌落呈黑色。再作菌株分型和毒力试验。

分泌物做免疫荧光试验（IFA）。在荧光显微镜下检查白喉杆菌,阳性率高,有助于诊断。

（三）血清学检查

取发病初期与恢复期双份血清检测特异性抗体呈 4 倍以上增长可以诊断。

八、诊断与鉴别诊断

（一）诊断依据

1. 流行病学史　当地有白喉流行、1 周内有与白喉患者接触史、未患过白喉及无白喉预防接种史、发病多在流行季节(秋冬和初春)等,可作为临床诊断的参考。

2. 临床表现　发热、咽痛、声哑及轻重不同的中毒症状,咽、扁桃体、喉、鼻等部位有不易撕脱的灰白色假膜。

3. 实验室检查　血常规中白细胞及中性粒细胞百分比增高,鼻、咽等拭子培养及涂片检查可找到白喉杆菌,毒力试验呈阳性。

(二) 鉴别诊断

1. 咽白喉应与以下疾病鉴别:

(1) 急性扁桃体炎:起病急,高热,扁桃体红肿,咽痛明显,分泌物薄,色较淡,易剥离。

(2) 溃疡性咽炎:咽部有坏死性溃疡和假膜,常伴齿龈炎,口腔有恶臭。咽拭子涂片可找到梭形杆菌和螺旋体。

(3) 鹅口疮:热度不高,口腔黏膜附着有白色片块状物,可蔓延至咽喉,疏松,易剥离,中毒症状不明显。

2. 喉白喉应与以下疾病鉴别:

(1) 急性喉炎:起病急,呼吸困难,多见于婴幼儿,有日轻夜重现象,咽喉部无假膜。

(2) 气管内异物:有异物吸入史,剧烈咳嗽,以后呈阵发性,无假膜,无发热,X 线检查可见局限性肺气肿或肺不张。

3. 鼻白喉应与以下疾病鉴别:

(1) 鼻腔异物:常为一侧,无假膜。

(2) 先天性梅毒:鼻腔内有溃疡,无假膜,常伴其他梅毒症状,梅毒血清反应阳性。

九、预后

年龄越小、临床类型属重型或极重型、有喉梗阻和并发症者预后差。接受过预防接种、早期足量抗毒素和抗生素治疗可改善预后。

十、治疗

(一) 西医治疗

1. 隔离及一般治疗　应呼吸道隔离。卧床休息,并发心肌炎者应绝对卧床,一般不少于 3 周,轻症者 2~4 周,假膜广泛者 4~6 周。注意口腔和鼻腔卫生。保证热量供应,维持水、电解质平衡,饮食以流质为主。躁动不安者可给予镇静剂。

2. 病原治疗　早期使用抗毒素和抗菌治疗是治疗成功与否的关键。

(1) 抗毒素治疗:抗毒素(DTA)治疗是本病的特异性治疗方法。由于白喉抗毒素不能中和进入细胞内的外毒素,宜尽早(病初 3 日内)使用。剂量应根据中毒症状轻重、假膜范围大小和治疗早晚而定。不受年龄和体重的影响。单纯鼻或扁桃体白喉,予 2 万 ~3 万 U。单纯喉白喉用 3 万 ~4 万 U。咽、喉白喉 4 万 ~6 万 U。咽、喉、气管白喉用 6 万 ~8 万 U。鼻、口腔、咽、喉、气管白喉用 8 万 ~12 万 U。均为 1 次足量注射。半量肌内注射,半量以葡萄糖 20 倍稀释后静脉滴注(每分钟 <1ml),全量一次给完,12 小时后病情无改善,可以相同剂量再给一次。

抗毒素注射前必须做皮肤过敏试验,将本品 0.1ml 用生理盐水稀释(1:100 稀释),于前臂内侧皮内注射 0.05~0.1ml,观察 30 分钟,阴性者方可应用,阳性按脱敏法注射,但不可静脉给药。

(2)抗菌治疗:可抑制白喉杆菌生长,从而阻止毒素产生,但不能代替抗毒素。首选药物为青霉素,每天 160 万 ~320 万 U,分 2~4 次,儿童每天 5 万 ~10 万 U/kg,分 2~3 次,肌内注射;或用红霉素,每天 10~15mg/kg,分 4 次口服。也可用阿奇霉素或头孢菌素治疗。疗程 7~10 天,并发细菌性肺炎应根据药敏试验选用相应抗菌药物控制感染。

3. 对症治疗 烦躁不安者可给予镇静剂如地西泮、苯巴比妥等。并发心肌炎或中毒症状重者可用糖皮质激素,并酌情用镇静剂。喉梗阻或脱落假膜堵塞气道者可行气管切开或喉镜取膜。咽肌麻痹者鼻饲,必要时呼吸机辅助治疗。

4. 并发症的治疗

(1)中毒性心肌炎:首先应严格卧床休息不少于 6 周,过早起床运动可发生猝死。静脉滴注高渗葡萄糖溶液、大量维生素 C、能量合剂和糖皮质激素,并予足量维生素 B。如有严重房室传导阻滞者应安装起搏器。有心力衰竭者按心功能不全处理。

(2)中毒性休克:常发于严重全身中毒症状者,临床可见面色苍白、四肢厥冷、脉搏细速、呼吸急促、血压下降等,其病死率高,应按感染性休克治疗。

(3)上呼吸道梗阻:喉白喉引起上呼吸道梗阻,应及时给予糖皮质激素和吸氧治疗。如给药后呼吸困难不缓解仍继续加重并有缺氧表现者,应及时做气管切开。气管切开后,应加强护理,注意无菌操作,防止继发肺炎。

(4)周围神经麻痹:周围神经麻痹可以自愈。可予针灸、理疗、按摩等促进恢复。有严重软腭麻痹发生呛咳者可予鼻饲,防止发生吸入性肺炎。有呼吸肌麻痹而呼吸困难者,可做气管切开,使用呼吸机辅助呼吸。

(二)中医辨证论治

白喉为肺经火毒,治疗应以清热解毒利咽为主。

1. 风热袭肺

证候:发热,微恶寒,头身疼痛,咽喉肿痛,咽喉有点片状白腐膜。舌质红,苔薄白,脉浮数。

治法:疏风清热,解毒利咽。

方药:除瘟化毒汤合银翘散。

2. 疫毒炽盛

证候:壮热心烦,咽干疼痛,灰白色假膜迅速蔓延,咽白喉假膜范围超出扁桃体,甚至颈部肿胀,状如"牛颈",喉白喉假膜至喉部,喉间痰声如锯,甚则发展至气管,声音嘶哑,犬吠样咳嗽,甚至吸气性呼吸困难,胸高胁陷,面唇青紫,烦躁不安,大便秘结,小便短黄,口渴。舌红苔黄,脉滑数。

治法:泻火解毒,涤痰通腑。

方药:黄连解毒汤合仙方活命饮加减。

3. 痰热胶结

证候:高热不退,咽喉伪灰白或灰黄、灰黑,继续增多,伪膜向下部气道蔓延,延至软腭、悬雍垂,甚至喉的深部,阻塞气道,呼吸困难,咳声为犬吠,声音嘶哑或失音,面色苍白,口唇青紫。舌红苔黄,脉细数。

治则:化痰宣肺,清热解毒。

方药:麻杏石甘汤加减。

4. 阴虚肺燥

证候:咽喉红肿而干燥少津,灰白色伪膜或点状或片状或块状附于乳蛾或咽壁,不易剥脱,强行撕下,则其下层组织出血,且很快再被白膜覆盖;软腭、扁桃体、悬雍垂常呈贫血状水肿,伴见心烦不安,口干舌燥,咳嗽痰少,痰黏咳出不爽或痰中带血丝,胸闷胸痛,低热颧红,五心烦热,或有盗汗,大便干结。舌红少津,脉细数。

治法:养阴润燥,清肺解毒。

方药:养阴清肺汤加减。

5. 疫毒凌心

证候:咽喉疼痛剧烈,鼻煽声嘶,喉中痰鸣,咳如犬吠,精神萎靡,面色苍白,神倦乏力,心悸,冷汗淋漓,四肢不温,较大儿童自诉心慌、胸闷,四肢欠温,头部汗出,可产生突然虚脱。脉细弱或结代。

治法:益气养阴,豁痰解毒。

方药:三甲复脉汤加减。

6. 心气亏损

证候:面色苍白,精神麻木,心悸胸闷。舌淡苔白,脉结代或数急。

治法:养阴复脉,补气固脱。

方药:炙甘草汤加减。

7. 气阴两虚

证候:高热已退或有微热,神疲乏力,气短懒言,咽干口燥,纳少。舌瘦薄,苔少或有裂纹,脉弱而数。

治法:益气养阴。

方药:沙参麦冬汤加减。

8. 毒窜经络

证候:病之后期,语塞咽梗,吞咽不利,目斜视或眼睑下垂,或口眼㖞斜,肢体瘫痪。舌淡红苔白,脉细。

治法:养血益气,舒筋活络。

方药:养正汤加减。

十一、预防

(一)管理传染源

患者应按呼吸道传染病隔离至临床症状消失,连续 2 次(隔天 1 次)咽拭子培养阴性者可解除隔离。接触者检疫 7 天,带菌者隔离 7 天,并用青霉素或红霉素治疗。

(二)切断传播途径

患者鼻咽分泌物及所用物品应严格消毒。

(三)保护易感人群

新生儿生后 3 个月注射"百白破(pertussis-diphtheria-tetanus,PDT)"三联疫苗。7 岁以上儿童首次免疫或流行期易感者,接种吸附精致白喉类毒素(diphtheria toxoid,DT)或吸附精致白喉和破伤风类毒素。密切接触的易感者可肌内注射精致 DAT 1 000~2 000U(儿童 1 000U),有效预防期为 2~3 周,1 个月后再行类毒素全程免疫。

(王晓忠)

225

第十节 百 日 咳

一、概述

百日咳(pertussis)是由百日咳杆菌引起的急性呼吸道传染病。临床表现为阵发性痉挛性咳嗽,咳嗽终止时伴有鸡鸣样吸气性吼声,以外周血淋巴细胞增多为特征。由于病程可长达2~3个月,故名"百日咳"。婴儿和重症患者易并发肺炎、脑病等。随着计划免疫的推广,其发病率下降明显,但百日咳尚未能在全球达到控制,近年有复燃趋势。

百日咳属于中医学"顿咳""疫咳""鹭鸶咳"的范畴。

二、病原学

病原菌是鲍特菌属(*Bordetella*)的百日咳鲍特菌(*B.pertussis*),又称百日咳杆菌。为革兰氏染色阴性两端着色较深的短杆菌,长为1.0~1.5μm,宽为0.3~0.5μm。该菌为需氧菌,最适生长温度为35~37℃,最适pH值为6.8~7.0。本菌初次分离时,常需用含甘油、马铃薯和新鲜血液的鲍-金(Border-Gengous)培养基。

百日咳杆菌具有以下物质:外膜蛋白中的凝集抗原(丝状血凝素,filamentous hemagglutinin,FHA)、百日咳杆菌黏附素(pertactin,分子量69kD)。其他毒性物质还包括百日咳外毒素(PT)、不耐热毒素(HLT)、内毒素(ET)、腺苷酸环化酶毒素(ACT)、气管细胞毒素(TCT)和皮肤坏死毒素(DNT)等。目前认为凝集抗原、黏附素和外毒素等具有诱导宿主产生保护性抗体的作用。

百日咳杆菌对外界理化因素抵抗力弱,在低温(0~10℃)下尚能生存,56℃ 30分钟即被破坏,日光照射1小时或在干燥条件下,3~5小时可致死,对紫外线敏感。一般消毒剂均能灭活。

三、流行病学

(一)传染源

本病患者和隐性感染者为唯一传染源。青少年及成年人的无症状感染者是重要传染源。潜伏期末1~2天至发病后6周均有传染性,尤以病初1~3周内传染性最强。

(二)传播途径

主要经空气传播,易感者通过吸入患者咳嗽、喷嚏和说话时形成的飞沫而被感染。由于该菌体外生存力弱,通过玩具、衣服等间接传染的机会很小。

(三)易感人群

人群对百日咳普遍易感。5岁以下儿童发病多见,1岁以下婴儿尤易感染,新生儿也可感染发病。由于自然感染和疫苗接种都不能提供终生免疫,故青少年和成人时均可再次感染。

(四)流行特征

全年均可发病,但较多见于冬春季节。地理分布以温、寒带多发。一般为散发,也可在集体机构中暴发或流行。

四、病机与病理

(一)西医发病机制与病理

1. 发病机制　百日咳杆菌侵入呼吸道后,通过分泌 FHA、FIM(FIM2、FIM3)及 PRN 等能帮助该菌黏附于纤毛上皮并在此增殖和产生毒素,如 PT、ACT、TNF 及 ENF 等,可导致黏膜纤毛上皮细胞变性、麻痹、蛋白合成减少和细胞器破坏。由于纤毛运动的障碍,使炎症产生的黏液分泌物排出受阻,滞留的分泌物刺激呼吸道末梢神经,反射性地引起连续痉挛性咳嗽,直至分泌物排出为止。痉挛时患儿处于呼气状态,痉咳末,由于吸入大量空气通过痉挛的声门而发出高音调、类似鸡鸣样的叹气声。长期咳嗽刺激大脑皮质的咳嗽中枢可形成持续的兴奋灶,即使在疾病恢复期或病初愈,一旦遇到烟尘、蒸汽、冷空气等,均可引起痉挛性咳嗽发作。

2. 病理　百日咳杆菌主要在气管、支气管黏膜,表现为上皮细胞变形、坏死、脱落,胞浆出现空泡、胞核破裂、溶解。百日咳毒素引起支气管和肺泡周围淋巴细胞和中性粒细胞聚集和间质炎症。分泌物聚集可导致小支气管的部分或完全阻塞,可见局部的肺不张和肺气肿。并发脑病时脑组织可有充血、水肿、点状出血、神经细胞变形、胶质细胞增生。

(二)中医病因病机

中医认为本病的发生主要是由于时行疫毒侵袭,而素体虚弱,内有伏痰。初起时,因邪袭肺卫,可有发热、恶风寒等表证。若病邪引动伏痰,阻塞气道,使肺失宣降,肺气上逆而出现痉咳阵作。肺气不降,逆于上,犯于胃,致使胃气上逆而有呕吐;气逆犯肝则两胁作痛;气逆痰郁化火伤络,则衄血、咯血、眼结膜充血、痰中带血。肺为水之上源,与大肠相表里,肺失治节,则大肠、膀胱失约,则二便失禁、面目浮肿。邪伤脾胃及其运化失司,再生痰浊,又致痉咳,形成恶性循环,病情迁延不愈。两岁以下婴幼儿由于脏腑娇嫩,稚阴稚阳,形气未充,神气怯弱,易见肺闭或痰热上蒙清窍的喘憋、昏迷、抽搐等症。病至后期,久咳伤气耗阴,则见气短、自汗、咳而无力、咽干、痰少、手足心热等症。

五、临床表现

潜伏期3~21天,一般为7~14天。一般病程6~8周。典型临床经过可分为以下三期:

(一)卡他期

从起病至阵发性痉咳的出现,为7~14天。此期可有低热、咳嗽、喷嚏、流泪和乏力等,类似感冒症状。咳嗽开始为单声干咳,3~4天后热退,但咳嗽加剧,尤以夜晚为甚。此期传染性最强,若及时治疗,能有效控制病情发展。由于本期缺乏特征性表现,如不询问接触史和相关检查常易漏诊。

(二)痉咳期

持续2~6周,亦可长达2个月以上。此期已不发热,但有特征性的阵发性、痉挛性咳嗽,阵咳发作时连续10余声至20~30声短促的咳嗽,继而深长的吸气。吸气时由于声带仍处于紧张状态,空气通过狭窄的声带而发出鸡鸣样吸气声,接着连续阵咳,如此反复,直至排出大量黏稠痰液及吐出胃内容物为止。痉咳一般以夜间为多,情绪波动、进食、检查咽部等均可诱发痉咳。痉咳发作前可有喉痒、胸闷等不适。痉咳发作时儿童表情痛苦,面红耳赤,部分患者因胸腔压力增高影响静脉回流,出现颈静脉怒张,腹压增高可导致大小便失禁。痉咳频繁者可出现颜面水肿,毛细血管压力增高、破裂可引起球结膜出血或鼻出血。痉咳时舌外伸,舌系带与下门齿摩擦引起系带溃疡。无并发症者肺部可无阳性体征。婴幼儿和新生儿由于声门较小,可无典型痉咳症状,常表现为阵发性屏气和发绀,易窒息、惊厥。亦可因脑部缺氧而发生抽搐,称为窒息性发作。此发作常在夜晚发生,若抢救不及时,可因窒息而死亡。成人及年长儿童可无痉挛性咳嗽。

(三) 恢复期

患者痉咳次数逐渐减轻、减少,直至停止,约 2~3 周。精神、食欲逐渐恢复正常,其他症状也随之消失。此期如有呼吸道感染或遇冷空气、烟尘等刺激时,痉咳可再次出现,但强度减弱,持续时间短。有肺部等并发症时,恢复期相应延长。

六、并发症

(一) 肺炎

常发生在痉咳期,以间质性肺部病变为主,继发其他细菌或病毒感染时可致支气管肺炎,表现为高热、气促,两肺闻及中细湿啰音,且可并发肺不张和肺气肿。痉咳剧烈时可致肺泡破裂,引起气胸、纵隔和皮下气肿。支气管黏膜和肺间质破坏可导致支气管扩张。

(二) 百日咳脑病

此为最严重的并发症,主要发生于痉咳期,易见于新生儿及 3 月龄以下婴儿,表现为意识障碍、惊厥、呼吸衰竭,可危及生命,脑膜刺激征和病理反射可阳性,脑脊液基本正常。存活者部分留有偏瘫、智力下降、癫痫等后遗症。

(三) 其他

1. 结核病恶化　百日咳可使原有结核病恶化,甚至引起血行播散,发生粟粒型肺结核或结核性脑膜炎。

2. 由于剧咳时腹压增高,可导致脐疝、腹股沟疝、直肠脱垂等。

七、实验室检查及其他检查

(一) 血象检查

起病早期及痉咳初期时,白细胞计数多增高,一般为 $(20~50) \times 10^9/L$,其中淋巴细胞占 60%~80%,多为成熟的小淋巴细胞。甚至出现类白血病反应。淋巴细胞增多为本病特点。

(二) 血清学检查

目前多采用 ELISA 以百日咳杆菌毒素和丝状血凝素作抗原来检测百日咳杆菌特异性抗体 IgM,可作为早期诊断的依据。双份血清凝集试验或补体试验若抗体效价递升 4 倍以上可确诊。

(三) 病原学检查

1. 细菌培养　病初用鼻咽拭子,采后鼻道纤毛上皮部位分泌物,培养基采用木炭-脱纤维羊血琼脂选择培养基,尚应加入一定浓度的青霉素或头孢菌素类抗生素抑制杂菌生长,可提高培养的阳性率。

2. 免疫荧光试验　取鼻咽分泌物涂片,用荧光标记的特异性抗体染色,在荧光显微镜下查找百日咳杆菌。可作早期快速诊断,但有假阳性。

3. 单克隆抗体菌落印迹试验　采用抗百日咳杆菌 FHA 和 PT 单抗菌落印迹试验,两项均呈阳性斑点反应即为百日咳杆菌。

4. 多重 PCR　检测患者鼻咽分泌物的百日咳杆菌 DNA,敏感度、特异度均高,具有快速、敏感、特异的诊断价值。

(四)影像学检查

支气管肺炎者 X 线胸片示肺纹理增多,并夹杂点片状阴影。

八、诊断与鉴别诊断

(一)诊断依据

1. 流行病学资料　根据当地流行情况,有无百日咳患者接触史。

2. 临床特点　发病较缓,病初有发热及感冒症状,但热退后咳嗽症状反而加重,特别在晚间咳嗽剧烈,1 周后出现阵发性痉咳并伴有吸气性吼声,反复发作,咳嗽虽重但无明显肺部阳性体征。

3. 实验室检查　外周血计数白细胞明显增多,淋巴细胞比例增高达 60%~80%。加之细菌培养阳性或血清学免疫学、PCR 检查阳性可以确诊百日咳。

(二)鉴别诊断

1. 百日咳综合征　副百日咳杆菌,腺病毒 1、2、3、5 型,以及呼吸道合胞病毒等感染亦可引起类似百日咳症状,但一般中毒症状较百日咳重,咳喘较明显,淋巴细胞增高不如百日咳明显,X 线胸片可见“心缘毛糙征”即心缘两侧附近密集、不规则线状或锯齿状阴影,其形成可能与支气管阻塞或间质性肺炎有关。其鉴别主要依靠病原学检查。

2. 急性支气管炎和肺炎　由乙型流感杆菌、腺病毒、呼吸道合胞病毒、副流感病毒等引起的支气管炎,咳嗽较剧烈,常有痉咳。但剧烈咳嗽在起病数日内即出现,痉咳后无鸡鸣样回声,夜间不一定加重,急性期全身感染中毒症状如喘咳、气促较重,肺部常有固定的干湿啰音,白细胞计数正常或偏高。经适当治疗后,症状在短期内减轻或消失。

3. 肺门淋巴结核　支气管旁淋巴结肿大,胸腺肥大均可压迫气管、支气管而引起阵咳,可根据肺部 X 线检查、结核菌素试验加以鉴别。

4. 气管支气管异物　可突然发生阵发性痉咳,有异物吸入史,白细胞不增高,X 线可见节段性肺不张,作支气管镜检查可发现异物。

九、预后

本病的预后与年龄、原有健康状况及有无并发症等有关。年长儿经治疗预后良好。年龄越小,预后越差,新生儿和婴幼儿易并发肺炎及脑病,预后较差。佝偻病或营养不良患儿百日咳病情重,预后也差。近年来由于多可早期治疗,病死率显著降低。

十、治疗

(一)西医治疗

1. 一般治疗　按呼吸道传染病隔离,保持空气新鲜,避免突然噪声、各种刺激和不必要的医学检查等诱发痉咳的因素。进食营养丰富及易于消化的食物。加强护理、保证休息,避免呕吐并及时清除鼻咽分泌物,预防并发症。保证呼吸道通畅,及时吸痰吸氧。

2. 对症治疗　主要是祛痰止咳,口服或静脉滴注盐酸氨溴索,痰液黏稠做超声雾化吸入。咳嗽剧烈可用 β_2 受体激动剂如沙丁胺醇(舒喘灵)口服可缓解痉咳。盐酸普鲁卡因有解痉作用,可减少窒息和惊厥。改善低氧血症,预防百日咳脑病。

3. 抗生素治疗　百日咳杆菌对大环内酯类抗生素仍较敏感,早期治疗可缩短病程、减轻症状,疗程为2周。卡他期应用抗生素治疗可以减轻或阻断痉咳。首选红霉素,每天 30~50mg/kg 分 3~4 次给药。也可用罗红霉素或阿奇霉素。

4. 糖皮质激素与高效价免疫球蛋白治疗　重症婴幼儿如并发脑病者,可应用泼尼松每天 1~2mg/kg,可减轻症状,疗程 3~5 天。亦可应用高效价免疫球蛋白,能减少痉咳次数和缩短痉咳期。

5. 并发症治疗　肺不张并发感染给予抗生素治疗。单纯肺不张可采取体位引流,必要时用纤维支气管镜排出堵塞的分泌物。百日咳脑病发生惊厥时可应用苯巴比妥钠,每次 5mg/kg 肌内注射,或地西泮,每次 0.1~0.3mg/kg 静脉注射,出现脑水肿时快速静脉注射甘露醇,每次 1~2g/kg。

(二) 中医辨证论治

根据本病由表及里,痰浊恋肺,耗伤气阴的病理特点,治疗以宣肺理气、化痰降逆为主。临床可分为如下三期论治:

1. 初咳期　1~2 周,咳嗽初起,证候与感冒相似,可分为以下几种证型:

(1) 风热犯肺

证候:咳嗽,喷嚏,流涕,或发热等伤风感冒症状,二三日后咳嗽日甚,痰稀白,量不多,或痰稠不易咯出,咳嗽阵作,咳停后喉间声响如鸡鸣,痰黏稠,夜间咳甚,口渴。舌尖红,舌苔薄白或薄黄,脉浮数,小儿见指纹色紫。

治法:疏风清热,宣肺止咳。

方药:桑菊饮加减。

(2) 风寒袭肺

证候:恶寒重,发热轻,咳嗽剧作,咳声重浊,鼻流清涕,喉中声作如鸡鸣,夜间为甚,痰白清稀,面白唇淡,舌苔薄白,脉浮紧,小儿见指纹淡红。

治法:疏风散寒,温肺化痰。

方药:金沸草散加减。

2. 痉咳期(痰热闭肺)　4~6 周,常于病后第 2 周开始,病程长短不一。

证候:阵发性痉挛性咳嗽持续,日轻夜重,咳时连声不已,咳至尾声伴有深吸气性鸡鸣样回声,痰多而黏,吐出痰涎及食物后,痉咳得以暂时缓解,咳甚时面红目赤,或见痰中带血,口干欲饮,痉咳反复发作,情绪激动,或闻及刺激性气味易引起发作,轻症昼夜痉咳 5~6 次,重症多达 40~50 次,常伴有涕泪俱作,弯腰曲背,胁痛眼肿,甚则面红耳赤,或双目出血,或鼻血,或痰中带血。舌质红,苔黄腻,脉滑数。本期部分患儿可出现变证,突然神昏抽搐,牙关紧闭,喉中痰鸣或壮热持续,舌质红,苔黄,脉滑数或弦数,或指纹紫滞。

治法:宣肺清热,止咳化痰佐以和胃降逆。

方药:桑白皮汤加减。

3. 恢复期　2~3 周,此期阵发性痉咳渐减轻,鸡鸣样回声渐消失,临床又可分为以下几型:

(1)脾肺气虚

证候：阵发性咳嗽渐减轻,咳声低弱,痰稀色白,气短声怯,神倦乏力,形体虚弱,纳差食少,面色淡白,自汗或盗汗,大便不实。舌淡苔薄白,脉沉细无力,小儿见指纹清淡。

治法：益气健脾,补肺止咳。

方药：人参五味子汤加减。

(2)肺阴亏虚

证候：神疲乏力,咳嗽次数减少,程度减轻,咳时呈干呛状,干咳少痰,伴低热,手足心热,两颧发红,夜卧不安,唇燥咽干,盗汗。舌质红,苔薄净或光剥无苔,脉细数,小儿见指纹淡紫。

治法：滋阴润肺,清热化痰。

方药：沙参麦冬汤加减。

十一、预防

(一)管理传染源

发现患者应立即按规定报告疫情,及时隔离和治疗。隔离自发病日起至 6 周,或痉咳开始后 4 周。对密切接触的易感儿童应检疫 3 周,若有前驱症状应尽早治疗。

(二)切断传播途径

百日咳杆菌经呼吸道传播,该菌在体外生存力弱,因此对疫源地只需保持室内通风。衣物在阳光下曝晒,对痰液及口、鼻分泌物应进行消毒处理。

(三)保护易感人群

1. 主动免疫　百日咳菌苗与白喉类毒素、破伤风类毒素联合制成百白破三联疫苗(DPT),所有儿童都应接种。我国卫生部于 2007 年印发了《扩大国家免疫规划实施方案》,其中规定百白破三联疫苗中百日咳疫苗采用 wP,即 DTwP 全细胞百日咳疫苗,现以 aP 即 DTaP 无细胞百日咳疫苗替代 wP,免疫程序共 4 剂不变,即婴儿生后 3、4、5 月龄和 18~24 月龄间,各一剂。

随着年龄的增长而免疫水平逐渐下降,应该注意对年长儿、成人以及孕前进行加强免疫,提高其抵抗力,以切断百日咳的传染源,保护易感人群。近年国外已推荐婴儿 6~8 周龄开始接种,对青少年和成年人实施加强免疫。

2. 被动免疫　对未接种过疫苗的体弱婴儿接触百日咳患者后,可注射百日咳特异性免疫球蛋白(P-IVIG),发病后可减轻症状。

3. 药物预防　适用于婴幼儿密切接触后,可选用红霉素或氨苄西林预防,一般连用 7~10 天。

(王晓忠)

第十一节　猩　红　热

一、概述

猩红热(scarlet fever)是由 A 组乙型溶血性链球菌引起的急性呼吸道传染病。临床特征为发热、咽峡炎、全身弥漫性充血性皮疹和疹退后皮肤脱屑。少数患者可于恢复期出现变态反应性风湿病或肾小球肾炎等。

本病因全身泛发猩红色皮疹，中医称之为丹痧，又因伴咽喉肿痛腐烂，故也称"烂喉痧""烂喉丹痧"，因具有强烈传染性，亦称为"疫痧""疫疹"，属中医学"温病"范畴。

二、病原学

链球菌依据其细胞壁多糖C抗原的不同，分为A~H和K~V(无I、J)共20组，根据其在血琼脂培养基上的溶血特征，可分为甲型(α)、乙型(β)和丙型(γ)三型，引起猩红热的病原体是A组乙型溶血性链球菌。该菌有荚膜，无动力，不形成芽孢，革兰氏染色阳性。在含血培养基上易生长，产生完全溶血(β型溶血)。对热及干燥抵抗力较弱，对一般消毒剂敏感，在痰及脓液中可生存数周。

A组乙型溶血性链球菌的致病力主要有：①M蛋白、荚膜和脂壁酸等菌体成分；②致热性外毒素，即红疹毒素，可致机体发热及皮肤发生猩红热样皮疹；③溶血素；④链激酶、链道酶及透明质酸酶等蛋白酶类。

三、流行病学

(一) 传染源

患者和带菌者是主要传染源。带菌部位主要在鼻咽部和皮肤，其中链球菌性咽峡炎患者排菌量大且不易被重视，是重要的传染源。

(二) 传播途径

主要为呼吸道飞沫传播，也可经皮肤伤口或产道引起"外科型猩红热"或"产科型猩红热"。

(三) 易感人群

人群普遍易感。感染后可产生特异性抗菌免疫和抗毒素免疫，但不同型间无交叉免疫。自青霉素广泛应用以来，发病率逐渐下降，病情以轻症为多，并发症发生率及病死率明显减少。

(四) 流行特征

本病全年散发，冬春季多见，儿童发病率最高。

四、病机与病理

(一) 西医发病机制与病理

A群链球菌侵入机体后可引起化脓性、中毒性及变态反应性三种表现。

1. 化脓性病变 细菌通过呼吸道或皮肤伤口侵入人体，在脂壁酸的辅助下黏附于咽喉黏膜及皮肤破损处的上皮细胞，因其M蛋白及荚膜可抵抗白细胞的吞噬，故细菌得以增殖并产生毒素和各种蛋白酶。在溶血素、红疹毒素及各蛋白酶类的共同作用下，宿主细胞及间质组织出现炎症和坏死，并使得感染向周围组织扩散。

机体受感染组织发生充血、水肿、炎症细胞浸润和纤维蛋白渗出，形成局部化脓性炎症。如细菌突破宿主的防御屏障，可进入血流引起败血症或迁徙性化脓病灶。

2. 中毒性病变　A群链球菌的毒素进入血循环后可引起发热、头痛、食欲缺乏等全身毒血症症状甚至中毒性休克。红疹毒素可使皮肤血管充血、水肿而出现猩红热样红疹。

3. 变态反应性病变　少数患者在病程2~3周时可引起心、肾、滑膜组织等处的非化脓性炎症，心脏可出现心肌炎、心包炎及心内膜炎。关节受累可引起多发性关节炎，发生肾小球肾炎可能是由于抗原抗体复合物沉积形成的变态反应。

（二）中医病因病机

痧毒疫疠之邪从口鼻而入，先犯肺卫，邪郁肌表，正邪相争而见恶寒发热等肺卫表证。疫毒炽盛，迅速入里化火，蕴于肺胃。阳明气分热盛，症见壮热烦躁，唇干口渴。咽喉为肺胃之门户，肺胃疫火蒸腾，熏灼咽喉，而见咽喉红肿疼痛，甚则热盛肉腐致咽喉腐烂成脓。肺主皮毛，胃主肌肉，邪毒循经外泄肌表，发为痧疹，色红如丹。若邪毒重者，入营入血，可见痧疹密布，融合成片，色泽紫黯或有瘀点。舌为心之苗，邪毒内炽，心火上炎，见舌生红刺。初期阴津未耗，舌面有苔，状如草莓。后期热盛耗伤津阴，舌光无苔，则舌之红刺状如杨梅。若疫毒炽盛，内陷厥阴，邪毒逆传心包，则见神昏谵语。热盛动风，见壮热痉厥之象。疾病后期，痧毒已透，邪毒已解，肺胃阴伤，症见舌红少津，皮肤干燥脱屑，乏力纳呆，大便干燥等症。

五、临床表现

潜伏期为1~7天，一般为2~3天。典型病例起病急，并具备发热、咽峡炎以及第2病日出现的典型皮疹之猩红热三大特征。临床上可分为如下几型：

（一）普通型

流行期间多数患者属此型。典型临床表现为：

1. 发热　突起高热，畏寒，偶有寒战，体温可达39℃左右，多为持续性，伴头痛，乏力，周身不适等全身中毒症状。

2. 咽峡炎　表现为咽痛及吞咽痛，咽部与扁桃体红肿，可有局部出血、可伴有水肿，扁桃体腺窝处可见点片状脓性渗出物，颌下及颈淋巴结肿痛。

3. 皮疹　患者多在发病后第2病日开始出疹，先见于耳后、颈部及上胸部，后迅速弥漫至全身，特点为皮肤上出现密集而均匀分布的弥漫充血性针尖大小的丘疹，压之褪色，伴有痒感。严重者可呈出血疹。在腋窝、肘窝、腹股沟等皮肤皱褶处及易受摩擦部位，由于皮疹密集且有皮下出血，形成紫红色折痕，称为"线状疹"（帕氏线）。部分患者可见带白黄色脓头且不易破溃的皮疹，可称为"粟粒疹"。若颜面仅有充血而无皮疹，而口鼻周围充血不明显，形成"口周苍白圈"。腭部可见充血或出血性黏膜内疹。发疹初期舌面被白苔，舌乳头红肿并突出于白苔之外，状似草莓，称为"草莓舌"。2~3天后白苔脱落，舌面光滑呈肉红色，乳头仍凸起，形似杨梅，称为"杨梅舌"。皮疹多于出疹48小时达高峰后按出疹顺序逐渐消退，一般于2~4天内完全消退，重者可持续1周。疹退后皮肤出现脱屑，皮疹密集处脱屑明显。手、足掌、指（趾）等角质层较厚处脱屑可呈手套、袜套状，面部、躯干常为糠屑状。

近年来典型患者减少，以轻症患者居多，一般仅有低热、轻度咽痛，出疹时间短，皮疹稀少，消退较快，脱屑较轻，但仍可并发变态反应性疾病。

（二）脓毒型

本型多发于营养及卫生条件较差的小儿,很少见,为咽峡炎中严重的化脓性表现。渗出物多,形成脓性假膜,局部黏膜坏死形成溃疡,可引起败血症及迁徙性病灶。

（三）中毒型

亦很少见,高热、头痛、剧烈呕吐等全身毒血症症状明显,甚至神志不清,出现中毒性心肌炎及感染中毒性休克。咽峡炎不重但皮疹明显,可为出血性。病死率高。

（四）外科型

包括产科型,病菌由伤口或产道侵入而致病,没有咽峡炎。皮疹从伤口周围发展至全身。一般症状较轻,预后较好。

六、并发症

1. 化脓性并发症　化脓性淋巴结炎、中耳炎、乳突炎等。
2. 中毒性并发症　中毒性心肌炎、中毒型肝炎等。
3. 变态反应性并发症　风湿热及肾小球肾炎等。

七、实验室检查

（一）常规检查

1. 血象　白细胞总数升高,可达$(10\sim20)\times10^9/L$,中性粒细胞在80%以上,严重者可出现中毒颗粒。
2. 尿液　一般无明显异常。若出现肾脏变态反应并发症,则可有尿蛋白、红细胞、白细胞及管型。

（二）病原学检查

1. 快速抗原检测试验(rapid antigen-detection tests,RADTs),可用于A组溶血性链球菌的早期快速诊断。
2. 可用咽拭子或其他病灶(如皮肤伤口处)的分泌物进行细菌培养,需时长,无助于早期诊断。

八、诊断与鉴别诊断

（一）诊断

依据流行病学资料、临床表现及实验室检查结果进行综合诊断。确诊须依据病原学检查。

（二）鉴别诊断

1. 麻疹　有咳嗽、流涕、流泪等上呼吸道卡他症状。皮疹一般在发热3~4天出现,呈暗红色斑丘疹,疹间皮肤正常,面部皮疹较多。
2. 风疹　起病第一天即出疹,第二天躯干部增多,可融合成片,但无弥漫性皮肤潮红。皮疹于发病3天后消退,无脱屑。常有耳后及枕部淋巴结肿大。
3. 药疹　有用药史。皮疹有时呈多样化表现,分布不均匀,一般无咽峡炎。停药后疹退,疹退无皮肤脱屑。
4. 金黄色葡萄球菌感染　部分金黄色葡萄球菌感染可能会产生红疹毒素,导致猩红热样的皮疹,且病情进展快,预后差。细菌培养可鉴别。

笔记

九、治疗

(一)西医治疗

1. 一般治疗　急性期卧床休息,呼吸道隔离5~7天,给予流质或半流质饮食,注意口腔卫生及补充水分。

2. 病原治疗　早期应用抗菌药物可迅速及彻底杀灭病原菌,缩短病程,防止或减少并发症的发生。目前多数A组链球菌对青霉素仍较敏感,可首选青霉素,每次80万U,每日2~3次肌内注射,疗程5~7日。80%左右的患者于24小时内退热,4日左右咽峡炎及皮疹消退。脓毒型和中毒型患者剂量可加大至每日800万~2 000万U,儿童每日20万U/kg,分2~3次静脉滴注,连用10日,或用至退热后3日。亦可选用一代或二代头孢菌素,疗程也为10日。

对青霉素过敏的患者可用红霉素,成人剂量为1.5~2g/d,分4次滴入,儿童剂量为30~50mg/(kg·d),分4次静脉滴入。也可用复方磺胺甲噁唑,成人每日4片,分两次口服,小儿酌减。

3. 对症治疗　若发生感染中毒性休克,要积极抗休克治疗。化脓性病灶,必要时切开引流。

(二)中医辨证论治

丹痧为时行疫病,属温病范畴,可按卫气营血传变规律辨证。该病起病急骤,传变迅速,往往卫表未解,邪已入气分,甚至营血,见到肺卫同病,气营两燔等证。基本治则为清热解毒,清利咽喉,并结合传变部位辨证论治。病初邪在卫表,宜辛凉宣透,解表利咽,使邪从汗出,毒随疹出;中期邪在气营,宜清气凉营,泻火解毒;后期邪退阴伤,宜养阴生津,清热润喉。

1. 邪侵肺卫

证候:骤起发热恶寒,头痛无汗,咽喉红肿疼痛,皮肤潮红,可见丹痧隐隐。舌质红,苔薄白或薄黄,脉浮数有力。

治法:辛凉宣透,清热利咽。

方药:解肌透痧汤加减。

2. 毒炽气营

证候:壮热不解,面赤口渴,咽喉肿痛,伴糜烂白腐,皮疹密布,色红如丹,甚则色紫如瘀点。疹由颈、胸开始,继而弥漫全身,压之褪色。疹后1~2日舌苔黄糙,舌起红刺,3~4日后舌苔剥脱,舌面光红起刺,状如杨梅。脉数有力。

治法:清气凉营,泻火解毒。

方药:清瘟败毒饮加减。

3. 痧后阴伤

证候:丹痧布齐后1~2日,身热渐退,咽部糜烂疼痛减轻,痧疹脱屑消退。或有低热,唇干口燥,或伴有干咳,食欲缺乏。舌红少津,苔剥脱,脉细数。

治法:养阴生津,清热润喉。

方药:沙参麦冬汤加减。

十、预防

(一) 管理传染源
患者隔离治疗不少于 7 日。密切接触者隔离观察 7 日,有条件者可做咽拭子培养。

(二) 切断传播途径
流行期间禁止集会,避免到人群密集地,必要时戴口罩。

(三) 保护易感人群
流行期间高危易感人群可预防性肌内注射青霉素。

(孙学华)

第十二节　流行性脑脊髓膜炎

一、概述

流行性脑脊髓膜炎(epidemic cerebrospinal meningitis)简称流脑,是由脑膜炎奈瑟菌(Neisseria meningitis,Nm)引起的急性化脓性脑膜炎。其主要临床表现是突发高热、剧烈头痛、频繁呕吐,皮肤黏膜瘀点、瘀斑及脑膜刺激征,严重者可有败血症休克和脑实质损害,常可危及生命。部分患者暴发起病,可迅速致死。本病经呼吸道传播,冬春季多见。全球分布,呈散发或流行,儿童发病率高。

本病属于中医学的"风温""春温""瘟疫"等范畴。在婴幼儿表现为拒食、呕吐、嗜睡、极度烦躁、惊厥、囟门突起等症状,当属于中医"急惊风"范畴。

二、病原学

脑膜炎奈瑟菌(又称脑膜炎球菌)属奈瑟菌属,革兰氏染色阴性,呈肾形双球菌,$0.6\sim0.8\mu m$ 大小。有荚膜,无鞭毛和芽孢,不活动。人是唯一的天然宿主,可从带菌者鼻咽部及患者的血液、脑脊液、皮肤瘀点中检出。对营养要求较高,为专性需氧菌,在普通培养基上不易生长,在巧克力或血培养基或卵黄培养基上生长良好。细菌裂解后可释放内毒素,是重要的致病因子。

脑膜炎奈瑟菌具有下列主要抗原:血清群特异性荚膜多糖、主要外膜蛋白、脂寡糖及菌毛抗原等。按表面特异性荚膜多糖抗原不同分为 A、B、C、D、X、Y、Z、29E、W135、H、I、K、L 13 个亚群,其中 90% 以上为 A、B、C 3 个亚群。

该菌对干燥、湿热、寒冷、阳光、紫外线及一般消毒剂均极敏感,在体外易自溶而死亡。

三、流行病学

(一) 传染源
带菌者和流脑患者是本病的传染源。本病隐性感染率高,带菌者无症状不易被发现,而患者经治疗后细菌很快消失,因此,带菌者作为传染源的意义更重要。

(二) 传播途径
病原菌主要经咳嗽、喷嚏借飞沫由呼吸道传播。因本菌在外界生活力极弱,故间

笔记

接接触传播的机会较少,但密切接触如同睡、怀抱、亲吻等对 2 岁以下婴幼儿亦可传播本病。

(三) 易感人群

人群普遍易感。本病隐性感染率高,人群感染后仅约 1% 出现典型临床表现。新生儿有来自母体特异性抗体而很少发病,但在 6 个月至 2 岁时抗体降到最低水平,以后因隐性感染而逐渐获得免疫力。因此,5 岁以下儿童,尤其是 6 个月至 2 岁的婴幼儿发生率最高。人感染后对同种菌群产生持久免疫力,非同种菌群间有交叉免疫,但不持久。

(四) 流行特征

本病遍布全球,在温带地区可出现地方性流行,全年散发,但以冬、春季高发。我国曾发生多次全国性大流行,流行菌株以 A 群为主,自 1985 年开展 A 群疫苗接种之后,发病率持续下降,未再出现全国性大流行。2009—2010 年与 2008—2009 年相比,发病率降低 50.98%。0~14 岁病例占病例总数的 62.61%,其中 <2 岁的婴幼儿发病率最高。

四、病机与病理

(一) 西医发病机制与病理

1. 发病机制 病原菌自鼻咽部侵入人体,不同菌株的侵袭力不同,最终是否发病以及病情的轻重取决于细菌和宿主间的相互作用。若人体免疫力强,则病原菌可迅速被清除;若人体免疫力弱则成为无症状携带者;若人体免疫力弱且菌株毒力强、数量多,细菌侵入血管内皮细胞大量繁殖并释放内毒素而发展为败血症。

细菌释放的内毒素是本病致病的重要因素。内毒素引起全身的施瓦茨曼反应,激活补体,血清炎症介质明显增加,导致循环障碍和休克。脑膜炎球菌内毒素较其他内毒素更易激活凝血系统,因此在休克早期便可出现弥散性血管内凝血(disseminated intravascular coagulation,DIC)及继发性纤溶亢进,进一步加重微循环障碍、出血和休克,最终造成多器官功能衰竭。

细菌突破血 - 脑屏障,进入脑脊液,释放内毒素等引起脑膜和脊髓膜化脓性炎症及颅内压升高,出现惊厥、昏迷等症状。严重脑水肿时形成脑疝,可迅速致死。

2. 病理 败血症期主要病变是血管内皮损害,血管壁炎症、坏死和血栓形成及血管周围出血。皮肤黏膜局灶性出血,肺、心、胃肠道及肾上腺皮质亦可广泛出血。也常见心肌炎和肺水肿。

脑膜炎期主要病变部位在软脑膜和蛛网膜,表现为血管充血、出血、炎症和水肿;大量纤维蛋白、中性粒细胞及血浆外渗,引起脑脊液混浊。颅底部由于化脓性炎症的直接侵袭和炎症后粘连可引起脑神经损害。

暴发型脑膜脑炎病变主要在脑实质,可见脑组织坏死、充血、出血及水肿。

(二) 中医病因病机

中医认为本病主要是冬春季节感受瘟疫毒邪所致。多因人体正气不足,加之小儿脏腑娇嫩,形气未充,更易感邪,故本病儿童为多。

瘟疫毒邪多从口鼻侵入人体,首先犯于肺经,致卫气郁闭,肺失宣降,出现发热、恶寒、头痛、咳嗽、咽喉肿痛等肺卫证候;若邪犯太阳经脉,则头痛如劈,颈项强直;若不再传,温邪外解而愈;若毒邪迅速由肺卫传入气分,临床多见卫气同病,即见高热、烦渴、汗出不解;邪热犯胃,热毒上冲,胃气上逆,则呕吐如注,甚则夺口而出;邪热波及营血,则可见皮肤斑疹隐隐,毒愈盛则斑疹愈多,甚则出血;若肝经热盛,邪热横窜经筋,引动肝风,风火相煽,则见手足抽搐、双目上视、角弓反张等症;营血热盛致心神被扰,可见烦躁不安,若邪热炼液成痰,痰热蒙闭心包,则可发生神昏谵语;邪热疫毒炽盛,病情进展急剧,邪毒蒙闭清窍,阳气不达四末,见壮热、剧烈头痛、频繁抽搐、四肢厥冷、胸腹灼热、面赤气粗、牙关紧闭等热甚厥深的窍闭症。若邪毒太盛或素体虚弱,则见热毒内陷、正气欲脱之危象,见面色青灰,大汗出,血压下降,呼吸衰微,肢冷脉厥,甚至气不摄血,全身瘀斑迅速增多或出血、衄血。至病后期,邪热衰退,病邪得去,病渐痊愈。若见低热缠绵、肌痛不舒、神倦纳少、动则易汗,则为气阴两虚之表现,缓补调理,则可康复。

综上所述,本病传变规律多按卫气营血发展,病初卫分症状持续时间极短且症状不明显。病中瘟疫毒邪入里,侵及气分、营分、血分,发生各种传变。若人体正气甚虚且感邪较重,则可在发病之初即见气、营、血分症状。后期多因化火化燥,导致肝肾阴耗。

五、临床表现

潜伏期一般为 2~3 天,最短 1 天,最长 7 天。按病情可分为以下几型:

（一）普通型

此型约占全部发病病例的 90%,按病情发展,临床表现大致可分为三个阶段。

1. 前驱期（上呼吸道感染期）　主要表现为上呼吸道感染症状,如低热、鼻塞、咽痛等,持续 1~2 天,但因发病急,进展快,此期常被忽视。

2. 败血症期　多数起病后迅速出现此期表现,突发寒战、高热,体温高达 40℃ 以上,伴明显的全身毒血症症状,头痛及全身痛,精神萎靡。幼儿常表现哭闹、拒食、烦躁不安、皮肤感觉过敏和惊厥等。70% 以上的患者皮肤黏膜出现瘀点,初呈鲜红色,迅速增多、扩大,常见于四肢、软腭、眼结膜及臀等部位。本期持续 1~2 天后进入脑膜炎期。

3. 脑膜炎期　除高热及毒血症症状持续外,同时伴有剧烈头痛、喷射性呕吐、烦躁不安,以及颈项强直,凯尔尼格征和布鲁津斯基征阳性等脑膜刺激征,重者表现出谵妄、抽搐及意识障碍。有些婴儿脑膜刺激征缺如,前囟未闭者可隆起,对诊断有很大意义,但应注意因呕吐、失水等可造成前囟下陷。本期持续 2~5 天。

4. 恢复期　体温逐渐下降至正常,意识及精神状态改善,皮肤瘀点、瘀斑吸收或结痂愈合。神经系统检查均恢复正常。病程中约有 10% 的患者可出现口周疱疹。一般 1~3 周内痊愈。

由免疫复合物反应引起的表现,多见于病后 7~14 天,以关节炎较常见,可同时出现发热,伴有心包炎。

（二）暴发型

少数患者起病急骤,病情变化迅速,病势凶险,如不及时治疗可于 24 小时内危及生命,病死率高。儿童多见。又可分为以下三型:

1. 休克型　急骤起病,寒战高热、头痛、呕吐,短时间内出现遍及全身的瘀点、瘀斑,可迅速增多融合成片。随后出现面色苍白、唇指发绀,皮肤花斑、四肢厥冷、脉搏细速、呼吸急促。若抢救不及时,病情可急速恶化,周围循环衰竭症状加重,血压显著下降,尿量减少,昏迷。

2. 脑膜脑炎型　主要表现为脑膜及脑实质损伤,常于1~2天内出现严重的神经系统症状,患者高热、剧烈头痛、喷射样呕吐、意识障碍,可迅速出现昏迷。颅内高压征、脑膜刺激征阳性,可有惊厥,锥体束征阳性,严重者可发生脑疝。

3. 混合型　可先后或同时出现休克型和脑膜脑炎型的症状,是本病最严重的一型,病死率很高。

(三) 轻型

多见于流脑流行后期,病变轻微,临床表现为低热,轻微头痛及咽痛等上呼吸道症状,皮肤黏膜可见少量出血点。脑脊液多无明显变化,咽拭子培养病原菌常可阳性。

(四) 慢性型

不多见,成人患者较多,病程可迁延数周甚至数月。常表现为间歇性发冷、发热,每次发热历时约12小时后缓解,相隔1~4天再次发作。每次发作后常成批出现皮疹,皮肤亦可出现瘀点。常伴关节痛、脾大、血液白细胞增多,血液培养可为阳性。

六、并发症

早期抗菌药物治疗,并发症已极少见。有中耳炎、化脓性关节炎、心内膜炎、心包炎、肺炎、脑积水、硬脑膜下积液、肢端坏死等。

七、实验室检查

(一) 血常规

白细胞总数明显增加,一般在$(10~20) \times 10^9$/L 以上,高者可达 40×10^9/L 或以上,中性粒细胞升高在80%~90%。并发 DIC 者血小板减少。

(二) 脑脊液检查

脑脊液检查是确诊的重要方法。病初或休克型患者,脑脊液多无改变,应于12~24小时后复查。典型的脑膜炎期,压力增高,外观呈混浊米汤样甚或脓样;白细胞数明显增高至 $1\,000 \times 10^6$/L 以上,以多核细胞为主;糖及氯化物明显减少,蛋白含量升高。

(三) 细菌学检查

1. 涂片检查　皮肤瘀点处的组织液或离心沉淀后的脑脊液做涂片染色。阳性率为60%~80%。瘀点涂片简便易行,应用抗生素早期亦可获得阳性结果,是早期诊断的重要方法。

2. 细菌培养　取瘀斑组织液、血或脑脊液进行培养。应在使用抗菌药物前收集标本。如有脑膜炎奈瑟菌生长,应做药物敏感性试验。

(四) 血清免疫学检查

常用对流免疫电泳法、乳胶凝集试验、反向间接血凝试验、ELISA 法等进行脑膜炎奈瑟菌抗原检测,主要用于早期诊断,阳性率在90%以上。

(五) 其他

脑膜炎奈瑟菌的 DNA 特异性片段检测、鲎试验等,可不受抗菌药物治疗的影响。但对污染、实验条件等影响比较灵敏。

八、诊断与鉴别诊断

(一)诊断

1. 疑似病例

(1)有流脑流行病学史,冬、春季节发病(2~4月为流行高峰),1周内有流脑患者密切接触史,或当地有本病发生或流行;既往未接种过流脑菌苗。

(2)临床表现及脑脊液检查符合化脓性脑膜炎的表现。

2. 临床诊断病例

(1)有流脑流行病学史。

(2)临床表现及脑脊液检查符合化脓性脑膜炎表现,伴有皮肤黏膜瘀点、瘀斑。或虽无化脓性脑膜炎表现,但在感染中毒性休克表现的同时伴有迅速增多的皮肤黏膜瘀点、瘀斑。

3. 确诊病例　在临床诊断病例的基础上,细菌学或流脑特异性血清免疫学检查阳性。

(二)鉴别诊断

1. 其他细菌引起的化脓性脑膜炎、败血症或感染性休克　常继发于其他感染、颅脑外伤、手术等,例如肺炎、中耳炎、皮肤疖肿、颅脑手术、细菌性痢疾等。但上述细菌感染无季节性,以散发为主,无皮肤瘀点、瘀斑。确诊有赖于细菌学检查。

2. 结核性脑膜炎　多有结核病史或密切接触史,起病缓慢,病程较长,有低热、盗汗、消瘦等症状,神经系统症状出现晚,无瘀点、瘀斑,脑脊液以单核细胞为主;脑脊液涂片可检查抗酸染色阳性杆菌。

3. 流行性乙型脑炎　有严格季节性,在7~9月间流行。突起高热、惊厥、昏迷,无皮肤瘀点、瘀斑。脑脊液澄清,白细胞很少超过 $1.0 \times 10^9/L$,分类以淋巴细胞为主。血补体结合试验有诊断价值,特异性IgM抗体阳性亦可诊断。

九、预后

本病普通型如及时诊断,合理治疗则预后良好,多能治愈。但暴发型、婴幼儿、高龄患者或反复惊厥、持续昏迷者预后较差。极少数会留下后遗症,如耳聋、失明、瘫痪、癫痫和精神障碍等。

十、治疗

(一)西医治疗

1. 普通型流脑的治疗

(1)一般治疗及对症治疗:强调早期诊断,就地住院隔离治疗,密切监护。做好护理,预防并发症。保证液体量、热量及电解质供应。高热时可用物理降温或药物降温;惊厥可用安定肌内注射,或用10%水合氯醛灌肠;颅内高压时予20%甘露醇1~2g/kg,快速静脉滴注,根据病情4~6小时一次,应用过程中注意对肾脏的损害。

(2)病原治疗:一旦高度怀疑流脑,应在30分钟内给予抗菌治疗。尽早、足量应用细菌敏感并能透过血-脑屏障的抗菌药物。常选用以下抗菌药物:

1)青霉素:目前青霉素对脑膜炎球菌仍高度敏感,国内偶有耐药报道。青霉素不易透过血-脑屏障,但加大剂量能在脑脊液中达到有效治疗浓度。成人剂量为800万 U/d,每8小时一次。儿童剂量为20万~40万 U/(kg·d),分3次加入5%葡萄糖溶液内静脉滴注,疗程5~7天。

2)头孢菌素:第三代头孢菌素对脑膜炎球菌抗菌活性强,易透过血-脑屏障,且毒性低。头孢噻肟钠,成人 2g,儿童 50mg/kg,每6小时静脉滴注1次;头孢曲松,成人 2~4g/d,儿童 50~100mg/kg,每12小时静脉滴注1次,疗程7天。

3)氯霉素:容易透过血-脑屏障,脑脊液浓度较高,除对脑膜炎球菌有良好的抗菌活性外,对肺炎球菌和流感杆菌也敏感,但对骨髓造血功能有抑制,故不作首选。成人剂量为 2~3g/d,儿童剂量为 50mg/(kg·d),分次加入葡萄糖溶液内静脉滴注,疗程 5~7天。

2. 暴发型流脑的治疗

(1)休克型

1)病原治疗:尽早应用抗菌药物,可联合用药,用法同前。

2)抗休克治疗:①扩充血容量及纠正酸中毒治疗。最初1小时内成年人 1 000ml,儿童 10~20ml/kg,快速静脉滴注。输注液体为5%碳酸氢钠液 5ml/kg 和低分子右旋糖酐液。此后酌情使用晶体液和胶体液,24小时输入液量在 2 000~3 000ml 之间,儿童为 50~80ml/kg,其中含钠液体应占 1/2 左右,补液量应视具体情况而定。原则为"先盐后糖、先快后慢"。②血管活性药物应用。在扩充血容量和纠正酸中毒基础上,使用血管活性药物。常用山莨菪碱(654-2),每次 0.3~0.5mg/kg,重者可用 1mg/kg,间隔10~15分钟静注1次,面色转红、四肢温暖、血压上升后,减少剂量,延长给药时间而逐渐停药。若效果不佳还可选用多巴胺、间羟胺等。

3)DIC 的治疗:高度怀疑有 DIC 者宜尽早应用肝素,剂量为 0.5~1.0mg/kg,以后可 4~6小时重复一次。应用肝素时,应监测凝血时间,维持在正常值的 2.5~3倍为宜。多数应用 1~2次见效而停用。高凝状态纠正后,应输入新鲜血液、血浆及维生素 K,以补充被消耗的凝血因子。

4)糖皮质激素的使用:适用于毒血症症状明显的患者。地塞米松,成人每天 10~20mg,儿童 0.2~0.5mg/kg,分 1~2次静脉滴注。一般不超过3天。

5)保护重要脏器功能:注意心、肾功能,根据情况对症治疗。

(2)脑膜脑炎型

1)病原治疗:同休克型,用法同前。

2)脑水肿治疗:及早发现脑水肿,积极脱水治疗,预防脑疝。可用甘露醇治疗,用法同前。此外,还可使用白蛋白、甘油果糖、呋塞米、糖皮质激素等药物治疗。

3)防治呼吸衰竭:在积极治疗脑水肿的同时,保持呼吸道通畅及呼吸兴奋剂使用,必要时气管插管,使用呼吸机人工辅助呼吸治疗。

(3)混合型:此型患者病情复杂严重,应在积极抗感染治疗的同时,兼顾休克和脑水肿的治疗,针对具体病情,有所侧重。

(二)中医辨证论治

流脑初起多实,治宜祛邪为主,邪在肺卫宜辛凉解表、泄热解毒,卫气同病当清热解毒,气营两燔需清气凉血,热陷营血则清营泄热、凉血解毒,内闭外脱可扶正固脱;后期正虚,多见气阴两损表现,应养阴清热,同时结合西医以达全效。

1. 邪犯肺卫

证候:发热,微恶风寒,头痛,鼻塞流涕,咽喉干痛,全身不适。苔薄黄,脉浮数而有力。

治法:辛凉解表,泄热解毒。

方药:银翘散加减。

2. 卫气同病

证候:高热,恶寒或寒战,无汗或有汗,全身酸痛,头项强痛,恶心呕吐,口渴引饮,皮下斑疹隐隐,烦躁不安,表情淡漠。舌质略红或正常,苔白或微黄,脉浮数或弦数。

治法:清气和卫,清热解毒。

方药:银翘散合白虎汤加减。

3. 气营两燔

证候:高热持续不退,以夜间为甚,头痛剧烈如劈,呕吐频繁或呈喷射状、昏睡,心烦躁扰不宁或神昏谵语,全身斑疹,颈项强直,手足抽搐,婴儿可见前囟门隆起。舌质红绛,苔黄燥,脉滑数或弦数。

治法:清气凉营,泄热解毒。

方药:清瘟败毒饮加减。

4. 热陷营血

证候:高热骤起,头痛剧烈,呕吐频繁呈喷射状,躁动不安,抽搐不止,甚则角弓反张,神志不清,皮肤大片瘀斑,唇燥口干。舌质红绛,苔黄或燥,或光滑无苔,脉象弦数。

治法:清营泄热,凉血解毒。

方药:羚角钩藤汤合犀角地黄汤(《备急千金要方》)加减(犀角现用水牛角代)。

5. 内闭外脱

证候:起病急骤,高热后体温骤降,神昏谵语,肌肤斑疹成片,其色紫暗,口唇及四肢末端发绀,身出冷汗,呼吸微弱,面色苍白,昏迷不醒,皮肤花纹。舌质淡,苔灰黑而滑,脉微欲绝,或脉细数无力。

治法:扶正开窍固脱。

方药:生脉散合参附汤加减。昏迷者可加服安宫牛黄丸或至宝丹。

6. 气阴两虚

证候:低热不退,或夜热早凉,形体消瘦,心烦不安,神情倦怠,肌肉酸痛,或手足拘急,心烦易怒,口干易汗,纳食不香,大便秘结,小便短赤。舌质红绛少津或干瘘,脉细数。

治法:养阴益气,兼以清热。

方药:青蒿鳖甲汤加减。

十一、预防

(一)管理传染源

早期发现患者,就地隔离治疗,隔离至症状消失后 3 天,一般不少于病后 7 天。密切观察接触者,应医学观察 7 天。

(二)切断传播途径

搞好环境卫生,保持室内通风。流行期间加强卫生宣教,应避免大型集会或集体活动,不要携带婴儿到公共场所,外出应戴口罩。

(三) 保护易感人群

1. 疫苗预防 以 15 岁以下儿童为主要接种对象,新兵入伍及免疫缺陷者均应注射。国内多年来应用脑膜炎球菌 A 群流脑多糖疫苗,保护率达 90% 以上。近年由于 C 群流行,我国已开始接种 A+C 群流脑多糖疫苗,也有很高的保护率。

2. 药物预防 对密切接触者,除作医学观察外,可用磺胺甲噁唑进行药物预防,剂量为成人每天 2g,儿童 50~100mg/kg,连用 3 天。另外,头孢曲松、氧氟沙星等也能起到良好的预防作用。

(孙建光)

第十三节 结 核 病

一、概述

结核病(tuberculosis)是由结核分枝杆菌复合群(Mycobacterium tuberculosis complex)引起的一种慢性感染性疾病,全身各个器官均可受累,其中以肺结核(pulmonary tuberculosis)最为常见,占 80%~90%。临床上多呈慢性过程,少数急性发病。临床常见低热、乏力等全身症状和咳嗽、咯血等呼吸系统症状。

结核病属于中医学"肺痨""痨瘵"范畴,晋代《肘后备急方》认识到本病是一种慢性疾病,具有传染性,并创立"尸注""鬼注""劳咳"之名。唐宋以后明确提出"痨虫"感染而形成本病。宋代《三因极一病证方论》始以"痨瘵"命名,认为本病"多由虫啮"引起。

二、病原学

结核分枝杆菌复合群,包括结核分枝杆菌、牛分枝杆菌、非洲分枝杆菌及田鼠分枝杆菌等。人结核病 90% 以上由结核分枝杆菌引起,牛分枝杆菌可经饮用未消毒带菌牛乳引起肠道结核感染。结核分枝杆菌和牛分枝杆菌形态相似,细长、稍弯曲、两端圆形,痰标本中的结核分枝杆菌可呈 T、V、Y 字形及丝状、球状、棒状等形态结核,约 $(0.3~0.6)\mu m \times (1~4)\mu m$。无芽孢、无鞭毛、不能活动,严格需氧,呈缓慢分枝生长,一般培养 4~6 周形成菌落。不易染色,但着色后可抵抗酸性乙醇脱色,故又称为抗酸杆菌(acid-fast bacillus)。对外界抵抗力较强,耐干燥,在干痰中可存活 6~8 个月;对热、紫外线、乙醇比较敏感;煮沸 1 分钟、5%~12% 甲酚皂(来苏)2~12 小时、75% 乙醇 2 分钟均可将其灭活。

结核杆菌菌体含类脂质、蛋白质和多糖类。菌体成分与诱导宿主免疫反应及结节性病理变化等相关。如双分枝菌酸海藻糖脂抑制白细胞游走,引起慢性肉芽肿;磷脂促进单核细胞增生,使吞噬细胞转为类上皮细胞,形成结核结节;蜡质 D 可激发机体产生迟发型超敏反应;菌体蛋白使机体发生变态反应。

在一些特定条件下,结核杆菌的形态、致病力及药物敏感性等可发生改变,如形成 L 型细菌、产生耐药菌株等。结核杆菌的耐药性按产生机制可分为选择性突变耐药、适应性耐药、质粒介导耐药及交叉耐药等类型;从细菌流行病学角度可分为原发耐药和继发耐药。耐药的产生主要与基因突变有关,如利福平耐药与 *rpoB* 基因突变有关,耐异烟肼与 *ahpC*、*inhA*、*katG* 基因突变有关。耐药的发生常由不合理的抗菌治疗引起;此外,药品质量差、患者吸收障碍、治疗依从性差、HIV 感染等也与耐药发生有关。

三、流行病学

(一) 传染源

传染源是排菌的患者和动物(主要是牛)。其中开放性肺结核患者是主要传染源,传染性的大小取决于痰内菌量的多少。经规范化疗后,随着痰菌排量减少而传染性降低。

(二) 传播途径

以空气传播为主,肺结核患者咳嗽、喷嚏排出的结核杆菌悬浮在飞沫核中播散,健康人吸入可致感染;痰液干燥后结核杆菌随尘埃吸入也可感染。带菌牛奶是牛型结核病重要传染方式。患病孕妇母婴传播及经皮肤伤口感染均少见。

(三) 易感人群

普遍易感。婴幼儿、青春后期及老年人发病率较高。生活水平低下的人群因居住拥挤、营养不良等原因发病率较高。患糖尿病、硅沉着病(矽肺)、恶性肿瘤以及过度劳累、妊娠等易诱发结核病。免疫抑制状态(如器官移植、艾滋病)患者尤其好发结核病。

(四) 流行特征

根据世界卫生组织《2016 年全球结核病报告》,结核病仍然是当今一个主要传染病。流行的主要特点有:①罹患结核病的人数不断下降,但全球负担仍然很重;②估计每年有 140 万人死于结核病;③应对耐多药结核病进展缓慢。据估计 2015 年全世界新发结核病数量约为 1 040 万例,其中 590 万为成年男性(占 56%),350 万为成年女性(占 34%),100 万为儿童(占 10%)。120 万新发结核病例为艾滋病病毒感染者(占 11%)。印度、印度尼西亚、中国、尼日利亚、巴基斯坦和南非这 6 个国家占新发病例数的 60%。从全球看,2014—2015 年结核病发病率下降速度仅为 1.5%。期间估计有 140 万人死于结核病。虽然从 2000—2015 年结核病死亡数量下降了 22%,但结核病仍是 2015 年全世界十大死因之一,据估计 2015 年新发 48 万例耐多药结核病。从 2001 年开始,我国全面推行了现代结核病控制策略,取得显著成效,结核病疫情上升势头得到有效遏制。目前我国结核病年发病人数约为 90 万,次于印度(220 万)和印度尼西亚(100 万)而位居全球第 3 位。

四、病机与病理

(一) 西医发病机制与病理

1. 发病机制 吸入肺泡的结核杆菌可被吞噬细胞吞噬和杀灭。当结核杆菌数量多或毒力强时,因其大量繁殖导致肺泡细胞溶解、破裂,释放出的结核杆菌可再感染其他吞噬细胞和局部组织。经吞噬细胞处理的结核杆菌特异性抗原致敏 T 淋巴细胞,机体可产生两种形式的免疫反应,即细胞介导的免疫反应(cell mediated immunity,CMI)和迟发型超敏反应(delay type hypersensitivity,DTH),对结核病的发病、演变及转归起着决定性的作用。

(1)细胞介导免疫反应(CMI):是机体获得性抗结核免疫力最主要的免疫反应。

当致敏的 CD4$^+$T 细胞再次受到抗原刺激而激活,产生、释放氧化酶和多种细胞因子,如 IL-2、IL-6、IFN-γ 等,与 TNF-α 共同作用加强对病灶中结核杆菌的杀灭作用。当 CD8$^+$T 细胞溶解已吞噬结核杆菌和受抗原作用的吞噬细胞时,可导致宿主细胞和组织破坏,并同时伴有结核杆菌的释放与扩散。

(2)迟发型超敏反应(DTH):是机体再次感染结核杆菌后对细菌及其产物(结核蛋白及脂质 D)产生的一种超敏免疫反应。结核杆菌注入未受染的豚鼠皮下,10~14 天注射局部出现结节、溃疡、淋巴结肿大,周身血行播散而死亡;而少量结核杆菌感染豚鼠 3~6 周后,再注射等量结核杆菌,2~3 天局部迅速形成溃疡,随后较快愈合,无淋巴结肿大与全身播散,豚鼠存活,此为 Koch 现象。前者为初次感染;后者为再次感染,局部剧烈反应说明超敏反应参与,但因获得免疫力使病灶趋于局限。Koch 现象可解释原发型结核和继发型结核的不同发病机制。人体感染结核杆菌后仅 5% 发病为原发型肺结核;5% 的人在免疫力低时发病为继发型肺结核;90% 的人终身不发病。初次感染的结核杆菌潜伏于淋巴结处,或随菌血症到全身脏器潜伏,成为肺外结核发病的来源。

2. 病理

(1)基本病变:有渗出、增生和变质三种基本病变,结核结节和干酪样坏死是特征性病变。渗出性病变多出现在机体免疫力弱、致敏淋巴细胞活性高时,表现为组织充血、水肿,中性粒细胞、淋巴细胞及单核细胞浸润,纤维蛋白渗出等。当结核杆菌数量少而致敏淋巴细胞增多时则形成增生性病变,即结核结节形成。结节中央为朗格汉斯细胞(Langhans cell,LC),周围是类上皮细胞及淋巴细胞、浆细胞。结核性肉芽肿是增生性病变的另一种表现,多见于空洞壁、窦道及干酪坏死灶周围。当病变恶化变质时则表现为干酪性坏死。镜下组织细胞混浊肿胀、胞质脂肪变性、胞核碎裂溶解;肉眼观坏死组织呈黄色乳酪样。三种病变常以某种病变为主,可相互转化、交错存在。

(2)病理演变:渗出性病变组织结构大体完整。机体免疫力提高或经有效化疗后病变可吸收,随着炎性成分吸收,结节性病灶中成纤维细胞和嗜银细胞增生,形成纤维化。轻微干酪样坏死可经过治疗吸收,遗留细小纤维瘢痕。局限的干酪病灶可脱水形成钙化灶。纤维化和钙化是机体免疫力增强、病变静止、愈合的表现。空洞壁可变薄,空洞可逐渐缩小、闭合,遗留瘢痕。空洞久治不愈或严重免疫抑制可引起结核杆菌扩散,包括局部病灶蔓延邻近组织、支气管、淋巴管和血行播散到肺外器官。钙化灶或其他静止期结核杆菌可重新活跃。

(二)中医病因病机

肺痨的致病因素主要有感染痨虫、正气虚弱两个方面。

1. 感染痨虫 晋代葛洪在《肘后备急方》中认识到本病属于慢性传染性消耗性疾病,提到此病"积年累月,渐就顿滞,乃致于死",而且其传染力很强,甚至"可以灭门"。痨虫传染是形成本病的唯一外因,因直接接触本病患者,痨虫侵入人体而发病。

2. 正气虚弱

(1)禀赋不足:先天素质不强,小儿发育不良,痨虫乘虚入侵致病。

(2)后天失调:如酒色过度,耗伤精血;或情志不遂,忧思过度;或劳倦伤脾,而导致正气虚弱,痨虫入侵而发病。

(3)病后失养:如麻疹等病后或外感咳嗽延久不愈,以及产后失于调养等,皆易致痨虫入侵。

(4)营养不良:由于生活贫困,饮食营养不足,终致体虚而感痨虫。

总而言之,本病是因体质虚弱或精气耗损过甚,痨虫乘机侵袭肺部而发病。痨虫感染和正气虚弱两种致病因素,可互为因果。痨虫是发病的外因,正虚是发病的内因。

本病的发病部位主要在肺。由于痨虫从口鼻吸入,直接侵蚀肺脏,可出现干咳、咯血等肺系症状。而肺病日久可以进一步影响到其他脏器,故有"其邪展转,乘于五脏"之说。其中与脾肾两脏的关系最为密切。脾为肺之母,肺痨日久,子盗母气,则脾气亦虚,可伴见疲乏、食少、便溏等症;肾为肺之子,肺虚肾失滋生之源,或肾虚相火灼金,上耗母气,则可见肺肾两虚,伴见骨蒸、潮热、男子失精、女子月经不调等肾虚症状;其甚者可致肺、脾、肾三脏同病。若肺虚不能制肝,肝火偏旺,则见性情急躁,善怒,胁痛;肺肾阴虚,心火上炎还可伴有虚烦不寐,盗汗等症;如肺虚治节失司,血脉运行不畅,病及于心,可见喘、悸、肿、发绀等症。

本病病理性质以阴虚为主,并可导致气阴两虚,甚则阴损及阳。

五、临床表现

(一)临床分型

根据结核病的发病过程和临床特点,可分为以下 5 型:

1. 原发型肺结核(Ⅰ型) 为初次感染后发病的肺结核,也称初染结核。包括原发复合征(primary complex)及胸内淋巴结结核。肺内原发灶、引流淋巴管炎及肺门淋巴结肿大,三者合称原发复合征。X 线仅显示肺门淋巴结或纵隔淋巴结肿大,称为支气管淋巴结结核。此型多见于儿童,偶见未受感染的成年人。原发灶好发于胸膜下通气良好的肺区(如上叶下部和下叶上部)。临床症状轻微,90% 以上患者为自限性。

2. 血行播散型肺结核(Ⅱ型) 多由原发型肺结核发展而来,常见于儿童。包括急性、亚急性及慢性血行播散型肺结核三种类型。结核杆菌短期大量入侵引起的急性血行播散型肺结核,临床上有严重的急性中毒症状,常伴结核性脑膜炎等肺外结核。少量结核杆菌多次入侵或机体免疫力较好时,表现为亚急性及慢性血行播散型结核,病变局限于肺部。

3. 继发型肺结核(Ⅲ型) 由初染后体内潜伏病灶中的结核杆菌重新活动和释放而发病,极少数为外源性再感染所致,是成人肺结核的最常见类型。因浸润病灶的大小和病变活动程度不同,临床表现差异很大。根据胸部 X 线检查的特点不同,临床上可分为浸润性肺结核、空洞性肺结核、干酪性肺炎、结核球或纤维空洞性肺结核等五型。好发于肺上叶尖后段或下叶尖段。

4. 结核性胸膜炎(Ⅳ型) 是结核杆菌及其代谢产物进入处于高度过敏状态的胸膜引起的炎症。常发生于原发感染后数月,为播散型结核病的一部分。在病情发展的不同阶段有干性胸膜炎、渗出性胸膜炎及结核性脓胸等表现,以结核性渗出性胸膜炎最常见。

5. 肺外结核(Ⅴ型) 是结核杆菌感染了肺部以外的脏器而引起的临床结核病。肺外结核大多发生在肺内初次感染的基础上,后经淋巴或血行途径播散至肺外某个或多个脏器。但其中大多不引发进行性病变,而处于"休眠状态"。当机体发生其他疾病或免疫机制受损时,才会产生活动性病变,引起某个或多个脏器的结核病。如结核性脑膜炎、骨结核、结核性腹膜炎、肠结核以及泌尿生殖系统结核等。

除此之外,还有菌阴肺结核,即三次痰涂片及一次培养阴性的肺结核。

(二) 临床表现

结核病的临床表现多种多样。临床表现与病灶的类型、性质和范围以及机体反应有关。

1. 全身表现 发热为结核最常见的症状,常提示结核病活动和进展。临床多数起病缓慢,长期低热,多见于午后或傍晚,可伴有疲倦、盗汗、体重减轻等。可有多关节肿痛、四肢结节性红斑及环形红斑等结核性风湿病表现。

2. 呼吸系统表现 主要表现有咳嗽、咳痰、咯血、胸痛和呼吸困难等。咳嗽是肺结核的常见症状,一般咳嗽轻微、干咳或少量黏液痰,继发细菌感染时痰可呈脓性。约1/3 的肺结核患者可有不同程度的咯血。当炎症波及壁层胸膜时,相应胸壁有刺痛,可随呼吸和咳嗽加重。肺实变范围广或干酪性肺炎者有胸部叩诊浊音、支气管呼吸音、细湿啰音等体征。支气管结核可有刺激性呛咳、局限性哮鸣音。慢性空洞性肺结核患侧胸廓下陷、肋间隙变窄、气管和纵隔移位。渗出性胸膜炎常有发热、胸痛、咳嗽等;胸腔大量积液者呼吸困难,患侧胸廓饱满,气管向健侧移位,呼吸运动受限,触觉语颤减弱,听诊实音、呼吸音消失等。

3. 其他系统表现 淋巴结结核常表现为无痛性淋巴结肿大,可坏死液化、破溃、瘘管形成等。结核性心包炎表现为心前区疼痛、呼吸困难、心界扩大、颈静脉怒张等。结核性脑膜炎多有头痛、呕吐、意识障碍等表现。结核性腹膜炎常有腹腔积液或腹膜粘连,表现为发热、腹痛、腹胀、腹壁揉面感等。肠结核以回盲部多见,表现为消瘦、腹泻与便秘交替、腹部肿块等。肾、输尿管及膀胱结核有膀胱刺激征、血尿及脓尿等。肝、脾结核表现为发热、消瘦、贫血、肝脾大等。

六、并发症

肺结核可并发气胸、脓气胸、支气管扩张、肺不张和肺源性心脏病等;结核性脑膜炎可并发脑疝、癫痫等;结核性心包炎可有心包缩窄、循环障碍等;肠结核可并发肠梗阻及肠出血等;生殖系统结核可并发不孕、不育等。

七、实验室检查及其他检查

(一) 一般检查

外周血白细胞计数多正常,可有血红蛋白降低。在急性进展期白细胞可增多,重症感染时可发生类白血病样血象。血沉可增快,但无特异性。

(二) 病原学检查

痰中找到结核菌是确诊肺结核的主要依据。

1. 涂片镜检 痰、尿、胸腹水、粪便等各种分泌物、排泄物以及淋巴结穿刺吸引物涂片染色可查到抗酸杆菌,但阳性率低。痰涂片阴性不能排除肺结核,应连续检查 ≥ 3 次,可提高其检出率。

2. 病原菌培养 痰分离培养法检出率高于涂片镜检法,同时可鉴别非结核分枝杆菌,是诊断结核病的金标准。一般采用改良罗氏(Lowenstein-Jensen)培养基,培养时间 4~6 周。

3. 特异性核酸检测　核酸探针、PCR 及 DNA 印迹杂交等可检测结核杆菌 DNA。可直接、快速和特异性地从不同标本中发现结核杆菌。

4. Xpert MTB/RIF 检测法　Xpert MTB/RIF 检测法是集痰标本处理、DNA 提取、核酸扩增、结核分枝杆菌特异核酸检测、利福平耐药基因 *rpoB* 突变检测于一体的结核病和耐药结核病快速诊断方法。具有高度的敏感度和特异度。可用于肺部和肺外标本，包括胃液、脑脊液、胸腹腔积液等的检测。

(三) 免疫学检测

1. 结核菌素皮肤试验　结核菌素是结核杆菌的特异代谢产物，是从液体培养基长出的结核菌提炼而成，主要成分为结合蛋白。目前世界卫生组织和国际防痨及肺病联合会推荐使用的结核菌素为纯蛋白衍化物 (purified protein derivative, PPD)。结核菌素试验采用皮内注射法。将 PPD 5IU (0.1ml) 于前臂皮内注射，72 小时后观察注射部位皮肤硬结直径：直径 5~9mm 为弱阳性；10~19mm 为阳性反应，提示结核杆菌感染；成人强阳性 (硬结节直径 ≥ 20mm 或 <20mm 但有水疱或坏死) 及 3 岁以下婴幼儿阳性提示活动性结核病可能。

2. 抗结核抗体检测　血清抗结核抗体检测在临床上使用较多，但敏感度或特异度不高，需进一步研究。

3. γ- 干扰素释放试验 (IGRAs)　是近年来发展起来的细胞免疫学诊断新方法，包括 QFT-GIT 和 T-Spot 方法。近年来，IGRAs 在诊断潜伏性结核感染和结核病中的应用越来越广，尤其在儿童结核病诊断中具有一定价值，阴性结果对除外结核分枝杆菌感染有意义。

(四) 影像学检查

影像学检查是诊断肺结核的重要手段，包括 X 线、CT 等。有助于对病变部位、性质、范围、演变情况和治疗效果作出判断。X 线胸片可见斑点状、密度较高、边缘清楚的结节影，或云雾状、密度较淡、边界模糊的渗出灶或环形透光的空洞。

对可疑及疑难病例应进行胸部 CT 检查，CT 能清楚显示肺门、纵隔内淋巴结、心影背后等隐蔽部位的病变，对于了解有无隐匿性病灶以及与纵隔肿瘤鉴别常可提供有价值的参考。

(五) 内镜检查

包括支气管镜、胸腔镜、肠镜、腹腔镜、膀胱镜等，对某些结核病可提供病原学和病理学诊断。

(六) 活体组织检查

对不排菌的肺结核以及与外界不相通的脏器结核病，如淋巴结、骨、关节、肝、脾等，可通过活体组织来进行病原学和病理学诊断。

八、诊断与鉴别诊断

(一) 诊断

1. 肺结核的诊断　肺结核的诊断须结合流行病学资料、临床表现与实验室、影像学辅助检查综合分析，主要的诊断依据为胸部 X 线、CT 检查以及痰菌检查。出现下列情况应警惕本病的可能：①反复发作或迁延不愈的咳嗽、咳痰，或呼吸道感染正规抗菌治疗 3 周以上仍无效；②痰中带血或咯血；③长期发热 (常为午后低热)，可伴盗汗、乏力、体重减轻、月经失调;④肩胛区湿啰音或哮鸣音;⑤结节性红斑、关节疼痛、泡性结膜炎等表现而无自身免疫性疾病依据;⑥有渗出性胸膜炎、肛瘘或长期淋巴结肿大等病史;⑦密切接触开放性肺结核的婴儿或儿童等。

菌阴肺结核的诊断标准为:①典型肺结核临床症状和胸部X线表现;②抗结核治疗有效;③临床可排除其他非结核性肺部疾患;④结核菌素(PPD)试验强阳性,血清抗结核抗体阳性;⑤痰结核菌PCR和核酸探针检测呈阳性;⑥肺外组织病理证实结核病变;⑦支气管肺泡灌洗液(BALF)检出抗酸分枝杆菌;⑧支气管或肺部组织病理证实结核病变。具备①~⑥中3项或⑦~⑧条中任何1项可确诊。诊断肺结核时,并应注明病变范围(左侧、右侧或双侧)、痰菌和初治与复治情况。

根据症状、肺部X线及痰菌综合判断结核病变活动性。下列情况之一为进展期:新发现活动性病变;病变较前恶化、增多;新出现空洞或空洞增大;痰菌阳性。下列三项之一为好转期:病变较前吸收好转;空洞闭合或缩小;痰菌阴转。稳定期依据有:病变无活动性,空洞闭合,痰菌(每月查1次)连续6次阴性,空洞存在则须痰菌连续阴性1年以上。

2. 肺外结核的诊断 肺外结核由于发病的部位不同,会出现不同的症状和体征,且结核分枝杆菌的检出率低,因此,肺外结核的诊断应综合分析临床表现、治疗效果和辅助检查,必要时可通过各种途径的活检,经病理学证实而确诊。

各种浆膜腔结核主要结合临床表现、浆液性渗出液化验检查等综合分析做出诊断。结核性脑膜炎根据亚急性或慢性非化脓性脑膜炎等特点综合分析判断。肠结核者胃肠X线及纤维结肠镜检查有助于诊断。骨关节及泌尿生殖系统等结核的诊断主要根据临床表现和影像学检查。淋巴结、肝、脾等结核病依赖于活体组织病理检查确诊。

(二) 鉴别诊断

1. 肺炎 支原体、细菌性肺炎的胸部X线表现可与肺结核相似。支原体肺炎可在2~3周好转。细菌性肺炎常急起高热、胸痛、肺部大片炎症,须与干酪性肺炎相鉴别。前者痰可培养分离出致病菌,有效抗菌治疗2~3周炎症消失。

2. 肺脓肿 肺结核空洞须与肺脓肿相鉴别,后者起病较急、发热高、脓痰多、血白细胞及中性粒细胞增高,痰细菌培养阳性。空洞型肺结核继发菌感染应注意与慢性肺脓肿相鉴别。

3. 肺癌 中央型肺癌常有痰中带血、肺门阴影等,与肺门淋巴结结核相似。周围型肺癌呈球形、分叶状块影应与结核球鉴别。肺癌多见于40岁以上男性,有刺激性咳嗽、胸痛及进行性消瘦,无明显毒血症症状。胸部影像学、脱落细胞检查、支气管镜与活检有助于鉴别。

4. 支气管扩张 应与慢性纤维空洞型肺结核鉴别。痰查抗酸杆菌阴性、支气管碘油造影或胸部CT检查有助于鉴别。

5. 其他疾病 某些发热性疾病如伤寒、败血症、淋巴瘤等与结核病有诸多相似之处,应注意鉴别诊断。结肠癌、克罗恩病等肠道疾病与肠结核相似,肠镜检查有助于鉴别诊断。肝、脾、肾等器官疾病应根据相应临床表现同肺外结核病相鉴别。

九、预后

早期诊断、正规治疗多可痊愈。但到晚期肺部广泛纤维化形成后,预后较差。随着超级耐多药结核病以及免疫力低下患者所患结核病治疗难度大,预后差。

十、治疗

(一)西医治疗

结核病的治疗主要包括化学药物治疗(简称化疗)、对症治疗和手术治疗,其中化疗是控制疾病、防止传播的主要手段。

1. 化学药物治疗

(1)化疗原则:对活动性结核坚持早期、规律、全程、适量、联合使用敏感药物。

(2)化学药物:目前国际上通用的抗结核药物有十余种,WHO制定的一线药物为异烟肼(INH)、利福平(RFP)、利福布汀(RFB)、利福喷汀(RFT)、吡嗪酰胺(PZA)、链霉素(SM)、乙胺丁醇(EMB),其中除乙胺丁醇外均是杀菌药,是治疗的首选。二线药物包括乙硫异烟胺(ETH)、丙硫异烟胺(PTH)、对氨基水杨酸钠(PAS)、异烟肼对氨基水杨酸盐(PSNZ)等。注射药物为链霉素(SM)、卡那霉素(KM)、阿米卡星(AMK)、卷曲霉素(CPM)、氧氟沙星(OFLX)、左氧氟沙星(LEVY)、莫西沙星(MFX)、加替沙星(GFX)等。抗结核药物的主要种类、常用剂量及主要不良反应见表5-3。

表5-3 常用抗结核药物剂量及不良反应

药名	每天剂量					用法	主要不良反应
	成人(g)		儿童	成人间歇疗法(g)			
	≤50kg	>50kg	(mg/kg)	≤50kg	>50kg		
异烟肼 (INH/H)	0.3	0.3	10~15	0.5	0.6	每天1次,顿服	肝毒性
利福平 (RFP/R)	0.45	0.6	10~20	0.6	0.6	每天1次,饭前2小时顿服	肝毒性、胃肠反应、过敏反应
利福布汀 (RFB)	0.3	0.3				每天1次,饭前或饭后顿服	同利福平
利福喷汀 (RFT)				0.45	0.6	每天1次,饭前或饭后顿服	同利福平
吡嗪酰胺 (PZA/Z)	1.5	1.5	20~30	2.0	2.0	每天1次,顿服或分2~3次服	肝毒性、胃肠反应、过敏反应、高尿酸血症
乙胺丁醇 (EMB/E)	0.75	1.0	15~25	1.0	1.2	每天1次,顿服	视力障碍、视野缩小
链霉素 (SM/S)	0.75	0.75	15~30	0.75	0.75	每天一次,肌内注射	听力障碍、眩晕、肾功能障碍、过敏反应
卡那霉素 (KM)	0.5	0.75	15~30				同链霉素

续表

药名	每天剂量					用法	主要不良反应
	成人(g)		儿童	成人间歇疗法(g)			
	≤50kg	>50kg	(mg/kg)	≤50kg	>50kg		
阿米卡星 (AMK)	0.4	0.4	10~20	0.4	0.4	每天1次,肌内注射	同链霉素
卷曲霉素 (CPM)	0.75	0.75		0.75	0.75	每天1次,肌内注射	同链霉素、电解质紊乱
氧氟沙星 (OFLX/O)	0.4	0.6				每天1次或分2~3次	肝肾毒性、胃肠反应、过敏、光敏反应、中枢神经系统反应、肌腱反应
左氧氟沙星 (LEVY/V)	0.3	0.3				每天1次或分2~3次	同氧氟沙星
莫西沙星 (MFX)	0.4	0.4				每天1次或分2~3次	同氧氟沙星
加替沙星 (GFX)	0.4					每天1次或分2~3次	同氧氟沙星
丙硫异烟胺 (PTH/TH)	0.75	1.0	10~20			每天分3次服用	胃肠反应、口感金属味
对氨基水杨酸钠 (PAS/P)	8	8	150~250	10	12	每天分3次服用	肝毒性、胃肠反应、过敏反应
异烟肼对氨基水杨酸盐(帕星肼 PSNZ)	0.6	0.9				每天2~3次	同异烟肼

(3)化疗方案:整个化疗分为强化期和巩固期两个阶段。

1)初治:①尚未开始抗结核治疗者;②正在进行标准化疗方案用药未满疗程者;③不规则化疗未满1个月者。方案为:强化期2个月/巩固期4个月。常用方案:2S(E)HRZ/4HR;2S(E)HRZ/4H₃R₃;2S₃(E₃)H₃R₃Z₃/4H₃R₃;2S(E)HRZ/4HRE。方案中药物书写顺序一般按药效降序排列,注射类抗结核药物排在口服药前。药名缩写前数字代表用药的月数,药名缩写右下方数字代表每周用药次数,药名缩写下方无数字表示每日用药。初治强化期第2个月末痰涂片仍阳性,强化方案延长1个月,总疗程6个月不变(巩固期缩短1个月)。若第5个月痰涂片仍阳性,第6个月阴性,巩固期延长2个月,总疗程8个月。

2)复治:①初治失败者;②规则用药满疗程后痰菌又阳性者;③不规则化疗超过1个月者;④慢性排菌者。复治方案:强化期3个月/巩固期5个月。常用方案为:2SHRZE/1HRZE/5HRE;2SHRZE/1HRZE/5H₃R₃E₃;2S₃H₃R₃Z₃E₃/1H₃R₃Z₃E₃/5H₃R₃E₃。

复治应根据药敏试验进行,对上述方案无效的排菌病例,可参考耐多药结核病(MDR-TB)方案用药。慢性排菌者上述方案多无效,必要时可手术治疗。

耐药结核病的治疗:耐药结核病是指结核病患者感染的结核分枝杆菌被体外试验证实对 1 种或多种抗结核药物耐药的现象。耐药结核病一般分为 5 类:①单耐药(monoresistance):体外试验证实对 1 种一线抗结核药物耐药;②多耐药(polyresistance):体外试验证实对不包括同时耐异烟肼、利福平的 1 种以上的一线抗结核药物耐药;③耐多药(multidrug resistance,MDR):体外试验证实至少同时对异烟肼、利福平耐药;④广泛耐药:体外试验证实至少同时对异烟肼、利福平耐药外,还对任何氟喹诺酮类抗生素产生耐药,以及 3 种二线抗结核注射药物(卷曲霉素、卡那霉素、阿米卡星)中的至少 1 种耐药;⑤利福平耐药结核病:是指结核病患者感染的结核分枝杆菌体外药物敏感性试验证实对利福平耐药的结核病。

耐药结核病化疗方案的制订必须以实验室提供的药物敏感试验的结果为基础,或地区耐药监测资料为依据,同时必须了解患者既往的治疗经过和用药状况,才可准确选择二线药,在未获得药敏结果前均以患者的既往用药史或地区耐药资料作为选择药物和确定方案的依据,获得药敏结果后进行调整。

对于耐 INH、RFP 两种或两种以上药物的肺结核主张每天用药,疗程延长至 21 个月。WHO 推荐一线和二线药物可以混合用于治疗 MDR-TB。一线药物中除 INH 和 RFP 已耐药外,仍可根据药敏情况选用。MDR-TB 主要用二线药物治疗,包括:①氨基糖苷类:阿米卡星和卷曲霉素等;②硫胺类:丙硫异烟胺、乙硫异烟胺等;③氟喹诺酮:氧氟沙星和左氧氟沙星;④环丝胺酸:对神经系统损害大,应用范围受限制;⑤对氨基水杨酸钠:为抑菌药物,可预防其他药物产生耐药性;⑥利福布汀:耐 RFP 菌株部分对其敏感;⑦异烟肼对氨基水杨酸盐:耐 INH 菌株中部分对其敏感。

未获得(或缺乏)药敏试验结果而临床考虑 MDR-TB 时,可使用方案为强化期 AMK(或 CPM)+TH+PZA+OFLX 联合,巩固期 TH+OFLX 联合,强化期至少 3 个月,巩固期至少 18 个月,总疗程超过 21 个月。获得药敏试验结果后,可在上述方案基础上酌情调整,保证 3 种以上敏感药物。对病变范围局限,化疗 4 个月痰菌不阴转,或只对 2~3 种效果较差的药物敏感,有手术适应证者应手术治疗。

(4)固定剂量复合剂:为了使治疗规范化,提高患者的依从性和规律用药率,常将 2~3 种抗结核药物合并为 1 片或 1 个胶囊,制成复合剂,其疗效及不良反应与散装药相同。目前有卫非特(RIFATER,INH+RFP+PZA)和卫非宁(RIFINAH,INH+RFP),化疗方案为 2RIFATER/4RIFINAH。

(5)注意事项:临床治疗方案的制订应注意个体化。肺外结核参照肺结核方案治疗,骨关节结核、结核性脑膜炎等疗程较其延长。化疗时应密切观察治疗反应和病情、痰菌变化。定期复查肝、肾功能,尤其有肝病史或 HBV、HCV 感染者应根据肝功能情况,适时调整治疗方案。

2. 对症治疗 由于结核病是慢性、全身性疾病,因此合理的营养(选用富含蛋白质和维生素的食物)、适当的休息仍然是治疗的基础。对高热、咯血、胸痛、失眠及盗汗者,给予相应处理。急性粟粒型肺结核合并浆膜渗出伴严重毒血症症状者,在有效抗结核治疗的同时,糖皮质激素有助于改善症状、促进渗出液吸收,减少粘连。

3. 手术治疗 手术指征为:经正规抗结核治疗 9~12 个月,痰菌仍阳性的干酪病灶、厚壁空洞;单侧肺毁损、支气管结核管腔狭窄伴远端不张或肺化脓症;慢性结核性脓胸、支气管胸膜瘘内科治疗无效;反复多量咯血不能控制等。

(二)中医辨证论治

补虚培元、抗痨杀虫为治疗肺痨的基本原则,调补脏器重点在肺,并应注意脏腑整体关系,同时补益脾肾。治法应根据"主乎阴虚"的病理特点,以滋阴为主,火旺者兼以降火,若合并气虚、阳虚者,则当同时兼顾。杀虫则是针对病因治疗。正如《医学正传·劳极》所说:"治之之法,一则杀其虫,以绝其根本;一则补其虚,以复其真元。"

1. 肺阴亏虚

证候:干咳,咳声短促,或咯少量黏痰,或痰中带血丝或血点,色鲜红,胸部隐隐闷痛,午后手足心热,皮肤干灼,口干咽燥,或有轻微盗汗。舌边尖红,苔薄,脉细或兼数。

治法:滋阴润肺。

方药:月华丸加减。

2. 阴虚火旺

证候:呛咳气急,痰少质黏,或吐稠黄痰,量多,时时咯血,血色鲜红,午后潮热,骨蒸,五心烦热,颧红,盗汗量多,心烦口渴,失眠,性情急躁易怒,或胸胁掣痛,男子可见遗精,女子月经不调,形体日渐消瘦。舌红而干,苔薄黄或剥,脉细数。

治法:滋阴降火。

方药:百合固金汤加减。

3. 气阴耗伤

证候:咳嗽无力,气短声低,咳痰清稀色白,偶或夹血,或咯血,血色淡红,午后潮热,伴有畏风怕冷、自汗与盗汗并见,纳少神疲,便溏,面色㿠白,颧红。舌质光淡,边有齿痕,苔薄,脉细弱而数。

治法:益气养阴。

方药:保真汤加减。

4. 阴阳两虚

证候:咳逆,喘而少气,咳痰色白,或夹血丝,血色黯淡,潮热自汗,盗汗,声嘶或失音,面浮肢肿,心慌唇紫,形寒肢冷,或见五更泄泻,口舌生糜,大肉尽脱,男子滑精、阳痿,女子经少、经闭。舌质光淡隐紫,少津,脉微细而数,或虚大无力。

治法:滋阴补阳。

方药:补天大造丸加减。

十一、预防

(一)管理传染源

加强本病防治知识宣传。早发现、早诊断、早治疗痰菌阳性肺结核患者。直接督导下短程化疗(DOTS)是控制本病的关键。

(二)切断传播途径

管理好患者的痰液。用2%煤酚皂或1%甲醛(2小时)消毒,污染物阳光曝晒。

(三)保护易感人群

1. 卡介苗接种 新生儿出生时接种卡介苗后可获免疫力,但不提倡复种。

2. 预防性药物治疗 对儿童、青少年、HIV感染者、AIDS患者、密切接触高感染环境者,及合并糖尿病、尘肺病、慢性营养不良者等有感染结核杆菌好发因素,而 PPD 试验反应 ≥ 15mm 或 γ- 干扰素释放试验呈阳性反应者,应酌情预防用药。如每天 INH 300mg,儿童每天 5~10mg/kg,1 次顿服,疗程 6~12 个月。疑耐 INH 结核杆菌感染可用 OFLX 和 EMB(或 PAZ)预防。

(孙建光)

学习小结

1. 学习内容

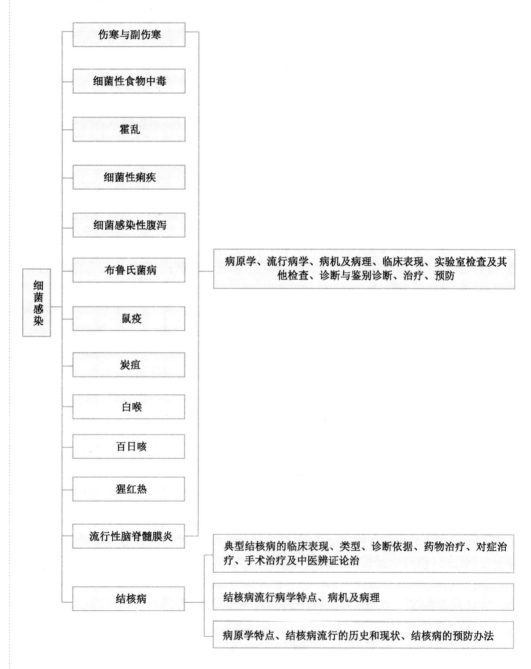

2. **学习方法**　在熟悉免疫学、病原生物学、病理生理学、内科学等学科的基础上学习本章节的内容,从病原学、流行病学、病机及病理、临床表现、诊断与鉴别诊断、常用实验室检查及其他检查、治疗和预防几个方面认识细菌感染性疾病的特点,做到知识的融会贯通与举一反三。并通过临床见习加强本章知识的学习和运用,为今后的传染病临床工作打好基础。

复习思考题

1. 为何补液是治疗霍乱的关键,抗生素的使用仅为辅助治疗?

2. 试述细菌性食物中毒的特点。

3. 如何鉴别中毒型菌痢与流行性乙型脑炎?

4. 伤寒带菌者如何治疗? 为什么抗菌治疗不能选择氯霉素?

5. 从发病机制、病理生理分析,为什么乙脑与流脑临床表现有异同? 各自治疗应该有何侧重?

6. 细菌感染性疾病有哪些共性? 抗菌药物的使用有哪些原则?

第六章

真 菌 感 染

📖 学习目的

通过学习真菌感染的病原学、流行病学、发病机制等相关知识,掌握常见真菌感染性疾病的诊断、治疗和预防措施。

学习要点

常见致病性念珠菌的种类,念珠菌感染和隐球菌感染的主要临床表现,真菌感染的实验室诊断方法,常用抗真菌治疗药物及其用法。

第一节 念 珠 菌 病

一、概述

念珠菌病(candidiasis)是由各种致病性念珠菌(candida)引起的局部或全身感染性疾病。临床表现主要为皮肤、黏膜或内脏器官的原发性或继发性感染,多由白念珠菌引起。好发于免疫功能低下者。近年来,随着广谱抗生素、免疫抑制剂、糖皮质激素、导管插管、器官移植、化疗以及介入治疗等新诊疗技术的广泛应用,肿瘤、移植、艾滋病等高危人群的增多,念珠菌病的发病率呈上升趋势,为目前最常见的深部真菌病。

二、病原学

念珠菌体呈卵圆形或圆形,直径为 4~6μm,革兰氏染色阳性,在血琼脂及沙氏琼脂上生长良好,适宜温度为 25~37℃。念珠菌为出芽繁殖(即芽生孢子),多数芽生孢子伸长成芽管,不与母体脱离,形成较大的假菌丝,少数形成厚膜孢子和真菌丝,其中光滑念珠菌不形成菌丝。该菌为条件致病菌,广泛存在自然界中,是人体正常菌群之一,目前已发现 300 余种,至少有 20 余种可致人类疾病,临床上以白念珠菌最为常见,约占念珠菌感染的 50%~70%,致病力也最强。其他如热带念珠菌、克柔念珠菌、光滑念珠菌、高里念珠菌、假热带念珠菌、葡萄牙念珠菌等也可致病。

三、流行病学

(一)感染源

念珠菌病患者、带菌者以及被念珠菌污染的食物、水、环境等。

（二）传播途径

1. 内源性 较为多见,念珠菌为人群正常菌群,体内念珠菌在一定条件下大量增殖并侵袭周围组织引起自身感染,常见部位为消化道及肺部。

2. 外源性 主要通过直接接触外界菌体而致病,包括性传播、母婴垂直传播、亲水性作业等;也可从医院环境获得感染,如医护人员、医疗器械等间接接触传播;还可通过饮水、食物等方式传播。

（三）易感人群

好发于有严重基础疾病及免疫功能低下的患者。包括:①有严重基础疾病,如肿瘤、艾滋病、系统性红斑狼疮、大面积烧伤、糖尿病、粒细胞减少、腹腔疾病需大手术治疗等;②应用细胞毒性免疫抑制剂者,如肿瘤化疗、器官移植、大剂量糖皮质激素等;③长期大量滥用广谱抗生素;④医源性因素,如住院时间较长、入住 ICU、侵袭性操作、留置各种导管等是念珠菌感染的主要入侵途径之一。

（四）流行特征

本病遍及全球,全年均可发病。对于免疫功能正常者,念珠菌感染主要是因为皮肤黏膜功能受损,各个年龄层均可发生,常见于婴幼儿,以浅表性感染为主,治疗效果好。系统性念珠菌感染多见于免疫功能低下或缺陷者。近年来深部念珠菌感染的发病率呈明显上升趋势,念珠菌引起的感染占全身性真菌感染的 80%。念珠菌属（Candida species）所致疾病在侵袭性真菌病（invasive fungal disease,IFD）中占首位。侵袭性念珠菌病更可危及生命,其中念珠菌血流感染（BSI）占医院获得 BSI 中的第 4位,病死率可高达 39.2%（ICU 47.1%）。

四、病机与病理

（一）发病机制

念珠菌是条件致病菌,感染的发生取决于病原体、宿主及环境多种因素相互作用的结果。

病原体的入侵因素包括念珠菌的数量、毒力、入侵途径等。当各种原因引起正常菌群失调和人体免疫力低下时,念珠菌就会大量繁殖,首先形成芽管,黏附于宿主细胞表面,随后转变为菌丝,穿入宿主细胞,在宿主细胞内又直接形成新的菌丝进一步扩散,并激发补体系统及抗原抗体反应,导致炎症介质大量释放,产生特异性免疫反应及迟发超敏反应。念珠菌能产生水解酶、磷脂酶、蛋白酶等多种酶类,促进病原菌的黏附、侵袭,造成细胞变性、坏死,引起组织损伤。

宿主相关因素包括:

1. 宿主防御功能减退 ①局部防御屏障受损:烧伤、创伤、手术、某些介入性操作造成皮肤黏膜损伤,使病原体易于通过人体屏障而入侵;②免疫系统功能缺陷:先天性免疫系统发育障碍,或后天性破坏(物理、化学、生物因素影响),如放射治疗、细胞毒性药物、免疫抑制剂、损害免疫系统的病毒(如 HIV)感染,均可造成念珠菌机会感染。

2. 医疗操作 各种手术、胃管、导尿管、静脉穿刺导管、内镜检查、机械通气、介入治疗等,为病原体入侵提供了通路。

3. 抗生素的广泛应用 广谱抗生素的大量使用,不仅抑制了人体内的正常菌群,有利于念珠菌的定植;同时抑制了对抗生素敏感的菌株,使念珠菌这种条件致病菌大量繁殖,造成医院感染。

(二) 病理

根据不同器官和发病阶段,组织病理改变可呈炎症性(如皮肤、肺)、化脓性(如肾、肺、脑)或者肉芽肿性(如皮肤)。特殊脏器和组织还可有特殊表现,如食管和小肠可有溃疡形成,心内膜可有增生性表现,急性播散性病例常表现为多灶性微脓肿形成,脓肿内可见大量中性粒细胞、芽孢和菌丝,病理组织中发现菌丝具有诊断价值。疾病早期或免疫功能严重抑制者的组织病理中可无脓肿。

五、临床表现

根据侵犯部位不同,本病可分为以下 3 种类型:

(一) 皮肤念珠菌病

1. 指(趾)间糜烂　多发于长期从事潮湿作业者。皮疹以第三、第四指(趾)最为常见。主要表现为自觉瘙痒,指(趾)间皮肤浸渍发白,去除浸渍的表皮,呈界限清楚的湿润面,基底潮红,可有少量渗液。

2. 念珠菌性间擦疹　多发于小儿及肥胖多汗者。皮疹好发于皮肤褶皱部位,如生殖器皱襞间、腹股沟、腋窝、臀沟、乳房下、凸垂的腹部皱襞下或脐部。自觉瘙痒,典型皮损为境界清楚的湿润性鲜红斑伴糜烂,周围可见散在丘疹、水疱、脓疱,呈卫星状分布。

3. 丘疹性皮肤念珠菌病　多发于婴幼儿颈、肩、背等部位,偶发于肥胖多汗的成人。皮损以播散、孤立、境界清楚、鳞屑性、淡红色、扁平小丘疹为特征。同时伴发念珠菌性口角炎、口腔炎。

4. 念珠菌性甲沟炎、甲床炎　多发于手足经常泡水者,如水产工人、洗衣工和足浴工等,为念珠菌侵犯甲沟、甲床所致,表现为甲沟红肿化脓,可伴有糜烂及渗出,指(趾)甲变厚,呈淡褐色。

5. 念珠菌性肉芽肿　好发于婴幼儿面部、头皮、指甲、甲沟等,为念珠菌感染皮肤所致组织增生、结节、溃疡或肉芽肿形成,特点为富含血管的丘疹。

6. 慢性皮肤黏膜念珠菌病　少见,可能为常染色体隐性遗传性疾病,儿童好发,常伴有某些免疫缺陷或内分泌疾患,如甲状旁腺、肾上腺功能低下等,特别是先天性胸腺瘤,表现为皮肤、黏膜及甲沟的复发性、持久性念珠菌感染。

7. 先天性皮肤念珠菌病　婴儿通过产道感染念珠菌所致。源于宫内或分娩时感染,超过 50% 的患病新生儿的母亲患有念珠菌性外阴阴道炎。常于出生后几小时内发生皮疹,可见红斑,并发展为孤立的水疱、大疱或薄壁小脓疱,并可能在 24 小时内迅速扩展至全身。约 1 周内脓疱破裂形成糜烂面,继之干燥、结痂,皮损逐渐扩大融合成片,表面有领圈样鳞屑。广泛分布于躯干、四肢、头颈部,有时波及掌跖部及甲襞,可致甲完全脱落。半数并有鹅口疮。

(二) 黏膜念珠菌病

1. 口腔念珠菌病　为最常见的浅表性念珠菌病。以鹅口疮最为多见,见于婴幼儿患者。常见于舌、软腭、颊黏膜、齿龈、咽部等处,典型表现为在舌和口腔黏膜表面覆盖有乳白色、凝乳样斑块物(假膜),刮去斑块显露新鲜、出血创面伴疼痛,此斑块系由念珠菌、鳞状上皮细胞、白细胞、细菌、角蛋白、坏死组织和食物碎屑混合生成,斑块刮片涂片和革兰氏染色检查可见菌丝、假菌丝和芽孢。长期使用抗生素、糖皮质激素及艾滋病、恶性肿瘤患者为易感者。

2. 消化道念珠菌病　包括念珠菌性食管炎及胃肠炎。食管炎患者常伴有鹅口疮，早期症状不典型，继之表现为食欲减退，吞咽梗阻感伴胸骨后疼痛，也可发生恶心、呕吐。胃肠炎患者均有腹泻、腹胀、血便；内镜检查可见局部充血水肿，假性白斑或浅表溃疡，毛刷取标本涂片见大量菌丝或假菌丝和芽孢。

3. 生殖器念珠菌病　包括阴道炎及龟头包皮炎。外阴部红肿、瘙痒和烧灼感是本病突出症状。阴道分泌物黏稠、色黄或乳酪样，有时夹杂豆腐渣样白色小块，但无恶臭。在阴道壁上可见白色假膜样斑片，假膜和白带涂片可见假菌丝和成群芽孢。男性患者少见，多通过配偶感染，可见包皮及龟头潮红干燥光滑，包皮内侧及冠状沟可见覆有假膜的斑片。

(三)深部器官念珠菌病

1. 呼吸道念珠菌病　常见于长期使用广谱抗生素、糖皮质激素或中性粒细胞减少患者。念珠菌从口腔直接蔓延或经血行播散，引起支气管和肺部感染。表现为低热、咳嗽、咳白色黏痰甚至咯血，肺部听诊可闻及湿啰音，X线检查可见支气管周围密集影或双肺弥漫性结节性改变。用支气管镜获取支气管分泌物做真菌培养结果较为可靠。

2. 泌尿道念珠菌病　包括念珠菌膀胱炎和肾念珠菌病。多由于留置导尿管后念珠菌上行感染引起，肾脏感染多发生于血行播散。念珠菌膀胱炎主要表现为尿急、尿频、尿痛、排尿困难，甚至血尿等症状，少数患者可出现无症状性菌尿，尿液念珠菌检查阳性，膀胱镜检可见膀胱壁上白色假膜，除去后易出血。肾念珠菌病主要表现为发热、寒战、腰痛、腹痛，婴儿可有少尿或无尿。尿常规检查可见红细胞、白细胞、蛋白、管型；尿液直接镜检和培养念珠菌阳性。

3. 念珠菌菌血症　多见于粒细胞缺乏者或其他高危患者，留置静脉导管也可能是一个原因。患者可多个系统被念珠菌侵犯，又称为播散性念珠菌病，病死率高。以肾、脾、肝、视网膜受累为多见，最常见的临床表现为发热，常可超过38℃。偶有寒战和血压降低。确诊有赖于血培养，但阳性率<50%。

4. 念珠菌性心内膜炎　多见于心脏瓣膜病、接受心脏手术、心导管检查及静脉注射毒品者。主要为血行播散所致，临床表现与其他感染性心内膜炎相似，有发热、贫血、心脏杂音、脾肿大、瓣膜赘生物脱落、动脉栓塞等，预后差。

5. 念珠菌性脑膜炎　多见于已有念珠菌感染的低体重新生儿、衰弱者以及神经外科手术者，更多见于播散性念珠菌病患者。主要为血行播散所致。临床表现为发热、头痛、谵妄、脑膜刺激征，但视盘水肿及颅内压增高不明显，脑脊液蛋白含量明显升高。脑脊液早期检查不易发现真菌，需多次脑脊液真菌培养。

6. 念珠菌性骨髓炎、关节炎　念珠菌性骨髓炎主要见于中性粒细胞减少及低体重新生儿所患播散性念珠菌病的血行播散，偶见于外伤、外科手术的直接接种。临床表现与细菌性骨髓炎相似，常表现为局部疼痛，可形成瘘管，有溶骨现象，但常无发热。常累及腰椎及肋骨。念珠菌性关节炎少见于行关节治疗术后(如抽吸关节液、关节内注射及人工关节植入术等)的患者，多见于播散性念珠菌病的血行播散。临床表现同急性细菌性关节炎。

7. 念珠菌性眼内炎　可通过血行播散或手术时直接接种感染。表现为视力模糊、漂浮盲点和眼痛。视网膜检查可见源于脉络膜视网膜的眼内白色棉花样损害,且进展迅速,累及玻璃体。

六、实验室检查及其他检查

(一)病原学检查

1. 直接镜检 标本直接镜检发现大量菌丝和成群芽孢有诊断意义。

2. 培养 在无菌操作条件下,无菌部位如血液、脑脊液、胸腔积液、腹水、关节腔积液及活检组织等培养阳性有诊断意义;开放部位如痰液、粪便、尿液、支气管肺泡冲洗液等培养阳性,应结合直接镜检结果判断;同一部位多次培养阳性或多个部位分离出同一种病原菌,也常提示深部真菌感染。怀疑深部念珠菌病的患者均应做血真菌培养。

3. 组织病理检查 深部念珠菌病的组织反应不具特征性。一般呈急性化脓或坏死,可有多个脓肿或微小脓肿,内含大量的中性粒细胞、芽孢和假菌丝可诊断为念珠菌病,但需要进行培养来确定感染的种类。

4. 核酸检测 念珠菌菌种鉴定可采用特异性 DNA 探针、聚合酶链反应(PCR)、限制性酶切片段长度多肽性分析(RFLP)、DNA 指纹图谱、随机扩增 DNA 多肽性分析(RAPD)等,但方法的标准化尚待建立。

5. 相关抗原检测 包括组织胞浆抗原检测、甘露聚糖检测和血清 β-D 葡聚糖抗原检测(G 试验)。国内现有的血清 1,3-β-D 葡聚糖抗原检测(G 试验)可作为诊断侵袭性念珠菌病的辅助指标之一。

(二)其他检查

影像学检查如胸部 X 线、B 超、CT、MRI 等。尽管无特异性,但对发现肺、肝、肾、脾侵袭性损害有一定帮助。

七、诊断和鉴别诊断

(一)诊断

念珠菌引起的急性感染的临床表现难与细菌所致的感染相鉴别。在原发病基础上出现病情波动,经抗生素治疗症状反而加重,而无其他原因可解释,结合用药史及存在的诱发因素,应考虑真菌感染的可能,确诊有赖于病原学证实。标本直接镜检发现大量菌丝和成群芽孢或血液、脑脊液培养证实为致病念珠菌感染,具有诊断意义。在痰、粪便或消化道分泌物中只见芽孢而无菌丝可能为定植菌群,不能以此作为诊断依据。

(二)鉴别诊断

消化道念珠菌病应与食管炎、胃炎、肠炎等相鉴别。念珠菌性肺炎、脑膜炎、心内膜炎应与结核性、细菌性及其他真菌性感染相鉴别。

八、预后

局部念珠菌病预后尚好。然而,念珠菌在任何部位出现,均是播散性或全身性念珠菌病的危险因素,尤其是高危人群如 ICU 患者、留置导管、长期使用广谱抗生素、糖尿病、血液透析、艾滋病或器官移植患者,均可能发生全身播散,预后差。

笔记

九、治疗

应尽量去除与本病发生有关的诱因,如长期大量应用广谱抗生素、糖皮质激素或免疫抑制剂的患者须考虑停药或减量;若有糖尿病和恶性肿瘤等原发病,应予以相应处理;大面积烧伤患者应促进伤口愈合,保持患处干燥、清洁;免疫力低下者应增强机体的免疫力。

(一) 病原治疗

1. 内用疗法

(1)制霉菌素:内服每天 200 万~400 万 U,连用 1 周,适用于消化道念珠菌感染。

(2)两性霉素 B:0.5~0.7mg/(kg·d),与氟胞嘧啶 100~150mg/(kg·d)合用有协同作用。静滴治疗内脏念珠菌病有一定效果,但毒性较大,须注意观察。部分患者可有寒战、发热、头痛、食欲减退、恶心呕吐。特别是首次用药或输入量过大、过快时可引起心律失常。为减轻不良反应,可在治疗前或治疗结束时服阿司匹林、苯海拉明,必要时每次治疗前可静滴氢化可的松 25~50mg。其他不良反应有血栓性静脉炎、肝或肾功能损害、贫血及低血钾等。治疗前及治疗中定期测血钾、尿素氮及肌酐。尿素氮增至 17.9mmol/L,肌酐达 309.4μmol/L 时改为隔日治疗,持续升高者应停止治疗,改用其他抗真菌药。

(3)氟康唑:顿服或静滴,用于皮肤黏膜念珠菌病 0.1~0.2g/d,连用 1~2 周;用于系统性念珠菌病,0.2~0.4g/d(第 1 天 0.4g),疗程视临床治疗反应而定;念珠菌病的预防,0.05~0.4g/d,不宜超过 3 周。

(4)酮康唑:0.2~0.4g/d 顿服,连服 1~2 个月,适用于慢性皮肤黏膜念珠菌病。其有肝毒性,应动态监测肝功能。

(5)伊曲康唑:对深部真菌和浅表真菌均有效,口服吸收良好,在肺、肾及上皮组织中浓度较高。口腔、食管念珠菌病,0.2~0.4g/d 顿服,连服 1~2 周;阴道念珠菌病,0.2g/d 分 2 次,服用 1 天,或 0.1g/d 顿服,连服 3 天;系统性念珠菌病,每次 0.2g,每天 2 次,静脉滴注 2 天,随后每次 0.2g,每天 1 次,静脉滴注 12 天,病情需要可序贯口服每次 0.2g,每天 2 次,数周或更长时间。

(6)伏立康唑:4mg/(kg·d)静脉滴注,每天 2 次,或 200mg/d,口服,每天 2 次,适用于耐氟康唑的重症或难治性侵袭念珠菌感染。

(7)醋酸卡泊芬净:首剂 70mg,随后 50mg/d 静脉滴注。适用于菌血症、心内膜炎等重症感染及难治性口咽炎、食管炎等,疗程视临床治疗效果而定。

(8)米卡芬净:0.1g/d,静脉滴注,治疗指征同醋酸卡泊芬净。

2. 外用疗法　部分皮肤和黏膜念珠菌采用局部用药即可奏效。临床应用可酌选制霉菌素软膏、制霉菌素阴道栓剂、两性霉素 B、球红霉素及咪唑类药等为主药,配制成溶液、霜剂或乳剂以供使用。

(二) 对症支持治疗

去除各种诱发因素,清除局部感染灶,积极治疗原发病,加强营养,增强免疫功能。

十、预防

注意饮食及生活清洁卫生,对易感人群应经常检查,并采取以下措施积极预防:

尽量减少血管插管及监护设施的使用次数及时间,并加强导管插管的护理和定期更换;合理使用抗生素,尽量避免长期、大剂量使用;加强医护人员的手卫生,控制医用生物材料及周围环境的污染也极为重要。

(扈晓宇)

第二节　隐球菌病

一、概述

隐球菌病(cryptococcosis)是全球泛发的侵袭性真菌病,其致病菌主要为新型隐球菌(Cryptococcus neoformans)和格特隐球菌(Cryptococcus gattii)。由于感染部位不同和患者免疫功能的差异,其预后截然不同,轻者无症状,重者危及生命。

二、病原学

隐球菌属包含 70 个种和变种,致病菌主要是新型隐球菌和格特隐球菌。隐球菌呈圆形或椭圆形,直径为 4~10μm,外周围绕着一层宽厚的多糖荚膜,为主要的毒力因子。两者的无性繁殖体均为无菌丝的单芽孢酵母样菌。根据荚膜多糖抗原特异性的差异,将其分为 A、B、C、D、AD 五种血清型,其中 AD 血清型菌株是 A 血清型和 D 血清型菌株的杂合子。A 型、D 型和 AD 型属于新型隐球菌,B 型和 C 型属于格特隐球菌。

三、流行病学

(一)感染源

新型隐球菌菌株广泛分布于自然界,不仅鸽粪中常可分离,在桉树、土壤、室内灰尘、家畜的排泄物中都曾成功分离出。而格特隐球菌菌株主要分离于热带及亚热带地区的桉树。在干燥鸽粪中新型隐球菌可存活达数年之久,是人类致病的重要来源。

(二)传播途径

吸入含有隐球菌菌体或孢子的气溶胶是主要途径,隐球菌也可通过皮肤黏膜破损处或消化道侵入。尚未证实存在动物与人或人与人之间的直接传播。

(三)易感人群

新型隐球菌致病常发生在免疫功能异常的患者,如 HIV 阳性者、器官移植者、长期使用免疫抑制剂患者、肿瘤患者等;而格特隐球菌常侵犯免疫功能正常的人群。

(四)流行特征

新型隐球菌血清 A 型在全球范围内均呈优势分布,高度散发;而格特隐球菌则在澳大利亚、巴巴拉新几内亚、巴西等国家发病率较高,曾引起加拿大温哥华岛及其周边地区和美国西北部免疫功能正常人群或(及)动物隐球菌感染暴发。大多数病例发生于 20~50 岁这个年龄段,男女比例约为 2:1。

四、病机与病理

(一)发病机制

隐球菌感染途径为吸入环境中的隐球菌孢子、创伤性皮肤接种、摄入带菌食物等。隐球菌孢子进入肺泡后,被肺泡巨噬细胞吞噬,可诱发 T 辅助 1 型(Th1)细胞应答,产生肉芽肿性炎。此外,在抗原作用下,CD4$^+$ 和 CD8$^+$T 淋巴细胞聚集于肺部,产生各种细胞因子,吸引免疫效应细胞如中性粒细胞、单核细胞等到达感染部位。有效的免疫应答可以清除进入肺泡的隐球菌孢子,或使休眠期的隐球菌孢子聚集在肺部淋巴结中。而隐球菌抗原能够抑制或下调体液和细胞免疫反应。在肺部环境中隐球菌可迅速合成荚膜,使肺泡巨噬细胞对它的摄取、吞噬能力削弱。

肺隐球菌感染的自然演变取决于宿主的免疫状态。免疫健全宿主疾病多呈局限性和自限性,而免疫低下宿主常为进行性和播散性。一般认为感染为早年获得,免疫低下宿主发生隐球菌病大多与肺部潜伏感染的重新活动有关,未及时治疗或严重免疫抑制者则可以经血流播散至任何器官和系统。

(二)病理

中枢神经系统隐球菌病易累及脑膜,也可同时累及脑实质(如脑叶、间脑、脑干、小脑等),可致弥散性损害或局限性损害。弥散性损害以渗出性炎症为主,菌量较多,可致脑组织充血、水肿,脑组织局部缺血、软化,病变常见于脑基底核、丘脑和大脑皮质区。此外,还可形成颅内肉芽肿、脑积水。局限性损害主要表现为脑膜、脑实质肉芽肿,少数为囊肿、脓肿或软化灶。

肺隐球菌病常可以表现为孤立性肉芽肿型、粟粒性肉芽肿型及肺炎型,后两型可累及多个肺叶。肉芽肿早期肉眼可见黄白色或粉红色胶状半透明物质,病灶内有较多炎症细胞浸润;晚期则为大小不等的肉芽肿,病灶内可见干酪样坏死和小空洞,不形成钙化,周围无明显包膜。

五、临床表现

潜伏期多为数周至数年不等。

隐球菌感染可分为显性感染和隐性无症状的感染。侵袭性或系统性感染与各种免疫缺陷有关,患者常常是有临床症状的;而在免疫功能正常的患者中更易出现较轻或是无症状感染。

(一)中枢神经系统隐球菌病

起病常隐匿,表现为慢性或亚急性过程,起病前可有上呼吸道感染史。少数患者急性起病,多为免疫抑制或免疫缺陷患者,病死率高。

通常头痛是最早或唯一症状,初起为间歇性,以后为持续性并进行性加重,后期头痛剧烈。头痛以前额、颞区为著,是脑膜受累的重要表现。多伴有发热,体温一般在39℃以下。在病程中、后期,部分患者可出现视物模糊、畏光、视力下降,可能与隐球菌直接侵犯视神经通道及慢性颅内压升高有关,眼底检查可见明显视盘水肿、视网膜渗出,查体可发现脑膜刺激征阳性。当病灶累及听神经、面神经和动眼神经时,可出现听力下降或丧失及其他相应症状。脑室系统梗阻则出现脑积水。少数患者表现出烦躁不安、性格改变等精神症状,系脑实质受累。

(二)肺隐球菌病

症状轻重不一,根据临床表现可分为三类:

1. 无症状型　多见于免疫功能正常者,大多数病例是在影像学检查时偶然发现。
2. 急性型　多见于免疫抑制尤其是艾滋病患者,临床表现为严重急性下呼吸道

笔记

感染,有高热、呼吸困难等症状,伴有明显的低氧血症,可发展为急性呼吸衰竭。

3. 慢性型　临床上最常见,隐匿性起病,表现为咳嗽、咯少量黏液痰或血痰、发热、盗汗、气促、全身乏力、咯血和胸痛等。

(三)皮肤隐球菌病

根据隐球菌来源,分为原发性和继发性感染两种。一般来说,原发性皮肤隐球菌感染的患者没有全身其他表现,继发性皮肤感染的患者常常并发高热、头痛和脑膜刺激征等临床表现。皮肤隐球菌感染的皮损多种多样,最常见的为传染性软疣样带有脐凹的损害,还可表现为溃疡、结节、脓疱、红斑、坏死以及蜂窝织炎等多种损害。

六、并发症

中枢神经系统隐球菌病可并发脑积水、听力和视力下降或丧失、癫痫发作和痴呆等。艾滋病患者发生肺隐球菌病可并发成人呼吸窘迫综合征。隐球菌病特殊的并发症,包括免疫重建炎症综合征(immune reconstitution inflammatory syndrome,IRIS)、颅内压升高和隐球菌瘤。

七、实验室检查及其他检查

(一)一般检查

白细胞计数和分类、血小板计数一般在正常范围;部分患者可出现淋巴细胞比例增高,轻至中度贫血。血沉可正常或轻度增快。

(二)脑脊液检查

大多数中枢神经系统隐球菌病患者的脑脊液压力明显增高,一般为200~600mmH$_2$O(1.96~5.4kPa)。外观清澈、透明或微混;细胞数轻至中度增多,半数在(100~500)×10^6/L,以淋巴细胞为主,在疾病早期也可呈现中性粒细胞为主;蛋白含量呈轻度或中度增高;糖含量显著下降,甚至为零。艾滋病等严重免疫低下患者并发中枢神经系统隐球菌病时,往往脑脊液常规、生化检查正常或轻度异常。

(三)病原学检查

从脑脊液、经皮肺组织穿刺活检、痰液、皮损分泌物等标本分离到隐球菌对确诊具有重要价值。用墨汁涂片直接镜检,可发现酵母样细胞,形圆、壁厚、围以宽厚的荚膜;作为隐球菌细胞壁的独特成分,多糖荚膜也可通过特殊的染色方法观察,包括黏蛋白卡红、阿利新兰、PAS 染色等。隐球菌培养常用沙堡固体培养基,多次采集标本进行培养可提高检出率。

(四)血清学检查

隐球菌抗原乳胶凝集试验(cryptococcal antigen latex agglutination system,CALAS)检测隐球菌荚膜多糖是目前临床上诊断隐球菌感染最重要的方法之一,具有较高的特异性和敏感性。一般来说,隐球菌抗原滴度超过 1:4 提示有隐球菌感染,滴度越高诊断价值越大。

(五)分子生物学检测

不作为隐球菌病的常规诊断方法,但具有高灵敏性和高特异性,目前主要用于隐球菌病的菌种鉴定、分型。检测包括基因测序、PCR 以及其他基于 PCR 的方法。

笔记

(六) 影像学检查

肺隐球菌病 X 线检查,以双肺出现单个或多个结节或肿块状的浸润影最多见,边界较清楚,形态不规则;CT 影像学表现以孤立性或多发的肺结节或肿块影最常见,也可表现为肺叶或肺段分布的实变影,少数患者可出现弥漫性粟粒结节影。中枢神经系统隐球菌病多数情况下颅脑影像学检查无明显改变,少数情况下头颅 CT 或 MRI 检查可表现为与隐球菌相关的病变,如肉芽肿病灶,以及脑水肿、脑积水、脑室扩大、脑膜强化等。

八、诊断与鉴别诊断

(一) 诊断

隐球菌病是一种临床疾病谱复杂多变的全身性真菌病,其诊断需依据以下资料综合分析:

1. 流行病学资料　鸽子饲养者及有鸽粪、其他鸟类粪便接触史者,感染隐球菌机会通常较一般人群高出几倍。当患者有慢性消耗性疾病、全身性免疫缺陷性疾病、长期使用免疫抑制剂的病史,患隐球菌病的概率明显增高。

2. 临床表现　中枢神经系统隐球菌病主要表现为发热、恶心、呕吐、渐进性头痛、脑膜刺激征阳性,严重时,可有意识障碍、抽搐、病理征阳性等表现。肺隐球菌病主要表现为咳嗽、咳痰、发热、胸痛、咯血、乏力、盗汗等。皮肤隐球菌病主要表现为带有脐凹的丘疹、溃疡、结节、坏死等。

3. 实验室检查　脑脊液真菌涂片、培养和隐球菌乳胶凝集试验结果的任一个阳性都可以确诊隐球菌中枢神经系统感染。经皮肺组织穿刺活检标本真菌涂片、培养阳性对肺隐球菌感染有确诊意义;取自痰、咽拭子或支气管肺泡灌洗液的标本涂片或培养阳性,以及血清隐球菌荚膜多糖抗原乳胶凝集试验阳性有临床疑似诊断价值。皮肤隐球菌感染的确诊依赖于皮损真菌培养发现隐球菌和 / 或皮损的病理发现有荚膜的孢子。

(二) 鉴别诊断

1. 中枢神经系统隐球菌病　应与结核性脑膜炎、脑膜血管梅毒、神经类肉瘤病等疾病相鉴别。其中,最容易误诊为结核性脑膜炎,两者相比,中枢神经系统隐球菌病颅内压增高更明显,更易损害视神经,脑脊液葡萄糖含量减低更明显,但上述表现并非绝对,鉴别两者最终需要依靠病原学检查。

2. 肺隐球菌病　应与其他病原体肺炎、肺部肿瘤、韦格纳肉芽肿等疾病相鉴别。

3. 皮肤隐球菌病　应与粉刺、基底细胞瘤和类肉瘤等疾病相鉴别。

九、预后

中枢神经系统隐球菌病最凶险,未经抗真菌药物治疗的患者均会死亡,治疗后仍有 10%~40% 的病死率。部分患者治愈后留有严重的后遗症,包括视力丧失、脑积水、智能减退等。不良预后因素有:严重基础疾病或免疫功能异常,如果患者有癌症、艾滋病或器官移植则病情难以控制;发病初期脏器菌荷量大,如脑脊液菌体计数 $\geq 10^5 \sim 10^6 \text{CFU/ml}$、墨汁染色强阳性、多糖抗原滴度大于 1:1 024;颅内压高;处于痴呆或昏迷状态。

十、治疗

隐球菌病的治疗方案遵循个体化原则,根据感染部位和患者免疫防御基础状态的不同而有所不同。

(一) 病原治疗

1. 中枢神经系统隐球菌病

(1)HIV阴性患者:采取分期治疗的方式进行,初始诱导治疗采用两性霉素B 0.5~1mg/(kg·d)静脉给药,联合氟胞嘧啶100mg/(kg·d),至少8周。之后巩固治疗使用氟康唑400mg/d,至少12周。对于有明显肾脏疾病的患者,可采用两性霉素B脂质体来替代两性霉素B;对于不能耐受氟康唑的患者,可采用伊曲康唑来替代。

(2)HIV阳性患者:抗真菌治疗的方案主要有以下三种。①两性霉素B 0.7~1mg/(kg·d)联合氟胞嘧啶100mg/(kg·d)诱导治疗2周,继用氟康唑400mg/d治疗至少10周,之后氟康唑200mg/d,终生维持。②两性霉素B 0.7~1mg/(kg·d)联合氟胞嘧啶100mg/(kg·d) 6~10周,之后氟康唑200mg/d,终生维持。③伏立康唑(第1个24小时给予负荷剂量,每12小时给药1次,每次6mg/kg静脉滴注;之后每12小时给药1次,每次4mg/kg静脉滴注)与两性霉素B 0.5~0.7mg/(kg·d)加氟胞嘧啶100~150mg/(kg·d)联合应用2周后,停用伏立康唑,继续联合应用两性霉素B和氟胞嘧啶12周,之后改氟康唑200mg/d,终生维持。不论采用何种方案,一般患者均需终身氟康唑维持治疗,但若患者持续6个月以上CD4$^+$T细胞计数>200/μl,可以根据患者的具体情况考虑停止抗真菌治疗。

2. 肺隐球菌病

(1)HIV阴性患者:在免疫功能正常患者中,无症状者必须严密观察或采用氟康唑200~400mg/d,治疗3~6个月。轻至中度症状、无其他系统累及的患者采用氟康唑或伊曲康唑200~400mg/d,治疗6~12个月。如果不能应用口服唑类药物,或肺隐球菌病较重或呈进行性加重时,使用两性霉素B 0.4~0.7mg/(kg·d),总剂量为1 000~2 000mg。免疫抑制伴弥散性感染或严重肺炎者,治疗同中枢神经系统隐球菌病。

(2)HIV阳性患者:轻到中度病变患者使用氟康唑或伊曲康唑,首剂400mg,后改为每次200mg,2次/d,疗程为6~12个月;重症患者或合并中枢感染的患者应按照中枢神经系统隐球菌病进行治疗。

3. 皮肤隐球菌病

(1)HIV阴性患者:继发性皮肤隐球菌病感染需要按照中枢神经系统隐球菌病进行治疗。原发性皮肤感染的治疗使用氟康唑200~400mg/d,疗程1~3个月。

(2)HIV阳性患者:可选用两性霉素B联合氟胞嘧啶、氟康唑或伊曲康唑治疗,局部病灶可手术切除后酌情使用抗真菌药。

(二) 对症治疗

在HIV阴性和阳性的中枢神经系统隐球菌病的患者中,超过50%的患者有颅内压增高。降低颅内压的方法有:药物治疗,如糖皮质激素、利尿剂、甘露醇等;脑脊液引流(对于各种顽固性高颅压有效),如腰穿间断引流脑脊液、腰椎置管引流、脑室腹腔引流。

(三) 手术治疗

对于直径大于3cm、容易切除且有压迫症状的脑隐球菌瘤(肉芽肿)可以考虑外科手术治疗。对于肺部病灶局限,而内科治疗效果不佳的患者可考虑手术治疗。

十一、预防

免疫功能缺陷者应尽量避免接触含有家畜排泄物的环境,尤其是有鸽子排泄物的地方。格特隐球菌常存在于桉树中,尽量避免去桉树密度较高的场所以及避免在周围活动。当艾滋病患者 CD4$^+$T 淋巴细胞计数 <100/μl 时,可考虑给予氟康唑预防性抗真菌治疗。

(扈晓宇)

学习小结

1. 学习内容

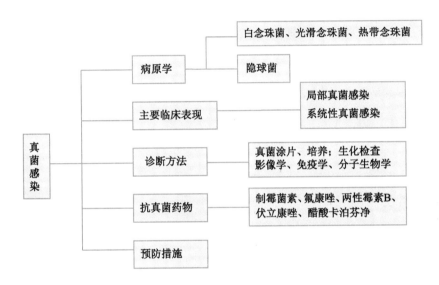

2. 学习方法　对本章的学习要结合临床见习、实习。熟悉真菌感染的高危因素、常见致病性真菌的种类、真菌感染的主要临床表现、影像学和实验室诊断方法;了解相关分子生物学诊断技术等领域的学科进展、抗真菌药物的合理应用。通过学习,为今后临床诊疗工作奠定必要的理论基础,并初步具备一定的临床实践技能。

复习思考题

1. 真菌感染发病的高危因素有哪些?
2. 念珠菌感染主要有哪些临床类型? 实验室诊断方法是什么?
3. 常用抗真菌药物包括哪些?

第七章

螺 旋 体 病

学习目的

通过学习了解螺旋体的种类、感染途径、感染后引起疾病的临床表现、诊断依据、治疗要点和预防措施。

学习要点

钩端螺旋体病、回归热和莱姆病的临床表现、诊断标准和治疗方法。

第一节 钩端螺旋体病

一、概述

钩端螺旋体病（leptospirosis）简称钩体病，是由各种不同型别的致病性钩端螺旋体（leptospira，简称钩体）引起的急性人畜共患传染病。鼠类和猪是主要传染源，经皮肤和黏膜接触含钩体的疫水而感染。钩体病发病具有明显的季节性、流行性和一定的职业性。典型的临床经过可分为早期、中期和后期。早期为钩端螺旋体败血症，中期为各脏器损害和功能障碍，后期为各种变态性反应后发症。主要临床表现有急起高热，全身酸痛，极度乏力，眼结膜充血，浅表淋巴结肿大，腓肠肌压痛等，轻型类似感冒，重型有明显的肝、肾、中枢神经系统损害和肺弥漫性出血，危及生命。

中医学认为本病是感受暑湿、暑热病邪所致，应属"暑湿""暑温""湿温""伏暑"或"温疫"等范畴。因农民常在收割时被感染，民间习称为"稻田热""打谷黄""稻瘟病"等。

二、病原学

钩端螺旋体属螺旋体目，呈细长丝状，有 12~18 个螺旋，长 6~20μm，直径约为 0.1μm，规则而紧密，菌体的一端或两端弯曲呈钩状，能做活跃的旋转式运动，有较强的穿透力。钩体主要由外膜、鞭毛（又称轴丝）和菌体 3 部分构成，外膜具有抗原性和免疫原性，其相应抗体为保护性抗体。

钩体为需氧菌，含兔血清的柯索夫（Korthof）培养基、pH 7.2~7.4、温度 28~30℃是其最佳生存环境，生长较缓慢，需 1~2 周生长。钩体抵抗力弱，对常用的消毒剂（70%

268

乙醇、漂白粉、苯酚溶液)均很敏感,在干燥环境下数分钟死亡,但在 pH 7.0~7.5 的潮湿土壤和水中,可存活 1~3 个月。

钩体的抗原结构复杂,主要为型特异性抗原和群特异性抗原。目前全世界已发现 24 个血清群,200 多个血清型,新菌型仍在不断发现中。以黄疸出血群、波摩那群、犬群、秋季群、澳洲群、七日群、流感伤寒群和爪哇群分布较广,为大多数国家和地区的主要菌群。其中波摩那群分布最广,是洪水型和雨水型钩体病的主要菌群;黄疸出血群毒力最强,是稻田型的主要菌群。钩体的型别不同,其毒力和致病性也不同。某些钩体的细胞壁含有内毒素样物质,有较强的致病作用。

三、流行病学

(一)传染源

钩体的动物宿主相当广泛,鼠类和猪是主要的储存宿主和传染源。黑线姬鼠是我国南方稻田型钩体病的主要传染源,其带菌率高、带菌时间长,尿液污染稻田水和土壤使农民受染。猪是我国北方钩体病的主要传染源,是雨水型和洪水型构体病的主要传染源。犬亦可感染及携带钩体,其毒力低,致病力弱。人带菌时间短,排菌量小,人尿为酸性不适宜钩体生存,故一般认为人作为传染源的意义不大。

(二)传播途径

直接接触病原体是主要的传播途径,破损的皮肤和黏膜是钩体最主要入侵途径。携带钩体的动物排尿污染周围坏境,人与环境中污染的水接触是本病的主要感染方式;患钩体病的孕妇可经羊水、胎盘感染胎儿;亦可通过消化道、呼吸道黏膜受染。

(三)易感人群

人对钩体普遍易感,隐性感染率较高,疫区人群经隐性感染或轻型感染大多有一定免疫力,新入疫区人口的发病率往往高于疫区居民,病情也较重。病后对同型钩体产生特异性免疫,但仍可感染其他型钩体,故可二次感染发病。

(四)流行特征

本病分布甚广,几乎遍及世界各地,热带、亚热带地区流行较为严重。我国除新疆、甘肃、宁夏、青海外,其他地区均有本病散发和流行,尤以西南和南方各省多见。本病全年均可发生,主要流行于夏秋季,6~10 月发病最多,稻田型主要集中于夏秋季之交水稻收割期间,雨水型多在雨季,洪水型发病高峰与洪水高峰一致。发病以青壮年为主,疫区儿童亦易受染,男性多于女性。农民、渔民、畜牧业及屠宰工人发病率高。

四、病机与病理

(一)西医发病机制与病理

1. 发病机制　钩体经破损或正常皮肤和黏膜侵入人体,经淋巴管或微血管进入血流达全身,起病早期(3~7 天),在血液中大量繁殖,形成钩体败血症(leptospiremia),并释放溶血素、细胞致病作用物质、细胞毒因子及内毒素样物质等致病物质,引起临床症状。起病中期(3~14 天),钩体进入内脏器官,使其受到不同程度损害,为器官损伤期。多数患者为单纯败血症,内脏器官损害轻,少数患者有较重的内脏损害,出现肺出血、黄疸、肾衰竭、脑膜脑炎等。起病后数天至数月为恢复期或后发症期,部分患者对钩体毒素出现迟发变态反应,可出现后发热、眼和神经系统后发症等。

本病感染后发病与否及病情的轻重与钩体的菌型、菌量、毒力及人体免疫力有关。毒力强的钩体常引起黄疸、出血或其他严重表现;而毒力弱者很少引起黄疸和出血。初入疫区而患病者,病情较重;久居疫区者或接受免疫接种者,病情多较轻。

2. 病理 钩体病的病变基础是全身毛细血管损伤而引起中毒性微血管功能改变。病理解剖的特点是机体器官功能障碍较重而组织形态变化轻微。轻者常无明显组织、器官损伤或损伤轻微,重症者则可有下列病理改变:肺毛细血管广泛扩张充血、弥漫性点片状出血;肝脏变大,包膜下出血,光镜下可见肝小叶显示轻重不等的充血、水肿及肝细胞退行性变与坏死,炎症细胞浸润,胆小管内胆汁淤积;肾脏肿大,肾小管上皮细胞退行性变与坏死,肾间质水肿、单核和淋巴细胞浸润,可见小出血灶;脑膜与脑实质有血管损伤和炎症浸润,表现为脑膜炎与脑炎;心肌呈点状出血,灶性坏死及间质炎症;肌肉以腓肠肌病变明显,表现为肿胀、横纹消失、出血及炎细胞浸润。

(二)中医病因病机

本病为湿热疫毒犯于机体所致,病邪从口鼻或皮毛入侵人体,沿卫、气、营、血由表及里传变,亦有起病就出现气分证候者,病情发展,湿热邪毒郁蒸于里,进而弥漫三焦,累及肺、脾、肝、胆等脏腑经络。初起邪在卫表,故见畏寒、发热,但为时甚短,迅速传入气分。气分暑湿交蒸,熏于上、滞于中、流于下,可致三焦受累,甚至三焦气机闭塞,水道壅滞而变生癃闭;暑湿侵袭肝胆,胆汁外溢则为黄疸。若暑湿郁久化燥化火,耗损津液,灼伤肺络,则为衄血、咯血,此即所谓“暑瘵”;热陷心包,则神昏谵语;热盛化火生风,则惊厥抽搐;热毒深伏,伤津耗气,热甚厥深,则四肢厥冷;内传营血,热逼血溢,则见衄血、便血、呕血等血证。病至后期,疫毒得以外泄,病情则逐渐愈合,或有津气受损之证。

部分患者因暑湿疫邪留恋而出现继发证,常见的继发证为肝经伏毒上攻目系,而致目赤、目痛、视物不明;或余毒与气血痰浊搏结,阻滞筋脉,流窜经络而致肢体拘急、痴呆、失语等。

五、临床表现

潜伏期7~14天,长至28天,短至2天。根据发病原理可将本病分为败血症期和免疫反应期。国内曹维霁等将本病的发展过程分为早期、中期和后期,这种分期有利于疾病的早期诊治。

(一)早期(钩体败血症期)

多在起病后3天内,主要为全身感染中毒表现。多数患者起病急骤,伴畏寒及寒战。体温短期内可高达39℃左右,常见稽留热,部分患者为弛张热。热程约7天,亦可达10天。

头痛较为突出,一般为前额痛。之力显著,特别是腿软明显,甚则站立、行走困难。全身肌肉酸痛,包括颈、胸、腹、腰背肌和腿肌。其中第1病日即可出现腓肠肌疼痛,轻者仅感小腿胀,轻度压痛,重者疼痛剧烈、拒按,不能站立和行走。轻者眼结膜充血,重则结膜下出血,无分泌物和畏光感。浅表淋巴结肿大,多见于腹股沟,其次是腋窝淋巴结群,一般为黄豆或蚕豆大小,伴压痛,无红肿化脓。其他还可有咽痛,咽部充血,扁桃体肿大,恶心,呕吐,腹泻,肝、脾轻度肿大等。

(二)中期(器官损伤期)

起病后 3~10 天,为症状明显阶段,根据临床特点又可分为流感伤寒型、肺出血型、黄疸出血型、肾衰竭型及脑膜脑炎型。

1. 流感伤寒型 约 80% 以上的钩体病为此型。无明显器官损害,是早期临床表现的延续,经治疗热退或自然缓解,病程一般 5~10 天。

2. 肺出血型 为本病病情最重、病死率最高的一型。起病初期与流感伤寒型相似,但 3~4 天后病情加重。根据病情轻重不同可分为肺出血轻型与肺弥漫性出血型。

(1)肺出血轻型:咳嗽或痰中带血,为鲜红色泡沫。肺部可闻及少许湿啰音,X 线胸片可见肺纹理增粗或散在点、片状阴影,但无明显呼吸困难,经积极治疗可痊愈。

(2)肺弥漫性出血型:本型是在渐进性变化的基础上突然恶化,是近年无黄疸型钩体病的常见死因。患者可出现烦躁、面色苍白或青灰、剧烈咳嗽、口唇发绀、呼吸困难,咯出鲜红色血痰,双肺满布湿啰音。呼吸、心率显著加快,第一心音减弱或呈奔马律。X 线胸片显示双肺广泛的点片状阴影或大片融合影。若病情继续恶化,则极度烦躁,神志恍惚,甚至昏迷。喉部痰鸣、呼吸不规则或减慢,极度发绀,继而口鼻涌出大量不凝泡沫状血液。最终因窒息或呼吸循环衰竭而死亡。少数患者呈暴发型,发病开始未见咯血,而在人工呼吸或死后搬动时才从口鼻涌出大量血液。

3. 黄疸出血型 多由黄疸出血群钩体引起。于病程 4~8 天,退热前后,出现乏力、食欲减退、恶心、呕吐等症状,并出现黄疸、肝脏肿大及肝生化指标异常,黄疸于病程第 10 天左右达到高峰。深度黄疸者可发展成急性或亚急性重型肝炎,出现凝血机制障碍、肝性脑病及急性肾衰竭等。肾衰竭是黄疸出血型的主要死亡原因,占死亡病例的 60%~70%。

4. 肾衰竭型 各型钩体病都可有不同程度的肾损害,轻者仅少量蛋白尿,镜下血尿,少量白细胞和管型,多可恢复正常。少数患者因肾衰竭而发生氮质血症。此型常与黄疸出血型合并出现,单纯肾衰竭者少见。

5. 脑膜脑炎型 临床上以脑炎或脑膜炎症状为特征,表现为剧烈头痛、烦躁、颈项强直,凯尔尼格征与布鲁津斯基征阳性等脑膜炎表现,以及嗜睡、谵妄或昏迷、抽搐及瘫痪等脑炎表现。严重者可发生脑水肿、脑疝及呼吸衰竭而死亡或留有后遗症。脑脊液检查压力增高,蛋白增加,白细胞多在 500×10^6/L 以下,以淋巴细胞为主,糖正常或稍低,氯化物正常。脑脊液中分离到钩体的阳性率较高。仅表现为脑膜炎者预后较好;脑膜脑炎者往往病情重,预后较差。

(三)后期(恢复期或后发症期)

热退后各种症状逐渐消退。少数患者退热后数日至数月可再次出现症状和体征,称后发症。

1. 后发热 热退后 1~5 天,发热再现,一般在 38℃ 左右,不需抗生素治疗,发热可在 1~3 天内自行消退。后发热与青霉素剂量、疗程无关。

2. 眼后发症 本病在我国北方流行区常见,南方较少,与波摩那群钩体感染有关。退热后 1 周至 1 个月出现,以葡萄膜炎、虹膜睫状体炎常见。

3. 神经系统后发症

(1)反应性脑膜炎:少数患者在后发热时伴有脑膜炎症状,但脑脊液钩体培养阴性,预后良好。

(2)闭塞性脑动脉炎:又称烟雾病,是钩体病神经系统中最常见和最严重的并发症之一。病后半个月至 5 个月出现,表现为偏瘫、失语、多次反复短暂肢体瘫痪。脑血管造影证实有脑基底部多发性动脉狭窄。

除上述神经系统后发症外,尚有周围神经受损、脊髓损害的报道。

4. 胫前热 极少数患者的两侧胫骨前皮肤于恢复期出现结节样红斑,伴发热,2 周左右消退。与免疫应答有关。

六、实验室检查

(一) 一般检查

外周血白细胞总数及中性粒细胞轻度增高或正常。重型患者可有外周血中性粒细胞核左移,血小板数量下降。约 70% 的患者尿常规有轻度蛋白尿,镜检可见红细胞、白细胞及管型。

(二) 血清学检查

1. 显微凝集试验(MAT) 简称显凝试验,以活标准型钩体作为抗原,与患者血清混合,如血清中存在特异性抗体,在显微镜下观察,可见到钩体被凝集成小蜘蛛状。首发症状出现后 10~12 天抗体可阳性。1 次凝集效价 ≥ 1:400,或早晚期(间隔两周)双份血清比较,效价增加 4 倍及以上有诊断意义。此法是目前国内最常用的钩体血清学诊断方法。

2. 酶联免疫吸附试验(ELISA) 测定血清钩体 IgM 抗体,其特异性及敏感性均高于显微凝集试验,一般于首发症状出现后 6~8 天即可测出;或测定脑脊液中的钩体 IgM 抗体,在鉴定原因不明脑膜炎的病因方面有较高价值。

(三) 病原学检查

1. 血培养 发病 1 周内采血接种于柯氏培养基,28℃培养 1~8 周,阳性率 20%~70%。由于培养时间长,对急性期患者诊断帮助不大。

2. 核酸检测 采用 PCR 检测钩体 DNA,灵敏度及特异度均较高,在病程第 1 周即可检出,可早期诊断。

七、诊断与鉴别诊断

(一) 诊断

1. 流行病学资料 夏秋季节,在本病流行地区生活或于 1~4 周内有疫水接触史或病畜接触史。

2. 临床表现 急起发热,全身酸痛,乏力显著;眼结膜充血,腓肠肌疼痛与压痛,腹股沟淋巴结肿大;或并发有肺出血、黄疸、肾损害、脑膜脑炎;或在青霉素治疗过程中出现赫氏反应等。

3. 实验室检查 特异性血清学检查或病原学检查阳性,可明确诊断。

（二）鉴别诊断

根据不同的临床类型进行鉴别。流感伤寒型需与上感、流感、伤寒、败血症等鉴别；肺出血型应与肺结核咯血和大叶性肺炎等鉴别；黄疸出血型需与急性黄疸型病毒性肝炎、肾综合征出血热、急性溶血性贫血等鉴别；脑膜脑炎型需与病毒性脑膜脑炎、化脓性脑膜炎、结核性脑膜炎等鉴别。

八、预后

与病情轻重、治疗早晚和正确与否有关。轻症者预后良好；起病 2 天内接受抗生素和对症治疗，恢复快，病死率低。重症者，如肺弥漫性出血型，肝、肾衰竭或未得到及时正确处理者预后不良，病死率高。低免疫状态者易演变为重型。葡萄膜炎与脑动脉栓塞者，可遗留长期眼部和神经系统后遗症。

九、治疗

治疗原则为"三早一就"，即早发现、早休息、早治疗、就地治疗，不宜长途转运。

（一）西医治疗

1. 病原治疗　钩体对青霉素 G 高度敏感，故首选青霉素 G。常用剂量为 40 万 U，每 6~8 小时肌内注射 1 次，疗程 7 天，或至热退后 3 天。钩体病患者在接受首剂青霉素 0.5~4 小时易发生"赫氏反应"，其机制可能与抗生素使螺旋体死亡、裂解，释放大量内毒素有关，表现为患者突发寒战、高热、头痛、全身痛，呼吸和心率加快，原有症状加重，部分患者出现体温骤降、四肢厥冷，一般持续 30 分钟至 1 小时；少数患者还可诱发致命的肺弥漫性出血。因此，有人主张青霉素从小剂量如 5 万 U 开始，4 小时后 10 万 U，逐渐加量至每次 40 万 U；或在应用青霉素的同时静脉滴注氢化可的松 200mg，以避免赫氏反应。而对青霉素过敏者，可选用庆大霉素、四环素、多西环素、白霉素等，亦有很好疗效。

2. 一般治疗　卧床休息，给予易消化、高热量饮食，补充水和电解质，高热酌情给予物理降温。

3. 对症治疗

（1）赫氏反应的处理：患者在接受首剂青霉素注射后，应加强监护数小时，一旦患者出现赫氏反应，应立即应用氢化可的松 200~300mg 静滴或地塞米松 5~10mg 静注，同时配合镇静降温、抗休克治疗。

（2）肺弥漫性出血型：烦躁者，可适当给予镇静剂，如苯巴比妥钠 0.1~0.2g，或异丙嗪与氯丙嗪各 25mg 肌内注射。及早给予氢化可的松缓慢静脉注射，严重者每天用量可达 1 000~2 000mg。根据心率、心音情况，可给予强心剂毛花苷丙。慎用升压药和提高血容量的高渗溶液，补液不宜过快过多，以免加重出血。

（3）黄疸出血型：有出血倾向者，可予维生素 K_1 注射，每天 40mg，同时给予大剂量维生素 C，每天 3~5g 静脉滴注。重型病例可加用糖皮质激素短程治疗，如泼尼松 30~40mg/d，疗程 2~4 周，逐渐撤停。肾功能不全除注意水、电解质平衡外，应及时采用血液透析治疗。

4. 后发症治疗

（1）后发热及反应性脑膜炎：一般采取对症治疗，短期可缓解。

(2)眼后发症:虹膜睫状体炎、葡萄膜炎应及早应用阿托品扩瞳,尽可能使瞳孔扩至最大限度。必要时可使用氢化可的松治疗。

(3)闭塞性脑动脉炎:大剂量青霉素联合糖皮质激素治疗,辅以维生素 B_1、B_{12} 及血管扩张药等。

(二)中医辨证论治

本病为湿热合邪为病,多发于夏秋,故有偏热之伏暑和偏湿之湿热之分。在治疗上,要区分热、湿的主次及所侵之部位,热盛者清热解毒为主,湿盛者祛湿解毒为主,湿热蕴结以清热利湿退黄为主,迫血妄行者,泻火解毒,凉血散血为主,热入心营则清热息风宣窍。

1. 邪遏卫气

证候:恶寒或寒战,身热不扬,无汗或微汗,头身疼痛,小腿尤甚,目赤咽红,胸闷脘痞,纳差呕恶,腹胀泄泻。苔薄白或黄,脉濡数或浮滑。

治法:清热化湿解表。

方药:新加香薷饮加减。

2. 湿热熏蒸

证候:壮热,面目肌肤发黄,迅速加深呈金黄色,右胁肋胀满,疼痛拒按,咯血、衄血、便血、尿血,大便干结,小便深黄短少。舌红绛,苔黄燥,脉弦滑。

治法:清热解毒,凉血退黄。

方药:茵陈蒿汤合清营汤加减。

3. 邪蕴三焦

证候:高热烦渴,汗出不解,脘痞泛恶,胸闷咳嗽,腰痛,尿少或尿闭,便溏不爽。舌红苔黄腻,脉滑数。

治法:清热利湿,宣通三焦。

方药:三石汤加减。尿血者,加紫草、丹皮、白茅根。

4. 热伤肺络

证候:发热口渴,烦躁面赤,咳嗽气急,痰中带血,甚则大咯血,鼻衄,胸闷疼痛。舌红苔黄,脉细数。

治法:清热解毒,凉血止血。

方药:犀角地黄汤(《备急千金要方》)合黄连解毒汤加减(犀角现用水牛角代)。

5. 热入心营

证候:高热持续,头项强痛,目赤畏光,恶心呕吐,烦躁不安,甚则神昏谵语,肌肤斑疹。舌绛苔少,脉细数。

治法:清心开窍,凉营息风。

方药:羚角钩藤汤合清营汤加减。

十、预防

采取综合性预防措施,灭鼠、管理好猪犬和预防接种是控制钩体病流行和发病的关键。

(一)管理传染源

钩体病为人畜共患的自然疫源性疾病,因而控制传染源难度较大。一般以加强田间灭鼠及家畜(主要为猪)粪尿的管理为主要措施。

(二)切断传播途径

1. 改造疫源地　开沟排水,消除死水,在许可的情况下,收割水稻前放干田中积水。兴修水利,防止洪水泛滥。

2. 环境卫生和消毒　保护水源和食物,防止鼠和病畜尿污染。牲畜饲养场所、屠宰场所搞好环境卫生和消毒。

3. 加强防护　在流行地区和流行季节,避免在疫水中捕鱼、游泳、嬉戏,避免疫水接触。劳作时应加强个人防护,可穿长筒皮靴,戴胶皮手套。

(三)保护易感人群

1. 疫苗预防在常年流行地区,在钩体病流行前 1 个月接种与本地区流行型相同的多价钩体菌苗 2 次,间隔 7 天,第一次皮下注射 1ml,第 2 次 2ml,儿童剂量减半。全程注射后人体产生的免疫力可持续 1 年左右,以后每年仍需同样注射。有心肾疾患、结核病及发热患者不予注射。

2. 药物预防对钩体病流行地区、流行季节高危易感者可预防用药,如多西环素 200mg,每周口服 1 次。对意外接触钩体、疑似感染本病但尚无明显症状者,可每天肌内注射青霉素 80 万 ~120 万 U,连续 2~3 天。

(扈晓宇)

第二节　回　归　热

一、概述

回归热(relapsing fever)是由回归热螺旋体(*Borreliarecurrentis*,包柔螺旋体)引起的急性虫媒传染病,主要表现为阵发性高热伴全身疼痛,肝脾大,重症者有黄疸和出血倾向,短期热退,数日后又反复发热,发热期与间歇期交替反复出现,故称回归热。根据传播媒介不同,分为虱传(流行性)回归热和蜱传(地方性)回归热。我国流行的回归热主要是虱传回归热。

本病属中医学"湿温""暑湿"等范畴。

二、病原学

回归热螺旋体属于疏螺旋体属。流行性回归热以虱为传播媒介,病原体只有 1 种,即回归热包柔体;地方性回归热以蜱为传播媒介,病原体有 10 余种。

回归热包柔体革兰氏染色阴性。耐寒,在血凝块中 0℃可存活 3 个月,但对热、干燥及化学消毒剂敏感。56℃ 30 分钟可被灭活。

三、流行病学

(一)传染源

虱传回归热的唯一传染源是患者。蜱传回归热的主要传染源是鼠类,患者亦可为传染源。

(二) 传播途径

体虱是虱传回归热的主要传播媒介。虱体被压碎,螺旋体经受损皮肤或眼、口、鼻部黏膜侵入人体而感染。偶可经输血及胎盘感染。

不同种类的软蜱是蜱传回归热的传播媒介。蜱的体腔、粪便和唾液均含有螺旋体,故叮咬吸血时即可传播,亦可经破损皮肤侵入机体,偶可经胎盘或输血感染。

(三) 易感人群

人群普遍易感。病后可产生免疫力但不持久,1 年后可再感染。两型回归热之间无交叉免疫。

(四) 流行特征

虱传回归热分布于世界各地,流行季节为冬春季。蜱传回归热多流行于热带及亚热带地区,在春夏季多发,国内主要见于新疆南疆、山西等部分地区。

四、病机与病理

(一) 西医发病机制与病理

1. 发病机制　回归热的发热和中毒症状与包柔体血症有关。发作和间歇之"回归"与螺旋体的增殖、抗原变异及机体的免疫反应有关。螺旋体侵入人体后,在血液和内脏大量繁殖并产生多种代谢产物,引起发热和中毒症状。与此同时,机体逐渐产生特异性抗体,激活补体及吞噬细胞,将螺旋体溶解杀灭,临床进入间歇期。少数抗原发生变异的包柔体隐匿于肝、脾、脑、肾、骨髓中,避过机体的免疫清除,繁殖到一定数量后再度入血引起第二次发热(回归)。如此反复多次,直至机体产生足够的免疫力,杀灭全部螺旋体,疾病方可痊愈。

2. 病理　病理变化以脾、肝、肾、脑和骨髓为主。脾脏明显肿大,有散在梗死、坏死灶及小脓肿。肝可肿大,可见散在坏死灶、Kupffer 细胞增生、出血。其他器官可见到弥漫性心肌炎、肾混浊肿胀、脑和肺充血水肿等。

(二) 中医病因病机

中医学认为,本病主要是感受湿热病邪所致。湿为阴邪,其性重浊黏腻,与热相合,蕴蒸不化,胶着难解,故传变较慢,病程较长,缠绵难解。初起湿热侵犯卫气,气分湿热渐重,留恋于中焦脾胃,久而不解,最终弥漫三焦。若本病轻微,病变可停留于气分不再发展,若感邪严重,湿热化燥化火,深入营血,除有营血证候外,还可见脉络受损,甚至气随血脱。

五、临床表现

(一) 虱传回归热

潜伏期 1~14 天,平均 7~8 天。起病急骤,畏寒、寒战,继之高热,多为稽留热。剧烈头痛及全身肌肉骨骼疼痛为本病突出症状,尤以腓肠肌痛为著。高热持续 4~7 天,体温迅速下降,伴大汗而转入间歇期,此时患者除感虚弱外,其他症状均减退或消失。经 6~9 天间歇后,又复发,高热等症状重现,此即所谓"回归"。回归发作多数症状较轻,热程较短,间歇期逐渐延长。半数患者只复发 1 次,复发 3 次以上者仅占 1%~2%。

(二) 蜱传回归热

潜伏期 2~15 天,平均 4~9 天。临床表现与虱传型相似,但较轻,复发次数较多。

发病前蜱咬部位局部有炎症反应,初为斑丘疹,叮咬处有出血或小水疱,伴痒感,局部淋巴结可肿大。

六、并发症

虱传回归热最常见的并发症为支气管肺炎。还可有虹膜睫状体炎、中耳炎、关节炎等。

七、实验室检查

(一) 常规检查

1. 血常规 虱传回归热患者白细胞总数多增高,可达$(10\sim20)\times10^9/L$,中性粒细胞比例增加,间歇期比例正常或偏低。蜱传回归热白细胞多在正常范围,发作次数多者红细胞可减少,血红蛋白减低,血小板可减少。

2. 尿常规 尿中常有少量蛋白、管型及红、白细胞。

(二) 脑脊液检查

少数患者脑脊液压力可稍增高,蛋白质和淋巴细胞轻度增加。

(三) 病原学检查

发热期取血或骨髓涂片暗视野检查或吉姆萨染色可查到螺旋体。

八、诊断与鉴别诊断

(一) 诊断

在流行地区和流行季节,有体虱或蜱叮咬史,出现周期性高热伴全身疼痛、肝脾大及出血倾向者,可初步诊断为本病。确诊有赖于病原学检查。

(二) 鉴别诊断

应与斑疹伤寒、伤寒、钩端螺旋体病、流行性出血热、布鲁氏菌病、疟疾、败血症等鉴别。

九、预后

取决于患者年龄、治疗早晚及有无并发症。病死率约 2%~6%,蜱传回归热病死率略低。儿童患者预后良好。

十、治疗

西医以抗感染、对症治疗为主,中医按卫气营血辨证论治。以清利湿热为主。

(一) 西医治疗

卧床休息,高热量流质饮食。补充足量液体及电解质。高热时物理降温或服用小剂量退热药。毒血症症状严重时可酌情使用糖皮质激素。病原治疗首选四环素,成人每日 2g,分 4 次口服,热退后减量为每日 1.5g,疗程 7~10 天。亦可用红霉素或氯霉素。

(二) 中医辨证论治

1. 邪在卫分

证候:发热,畏寒或寒战,汗出,口渴,头痛身疼,小腿疼痛,小便微黄。舌红苔略黄,脉浮数。

治法:清热解表,渗湿泄热。

方药:银翘散加味。

2. 湿热弥漫三焦

证候:高热烦渴,汗出不解,腰酸肢痛,小便短赤,大便秘结或不爽。舌红苔黄腻,脉滑数。

治法:清热利湿,宣通三焦。

方药:三石汤加减。

3. 湿热郁蒸,气血两燔

证候:高热不退,烦躁,头痛身痛,面目肌肤发黄,腿痛乏力,衄血、便血、尿血、皮肤斑疹,甚者神昏谵语。舌质红绛,苔黄燥,脉滑数或弦数。

治法:清热凉血,解毒利湿。

方药:清瘟败毒饮加减。

4. 热入心包,肝风内动

证候:高热持续,剧烈头痛,颈项强直,烦躁不安,恶心呕吐,甚则四肢拘急抽搐,神昏谵语。舌红绛,少苔或无苔,脉弦数。

治法:清营开窍,息风安神。

方药:清营汤加减。

5. 气阴两伤,余热未尽

证候:低热不退,面色苍白,形体消瘦,神疲懒言,肌肉酸痛,心烦易怒。舌质嫩红、少津,苔黄而干或无苔,脉细弱。

治法:益气生津,清解余热。

方药:竹叶石膏汤加减。

十一、预防

(一) 管理传染源

彻底灭虱,隔离患者至体温正常后 15 天,接触者灭虱后观察 14 天。

(二) 切断传播途径

用各种方法灭虱、灭蜱、灭鼠。

(三) 保护易感人群

注意个人防护,灭体虱时穿防护衣,野外作业时必须穿防蜱衣,必要时可口服四环素或多西环素以防发病。

(张红珍)

第三节 莱 姆 病

一、概述

莱姆病(Lyme disease,LD)又称蜱媒螺旋体病(tick borne spirochetosis),是一种由伯氏疏螺旋体(*Borrelia burgdorferi sensu lato*,Bb)引起的自然疫源性疾病,硬蜱为传

播媒介,鼠类为主要传染源。临床特点为慢性多系统炎症性损害,表现为慢性游走性红斑、关节炎、心脏损害以及神经系统受累等症状。

中医古籍中无本病的记载,中医学对其认识尚在探索中。根据本病的临床表现不同,可归属于中医学"温病""痹证""中风"等范畴。

二、病原学

莱姆病的病原体为伯氏疏螺旋体,革兰氏染色阴性。螺旋体的蛋白主要成分为外膜蛋白 A、B、C、D 和 41kD 五种。41kD 蛋白为鞭毛抗原,刺激机体产生的特异性 IgM 抗体可用于诊断。A 和 B 为两种主要外膜抗原,可使人体产生特异性 IgG 及 IgA 抗体,感染后 2~3 个月出现,可用于流行病学调查。

伯氏疏螺旋体对潮湿、低温抵抗力强,对热、干燥及一般消毒剂敏感。

三、流行病学

(一)传染源

鼠为主要传染源,患者仅在病程早期血液中存在伯氏疏螺旋体,不是主要传染源。

(二)传播途径

硬蜱是主要传播媒介。人主要通过被携带螺旋体的硬蜱叮咬而感染,也可因蜱粪中的螺旋体污染皮肤伤口而感染。患者早期血中存在伯氏疏螺旋体,故有可能通过输血传播本病。

(三)易感人群

人群普遍易感,无年龄及性别差异,多见于工作或居住于林区及农村的人群。特异性 IgG 抗体对人体无保护作用。

(四)流行特征

本病分布广泛,呈全球性分布。我国主要流行地区是东北、内蒙古和西北林区。林区感染率为 5%~10%,平原地区在 5% 以下。全年散发,5~10 月呈季节高峰,尤以 6、7 月份最为明显。

四、病机与病理

(一)西医发病机制与病理

1. 发病机制　目前认为本病发病机制与螺旋体的直接作用及机体异常的免疫应答相关。携带螺旋体的硬蜱叮咬人后数天,螺旋体由皮肤原发病灶向其周围扩散,引起环形皮损,侵犯淋巴结,导致相应淋巴结肿大,通过微血管及淋巴管进入血液循环,随血流播散至全身,可在体内长期存在,从而诱发多系统长期炎症反应。

2. 病理　皮肤红斑组织切片仅见上皮增生,轻度角化伴单核细胞浸润及表层水肿。生发中心的出现有助于诊断。关节炎患者滑膜囊液中含淋巴细胞及浆细胞,滑膜绒毛肥大,纤维蛋白沉着等。少数患者可发生类似于类风湿关节炎的病理改变。其他如淋巴结、眼、心、肝、脾均可受累。

(二)中医病因病机

中医学认为本病多因正气不足,外感湿热毒邪所致。邪遏肺卫,则恶寒发热,头身疼痛,颈项强直;湿毒郁滞肌肤则赤疹生疮;热陷心营则昏谵嗜睡;热极生风则抽搐,半身不遂,口眼歪斜;湿热相合,留滞关节,则关节红肿疼痛或麻木。

五、临床表现

潜伏期 3~20 天,平均 7~9 天。典型临床经过可分三期,可依次或重叠出现,也可直接进入第三期。

(一)第一期(局部皮肤损害期)

莱姆病皮肤损害的三大特征是游走性红斑、慢性萎缩性肢端皮炎和淋巴细胞瘤。60%~80% 的患者被蜱叮咬部位出现慢性游走性红斑或丘疹,多见于大腿、腹股沟和腋窝等部位,儿童多见于耳后发际。约 25% 的患者不出现特征性的皮肤表现。红斑一般在 3~4 周内消退。

(二)第二期(播散感染期)

发病 2~4 周后,15%~20% 和 8% 的患者分别出现明显的神经系统症状和心脏受累的征象。神经系统症状可表现为头痛、呕吐、眼球痛、颈强直、兴奋性升高、睡眠障碍、谵妄等,部分患者可发生神经炎,以面神经损害最为常见,此外,动眼神经、视神经、听神经及周围神经均可出现损害。循环系统症状发生在病后 5 周或更晚,主要表现为心音低钝、心动过速、房室传导阻滞、心包炎等。

(三)第三期(持续感染期)

感染后数周至 2 年内,约 80% 左右的患者出现程度不等的关节症状。以膝、肘、踝、髋等大关节最常见,偶见指、趾小关节受累。主要症状为关节疼痛及肿胀,膝关节可有少量积液。常反复发作对称性多关节炎,发作时可伴有体温升高和中毒症状。慢性萎缩性肢端皮炎也是莱姆病晚期的主要表现,好发于前臂或小腿,初为皮肤微红,数年后萎缩硬化,主要见于老年妇女。

六、并发症

常见心肌炎、脑膜炎或复发性关节炎等。

七、实验室检查

(一)一般检查

血常规多正常,偶有白细胞升高伴核左移,血沉常增快。

(二)血清学检查

1. 免疫荧光法和 ELISA　检测血清或脑脊液中的特异性抗体,具有诊断意义。

2. 免疫印迹法　敏感性和特异性高于免疫荧光法和 ELISA,适用于 ELISA 筛查可疑者。

(三)病原学检查

1. 涂片染色　取病损部位的皮肤、滑膜、淋巴结或脑脊液标本涂片,浸银染色,但检出率低。

2. 伯氏疏螺旋体培养　取病损部位的皮肤做培养分离螺旋体,但阳性率低。

3. PCR　敏感且特异,用于检测血液及其他标本中的伯氏疏螺旋体 DNA,脑脊液的检出率低于皮肤和尿标本。

八、诊断与鉴别诊断

(一) 诊断

在发病季节曾进入或居住于疫区,有被蜱叮咬史。特征性的慢性游走性红斑以及在皮肤病变后出现神经、心脏或关节受累症状。感染组织或体液分离到伯氏疏螺旋体,或血清、脑脊液中检测出特异性抗体 IgM 和 / 或 IgG 可诊断。

(二) 鉴别诊断

本病须与多种其他疾病引起的皮肤、心脏、关节及神经系统病变,如恙虫病、鼠咬热、风湿热、多形性红斑、类风湿关节炎等相鉴别。

九、预后

早期给予病原治疗,可防止慢性化,预后较好。晚期有严重心脏、神经或关节损害,预后差。

十、治疗

西医以抗感染及对症治疗为主,中医按卫气营血辨证论治,以清热解毒为主要治法。

(一) 西医治疗

1. 病原治疗　应早期及时、足疗程给予抗菌治疗。无临床症状者不需给予抗菌药。对伯氏疏螺旋体敏感的药物有青霉素 G、红霉素、四环素及头孢类抗生素。

第一期:成人常用多西环素,其次是红霉素。儿童首选阿莫西林,或红霉素。疗程均为 10~21 天。治疗中需注意患者可能发生赫氏反应。

第二期:出现神经系统或心脏病变患者,静脉滴注青霉素 G 2 000 万 U/d 或头孢曲松 2g/d,疗程 10 天。对有心脏损害者,可加用糖皮质激素治疗。

第三期:晚期有严重心脏、神经或关节损害者,可用青霉素或头孢曲松治疗,疗程 14~21 天。

2. 一般治疗及对症治疗　应卧床休息,补充热量及维生素等。高热及疼痛者可给予解热镇痛药物、短期应用糖皮质激素。完全性房室传导阻滞可临时应用起搏器。

(二) 中医辨证论治

本病为外感湿热毒邪所致,在治疗上,要区分所侵之部位。

1. 邪遏卫气

证候:发热、身热不扬、疲倦不适、头痛、关节痛、纳差、呕恶、腹胀泄泻等。舌苔薄白或黄,脉濡数或浮滑。

治法:清热化湿解表。

方药:新加香薷饮加减。

2. 热毒郁滞肌肤

证候:皮肤红斑或丘疹,充血性皮损,外周为鲜红色,中心渐趋苍白,有的中心部可起水疱或坏死,局部灼热或痒、痛感。舌红苔黄,脉数。

治法:清热解毒泻火。

方药:五味消毒饮、黄连解毒汤加减。

3. 热入心营

证候:头痛、呕吐、眼球痛、颈强直、兴奋性升高、睡眠障碍、谵妄等。舌绛苔黄,脉数。

治法:清心开窍,凉营息风。

方药:羚角钩藤汤合清营汤加减。神昏谵语者,加服安宫牛黄丸。

4. 湿热留滞关节

证候:寒战发热,关节红肿疼痛,反复发作,面色萎黄,小便短赤。舌苔黄腻或灰滞等。

治法:清热利湿通络。

方药:宣痹汤加减。

十一、预防

(一) 管理传染源

加强个人防护、防止蜱叮咬,及灭蜱、灭鼠。

(二) 切断传播途径

灭蜱、防蜱。被蜱虫叮咬后,可用点燃的香烟头点灼蜱体,也可用氯仿或乙醚或煤油、甘油等滴盖蜱体,使其口器退出皮肤再轻轻取下,取下的蜱不要用手捻碎,以防感染。如蜱的口器残留在皮内,可用针挑出并涂上乙醇或碘酒,只要在 24 小时内将其除去,即可防止感染。蜱虫叮咬后及时给予抗生素预防。

(三) 保护易感人群

进入森林、草地等疫区的人员要做好个人防护,防止硬蜱虫叮咬。

近年重组外表脂蛋白 A 莱姆病疫苗对莱姆病流行区人群进行预防注射取得良好效果。

(张红珍)

学习小结

1. 学习内容

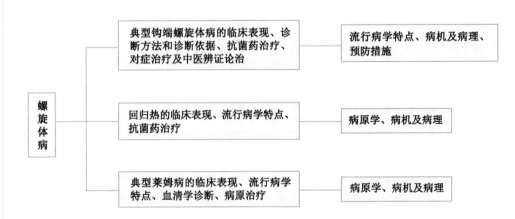

2. 学习方法 本章可采取对比法学习病原学特点及相应的致病特点;用归纳法总结学习传染源、传播途径、易感人群等流行病学;分类掌握各个疾病临床表现、诊断

依据、治疗方法;熟悉各疾病的预防措施。

复习思考题

1. 试用钩端螺旋体病的发病机制解释其临床表现。
2. 试述回归热热型的发生机制。
3. 莱姆病的主要临床表现有哪些?

笔记

第八章

原 虫 感 染

学习目的

通过学习了解原虫的种类、感染途径、感染后引起疾病的临床表现、诊断依据、治疗要点和预防措施。

学习要点

黑热病、疟疾、阿米巴病和弓形虫病的临床表现、诊断标准、治疗方法和预防措施。

第一节 黑 热 病

一、概述

黑热病(kala-azar)又称内脏利什曼病(visceral leishmaniasis,VL),是由杜氏利什曼原虫(*Leishmania donovania*)引起,经白蛉传播的地方性传染病。临床以长期不规则发热、消瘦、进行性脾大、全血细胞减少及血浆球蛋白增高为主要特征。

根据本病临床特点,属中医"内伤发热""虚劳"等范畴。

二、病原学

杜氏利什曼原虫为细胞内寄生的锥虫科鞭毛虫。与人体致病有关的四种利什曼原虫在形态上无差异,而在致病性与免疫学特性上有差异:热带利什曼原虫和墨西哥利什曼原虫引起皮肤利什曼原虫病,巴西利什曼原虫引起鼻咽黏膜利什曼原虫病,杜氏利什曼原虫主要寄生于内脏单核 - 巨噬细胞系统,引起黑热病。

杜氏利什曼原虫生活史包括两个发育阶段:前鞭毛体和无鞭毛体。前鞭毛体寄生于白蛉消化道,呈纺锤形,有一游离鞭毛自前端基体发出,其长度与体长相仿,约 11~16μm;染色后可见胞质淡蓝色,核红色。无鞭毛体(利杜体)见于人和哺乳动物的单核巨噬细胞内,在 37℃组织培养中,呈卵圆形,大小约 4.4μm×2.8μm,瑞氏染色后可见淡蓝色胞质。

杜氏利什曼原虫的发育需经历白蛉和人或哺乳动物两个宿主。当雌性白蛉叮咬受染动物或黑热病患者时,血液中含无鞭毛体的巨噬细胞被吸入白蛉胃中,巨噬细胞被消化后无鞭毛体散出,经 2~3 日后发育为成熟前鞭毛体,并迅速以二分裂法方式繁殖,1 周后产生大量具有感染性的前鞭毛体并聚集于白蛉的口腔及喙,当其再叮咬人或其他哺乳动物时前鞭毛体随之侵入宿主体内。一部分前鞭毛体被宿主巨噬细胞吞噬后,鞭毛脱落成为无鞭毛体,以二分裂法大量繁殖后最终可导致巨噬细胞破裂,散出的无鞭毛体又可被其他巨噬细胞吞噬,进而重复上述增殖过程。杜氏利什曼原虫即以此方式在宿主体内不断重复其生活周期。

三、流行病学

(一)传染源

山丘疫区犬为主要传染源;平原地区则是黑热病患者及带虫者;荒漠地区本病动物宿主迄今尚未确定,野生动物可能为传染源。

(二)传播途径

白蛉叮刺为主要传播途径,也可能通过破损皮肤黏膜、胎盘或输血等途径传播。我国黑热病的主要传播媒介为中华白蛉(*Phlebotomus chinensis*),此外还有亚历山大白蛉、长管白蛉和吴氏白蛉。

(三)易感人群

人群普遍易感,患病后可获得持久免疫力。

(四)流行特征

黑热病在世界上分布很广,在亚洲主要流行于印度、中国、孟加拉和尼泊尔。东非、北非、欧洲的地中海沿岸地区和国家,前苏联的中亚地区,以及中、南美洲的部分国家也有此病流行。我国黑热病曾流行于长江以北地区,近些年疫情主要发生在新疆、内蒙古、甘肃、四川、陕西、山西等地。本病为人畜共患原虫病,新疆、内蒙古均发现有其自然疫源地。根据传染来源不同,黑热病可大致分为人源型(多见于平原地区)、犬源型(多见于山丘地区)和自然疫源型(多分布于荒漠地)3 种类型。

四、病机与病理

(一)西医发病机制与病理

1. **发病机制** 感染有杜氏利什曼原虫的白蛉叮咬人或哺乳动物时,将前鞭毛体注入机体内,通过受体介导的细胞内吞作用被巨噬细胞所吞噬。前鞭毛进入巨噬细胞后,在吞噬溶酶体小泡内不断繁殖、增生,进而破坏巨噬细胞,散出的无鞭毛体随血流至全身被其他单核 - 巨噬细胞所吞噬,上述增殖过程反复进行,导致机体单核 - 巨噬细胞反复大量破坏和过度增生,尤以脾、肝、骨髓、淋巴结的单核 - 巨噬细胞系统的增生为主。细胞增生和继发的阻塞性充血是肝、脾、淋巴结增大的基本原因。脾大是本病的重要病理变化,后期由于脾功能亢进等原因可引起全血细胞减少,血小板显著降低;粒细胞缺乏及免疫效应细胞的减少,可导致机体免疫功能降低,易引起继发感染。同时单核 - 巨噬细胞系统不断增生,浆细胞大量增加,致使血浆球蛋白增高,加之肝脏受损合成白蛋白减少,致使血浆白球蛋白比例倒置。

2. **病理** 脾脏显著肿大,被膜增厚,增生的巨噬细胞内含大量利杜体;脾内血流受阻充血、小动脉受压,出现脾梗死与脾功能亢进,后期由于纤维组织增生而变硬。肝脏呈轻、中度肿大,被膜增厚,汇管区、肝窦内及库普弗细胞内充满大量利杜体;

肝小叶中心肝细胞受压而萎缩,周围肝细胞浊肿,或因缺血发生肝脂肪变性。骨髓组织极度增生,脂肪组织明显减少;巨噬细胞明显增生,其中可见大量利杜体;中幼粒细胞异常增多,晚幼粒及分叶核粒细胞、嗜酸性粒细胞明显减少;巨核细胞正常或减少,而血小板显著减少。淋巴结轻至中度肿大,皮质、髓质与窦道内可找到含利杜体的巨噬细胞,浆细胞增多。此外,扁桃体、肺、肾、胰腺、睾丸等组织内亦有巨噬细胞增生,并可见利杜体。肾小球血管基底膜上可见免疫复合物,可致免疫复合物性肾病。

(二) 中医病因病机

中医学认为本病主要是由于情志失调、虫毒感染、饮食不节、劳倦内伤等致气血阴精亏虚,功能失调。病初以气虚、血虚为主,久病血瘀,成为虚实夹杂之证。临证以肺卫气虚、气血亏虚、血瘀发热等证多见。

五、临床表现

潜伏期一般为3~6个月,最短仅10天左右,最长者可达9年之久。

(一) 典型临床表现

1. 发热　早期以发热为主要症状,起病缓慢,症状轻而不典型,长期则多呈不规则发热,典型病例呈双峰热。早期发热持续3~5周后消退,2~3周后再度升高,如此交替,可持续1年以上。发热时可伴畏寒、乏力、盗汗、食欲缺乏、头昏等症状。发热虽持续较久,却能坚持一般劳作,是其特征。

2. 脾、肝及淋巴结肿大　脾脏明显肿大,起病后2~3周即可触及、质软,以后逐渐增大,半年后可达脐部甚至盆腔,质地变硬。肝脏轻至中度肿大,质软,少数出现黄疸、腹水。淋巴结轻至中度肿大,触痛不明显。

3. 贫血及营养不良　在病程晚期可出现精神萎靡、头发稀疏、心悸、气短、面色苍白、水肿及皮肤粗糙、颜色变深,故称之为黑热病(kala-azar,印度语发热、皮肤色黑之意)。发病1~2年后的晚期患者,因长期发热可导致营养不良、过度消瘦、患儿发育延缓。

病程中症状缓解与加重可交替出现,一般病后1个月进入缓解期,体温恢复正常、症状减轻、脾脏缩小及血象好转,持续数周,以后又可发作多次反复,迁延数月。

(二) 特殊类型

1. 皮肤型黑热病　多数患者有黑热病史,亦可发生在黑热病病程中,与内脏感染同时存在。患者一般情况良好。皮肤损害主要表现为结节。结节呈肉芽肿或丘疹状,可连成片而类似瘤型麻风,多见于面部和颈部。结节组织内可查见无鞭毛体。我国此型黑热病多见于平原疫区。

2. 淋巴结型黑热病　少见,我国内蒙古荒漠地区有病例报道。患者多无黑热病病史,主要症状表现为浅表淋巴结肿大,尤以腹股沟部多见,无红肿、压痛。淋巴结病理活检可在类上皮细胞查见大量无鞭毛体。外周血嗜酸性粒细胞增高。患者全身情况多良好。

六、并发症

黑热病患者常死于并发症。由于脾大、脾功能亢进等原因易继发细菌性感染,如肺炎、细菌性痢疾、齿龈溃烂等;并发急性粒细胞缺乏症则表现为高热、极度衰竭、局部淋巴结肿胀以及外周血中粒细胞显著减少,甚至消失;近来利什曼原虫合并 HIV 感染的报道增多,尤其在 $CD4^+T$ 细胞显著减少的严重艾滋病患者中,利什曼原虫治疗效果较差。

七、实验室检查

(一)一般检查

1. 血常规　全血细胞减少,白细胞多在 $(1.5\sim3.0)\times10^9$/L 间,严重者中性粒细胞缺乏;呈中度贫血,血小板明显减少。

2. 生化检查　血浆球蛋白显著增高,白蛋白减少,白/球蛋白比值可倒置。

(二)病原学检查

组织或血液中查见利什曼原虫为本病的确诊依据。骨髓或淋巴结穿刺涂片查利杜体最为常用;脾穿刺涂片阳性率也高达 90% 以上,但存在出血危险,较为少用;对于组织涂片阴性的疑似病例可进一步做培养或动物接种。

(三)免疫学检查及分子生物学检查

rK39 层析试纸条具有保存方便,操作快速简便,敏感性及特异性均较高等特点,对黑热病的诊断具有很好的推广应用价值,适用于不同技术条件的医疗机构。DNA 探针、虫体重组抗原技术等分子生物学技术特异性高,并可鉴定虫种和评估疗效。

八、诊断与鉴别诊断

(一)诊断

1. 流行病学资料　疫区居留史,尤其是白蛉活动季节(5~9 月)。

2. 临床表现　起病缓慢,长期、反复不规则发热,进行性脾大、贫血、消瘦、白细胞减少等,而全身中毒症状相对轻微。

3. 实验室检查　骨髓、淋巴结等组织涂片、培养查见利什曼原虫和前鞭毛体可确诊;全血细胞减少,血浆球蛋白显著增高,白/球蛋白比例倒置;rK39 试纸条等免疫及分子生物学检测阳性有助于诊断。

(二)鉴别诊断

本病应与以长期发热、脾大、白细胞减少等为特点的疾病鉴别,如荚膜组织胞浆菌病、马尔尼菲青霉病、结核病、伤寒、疟疾、布鲁氏菌病、霍奇金病、慢性血吸虫病及其他病因所致肝硬化等。

九、预后

预后取决于早期诊断和早期治疗。未经治疗患者可于 2~3 年内因并发症而死亡。自锑剂应用于本病治疗以来,治愈率较高,痊愈患者可获持久免疫力。少数患者可复发,有严重并发症者预后较差。

十、治疗

西医主要以抗病原体治疗为主,必要时脾切除;中医治疗以益卫固表、健脾益气、理气化瘀为主。

（一）西医治疗

1. 一般治疗 病情重者需卧床休息。给予高蛋白饮食、改善营养状况。预防和控制继发感染。对严重贫血和粒细胞减少者可少量多次输入新鲜血。

2. 病原治疗 无临床症状的患者建议密切观察，出现临床表现时建议给予治疗。抗病原治疗首选 5 价锑制剂葡萄糖酸锑钠，常用 6 日疗法：成人总量为 90~130mg/kg（最大用量不超过 50kg 体重总量），儿童总量为 150~200mg/kg，等分为 6 次，每日静脉或肌内注射 1 次。1 个疗程近期疗效可达 99% 左右，2 年内复发率不足 10%，多数复发病例再给锑剂治疗仍有效。毒性反应轻，少数患者有发热、咳嗽、恶心、腹痛、腹泻、鼻出血、脾区疼痛等；对心、肝有一定毒性，有心脏病及肝功能损害者慎用。

对锑制无效或有禁忌者可选用非锑制，如两性霉素 B、米替福斯、喷他脒等。

3. 脾切除 巨脾、严重脾功能亢进患者，或多种药物治疗无效时可考虑行脾切除。术后继续给予病原治疗。

（二）中医辨证论治

1. 肺卫气虚

证候：发热恶风寒，头晕乏力，汗出，纳呆。舌淡苔白，脉细弱。

治法：益气固表，除热止汗。

方药：玉屏风散加减。

2. 气血亏虚

证候：长期低热，身倦乏力，头晕眼花，面色无华，唇甲色淡，心悸不宁。舌淡苔白，脉细数。

治法：益气健脾，补血安神。

方药：归脾汤加减。

3. 血瘀发热

证候：午后发热，躯干或肢体有肿块或痛处，固定不移，或胁下痞块。舌黯或有瘀斑，脉涩。

治法：活血化瘀，行气止痛。

方药：血府逐瘀汤加减。

十一、预防

（一）管理传染源

主要预防措施是治疗患者和捕杀病犬。

（二）切断传播途径

在每年 5~9 月份白蛉活动季节的早期及高峰前，采用化学杀虫剂（如敌敌畏等）对住房、畜舍内外墙壁等处喷洒，灭蛉效果良好。

（三）保护易感人群

注意加强个人防护，防止白蛉叮咬。

（罗威）

第二节 疟 疾

一、概述

疟疾(malaria)是经按蚊叮咬而感染疟原虫所引起的寄生虫传染病。临床上以周期性发作的寒战、高热、出汗后热退,以及贫血和脾大为特征。间日疟及卵形疟可出现复发,恶性疟发热常不规则,病情较重,并可引起脑型疟等凶险发作。

疟疾是一种很古老的疾病,《黄帝内经·素问》中即有《疟论》和《刺疟》等专篇论述疟疾的病因、症状和治疗,并从发作规律上分为"日作""间日作"等。《金匮要略》名为疟病,《太平圣惠方》始有"疟疾"之名。按临床证候分类有风疟、暑疟、湿疟、痰疟、食疟、寒疟、温疟、风热疟等。按发病时间分类,有间日疟、三日疟等。按诱发因素及流行特点分类,有劳疟、虚疟、瘴疟、疫疟等。按脏腑、经络分类,有五脏疟、三阳经疟、三阴经疟等。

二、病原学

(一) 疟原虫分类

可感染人体的疟原虫有四种:间日疟原虫(Plasmodium vivax)、恶性疟原虫(P.falciparum)、三日疟原虫(P.malarial)和卵形疟原虫(P.ovale)。

(二) 疟原虫的生活史

疟原虫的生活史包括人体内和蚊体内两个阶段。

1. 人体内阶段 分为两个时期,即寄生于肝细胞内的红细胞外期和寄生于红细胞内的红细胞内期。

当受染的雌性按蚊吮吸人血时,疟原虫子孢子(sporozoite)随蚊唾液进入人体,经血液循环迅速侵入肝细胞。速发型子孢子即进行裂体增殖,迟发型子孢子则进入休眠状态。在肝细胞内裂体增殖的疟原虫,经继续裂殖与发育,形成红细胞外期裂殖子(merozoite)。成熟的裂殖子随肝细胞破裂进入血流后,部分被吞噬细胞吞噬杀灭,部分侵入红细胞并在其内发育增殖,称为红细胞内期。迟发型子孢子经过休眠后,在肝细胞内增殖,释放裂殖子入血,即造成疟疾的复发。恶性疟疾无复发,是由于恶性疟疾子孢子无休眠期。

裂殖子侵入红细胞后,发育成小滋养体即环状体。小滋养体逐渐发育成大滋养体,大滋养体继续发育,其核与原浆进行分裂,形成裂殖体(schizont)。裂殖体内含有多个裂殖子。经过在红细胞内的无性繁殖,感染的红细胞破裂时,释放出裂殖子与代谢产物,引起临床上典型的疟疾发作。释放的裂殖子再侵犯未受染的红细胞,重新开始新一轮的无性繁殖,形成临床周期性发作。间日疟与卵形疟于红细胞内的发育周期约为48小时,三日疟为72小时,恶性疟的发育周期为36~48小时,且发育先后不一,故临床发作不规则。

经过细胞内3~5次裂体增殖后,部分进入红细胞的裂殖子在红细胞内不再进行无性分裂,而逐渐发育成为雌或雄配子体。配子体在人体内可生存2~3个月,此期间如被雌性按蚊吸入胃内,则在蚊体内进行有性增殖。

2. 蚊体内阶段 雌性按蚊叮咬疟疾患者,雌、雄配子体进入蚊胃内,雄配子体的核很快分裂,并由胞浆向外伸出 4~8 条鞭毛状细丝,碰到雌配子体即进入,雌雄结合成为圆形的合子(zygote)。合子很快变成能蠕动的合子(ookinete)。它穿过胃壁,在胃壁外弹力纤维膜下发育成囊合子,囊内核和胞浆进行孢子增殖。孢子囊成熟,内含上万个子孢子,囊破裂子孢子逸出,并进入唾液腺,待此按蚊叮人时子孢子即随唾液进入人体。

三、流行病学

(一)传染源

疟疾患者及带虫者是疟疾的传染源。且只有末梢血中存在成熟的雌雄配子体时才具传染性。

(二)传播途径

疟疾的传播媒介是雌性按蚊。按蚊的种类很多,可传播人疟的有 60 余种。在我国最重要的传疟媒介为中华按蚊,它是平原地区间日疟的主要传播媒介;在我国南方包括台湾山区的主要传疟媒介是微小按蚊;在丘陵地区则以嗜血按蚊为主要传疟媒介;在海南省的山林地区,主要的传疟媒介是大劣按蚊。此外,我国传播疟疾的媒介还有多斑按蚊、巴拉巴按蚊和嵌斑按蚊等。人被有传染性的雌性按蚊叮咬后即可受染。偶尔输入带疟原虫的血液或使用含疟原虫的血液污染的注射器也可传播疟疾。罕见通过胎盘感染胎儿。

(三)易感人群

人对疟疾普遍易感。感染疟原虫后可产生一定免疫力,但不持久。高疟区新生儿可从母体获得保护性 IgG。但疟疾的免疫不但具有种和株的特异性,而且还有各发育期的特异性。其抗原性还可连续变异,致宿主不能将疟原虫完全清除。疟原虫持续存在,免疫反应也不断发生,这种情况称为带虫免疫。

(四)流行特征

疟疾分布广泛,主要流行于热带、亚热带,其次为温带。间日疟分布最广,恶性疟次之,以云南、贵州、广东、广西及海南为主,三日疟散在发生。在全球主要的致死寄生虫疾病中,本病居首,其次为血吸虫病和阿米巴病。

本病流行受温度、湿度、雨量以及按蚊生长繁殖情况的影响。温度高于 30℃低于 16℃则不利于疟原虫在蚊体内发育。适宜的温度、湿度和雨量利于按蚊孳生。因此,发病以夏秋季节为主,在热带地区较少受季节影响,我国北方疟疾有明显季节性。疟疾通常呈地区性流行。战争、灾荒、易感人群介入或新虫株导入,可造成大流行。自 2010 年我国启动消除疟疾行动以来,全国疫情总体呈持续下降趋势。但近年来随着我国对外开放、现代交通工具的便利及商务、旅游等交流日益频繁,由疫区或境外输入的疟疾病例增多为疟疾防治管理带来了更大挑战。

四、病机与病理

(一)西医发病机制与病理

1. 发病机制

(1)引起疟疾典型发作的机制:被寄生的肝细胞周围没有明显炎症反应,推测红细胞外期不引起宿主临床症状。疟原虫在红细胞内发育时一般亦无症状,当被寄生的红细胞破裂、释放出裂殖子及代谢产物进入血流时,可刺激机体产生强烈的保护性免疫反应,从而引起寒战、高热,继之大汗等临床典型发作。释放出来的裂殖子部分被单核-吞噬细胞系统吞噬消灭,部分则进入新的红细胞,继续发育繁殖,不断循环而导致周期性临床发作。

不同种的原虫裂体增殖时间不一致,因而临床发作周期也不同。一般间日疟和卵形疟为隔日一次,三日疟隔两天一次,恶性疟由于原虫发育不整齐,故发作不规律,且恶性疟原虫的红细胞内期裂体增殖多在内脏微血管内进行,易致内脏损害。

不同种的原虫裂体增殖侵犯红细胞的类型不一,而贫血的程度不同。恶性疟原虫繁殖迅速,且侵犯不同年龄的红细胞,短期内即有 10% 的红细胞破坏,因而贫血发生早且显著。间日疟常侵犯网织红细胞,受染红细胞不超过 2%,故贫血较轻。三日疟原虫侵犯衰老的红细胞,破坏不超过 1%,贫血常不显著。

(2)凶险型疟疾的发病机制:寄生疟原虫的红细胞与宿主、内脏血管内皮细胞特异黏附导致微血管床阻塞、组织缺氧,以及免疫活性细胞释放的 TNF 等免疫介质、氧自由基共同作用,造成组织器官严重的病理损害。

脑型疟疾系脑血管广泛充斥含有疟原虫的红细胞,并黏附脑毛细血管内皮细胞,阻塞血管,使脑组织的氧交换障碍,导致脑缺氧,加之疟原虫所致免疫介质的作用等,造成严重的脑部病变及神经症状。

(3)再燃和复发机制:疟疾发作数次后,由于机体产生的免疫力或经彻底治疗而停止发作,血中疟原虫也被彻底消灭,但迟发性子孢子经过一段休眠期的原虫增殖后再入血流并侵入红细胞,引起发作,称为复发,主要见于间日疟和卵形疟。复发多见于病愈后的 3~6 个月。

再燃指经治疗后临床症状受到控制,但血中仍有疟原虫残存,当抵抗力下降时,疟原虫再次大量增殖,又可出现临床发作。再燃多在初发后 3 个月内。

2. 病理 疟疾的病理变化主要由单核巨噬细胞增生所致。在脾内大量吞噬细胞吞噬含疟原虫的红细胞,及被疟原虫破坏的红细胞碎片与疟色素,因而患者脾肿大。肿大的脾脏质硬、包膜厚;切面呈青灰色。显微镜下可见大量含疟原虫的红细胞及疟色素;反复发作者镜检可见脾髓呈弥漫性纤维变性,血管与血窦壁增厚及大单核细胞浸润。肝脏轻度肿大,肝细胞混浊肿胀与变性,小叶中心区尤甚,Kupffer 细胞大量增生,内含疟色素、有虫或无虫红细胞碎片及少量含铁血黄素。脑型疟患者,脑组织充血、水肿;大脑白质内散在出血点、充血;灰质中可见疟色素沉着。显微镜下脑内微血管充血,血管壁有时可见含疟原虫的红细胞黏附于血管壁凝集成血栓。阻塞微血管使脑组织坏死,髓鞘消失,坏死组织的外围可见一环状出血带,并伴以神经胶质细胞增生。其他器官如骨髓、肾、胃肠、肺、心、肾上腺等亦有不同程度的吞噬细胞增生,并可见吞噬有含疟原虫的红细胞和疟色素,微血管内有含疟原虫的红细胞,甚者微血管阻塞、内皮脱落、变性坏死等。

(二)中医病因病机

引起疟疾的病因是感受疟邪,在《黄帝内经》称为疟气,引起我国南方地区瘴疟的疟邪亦称为瘴毒或瘴气。感受疟邪之后,疟邪与卫气相集,邪正相争,阴阳相移,从而引起疟疾症状的发作。正如《医门法律·疟疾论》言:"外邪得以入而疟之,每伏藏于半表半里,入而与阴争则寒,出而与阳争则热。"疟邪与卫气相集,入与阴争,阴实阳虚,以致恶寒战栗;出与阳争,阳盛阴虚,内外皆热,以致壮热,头痛,口渴。疟邪与卫气相离,则遍身汗出,热退身凉,发作停止。当疟邪再次与卫气相集而邪正交争时,则再一次引起疟疾发作。

因疟邪具有虚实更替的特性,疟气之浅深,其行之迟速,决定着与卫气相集的周期,从而表现为病以时作的特点。疟疾以间日一作者最为多见,正如《素问·疟论》所说:"其间日发者,由邪气内薄于五脏,横连募原也。其道远,其气深,其行迟,不能与卫气俱行,不得皆出,故间日乃作也。"疟气深而行更迟者,则间二日而发,形成三阴疟,或称三日疟。

根据疟疾阴阳偏盛、寒热多少的不同,把通常情况下所形成的疟疾称为正疟;素体阳盛及疟邪致阳热偏盛为主,临床表现寒少热多者,称为温疟;素体阳虚及疟邪致阳虚寒盛为主,临床表现寒多热少者,称为寒疟。在南方地区,由瘴毒疟邪引起,以致阴阳极度偏盛,寒热偏颇,心神蒙蔽,神昏谵语者,则称为瘴疟。若因疟邪传染流行,病及一方,同期内发病甚多者,则称为疫疟。疟病日久,疟邪久留,使人体气血耗伤,正气不足,每遇劳累,疟邪复与卫气相集而发病者,则称为劳疟。疟病日久,气机郁结,血脉瘀滞,津凝成痰,气滞血瘀痰凝,结于胁下,则形成疟母。

五、临床表现

一般间日疟与卵形疟的潜伏期为13~15天,恶性疟为7~12天,三日疟为24~30天。

(一) 典型发作疟疾

典型疟疾发作分为三期。

1. 发冷期 骤感畏寒,先为四肢末端发凉,迅觉背部、全身发冷。口唇、指甲发绀,颜面苍白,全身肌肉关节酸痛。进而全身发抖,牙齿打战,持续约10分钟至1小时,寒战自然停止,体温上升。此期患者常有重病感。

2. 发热期 寒战后,面色转红,发绀消失,体温迅速上升,通常可达40℃以上。有时伴剧烈头痛、顽固呕吐、气促,甚至谵妄、抽搐。持续2~6小时,个别达10余小时。发作数次后唇鼻常见疱疹。

3. 出汗期 高热后期,出现大汗淋漓,体温骤降,此时患者自觉明显好转,但常觉乏力、口干。

整个发作过程约6~12小时。间日疟和卵形疟间歇48小时、三日疟间歇72小时发作1次。一般发作5~10次,因体内产生免疫力而自然终止。多次发作后患者常有体弱、贫血、脾肿大。发作次数愈多,脾大、贫血愈明显。

卵形疟病情相对较轻,初发症状缓和,常无畏寒、寒战,发热不高,多无明显贫血及脾肿大。恶性疟起病缓急不一,临床表现多变,其特点:起病后多数仅有冷感而无寒战;体温高,热型不规则,初起时常呈间歇发热,或不规则热,后期持续高热;退热出汗不明显或不出汗;头痛、恶心呕吐较常见,有时尚有腹痛及腹泻;脾大、贫血出现早而明显;可致凶险发作;无复发。

黑尿热是因为大量被疟原虫寄生的红细胞在血管内裂解,引起高血红蛋白血症,出现腰痛、酱油色尿,严重者可出现中度以上贫血、黄疸,甚至发生急性肾衰竭,又称为溶血性尿毒综合征。

（二）凶险型疟疾

多数疟疾凶险发作由恶性疟疾引起，偶可因间日疟或三日疟发生。临床上主要有下列几种类型。

1. 脑型 常在一般寒热发作 2~5 天后出现，少数突然晕倒起病，临床表现为发热、剧烈头痛、恶心呕吐，可出现不同程度的意识障碍，常伴抽搐，儿童多见。如治疗不及时，发展成脑水肿，致呼吸、循环或肾衰竭。查体可见肝脾大、贫血、黄疸、皮肤出血点、脑膜刺激征阳性，可出现病理反射。病情凶险，病死率高。

2. 胃肠型 除发冷发热外，尚有恶心呕吐、腹痛腹泻，水样便或血便，可似痢疾伴里急后重。有的仅有剧烈腹痛，而无腹泻，常被误诊为急腹症。吐泻重者可发生休克、肾衰竭而亡。

3. 过高热型 疟疾发作时，体温迅速上升达 42℃。患者呼吸窘迫、谵妄、抽搐，昏迷，常于数小时后死亡。

（三）特殊类型疟疾

1. 输血疟疾 潜伏期 7~10 日，临床症状与蚊传者相似。但因无肝细胞内繁殖阶段，缺乏迟发型子孢子，故治疗后无复发。

2. 婴幼儿疟疾 临床多不典型，或低热，或弛张热，或高热稽留，或不发热。热前常无寒战，退热也无大汗。多有吐泻、抽搐或微循环障碍。检查有脾大、贫血。病程长，复发率高，病死率高。

3. 孕妇疟疾 易致流产、早产、死产，所产婴儿也可成先天疟疾，成活率极低。

4. 先天疟疾 是经母婴传播的疟疾，婴儿出生后即有贫血、脾肿大、血中发现疟原虫，分娩后经过一段时间即可发病。

六、实验室检查

（一）一般检查

血常规检查，红细胞和血红蛋白在多次发作后下降，恶性疟疾尤重；白细胞总数初发时可稍增，后正常或稍低，单核细胞常增多。

（二）病原学检查

1. 血涂片、骨髓涂片找疟原虫 血液涂片染色查疟原虫，并可鉴别疟原虫种类；骨髓涂片染色查疟原虫，阳性率较外周血涂片高。

2. PCR 检测疟原虫特异性 DNA，灵敏度高，血液中疟原虫可达 10 个 /ml 以上水平。

（三）血清学检查

抗疟抗体一般在感染后 2~3 周出现，4~8 周达高峰，以后逐渐下降。可应用间接放射免疫测定与酶联免疫吸附试验等检测血液中疟原虫的特异性抗原与抗体，一般用于流行病学调查。

七、诊断与鉴别诊断

（一）诊断

1. 流行病学 有在疟疾流行区居住或旅行史，近年有疟疾发作史或近期曾接受过输血的发热患者。

2. 临床表现　典型疟疾的临床表现为周期性寒战、发热、大汗，贫血与脾肿大。间歇发作的周期有一定规律性。

3. 实验室检查　主要是通过血涂片查找疟原虫来确诊。找疟原虫应当在寒战发作时采血涂片，此时疟原虫数多、易找。必要时应多次重复查找。如临床高度怀疑而血涂片多次阴性可做骨髓穿刺涂片查找疟原虫。

（二）鉴别诊断

1. 不典型发作疟疾或在起病初期应与多种发热性疾病如败血症、钩端螺旋体病、伤寒、急性血吸虫病等鉴别，临床确诊的依据是找到病原体。

2. 脑型疟疾需与流行性乙型脑炎及其他病毒性脑炎、中毒型菌痢、中暑等鉴别。通常要仔细反复查找疟原虫。

3. 黑尿热应与急性溶血性贫血如蚕豆病、阵发性血红蛋白尿症鉴别。

八、预后

间日疟、三日疟和卵形疟患者的病死率很低，预后良好。恶性疟获得及时治疗，无凶险发作，亦无严重并发症者预后良好，若出现凶险发作，则病死率较高。婴幼儿感染、延误诊治和耐多药抗疟药虫株感染者的病死率较高。脑型疟患者的病死率达9%~31%，而且病后可出现偏瘫、失语等后遗症。

九、治疗

（一）西医治疗

1. 抗疟药物

(1)控制症状的抗疟药：可杀灭红细胞内期疟原虫。

1)磷酸氯喹：非耐药疟疾首选，用于治疗疟疾急性发作，控制疟疾症状。一般成人首次顿服磷酸氯喹600mg（4片），或分2次口服，每次300mg（2片）；第2日和第3日各口服1次，每次300mg（2片）。小儿首次10mg/kg（高热期酌情减量，分次服），第2、3日各服1次，每次5mg/kg。

2)哌喹：本品作用类似氯喹，主要用于疟疾症状的控制性预防与治疗。其半衰期为9日，为长效抗疟药。哌喹，口服首剂0.6g，第2、3日各口服一次，每次0.3g，总量1.2g。

3)磷酸咯萘啶：用于治疗各种疟疾包括脑型疟和凶险疟疾的危重患者。第1日口服2次，每次0.3g；第2、3日各口服1次，每次0.3g。小儿日总剂量为24mg/kg，分3次服。静脉滴注见"凶险型疟疾的治疗"。

4)青蒿素类药复方制剂

双氢青蒿素哌喹片：用于恶性疟和间日疟。口服总剂量8片（每片含双氢青蒿素40mg，哌喹320mg），首剂2片，首剂后6~8小时、24小时、32小时各服2片。

青蒿琥酯阿莫地喹片：口服总剂量8片（每片含青蒿琥酯100mg、阿莫地喹基质270mg）。每日1次，每次口服2片，连服3日。

青蒿素哌喹片：口服总剂量4片（每片含青蒿素62.5mg，哌喹375mg），每日1次，每次口服2片，连服2日。

5)青蒿素类注射液

青蒿琥酯注射液:主要用于脑型疟疾及各种危重疟疾的抢救。见"凶险型疟疾的治疗"。

蒿甲醚注射液:对恶性疟疾(包括抗氯喹恶性疟疾及凶险型疟疾)的疗效较佳。

(2)控制复发和传播的药物:可杀灭红细胞内疟原虫配子体和迟发型子孢子。

1)伯氨喹:能杀灭红细胞外期疟原虫及配子体,故可防止复发和传播。通常于杀灭红细胞内裂体增殖疟原虫的药物后才使用,或同时使用。磷酸伯氨喹,用于根治间日疟,每日口服 1 次,每次 3 片(每片含伯氨喹基质 7.5mg),连服 8 日;用于杀灭恶性疟配子体时,每日 2 片,连服 3 日。本品过量或者红细胞缺乏葡萄糖 -6- 磷酸脱氢酶(G-6-PD),则易致溶血反应,严重者可因发生急性肾衰竭而致命,因此应用前常规检测 G-6-PD 活性。

2)他非诺喹:是美国研制的伯氨喹类杀灭红细胞内疟原虫配子体和迟发型子孢子的药物。初步临床试验显示,成人每日口服 300mg,连服 7 日,预防疟疾复发效果良好。

2. 抗疟治疗方案

(1)间日疟的治疗:首选磷酸氯喹片(氯喹)、磷酸伯氨喹片(伯氨喹)。治疗无效时,可选用以青蒿素类药物为基础的复方或联合用药的口服剂型进行治疗。此疗法也可用于卵形疟和三日疟的治疗。

(2)恶性疟疾的治疗:以青蒿素类药物为基础的复方或联合用药(ACT),包括:青蒿琥酯阿莫地喹片、双氢青蒿素哌喹片、复方磷酸萘酚喹片、青蒿素哌喹片等。

(3)凶险型疟疾的治疗

1)青蒿琥酯注射剂:静脉推注青蒿琥酯首剂 120mg,在 12 小时和 24 小时分别再次静脉推注各 120mg;以后每日静脉推注 1 次,每次 120mg,连续 7 日;如 7 日内患者临床症状和体征缓解并能进食,可停止使用青蒿琥酯注射液,并改口服青蒿素类复方一个疗程继续治疗。配制青蒿琥酯静脉注射液时,需先将 5% 碳酸氢钠注射液 2ml 注入青蒿琥酯粉剂中,反复振摇 2~3 分钟,待溶解澄清后,再注入 8ml 5% 葡萄糖溶液或 0.9% 生理盐水溶液,混匀后静脉缓慢推注。青蒿琥酯注射液应即配即用,配制后的溶液如发生混浊,则不能使用。

2)蒿甲醚注射剂:肌内注射,每日 1 次,每次 160mg(首剂加倍),以后每日 1 次,每次 80mg,连续 7 日。若病情严重时,首剂给药后 4~6 小时可再肌内注射 80mg。如 7 日内患者临床症状和体征缓解并能进食,可停止使用蒿甲醚注射液,并改为口服青蒿素类复方一个疗程继续治疗。

3)奎宁:可用于耐氯喹疟原虫株感染的治疗。二盐酸奎宁注射液 0.5g 加于 5% 葡萄糖注射液,于 4 小时内静脉滴注,12 小时后可重复使用,清醒后可改为口服。

4)磷酸咯萘啶注射液:每日 1 次,每次 160mg,连续 3 日。若病情严重(昏迷或原虫密度 ≥ 5%),首剂给药后 6~8 小时可再次静脉滴注 160mg,总剂量不超过 640mg。静脉滴注时,将 160mg 药液加入 500ml 5% 葡萄糖溶液或 0.9% 生理盐水溶液中混匀,静滴速度不超过 60 滴 /min。

(4)孕妇疟疾的治疗:孕妇患间日疟可采用氯喹治疗。孕期 3 个月以内的恶性疟患者可选用哌喹,孕期 3 个月以上的恶性疟患者采用 ACT 治疗。孕妇患重症疟疾应选用蒿甲醚或青蒿琥酯注射剂治疗。

3. 对症支持治疗 循环功能障碍者,按感染性休克处理;高热惊厥者,给予物理或解热镇痛药物降温及镇静止惊处理,超高热者可应用糖皮质激素;脑型疟出现脑水肿应脱水治疗;黑尿热则首先停用奎宁及伯氨喹,继之给予糖皮质激素、碱化尿液、利尿等,急性肾衰竭达透析标准者应立即考虑腹膜透析或血液透析治疗。

（二）中医辨证论治

祛邪截疟是治疗疟疾的基本原则。在诊断为疟疾后,即可截疟。在此基础上,根据疟疾证候的不同,分别结合和解表里、清热保津、温阳达邪、清心开窍、化浊开窍、补益气血等治法进行治疗。

1. 正疟

证候:先有呵欠乏力,继则寒栗鼓颔,寒罢则内外皆热,头痛面赤,口渴引饮,终则遍身汗出,热退身凉。舌红,苔薄白或黄腻,脉弦。间隔一日,又有相同的症状发作。其证候特点为:寒战壮热,休作有时。

治法:祛邪截疟,和解表里。

方药:柴胡截疟饮或截疟七宝饮加减。

2. 温疟

证候:寒少热多,汗出不畅,头痛,骨节酸疼,口渴引饮,尿赤便秘。舌红苔黄,脉弦数。

治法:清热解表,和解祛邪。

方药:白虎加桂枝汤或白虎加人参汤加减。

3. 寒疟

证候:寒多热少,口不渴,胸闷脘痞,神疲体倦。舌苔白腻,脉弦。

治法:和解表里,温阳达邪。

方药:柴胡桂枝干姜汤合截疟七宝饮加减。

4. 热瘴

证候:寒微热甚,或壮热不寒,头痛,肢体烦疼,面红目赤,胸闷呕吐,烦渴饮冷,大便秘结,小便热赤,甚至神昏谵语。舌质红绛,苔黄腻或垢黑,脉洪数或弦数。

治法:解毒除瘴,清热保津。

方药:青蒿素合清瘴汤加减。

5. 冷瘴

证候:寒甚热微,或但寒不热,或呕吐腹泻,甚则神昏不语。苔白厚腻,脉弦。

治法:解毒除瘴,芳化湿浊。

方药:青蒿素合不换金正气散加减。

6. 劳疟

证候:倦怠乏力,短气懒言,食少,面色萎黄,形体消瘦,遇劳则复发疟疾,寒热时作。舌质淡,脉细无力。

治法:益气养血,扶正祛邪。

方药:何人饮加减。

7. 疟母

证候:久疟不愈,胁下结块,触之有形,按之压痛,或胁肋胀痛。舌质紫黯,有瘀斑,脉细涩。

治法:软坚散结,祛瘀化痰,调补气血。

方药:鳖甲煎丸加减。

十、预防

(一)管理传染源

健全疫情报告制度,根治疟疾现症患者及带疟原虫者。

(二)切断传播途径

主要消灭按蚊,防止被按蚊叮咬。在有蚊季节正确使用蚊帐、防蚊剂及防蚊设备。应用灭蚊剂,消除积水、根除蚊虫孳生场所。

(三)保护易感人群

高疟区的健康人群及外来人群,特别是流行季节,需服药预防。一般自进入疟区前 2 周开始服药,持续到离开疟区 6~8 周。常用氯喹,口服 0.3g,每周 1 次。在耐氯喹疟疾流行区,可用甲氟喹 0.25g,每周 1 次。亦可选用乙胺嘧啶 25mg,或多西环素 0.2g,每周 1 次。

安全、特异、高效的疟疾疫苗尚待研制。

(鲁玉辉)

第三节 弓形虫病

一、概述

弓形虫病(toxoplasmosis)又称弓形体病,是由刚地弓形虫(*Toxophasma gondii*)所引起的人畜共患寄生虫病。本病呈世界性分布,患者常表现为隐性感染,临床表现复杂,且症状和体征缺乏特异性,易误诊。受染孕妇易发生流产、早产,并可通过胎盘再感染胎儿,影响胎儿发育、导致畸形。孕妇在妊娠期感染可导致胎儿发病或死亡,存活胎儿也常见先天性畸形、眼病、智力发育不全,以及各种急、慢性疾病,成为人类先天性感染中最为严重的疾病之一。弓形虫病也是重要的艾滋病相关机会性感染,器官移植、肿瘤等免疫功能抑制患者亦可发病。

二、病原学

刚地弓形虫属真球虫目、弓形虫科、弓形虫属,是一种能寄生于人体几乎所有有核细胞内的原虫,猫科动物为其唯一终末宿主,其他哺乳动物、鸟类和人类都可为其中间宿主。其生活周期包括无性生殖和有性生殖阶段;在不同发育阶段可出现 5 种形态:滋养体(包括速殖子和缓殖子),包囊(可长期存活于机体组织内,破裂后可释出缓殖子),裂殖体,配子体和卵囊,临床上有诊断价值的为速殖子(假包囊)和包囊。

弓形虫生活史的完成需双宿主,在中间宿主(包括禽类、哺乳类动物和人)体内仅有无性生殖,可见滋养体和包囊;在终末宿主(猫和猫科动物)体内完成有性繁殖,上述 5 种形态俱存;无性生殖常可造成全身感染,有性生殖仅在终末宿主肠黏膜上皮细胞内发育造成局部感染。

三、流行病学

弓形虫病呈全球分布,人和动物的感染均极为普遍。据估计世界上约有 5 亿~10 亿人受弓形虫感染,无性别、年龄差异,且多数为隐性感染。造成弓形虫高感染率的原因包括:易感宿主多;虫体在多个发育阶段均有感染性;滋养体、包囊和卵囊均有较强的抵抗力;可在中间宿主之间以及中间宿主和终宿主之间相互传播等。流行病学调查显示,我国人群中有动物接触史者血清弓形虫抗体阳性率者显著高于无动物接触史者。

(一) 传染源

猫及猫科动物因其粪便中排卵囊数量多,持续时间长,为本病的最重要传染源。此外,为人类提供肉、蛋、乳的受染动物也是重要传染源。除孕妇可经胎盘传染给胎儿外,患者作为传染源的意义较小。

(二) 传播途径

主要通过先天性和获得性两条途径传播。先天性弓形虫病系孕妇通过胎盘传染给胎儿;获得性弓形虫病主要经消化道途径感染,摄入被感染性卵囊污染的食物和水,或未煮熟的含有包囊的肉、蛋以及未消毒的奶等均可受染。猫等受染动物的痰和唾液中的弓形虫可因密切接触、经黏膜及损伤的皮肤侵入人体。肉类加工人员、实验室工作人员等职业暴露人群可经伤口受染。此外,本病尚可通过输血及器官移植传播。

(三) 易感人群

人类对弓形虫普遍易感。胎儿、婴幼儿、肿瘤患者、器官移植等接受免疫抑制治疗者以及艾滋病患者易感染本病,且多呈显性感染。职业、生活方式、饮食卫生习惯与感染率高低有关。

(四) 流行特征

据我国 2005—2008 年的人群弓形虫病流行病学调查报告统计 13 个省(区、市) 38 140 人,血清平均阳性率为 7.79%。我国人群平均感染率近年来变化不大,但比 1994 年报道的 5.17% 有所上升,贵州仍然是全国感染率最高的地区,可能与当地居民的生活饮食习惯以及与动物接触有关。目前国内除宁夏、山西、重庆、海南未见弓形虫病例报道外,其余各省市地区均有报道。

四、病机与病理

(一) 发病机制

弓形虫侵入人体后可以感染多种类型细胞,初次感染后机体尚未建立特异性免疫,弓形虫从入侵部位进入血液后散布全身并进入宿主的各脏器和组织细胞内以速殖子形式增殖,直至细胞破坏后,散出的速殖子又可侵入邻近细胞,如此反复后造成局部组织的灶性坏死和周围组织的炎症反应。速殖子为弓形虫的主要致病形式,如患者免疫功能正常,可迅速产生特异性免疫而不表现出明显症状,当宿主免疫功能受损时才引起弓形虫病。

包囊内缓殖子为慢性感染的主要形式。包囊因缓殖子增殖而体积增大,压迫器官而引起功能损害。缓殖子死亡后可作为抗原,引起迟发型超敏反应,并在脑、视网膜周围等部位形成肉芽肿样病变。机体免疫功能降低时,包囊内缓殖子可逸出并迅速转变为速殖子,大量繁殖进而引起全身播散性损害。

(二)病理

弓形虫可侵袭多种器官和组织,病变好发部位为中枢神经系统、眼、淋巴结、心、肺、肝脏和肌肉等。弓形虫所致的局灶性损害,可引起严重继发性病变,如小血栓形成、局部组织梗死,病变周围常有点状出血和炎症细胞浸润,长期进展后可形成空腔或发生钙化。

五、临床表现

临床可分为先天性和后天获得性两型,均以隐性感染为多见。出现临床症状者,多由急性感染或免疫功能受损时慢性感染活化所致。

(一)先天性弓形虫病

主要发生于初次怀孕女性,未经治疗的妊娠早期感染弓形虫的孕妇,易导致流产、早产和新生儿发育缺陷如小头畸形、无脑儿,脊柱裂、脑脊膜膨出等;妊娠中、后期感染的孕妇,胎儿发育可无明显异常,但在出生后数月至数年婴幼儿逐渐出现症状,主要包括:脑积水,视网膜脉络膜炎,癫痫,斜视,失明,运动功能和智力发育迟钝等,并可伴有淋巴结肿大、肝脾大、发热、黄疸、皮疹、心脏传导阻滞等全身表现。

(二)后天获得性弓形虫病

因患者的免疫状态以及虫体侵袭部位的不同而表现不一,可表现为局限性感染直至全身多器官功能严重损害。常见临床表现为淋巴结肿大,多见于颈部和腋窝部,质韧,大小不一,无压痛,可伴低热、头痛、咽痛、肌痛、乏力等。累及腹膜后或肠系膜淋巴结时,可引起腹痛。弓形虫眼病以视网膜脉络膜炎较常见,多为单侧发病,导致视力下降、斜视等。此外,尚有心肌炎、心包炎、肝炎、多发性肌炎、肌炎、胸膜炎、腹膜炎等。

艾滋病、器官移植、恶性肿瘤、霍奇金病、长期使用免疫抑制剂等免疫功能缺陷患者,常因慢性弓形虫感染复发或再燃出现全身播散性感染,病情严重。多有中枢神经系统表现如脑炎、脑膜脑炎、癫痫、精神异常等表现。此类患者如为初次感染,可引起多器官功能损害乃至死亡。

六、并发症

主要并发症为各类继发性细菌感染,出现寒战、高热、毒血症症状等。

七、实验室检查

(一)病原学检查

1. 直接镜检 取患者血液、骨髓、脑脊液、胸腹水、痰液、支气管肺泡灌洗液、眼房水、羊水等做涂片,或淋巴结、肌肉、肝、胎盘等活组织切片,做瑞氏或姬氏染色镜检可查见滋养体或包囊,但阳性率不高。亦可做直接免疫荧光法检查组织内弓形虫。

2. 动物接种或细胞培养 取待检体液或组织悬液,接种小白鼠腹腔内,可产生感染并找到病原体,第一代接种阴性时,应盲目传代 3 次。或做猴肾或猪肾细胞培养以分离、鉴定弓形虫。

3. DNA 检测 应用 PCR 检测脑脊液和羊水中弓形虫 DNA,对脑弓形虫病和先天性弓形虫病具有重要意义。

笔记

(二) 免疫学检查

主要包括检测血清中的抗弓形虫体表膜抗体和弓形虫循环抗原。

1. 抗体检测 速殖子可溶性抗原(胞质抗原)的抗体出现较早,采用 Sabin-Feldman 染色试验、间接免疫荧光试验检测;胞膜抗原的抗体出现较晚,采用间接血凝试验等方法检测。抗体检测难以区分现症感染和既往感染,需要结合抗体滴度及其动力学变化加以判断。

2. 抗原检测 检测患者血清及体液中的循环抗原(弓形虫代谢或裂解产物)是早期诊断和确诊的可靠方法。采用单克隆抗体-酶联免疫吸附法能检出急性感染患者血清中 0.4μg/ml 水平的循环抗原,具有较高的灵敏度和特异性。

八、诊断和鉴别诊断

弓形虫病确诊有赖于实验室检查发现病原体或血清学试验阳性。胎儿或婴儿如出现脉络膜视网膜炎、脑积水、小头畸形、脊柱裂、脑脊膜膨出、脑钙化等应考虑先天性弓形虫病的可能,并应与风疹、巨细胞病毒感染、单纯疱疹和梅毒、李斯特菌感染等其他感染性疾病相鉴别。获得性弓形虫病需与传染性单核细胞增多症、淋巴结结核等发热伴淋巴结肿大的疾病相鉴别。

九、预后

孕妇感染常导致流产、早产等妊娠异常或胎儿先天畸形,免疫功能缺陷者易出现全身播散性感染,预后较差。

十、治疗

(一) 病原治疗

免疫功能正常的成人弓形虫感染者多表现为无症状带虫状态,通常无需抗虫治疗。需抗虫治疗者包括:①成人及孕妇急性弓形虫感染;②先天性弓形虫病;③艾滋病或免疫功能缺陷患者(肿瘤、器官移植等)弓形虫感染。乙胺嘧啶和磺胺嘧啶联合对弓形虫有协同治疗作用,前者成人剂量为第一日 200mg,口服 1 次,继以每日 50~70mg 维持;磺胺嘧啶 1~1.5g,每天 4 次,同时加用亚叶酸以减少毒性反应。疗程至症状体征消失后继续用药 1~2 周,艾滋病患者感染给予维持量长期服用。

在妊娠期前 18 周的孕妇急性感染可采用螺旋霉素治疗,剂量为 1g,每 8 小时 1 次,至临产;妊娠期大于 18 周的孕妇急性感染和经羊水检查证实的胎儿感染,则采用乙胺嘧啶联合磺胺嘧啶并补充亚叶酸的方案处理。

(二) 对症及支持疗法

眼弓形虫病和弓形虫脑炎等可短程应用糖皮质激素以防治脑水肿等。胸腺肽等药物可用于免疫功能低下者。

十一、预防

(一) 管理传染源

控制病猫。妊娠妇女应做血清学检查。妊娠初期感染本病者应考虑终止妊娠,中、后期感染者应予治疗。血清学检查弓形虫抗体阳性者不应供血。

（二）切断传染途径

勿与猫狗等密切接触。不吃生肉或不熟的肉类和生乳、生蛋等。

（三）保护易感人群

加强卫生宣教、搞好环境卫生和个人卫生。

（汪静）

第四节 阿米巴病

一、概述

阿米巴病（amebiasis）是由溶组织内阿米巴（*Entamoeba histolytica*）侵入人体引起的传染性疾病。可分为肠阿米巴病（intestinal amebiasis）和肠外阿米巴病（extraintestinal amebiasis）。肠阿米巴病病变多在回盲部、结肠，可引起阿米巴痢疾（amebic dysentery）；原虫亦可由肠壁经血流-淋巴或直接迁徙至肝、肺、脑等脏器成为肠外阿米巴病，其中阿米巴肝脓肿（amebic liver abscess）最为多见。近年来，随着我国人口卫生条件的显著改善，本病已较为少见。

阿米巴痢疾属于中医学"痢疾"范畴。

二、病原学

溶组织内阿米巴由单细胞构成，无固定外形，可以任意改变体形。运动时能在全身各处伸出伪足，主要功能为运动和摄食。溶组织内阿米巴的生活史包括滋养体（trophozoite）期和包囊（cyst）期。滋养体又包括大滋养体和小滋养体。

大滋养体为溶组织内阿米巴致病形态，直径约为 20~60μm，其细胞质分为外质和内质。内质呈颗粒状，含球形细胞核，可见吞噬的红细胞；外质可伸出伪足，内质随即流入，虫体向着伪足伸出的方向移动。小滋养体直径为 12~30μm，内外质分界不明，不吞噬红细胞，以肠道细菌和肠内容物为营养。滋养体在体外抵抗力薄弱，易死亡，遇到不利生存条件会形成包囊排出体外。

包囊为溶组织内阿米巴不活动、不摄食阶段，球形，直径 10~16μm，包含 1~4 个核，多见于隐性感染者及慢性患者粪便中。四核成熟包囊具有传染性，是起传播作用的唯一形态。包囊对外界抵抗力较强，能耐受人体胃酸作用，于潮湿环境中可存活数周至数月，对化学消毒剂抵抗力较强，能耐受 0.2% 过锰酸钾和饮用水所含消毒氯等，对热和干燥很敏感。

成熟 4 核包囊感染人体后，在小肠下段含胰蛋白酶的碱性消化液作用下，囊壁变薄，虫体活动脱囊转变为含 4 个核的滋养体。滋养体在回盲部和结肠摄食、以二分裂方式增殖，进而反复包囊-滋养体-包囊的生活史。

迪斯帕内阿米巴（*Entamoeba dispar*）与溶组织内阿米巴形态相似、生活史相同，但仅寄生于肠腔，无致病性。

三、流行病学

（一）传染源

慢性患者、恢复期患者以及包囊携带者可通过粪便持续排出感染性包囊，是本病

301

主要传染源。溶组织内阿米巴滋养体抵抗力极差,并可被胃酸杀死,无传染性。

(二)传播途径

主要通过粪-口途径传播,摄入被包囊污染的水、蔬菜、瓜果等食物可引起感染;水源被污染可形成流行。苍蝇、蟑螂等可间接引起传播。

(三)易感人群

人群普遍易感,营养不良、免疫功能低下者感染率较高。感染后形成的特异性抗体不具备保护性,故可重复感染。

(四)流行特征

本病分布遍及全球,热带和亚热带地区为高发区,强致病性虫株也集中于这些地区,呈稳定的地方性流行。阿米巴感染率与社会经济水平、卫生条件、人口密度等有关,热带发展中国家感染率远高于温带发达国家。我国南方多于北方,农村多于城市,夏秋季多见。随着卫生状况的不断改善,仅少数地区有散发。

四、病机与病理

(一)西医发病机制与病理

1. 发病机制 目前认为溶组织内阿米巴对宿主器官组织的损伤主要表现为对靶细胞的接触性杀伤作用,这种接触性杀伤机制包括变形、黏附、杀伤、吞噬、溶解等一系列过程。阿米巴滋养体借其伪足做变形运动,靠近并侵入组织,伪足可能还具有吞噬宿主细胞或胞饮宿主物质等作用;滋养体质膜上有多种水解酶和细胞毒性物质,包括酪蛋白酶、明胶酶、透明质酸酶、纤溶酶、磷酸酯酶等。多种溶组织酶的蛋白水解活性,穿透大肠黏膜和黏膜下层、造成溃疡;毒素样物质引起黏膜损伤、腹泻。不同虫株所含同工酶不同。溶组织阿米巴与靶细胞直接接触时可释放出不耐热的内毒素、分泌具有肠毒素样物质,可引起肠蠕动加快、肠痉挛而出现发热、腹痛、腹泻。本病的发病可能主要与宿主的细胞免疫状态有关。

2. 病理 病变主要在结肠,多见于盲肠、升结肠,其次为直肠和乙状结肠,严重者可累及整个结肠和小肠下段。肠黏膜上皮增生,溃疡底部出现肉芽组织,溃疡周围有纤维组织增生。溃疡反复发生,有时愈合,愈合溃疡边缘又可有黏膜增生。阿米巴侵入黏膜后借其伪足的活动及所分泌的溶组酶破坏黏膜,产生糜烂和浅表溃疡。由于滋养体大量繁殖,增加黏膜破坏的速度。阿米巴病灶通过细长管状溃疡与肠腔相通,损害可在基膜或在黏膜肌层停止,然后向两侧扩大,形成底宽的凹陷坏死区,典型的呈烧瓶样溃疡,溃疡之间黏膜可正常。随着病程的迁延发展,坏死、溃疡、肉芽组织增生和瘢痕形成并存,可形成肠息肉、肉芽肿,最终可使肠黏膜完全失去正常形态。

(二)中医病因病机

本病中医病因包括外感时邪和饮食不节。感邪的性质有三:一为疫毒之邪,内侵胃肠,发病骤急,形成疫毒痢;二为湿热之邪,湿郁热蒸,胃肠气机阻滞,发生湿热痢;三为夏暑感寒伤湿,寒湿伤中,肠胃不和,气血壅滞,发为寒湿痢。正如《景岳全书·痢疾》说"痢疾之病,多病于夏秋之交……皆谓炎暑火行,相火司令,酷热之毒蓄积为痢。"

平素嗜食肥甘厚味,或误食馊腐不洁之食物,酿生湿热,或夏月恣食生冻瓜果,损伤脾胃,中阳受困,湿热或寒湿、食积之邪内蕴,肠中气机壅阻,气滞血瘀,与肠中腐浊相搏结,化为脓血,而致本病。

疫毒、湿热、寒湿内蕴肠腑,腑气壅滞,气血阻滞,则见腹痛、里急后重,气血与邪气相搏结,脂络受伤,腐败化为脓血而下痢脓血。本病病位在大肠,与脾胃关系密切,并可涉及肝肾。由于感邪种类、感邪多少,病邪毒力大小以及人体素质等不同,形成轻重不同,寒热湿偏重不同的证候。慢性患者,日久正气受伤,邪气留恋,或者素体不强,正气亏虚,形成正虚邪恋,反复发病。根据所虚不同,也有所区别,如病久不愈,邪不尽去,与湿热、寒湿、食积蕴结于肠,困阻脾胃,脾胃气虚,正虚邪留,反复发作,就形成休息痢;如果邪气与湿热相合,热重于湿,热盛伤阴,或素体阴虚感受邪气,久痢不愈,就形成阴虚痢;如果邪气与寒湿相合,寒湿损伤中阳,甚至进一步由脾及肾,脾肾阳虚,或素体阳虚感受邪气,久痢不愈,就形成虚寒痢。

日久耗气伤阴,正虚邪恋,故后期患者常出现消瘦、乏力、盗汗等气阴两虚之证。

五、临床表现

潜伏期平均 1~3 周,短至数日,或长达数月者。临床上可分为以下几型:

(一)无症状型

此型常无明显临床症状,仅在粪检时可发现阿米巴包囊。

(二)轻型

症状轻微,每日大便 3~5 次以内,或腹泻与便秘交替出现,有下腹不适或隐痛,粪便偶见黏液或少量血液,可查及阿米巴包囊和滋养体。

(三)普通型

起病较缓,全身中毒症状轻,常无发热,腹痛、腹泻轻微,每日大便 3~10 次,为典型果酱样黏液血便,具有腐败腥臭味。其特征为大便中含阿米巴滋养体和大量红细胞。此型症状可自行缓解。但可因治疗不彻底而复发。

(四)重型

较为少见,多见于感染严重,体质虚弱或并发肠道细菌感染者。起病急骤,中毒症状明显,有畏寒、高热、谵妄、中毒性肠麻痹等。腹泻伴剧烈腹痛与里急后重。粪便可呈血性、奇臭,含有大量活动阿米巴滋养体。腹泻频繁,每天 10 余次,可因呕吐、失水出现虚脱,或出现肠出血、肠穿孔、腹膜炎等严重并发症,如不及时救治,可危及生命。

(五)慢性型

多由于急性期治疗不彻底,致使临床症状反复发作,迁延 2 个月以上甚至长期不愈。患者有下腹胀痛,乏力、贫血及营养不良,腹泻和便秘可交替发作。

(六)其他类型

阿米巴病可累及泌尿道、生殖系统、皮肤等器官组织,临床少见,易误诊。

六、并发症

(一)肠内并发症

当肠黏膜溃疡深达肌层并侵及血管,可引起不同程度的肠出血及肠穿孔,进而发生弥漫性腹膜炎或腹腔脓肿。也可引起阑尾炎、阿米巴瘤(增生性结肠肉芽肿),严重者可导致肠套叠或肠梗阻。

(二)肠外并发症

以肝脓肿最为多见,脓肿穿破可累及邻近组织器官。经血行播散可直接累及脑、肺、睾丸、前列腺、卵巢等。

阿米巴肝脓肿可发生于疾病进程中,也可发生于病后数周至数年。多以长期不规则发热起病,体温可达39℃以上,以弛张热型多见,常伴右上腹或右下胸部疼痛,肝脏进行性肿大,压痛显著。脓肿多为单发,且多见于肝右叶。脓肿表浅时可有局部压痛及波动感,行肝穿刺可见深红色、腥臭气味的脓液,含溶解坏死的肝细胞、红细胞、脂肪组织、夏科 - 莱登结晶等。

阿米巴肺脓肿多继发于肝脓肿,其主要症状与细菌性肺脓肿、支气管扩张相似。如发生肺支气管瘘时,可咳出大量咖啡色脓液。若并发胸膜炎时可有胸腔积液,阿米巴心包炎较少见,由阿米巴肝脓肿穿入心包而致,症状类似于细菌性心包炎。

七、实验室检查及其他检查

(一) 常规检查

1. 血象 急性普通型及重型患者血白细胞总数及中性粒细胞比例常增加,慢性患者常无明显变化。

2. 粪便检查 典型的阿米巴痢疾粪便为酱红色黏液样,有特殊的腥臭味。镜检可见黏液中含较多黏集成团的红细胞和较少的白细胞,可见夏科 - 莱登结晶和活动的滋养体。包囊可采用碘液涂片法检查。

(二) 血清学检查

血清学诊断方法包括间接血凝试验(IHA)、间接荧光抗体试验(IFAT)和酶联免疫吸附试验(ELISA)等。在粪便及脓液中检测阿米巴特异性抗原可作为确诊依据。DNA 探针杂交技术、PCR 等检测粪便或脓液中的阿米巴滋养体 DNA 有较高的灵敏性和特异性。

(三) 病原学检查

阿米巴培养常用洛克液 - 鸡蛋 - 血清培养基,营养琼脂血清盐水培养基,琼脂蛋白胨双相培养基等。技术操作较为复杂,亚急性或慢性病例阳性率不高。

(四) 组织病理检查

通过乙状结肠镜或纤维结肠镜直接观察黏膜溃疡,并做组织活检或刮拭物涂片,检出率较高。脓腔穿刺液检查应取材于脓腔壁部,较易发现滋养体。

八、诊断与鉴别诊断

(一) 诊断

根据流行病学资料,典型临床表现如腹痛、腹泻、暗红色果酱样大便等需考虑本病的可能,特别是抗生素治疗无效时。粪便中检查到阿米巴滋养体或包囊为确诊依据。

(二) 鉴别诊断

1. 细菌性痢疾 起病急,全身中毒症状严重,有发热、腹痛、腹泻、里急后重和黏液脓血便。粪便镜检可见大量白细胞或脓细胞和红细胞。细菌培养有痢疾杆菌生长。

2. 血吸虫病 有疫水接触史。起病较缓,病程长,晚期出现腹痛、腹泻、肝脾大。血中嗜酸性粒细胞增多,血吸虫循环抗原、抗体阳性。粪便中可发现血吸虫卵或孵化出毛蚴,肠黏膜组织病理活检可查到虫卵。

3. 肠结核 多有原发结核病灶存在,患者长期低热、盗汗、营养不良。粪便多呈黄色稀糊状,带黏液而少脓血,腹泻与便秘交替出现。胃肠道影像学检查有助于诊断。

4. 结肠癌 患者多有排便习惯的改变,大便变细,有进行性贫血,消瘦,晚期大多可扪及腹块。粪便隐血试验阳性,X线钡剂灌肠检查和纤维结肠镜检查有助于诊断。

5. 慢性非特异性溃疡性结肠炎 临床症状与慢性阿米巴病不易区别,但大便检查不能查见阿米巴病原体,抗阿米巴治疗无效,纤维结肠镜检查有助于诊断。

6. 阿米巴肝脓肿 需与细菌性肝脓肿、原发性肝细胞癌、肝结核、肝棘球蚴病以及胆囊炎等疾病相鉴别。

九、预后

无并发症阿米巴病若及时彻底治疗,预后良好。重型患者,并发肠出血、肠穿孔和弥漫性腹膜炎,以及有肝、肺、脑部转移性脓肿者,预后较差。

十、治疗

急性期必须卧床休息,根据病情给予流质或半流质饮食,腹泻严重时注意纠正水电解质平衡紊乱。慢性患者应加强营养支持,避免刺激性食物。西医以抗溶组织内阿米巴原虫治疗为主,中医以清热利湿、清热解毒、温化寒湿、养阴清热、温补脾肾等为主要治法。

(一) 西医治疗

1. 硝基咪唑类 包括甲硝唑、替硝唑、奥硝唑和塞克硝唑等。对阿米巴滋养体有强大杀灭作用,适用于肠内、肠外各型的阿米巴病。首选甲硝唑(metronidazole,灭滴灵),剂量为400~800mg,每日3次口服,疗程5~10日;儿童为每日35~50mg/kg,分3次服,连续10日。替硝唑(tinidazole)成人每日2g,顿服,5日为1疗程。

硝基咪唑类服药期偶有恶心、腹痛、头昏、眩晕、一过性白细胞减少等不良反应。妊娠3个月以内及哺乳期妇女忌用。

2. 依米丁(emetine,吐根碱) 对溶组织阿米巴滋养体有直接杀灭作用,适用于肠外阿米巴病或急性、重症患者,对肠腔内阿米巴无效。本药控制急性症状极有效,但根治率低。剂量每日1mg/kg,成人一般每日不超过60mg,深部肌内注射,连用6日。

本药毒性较大,治疗量与中毒剂量接近。毒性反应有呕吐、腹泻、腹绞痛、无力、肌痛以及心律失常等。孕妇、器质性心脏病、肾功能不全患者禁用。

3. 卤化羟基喹啉类 主要作用于肠腔内阿米巴滋养体,适用于慢性阿米巴肠病和无症状排包囊者。双碘喹啉(diiodohydroxyquinolineine)成人0.6g,每日3次,儿童每日30~40mg/kg,15~20日为一疗程。

4. 二氯尼特(diloxanide) 对肠内外阿米巴均有效,剂量0.5g,每日3次,口服,10日为1疗程。毒性反应小,以腹胀最为常见。可与甲硝唑合用治疗肝脓肿。

5. 泛喹酮(phanquinone) 对肠内阿米巴滋养体及包囊有效。剂量0.1g,每日3次,连服10日为1疗程。本品代谢产物可引起黑尿,停药后即消失。

(二) 中医辨证论治

本病与细菌性痢疾同属中医学"痢疾"范畴,中医辨证论治基本相同,请参见第五章"细菌性痢疾"一节。

十一、预防

(一)管理传染源

阿米巴病患者或带包囊者须进行彻底治疗并行肠道隔离,加强粪便管理。

(二)切断传播途径

注意饮食卫生,防止食物、水源被污染。

(三)保护易感人群

加强机体防御功能,尤其营养不良、免疫功能低下者。

(张红珍)

学习小结

1. 学习内容

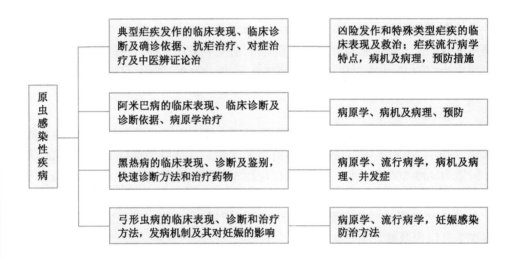

2. **学习方法** 本章的学习可通过总结各原虫的生活史,找出异同,了解其致病特点;并结合分析流行病学资料,学习其诊断依据、确诊方法、治疗药物,熟悉各种原虫感染的预防措施。

复习思考题

原虫感染损伤机体的机制有哪些?

第九章

蠕 虫 感 染

学习目的

通过学习蠕虫感染的一般知识及诊疗常规,为医学生今后的临床诊疗工作奠定必要的理论基础和基本技能。

学习要点

日本血吸虫病、并殖吸虫病、华支睾吸虫病的诊疗常规;蠕虫感染的治疗方法和药物。

第一节 日本血吸虫病

一、概述

日本血吸虫病(schistosomiasis japonica)是日本血吸虫寄生在人体门静脉系统,其虫卵沉积于肝脏和结肠引起的寄生虫病,因日本人 1904 年发现而命名。由皮肤接触含尾蚴的疫水而感染,主要病变为肝与结肠中由虫卵引起的肉芽肿。急性期有发热、肝大与压痛、腹痛、腹泻、便血、血中嗜酸性粒细胞显著增多等;慢性期以肝脾大为主;晚期则以门静脉周围纤维化为主,可发展为肝硬化、巨脾与腹水。有时可发生血吸虫病异位损害。

本病相当于中医的"蛊虫病",属于中医文献的"蛊病""蛊疫""蛊毒"等范畴。

二、病原学

日本血吸虫尾蚴、童虫、成虫和虫卵对机体均有致病作用。成虫寄生于人或其他哺乳动物的肠系膜静脉中,雌雄异体,常合抱在一起,成虫在人体内寿命为 5~10 年,长者可达 30~40 年。雌虫于肠黏膜下产卵,每条雌虫每天约产卵 1 000~3 500 个,虫卵聚集在血管内,大部分虫卵沉积于肝脏和肠壁组织,小部分虫卵落入肠腔,随粪便排至体外。日本血吸虫除以人为其终宿主外,牛、猪、羊、狗、猫等 42 种哺乳类动物为其储存宿主,这些宿主既可因日本血吸虫感染而受害,又可因其排出的虫卵污染水源而增加血吸虫病的传播,给血吸虫病的防治工作带来了较大困难。

三、流行病学

(一)传染源

本病的传染源为患者和保虫宿主,保虫宿主范围广泛,包括家畜如牛、羊、马、猪、犬、猫和多种野生动物。

(二)传播途径

1. 带虫卵粪便入水　本病患者粪便污染水源的方式包括河边洗刷马桶、稻田采用新粪施肥、粪船渗漏,及在河、湖等水域旁设置厕所等。患血吸虫病的牲畜随地大便亦可污染水源。

2. 钉螺孳生　钉螺是日本血吸虫必需的唯一中间宿主,水陆两栖。钉螺感染以秋季为高峰。

3. 人体接触疫水　含有感染血吸虫的钉螺的水体称为疫水。居民因生产(捕鱼、摸蟹、割湖草、种田等)或生活(洗澡、游泳、洗手洗脚等)接触疫水而感染。饮用生水时尾蚴亦可从口腔黏膜侵入。清晨河岸边草上的露水中可有尾蚴,故赤足行走也可感染。

(三)易感人群

人群普遍易感。患者的年龄、性别、职业分布均随接触疫水的机会不同而异,青壮年多见,男多于女,以农民、渔民为多,夏秋季感染者最多。感染后有部分免疫力,重复感染经常发生。无免疫力的非流行地区人群如遭受大量尾蚴感染,可呈暴发或流行。儿童初次大量血吸虫感染易致急性血吸虫病。

(四)流行特征

日本血吸虫首先在日本山梨县发现。从湖南长沙马王堆出土的西汉女尸及湖北江陵出土的西汉男尸体内均发现典型的血吸虫卵,因此,本病在我国已有大约2100年以上的历史。菲律宾、印度尼西亚、马来西亚、泰国也有本病的流行。

四、病机与病理

(一)西医发病机制与病理

1. 发病机制　血吸虫病的发病机制为其尾蚴、童虫、成虫、虫卵对机体引起的一系列免疫反应,尾蚴穿过皮肤可引起局部速发与迟发两型变态反应。虫卵是引起宿主免疫反应和病理变化的主要因素,虫卵肉芽肿是本病的基本病理变化。急性血吸虫病患者血清中检测出循环免疫复合物和嗜异抗体的阳性率甚高,体液免疫与细胞免疫均参与致病;慢性与晚期血吸虫病的免疫病理变化主要与细胞因子网络紊乱有关,属迟发型变态反应。

血吸虫病引起的肝纤维化是在虫卵肉芽肿基础上产生的。可溶性虫卵因子、巨噬细胞与T淋巴细胞均可产生成纤维细胞刺激因子,促使成纤维细胞增殖与胶原合成。血吸虫性纤维化胶原类型主要是Ⅰ、Ⅲ型。晚期血吸虫病肝内胶原以Ⅰ型为主。

2. 病理　日本血吸虫主要寄居于门静脉系统内,故受累脏器以结肠和肝脏为主。偶有成虫异位寄生或虫卵进入其他器官组织而产生异位损害。

(1)结肠:多限于肠系膜下静脉和痔上静脉分布范围的结肠,以直肠、乙状结肠和降结肠最为显著,横结肠、阑尾次之,小肠病变鲜见。早期为黏膜充血、片状出血、黏膜有浅表溃疡等。慢性患者由于纤维组织增生,肠壁增厚,可引起息肉和结肠狭窄。

(2)肝脏:早期肝脏充血肿大,表面可见粟粒状黄色颗粒(虫卵结节);晚期肝脏内门脉分支管腔阻塞,门脉分支与汇管区纤维组织增生,导致特征性的血吸虫病性干线型肝纤维化(肝小叶本身并未遭受严重破坏,不形成明显假小叶,但肝脏汇管区的纤维化明显,切面上见门静脉分支,周围纤维组织增生呈树枝状分布,故称之为干线型或管道型肝纤维化)。

(3)脾脏:早期脾窦充血,脾小体增大,网状内皮细胞增生,以致脾脏肿大,急性血吸虫病尤为显著。晚期门静脉高压可呈巨脾,脾功能亢进。

(4)异位损害:指虫卵和/或成虫寄生在门静脉系统之外的器官病变。以肺与脑为多见。

(二)中医病因病机

中医学认为,血吸虫病的病因是由"蛊虫""蛊毒"所致。《诸病源候论·水毒候》云:"自三吴以东及南诸山郡县,有山谷溪源处有水毒病,春秋辄得……亦名溪温。"此明确指出了血吸虫是生于水中,因湿热蒸酿而成的"虫""毒"。由此可知,本病是由于人体摄生不慎,正气亏虚,卫外不固,因户外劳动、生活而接触湿热疫水,"蛊虫"由皮毛乘虚而入,发为蛊病。本病的中医病机与传变可分为初、中、末三期。

五、临床表现

日本血吸虫病临床表现复杂,病情轻重不一。根据感染的时间、病程、部位不同,临床表现分为急性、慢性、晚期血吸虫病和异位血吸虫病。

(一)急性血吸虫病

发于夏秋季节,6~10月为发病高峰。男性青壮年与儿童居多。有明确的疫水接触史,常为无免疫力的初次感染者,少数慢性或晚期血吸虫病患者大量感染尾蚴后亦可发生。潜伏期长短不一,80%以上患者为30~60天,最短者14天,最长者84天,平均约40天,感染的严重程度与潜伏期长短呈正相关。常见发热、过敏反应、消化系统症状、呼吸系统症状、肝脾大以及面色苍白,消瘦,乏力,肌肉酸痛等。

(二)慢性血吸虫病

急性血吸虫病失治、误治,病程经过半年以上,或流行区居民常与疫水接触,少量、多次反复感染后获得部分免疫力,对血吸虫各期抗原,特别是可溶性虫卵抗原产生耐受性,病情则演变为慢性血吸虫病。临床上可分为无症状、有症状2种类型。

(三)晚期血吸虫病

反复或大量感染血吸虫尾蚴,病原治疗不及时或不彻底,经过长时期(5~15年)的病理发展过程,虫卵致肝脏严重损害,形成肝纤维化、门脉高压、脾显著肿大、结肠肉芽肿性增殖、儿童生长发育障碍等,此即为晚期血吸虫病。临床上可分为巨脾型、腹水型、结肠肉芽肿型、侏儒型等4型。晚期血吸虫病主要并发症有上消化道出血、肝性脑病、感染、肠道并发症等。

(四)异位血吸虫病

虫卵在门静脉及其分支以外血管所属脏器内沉积引起的病变,称之为异位血吸虫病。临床上可见肺型血吸虫病、脑型血吸虫病等。血吸虫也可发生在机体的其他部位,如肾、胃、阑尾、睾丸、卵巢、子宫、心包等,临床可出现相应症状。

笔记

六、并发症

1. 血吸虫性肝硬化的并发症 如上消化道出血、肝性脑病、感染等。

2. 肠道并发症 血吸虫病并发阑尾炎者颇为多见,且易引起阑尾穿孔、局限性脓肿或腹膜炎。血吸虫病的严重结肠病变可致肠腔狭窄,并发不完全性肠梗阻,以乙状结肠与直肠为多。血吸虫病结肠肉芽肿可并发结肠癌,多为腺癌,恶性程度较低、转移较晚。

七、实验室检查及其他检查

(一)血象

急性患者外周血白细胞和嗜酸性粒细胞增多,慢性患者轻度增多,一般在 20% 以内,急性重症患者反而减少。晚期患者红细胞、白细胞、血小板均减少。

(二)粪便检查

急性血吸虫病粪便沉淀孵化检查虫卵和毛蚴,阳性率可接近 100%。目前常用"改良加藤厚涂片法"对粪便血吸虫卵进行定量检查,对评价防治效果具有较高实用价值。

(三)肝生化指标检查

急性患者血清 ALT、AST 可轻度升高,慢性患者肝功能大致正常,晚期患者血清白蛋白减少,球蛋白增高。

(四)血清免疫学检查

血清免疫学检查敏感性与特异性均较高。急性血吸虫病患者血清 IgM 显著增高,IgG 可在正常范围。血中循环免疫复合物阳性。晚期血吸虫病患者血清 IgG 增高。常用的有皮内试验、间接血凝试验(IHA)、环卵沉淀试验(COPT)、酶联免疫吸附试验(ELISA)、循环抗原检测等。

(五)影像学检查

1. B 超检查 急性血吸虫病时,肝、脾大,肝回声增强、增粗,偶见门静脉内径增宽。

2. CT 扫描 晚期血吸虫病肝包膜增厚钙化,甚者呈龟背样图像。

3. X 线检查 急性血吸虫病患者肺部 X 线检查见肺纹理增多,呈粟粒状或絮状阴影。

(六)直肠镜检

用直肠或乙状结肠镜,在病变处或可疑病变处取米粒大小黏膜,置于两玻片之间,光镜下检查有无虫卵。是血吸虫病病原学诊断方法之一。

八、诊断与鉴别诊断

(一)诊断

1. 流行病学史 疫水接触史是本病诊断的必要条件。应仔细询问患者的籍贯、职业、是否曾去过疫区并有疫水接触史。急性期多于发病前 2 周至 3 个月有接触史。

2. 临床特点 具有急性或慢性、晚期血吸虫病的症状和体征。

3. 实验室检查 粪便检出活卵或孵出毛蚴即可确诊,慢性与晚期血吸虫病患者粪检常为阴性,可行直肠黏膜活检。免疫学方法特异性、敏感性较高,有助于血吸虫病的诊断。

（二）鉴别诊断

1. 急性血吸虫病　应与伤寒、副伤寒、阿米巴肝脓肿、血行播散型肺结核、结核性腹膜炎、败血症等鉴别。血象中嗜酸性粒细胞显著增多有重要的鉴别价值。

2. 慢性血吸虫病　肝脾大应与病毒性肝炎相鉴别，有时两者可同时存在。以腹泻、便血为主要表现者，易与慢性菌痢、阿米巴痢疾、结肠癌等混淆，直肠镜检查对后者有重要意义。

3. 晚期血吸虫病　应与特发性门脉高压症、乙/丙型肝炎肝硬化等鉴别。病原学检查与免疫学检查有助于鉴别。

九、预后

急性患者经及时有效的病原治疗后多可治愈。慢性早期患者接受病原治疗后绝大多数患者症状消失，体力改善，并可长期保持健康状态。晚期患者虽经病原治疗，但肝纤维化难以恢复，预后较差。

十、治疗

西医治疗本病有特效的杀虫药物，在病原治疗的基础上辅以对症、支持疗法；慢性和晚期血吸虫病出现巨脾、门脉高压、上消化道出血等严重并发症，必要时行手术治疗。

中医治疗急性血吸虫病的治则为祛邪扶正，即杀虫解毒为主，辅以扶正养阴，病原治疗与对症治疗相结合，杀虫彻底，防治并重；慢性及晚期血吸虫病治则为扶正祛邪，即扶助正气为主，不忘杀虫解毒，据其虚实，审时度势，消水攻痞，阴阳气血，辨证施补。

（一）西医治疗

1. 病原治疗　吡喹酮对尾蚴有强杀灭作用，对刚侵入宿主皮肤期的童虫也有较好杀灭作用，但对虫龄为3、7和14天的童虫无明显杀灭作用。可以使成虫兴奋，虫体挛缩，皮层损害而杀灭成虫。对虫卵发育无明显影响，但对发育成熟的虫卵有效。

2. 一般治疗及对症治疗

（1）急性血吸虫病：高热（39℃以上）、中毒症状明显者，应卧床休息，加强护理，补充维生素与液体，维持水和电解质的平衡，必要时合并使用糖皮质激素治疗以改善中毒症状。有休克者抗休克治疗。

（2）慢性及晚期血吸虫病：内外科结合，及时治疗并发症，改善体质。对巨脾、门脉高压、上消化道出血者，适时进行手术治疗。腹水者，低盐高蛋白饮食、利尿、腹水浓缩回输等治疗。侏儒型经病原治疗未好转者，可试用性激素、甲状腺素制剂治疗。

（二）中医辨证论治

1. 邪遏卫气

证候：发热恶寒，或身热不扬，头身重痛，恶心呕吐，腹痛腹泻，肌肤发疹，奇痒难忍。舌质红，苔白腻或黄白而腻，脉濡滑数。

治法：芳化宣透，化湿解毒。

方药：藿朴夏苓汤加减。

2. 湿热中阻

证候:发热汗出不解,脘痞腹胀,呕恶便溏,渴不多饮,小便短赤。舌质红,苔黄腻,脉滑数。

治法:苦辛通降,清化湿热。

方药:王氏连朴饮加减。

3. 气阴两虚

证候:低热不退,神倦乏力,咽干口燥,形瘦面白,心悸气短。苔薄黄或少苔,脉细数。

治法:益气养阴清热。

方药:竹叶石膏汤加减。

4. 肝脾血瘀

证候:胁腹刺痛,痞块不移,皮肤红丝赤缕,呕血或便黑如漆,鼻衄齿衄。舌质紫黯,有瘀点瘀斑,脉弦涩。

治法:活血化瘀,通络消痞。

方药:膈下逐瘀汤加减。

5. 血瘀水停

证候:胁下痞块,坚硬不移,肚大青筋绽露,按之如囊裹水,下肢浮肿,小便短少,或见肌削形羸,面色苍白,神疲乏力。舌质紫黯,苔白腻,脉弦滑。

治法:活血行水。

方药:调营饮加减。

6. 阳虚血瘀

证候:胁下痞坚,肚大筋青,形寒肢冷,面浮肤肿,面白神倦,纳呆便溏。舌质淡胖,有齿痕、瘀点、瘀斑,舌苔白润,脉沉细涩。

治法:温阳行水,活血化瘀。

方药:附子理中汤合桃红饮加减。

7. 阴虚血瘀

证候:痞块坚硬,面色黧黑,低热盗汗,五心烦热,形瘦肤燥,腹大筋露,口干咽燥,尿短便结。舌质黯红、少津,无苔或少苔,脉弦细数或细涩。

治法:滋阴养液,活血利水。

方药:一贯煎合桃红饮、猪苓汤加减。

十一、预防

(一)管理传染源

及时发现和诊治血吸虫病患者和病畜,流行区每年要进行普查普治。

(二)切断传播途径

消灭钉螺,为控制血吸虫病传播的重要措施。管理好水源,人、畜粪便要进行无害化处理,修建无害化厕所。

(三)保护易感人群

禁止在疫水中游泳、洗涤、嬉水等,接触疫水时必须穿防护服,预防性口服吡喹酮等杀虫药物。

(张玉果)

第二节 并殖吸虫病

一、概述

并殖吸虫病(paragonimiasis)是由并殖吸虫(*Paragonimus*)寄生在组织器官中引起的一种人畜共患的自然疫源性疾病,因其主要寄生在肺部,以肺部病变为主,故又称为肺吸虫病。其中卫氏并殖吸虫病主要表现为咳嗽、咳铁锈色痰、咯血。斯氏吸虫病主要表现为游走性皮下结节或包块和渗出性胸膜炎。在我国分布广泛、危害较严重,是重点防治的寄生虫病之一。

本病相当于中医的"肺(吸)虫病",属中医文献的"肺蛭虫病""肺虫毒病"等范畴。

二、病原学

可寄生人体的并殖吸虫种类繁多,目前世界上已知的 50 余种中,亚洲有 31 种,国内最主要的是卫氏并殖吸虫和斯氏吸虫 2 种。并殖吸虫成虫雌雄同体,口、腹吸盘各一,虫体肥厚,体形多变。卫氏并殖吸虫呈椭圆形,长 7.5~12mm,宽 4~6mm,厚 3.5~5mm,宽长之比为 1:2 左右,皮棘单生,口、腹吸盘相距较近,有二倍体型和三倍体型,三倍体型适宜寄生在人体,引起肺部典型症状,可在患者痰中找到虫卵,二倍体型则不适宜寄生在人体。并殖吸虫诸虫种之生活史及其与宿主的关系大致相同,但中间宿主略异。卫氏并殖吸虫主要既寄生于终宿主肺组织,以宿主血液及组织液为食物。斯氏狸殖吸虫主要寄生于果子狸、犬、猫等哺乳动物,人并非其适宜的终末宿主,一般不能发育成熟,多以童虫形式在体内移行,偶见于成虫寄生于人肺。

三、流行病学

(一)传染源

排出并殖吸虫虫卵的患者、感染者和受感染的肉食哺乳动物。

(二)传播途径

因生食或半生食含囊蚴的蟹和蝲蛄是人体感染的主要方式,也可因蟹换壳或死亡时囊蚴坠入水中,饮用含囊蚴的生水而感染。进食含活囊蚴的转续宿主的肉也可被感染。

(三)易感人群

人群普遍易感。以青少年、儿童为多。流行区人群感染率平均约为 20%,其中 30% 为隐性感染者。

(四)流行特征

并殖吸虫病在世界范围内均有流行,亚洲、美洲地区最多。我国地域辽阔,并殖吸虫种类多,主要分布在直接捕食溪蟹的地区,夏秋季感染为主;喜食醉蟹的地区四季均可发病。

四、病机与病理

(一)西医发病机制

本病的发病机制为童虫、成虫对机体的机械性损伤和虫体及其代谢产物的抗原

313

物质刺激机体产生的免疫病理反应、机体对虫卵的异物肉芽肿反应等。

(二)中医病因病机

中医古籍中对并殖吸虫的记载较少,认为其病因是由"肺虫""肺蛭虫"所致。山谷溪源,蕴酿蒸腾,内生湿热虫毒,虫入溪蟹、蝲蛄。脾不健运之人,湿热内生,此时若因饮食不洁,生吃或半生吃蕴结虫毒之蟹、蛄,肺虫乘虚而入,内外相引,发为本病。

五、临床表现

临床表现复杂多样,病有轻重缓急之别。潜伏期长短不一,短者 2 天,也有长达数年者,主要与感染囊蚴之数量、虫种和机体的免疫状态有关,症状多数在感染后 3~6 个月出现。

(一)急性并殖吸虫病

发病急,潜伏期短,全身症状明显,表现为畏寒、发热、头痛、头昏、胸闷、腹痛、腹泻、食欲缺乏、乏力等症,甚者见高热、胸闷、咳嗽、气短、皮疹、肝大等。

(二)慢性并殖吸虫病

按受损脏器不同,主要分为 5 种类型:

1. 胸肺型　最常见,主要由卫氏并殖吸虫感染所致,以咳嗽、咳痰、胸痛、咳血为主要表现。

2. 腹型　多发生在感染早期,表现为不固定部位的腹部隐痛,腹泻等,可引起腹腔脏器的广泛炎症、粘连,甚者出现腹水。

3. 脑脊髓型　卫氏并殖吸虫病多见,儿童发者多,脑型常有颅内高压伴颅内占位病变表现;脊髓型可有下肢麻木,或刺痛,或肢体瘫痪,二便失禁。

4. 皮肤型　游走性皮下结节或包块为特点,斯氏狸殖吸虫病多见。

5. 亚临床型　无明显症状、体征,无明显脏器损害,体检或诊治其他疾病时被发现,皮试及血清免疫学检查阳性,血中嗜酸性粒细胞增高。

此外,并殖吸虫尚可侵害心包、眼、阴囊等部位而出现相应的临床表现。

六、实验室检查及其他检查

(一)病原学检查

包括从患者痰液、粪便、体液、活体组织中寻找虫卵、童虫或成虫。

1. 痰液　用于诊断卫氏并殖吸虫。收集患者早晨的痰液直接涂片或痰液经 10% 氢氧化钠或 10% 氢氧化钾消化,离心沉淀后镜检可见虫卵及夏科 - 莱登晶体。

2. 粪便　卫氏并殖吸虫患者常将痰液吞下,故虫卵可进入肠腔随粪便排出。用改良加藤厚涂片法或粪便过筛水洗沉淀法均可检查到虫卵。

3. 脑脊液及其他体液　脑脊液、胸腔积液、腹水、心包积液等的检查可见到嗜酸性粒细胞,偶可见虫卵。

4. 活体组织　皮下结节或包块病理检查可见到典型的坏死窟穴虫道、夏科 - 莱登晶体、大量嗜酸性粒细胞。如果 48 小时内新出现的结节或包块亦可查到童虫。

(二)血液检查

外周血嗜酸性粒细胞增多,可达 $(4.0~5.0) \times 10^9$/L,甚者出现嗜酸性粒细胞类白血病反应,白细胞总数常增高,急性期或慢性活动期血沉明显增快。

（三）免疫学检查

常用的有皮内试验、后尾蚴膜反应、酶联免疫吸附试验等。可酌情选择。

（四）影像学检查

X线胸片检查对胸肺型病例有重要参考价值,早期可见中下肺野大小不等、边缘不清的类圆形炎症浸润阴影,病程后期可见囊肿及胸腔积液,同时伴胸膜粘连或增厚。脑脊髓型颅脑平片可见边缘锐利的圆形或椭圆形囊样钙化,或见局限性、多发性沙砾状钙化灶,大小、数目不等,成串样排列。CT、MRI、脑血管造影、脊髓造影可显示病变和阻塞部位。

七、诊断与鉴别诊断

（一）诊断

结合流行病学史、临床特点及实验室检查一般不难诊断。

（二）鉴别诊断

本病当与肺结核、颅内肿瘤、原发性癫痫等相鉴别。

八、预后

本病预后常因致病虫种、感染轻重及病变部位而异。一般病例预后较好,脑型可致残或死于脑疝。

九、治疗

病原治疗与对症治疗相结合,病因治疗与病理治疗相结合,彻底杀虫,防治并重。西医治疗有特效杀虫药物,皮下包块者可行外科手术摘除术。中医辨证论治,可以有效改善临床症状,减轻或消除本病的病理损害。中西医治疗并重,各自发挥优势,标本兼顾。

（一）西医治疗

1. 病原治疗　并殖吸虫病病原治疗药物有硫酸二氯酚、吡喹酮、阿苯达唑、三氯苯达唑等。根据各地治疗并殖吸虫病经验,吡喹酮疗效好,不良反应轻,为病原治疗首选药物。

2. 对症治疗　颅内高压者使用脱水剂;咳嗽、胸痛者酌情给予镇咳、镇痛剂;癫痫发作可给予苯妥英钠或地西泮治疗等。

3. 外科治疗　脑脊髓型出现压迫症状,经积极内科治疗无效者可外科手术治疗;皮下包块可手术切除;胸膜粘连明显时可行胸膜剥离术等。

（二）中医辨证论治

1. 邪遏卫气

证候:发热恶寒,或身热不扬,头身重痛,恶心呕吐,腹痛腹泻,肌肤发疹。舌质红,苔白腻或黄白而腻,脉濡滑数。

治法:芳化宣透,化湿解毒。

方药:藿朴夏苓汤加减。

2. 瘀毒阻肺

证候:咳嗽,咳痰呈铁锈色或果酱样或烂桃样,胸痛,咳血,咳痰黄稠,胸胁咳唾引痛,气促。舌质红,苔黄腻,脉弦滑。

治法:清肺解毒,活血排脓。

方药:《千金》苇茎汤加减。

3. 湿热蕴毒

证候:身热不扬,脘痞腹胀,右胁肿痛,恶心欲吐,大便下血,或腹大如鼓。舌质红,苔黄腻,脉濡滑数。

治法:化湿解毒。

方药:甘露消毒丹加减。

4. 痰瘀郁阻

证候:皮下结节或包块,大小不一,呈圆形、椭圆形或长条形,单个散发或多个成串,腹壁、胸、腰背部、四肢等处皆可见,有痒感或压痛。舌有瘀点或瘀斑,苔白腻,脉弦涩或弦滑。

治法:化痰消瘀,散结消肿。

方药:二陈汤送服小金片,阳和解凝膏外贴。皮色青紫,质硬难移,舌黯脉涩者,合桃红饮。

5. 风痰阻络

证候:头痛,舌强语謇,肢体麻木,恶心呕吐,视物不清,神昏。舌质红,苔白腻,脉弦滑。

治法:息风化痰,开窍通络。

方药:解语丹加减。

6. 专病专方

(1)杀虫解毒方:槟榔 30g,南瓜子仁 60g,金荞麦 30g,水煎服,每日 1 剂,连服 3 日,对并殖吸虫有杀灭作用。

(2)解毒排脓汤:鲜薏苡根 30g,野荞麦根 30g,水煎服,每日 1 剂,能消排臭浊脓血。

十、预防

(一)管理传染源

彻底治疗患者及感染者,管理好粪便。

(二)切断传播途径

不生吃或半生吃溪蟹、蝲蛄及转续宿主的肉,不饮用流行区溪流生水。

(三)保护易感人群

加强宣传教育,尤其是青少年,养成良好的卫生习惯,增强体质。

(施卫兵)

第三节　华支睾吸虫病

一、概述

华支睾吸虫病(clonorchiasis sinensis)是由食入含有华支睾吸虫囊蚴的淡水鱼、虾而致华支睾吸虫寄生在人体肝内胆管引起的一种寄生虫病。临床主要表现为食欲缺乏、上腹隐痛、疲乏及精神不振、肝大等,严重感染可引起胆道感染、胆囊炎、胆道梗阻甚至肝硬化等并发症。

本病可归属中医"虫积""积聚""胁痛""虫臌"等范畴。

二、病原学

华支睾吸虫成虫体形扁平,似葵花子仁状,大小为$(10\sim15)mm \times (3\sim5)mm$。有口、腹吸盘各1个,雌雄同体,睾丸一对,呈分支状,前后排列在虫体后半部,卵巢一个,分三叶,位于睾丸前。成虫寄生于人或哺乳动物的肝内胆管,产出的虫卵随胆汁进入消化道,与粪便混合排出体外。寄生虫数一般为几十条,有时多达上千条,甚至上万条。成虫寿命可达20~30年。囊蚴对热敏感,如1mm厚鱼片中的囊蚴在90℃的热水中1秒即死亡,但在醋等佐料中可存活3小时。

三、流行病学

(一)传染源

感染华支睾吸虫的人或哺乳动物,如猫、狗、猪等是主要传染源。

(二)传播途径

生食含有华支睾吸虫囊蚴的淡水鱼或虾,少数因烧、炒、煎、烤鱼虾方法不当而感染。

(三)易感人群

人群普遍易感。各地感染率与生活习惯、饮食嗜好有关。

(四)流行特征

本病主要分布在亚洲,多见于中国、日本、朝鲜、印度、菲律宾、越南、老挝等地,我国除青海、宁夏、内蒙古、新疆、西藏等地外均有不同程度的发生或流行,以南方广东、广西及东北各省多见。

四、病机与病理

(一)西医发病机制与病理

1. 发病机制 感染华支睾吸虫后发病与否及病变的程度,取决于成虫寄生在肝内胆管的数量和时间。感染轻者,多无症状或表现轻微;感染较重,虫数多时,虫体充满肝内胆管及分支内,由于虫体分泌物和代谢产物对机体的毒性作用及其机械刺激,可引起胆管内膜和胆管周围炎症反应,导致胆管上皮细胞脱落,呈腺瘤样增生,胆管壁增厚,管腔变窄,胆管阻塞,胆汁淤滞,引起阻塞性黄疸,继发细菌性胆管炎、胆囊炎。虫卵、死亡的虫体、脱落的胆管上皮细胞、炎性渗出物、细菌等易构成结石的核心,形成胆道结石。肝内胆管病变的结果,可导致肝纤维化,最终形成肝硬化。偶尔成虫可寄生于胰管,引起胰腺炎。

2. 病理 肉眼观肝大,左叶明显。肝脏表面高低不平,可见灰白色、黄豆大小的近圆形囊状结构突出于肝表面。镜下可见胆管壁有淋巴细胞、浆细胞和嗜酸性粒细胞浸润,胆管扩张,胆管上皮细胞脱落和增生。成虫在胆囊内寄生,镜下可见胆囊壁有嗜酸性粒细胞及淋巴细胞浸润,而上皮细胞增生多不明显。

（二）中医病因病机

中医学认为本病是由于饮食不洁,感染虫毒,损伤脾胃,湿热内生,蕴聚肝胆所致。脾失健运则饮食不振、脘腹胀闷;湿热蕴蒸,胆汁外泄,则身目黄染;肝气郁结则右上腹不适或两胁胀痛;日久可耗伤气血,出现乏力、精神倦怠、头昏、心悸等症;虫积郁久导致气滞血瘀,可形成积聚或癥瘕。

五、临床表现

潜伏期1~2个月。

轻度感染者不出现症状,或仅在食后上腹部有重压感、饱胀、食欲缺乏或有轻度腹痛,容易疲劳或者精神欠佳。可无症状及体征,仅在粪便中查到虫卵。

普通感染者多起病缓慢,常有食欲缺乏,上腹隐痛或胀闷,肝大等症状,并有头晕,乏力,精神倦怠,心悸等表现;由于胆管阻塞,胆汁淤滞,可引起阻塞性黄疸或胆绞痛。慢性感染的严重病例可有肝硬化及门脉高压症,日渐消瘦,面色晦暗,脾脏肿大,肝掌,蜘蛛痣,甚至腹水,出血等。严重感染的小儿可影响生长发育。

若并发细菌性胆管炎、胆囊炎、胆结石、胆绞痛者,可见寒战、高热、右上腹绞痛、黄疸等。

六、实验室检查及其他检查

（一）血象

可有嗜酸性粒细胞增多,严重者可有贫血。

（二）肝功能检查

可有 ALT、GGT、AKP 增高等。

（三）病原学检查

取粪便直接涂片检出虫卵,该法操作简便,但阳性率低;改良加藤法检出率高,同时可作虫卵计数,此有助于了解感染的程度及治疗效果。

（四）血清学检查

酶联免疫吸附试验（ELISA）可检测患者血清中特异性抗体,用于患者的初筛及流行病学调查。

（五）影像学检查

B超可见肝内胆管扩张,管壁增厚,肝内回声增粗、增强;胆囊结石;肝硬化征象等。

七、诊断

（一）诊断要点

根据流行病学资料、临床表现及实验室检查多可做出诊断。

（二）鉴别诊断

本病当与异形吸虫病、病毒性肝炎、肝炎肝硬化、单纯性消化不良以及胆囊炎、胆石症等相鉴别。

八、预后

轻症患者经过治疗,预后良好。反复感染的重症患者,或已发展到肝硬化者,经驱虫治疗后,一般情况和肝脏病变也可好转。

九、治疗

准确、足量抗寄生虫药物是治疗的关键,针对不同临床表现可辅以中医辨证论治。

(一) 西医治疗

1. 病原治疗 吡喹酮是治疗本病的首选药物,具有疗程短,疗效高,毒性低,以及在体内吸收、代谢、排泄快等优点。治疗剂量为每次 20mg/kg,每天 3 次,疗程为 2~3 天。驱虫治疗后 1 个月至半年内应反复采用集卵法查虫卵,如均为阴性为治愈,如仍有虫卵发现,应再次驱虫治疗。

阿苯达唑又名肠虫清,对本病亦有较好的疗效。每天 10~20mg/kg,分 2 次服,7 天为 1 疗程。

2. 对症治疗及支持治疗 重度感染兼有营养不良、肝功能异常或肝硬化者,应注意加强营养,纠正贫血,保肝等治疗。并发胆囊炎等细菌感染时应选择合适的抗菌药物治疗,并发胆石症、胆道梗阻时,应考虑手术治疗。

(二) 中医辨证论治

1. 肝胆湿热

证候:胸胁苦满,或右胁下胀痛,或身黄,目黄,小便短赤如浓茶,口苦而渴或渴不多饮,大便不爽。舌红,苔黄腻,脉弦。

治法:清利肝胆湿热。

方药:茵陈蒿汤加减。

2. 肝郁脾虚

证候:右胁或两胁胀痛,脘痞腹胀,神倦乏力,大便不爽。舌淡苔薄,脉弦细。

治法:健脾疏肝。

方药:逍遥散加减。

3. 肝郁血瘀

证候:右胁下痞块,面色晦暗,形体消瘦,脘痞腹胀,神倦乏力。舌有瘀点或瘀斑,苔薄,脉弦细。

治法:疏肝理气,活血软肝。

方药:血府逐瘀汤加减。

以上各型均可加使君子、槟榔、雷丸、榧子等驱虫药。

十、预防

(一) 管理传染源

应开展对本病的流行病学调查,及时治疗患者和病畜,以控制或消灭传染源。

(二) 切断传播途径

加强粪便管理,不用未经处理的粪便施肥,不随地大便;不在鱼塘上或河旁建厕所。

(三) 保护易感人群

开展卫生宣教,改变不良饮食习惯,不食生的或未熟透的鱼、虾等。

(施卫兵)

第四节 姜片虫病

一、概述

姜片虫病（fasciolopsiasis）是由布氏姜片吸虫（*Fasciolopsis buski*）寄生于小肠所引起的一种疾病，属人畜共患寄生虫病。临床以腹痛、腹泻、胃肠功能紊乱、营养不良为主要表现。多由生食菱角、藕、荸荠等水生植物而感染。

本病属中医"赤（扁）虫病"范畴。

二、病原学

布氏姜片吸虫属于扁形动物门吸虫纲复殖目片形科姜片吸虫属，是寄生于人体最大的吸虫。虫体前端和腹面各有一吸盘，肉眼可见。成虫经甲醛溶液固定后呈灰白色，质地变硬，极似姜片。人体从吞入囊蚴至粪便排卵时间为4~6周。

姜片虫囊蚴具有一定抵抗力。28~30℃时，囊蚴在湿纸上可存活10天以上，5℃可活1年。囊蚴不耐高热，在沸水中1分钟或阳光下曝晒1天即死亡。囊蚴在干燥环境中不易存活。

三、流行病学

（一）传染源

患者和病猪是本病主要的传染源。

（二）传播途径

粪便污染水源是造成本病流行的重要因素。在流行区生食带有囊蚴的水生植物（如菱角、藕、荸荠等）和饮用生水是感染的重要途径。

（三）易感人群

人群普遍易感，凡有生食媒介植物习惯者，均易感染，以5~20岁人群发病率最高。感染后无明显保护性免疫，故可重复感染。

（四）流行特征

本病是地方性传染病，流行于亚洲的温带与热带地区。我国18个省（市、自治区）有人或猪姜片虫病流行，以南部及中部的水乡为主要流行区。青少年多见，感染有明显的季节性，一般发生在8~10月份。

四、病机与病理

（一）西医发病机制

姜片虫被吞食后寄生于小肠内，其吸盘吸附力强，造成吸附处及附近黏膜充血、肿胀、点状出血、黏液分泌增多等炎症反应，也可有溃疡形成。另外，其代谢产物可引起宿主毒性反应和消耗营养物质，大量感染时偶可阻塞肠道引起肠梗阻。

（二）中医病因病机

中医认为本病发生与饮食不洁有关，因吞食含有赤虫（姜片虫）囊蚴的水生植物后,姜片虫寄生于人体小肠,吸食水谷精微,致气机阻滞,脾失健运,引起脾胃功能失调。

五、临床表现

潜伏期 1~3 个月。因感染的轻重和患者的体质差异,临床表现不一。

轻度感染时可无明显症状,或仅有腹部不适或消化不良。中、重度感染时以上腹部隐痛症状为主,可出现食欲减退、恶心、呕吐、间歇性腹泻等其他胃肠道症状。腹泻出现较早,粪便中常有不消化食物,量多腥臭,腹部胀气。儿童患者常有睡眠不安、磨牙、抽搐等症状,严重感染者可因长期营养不良出现水肿、腹水,也可因衰竭、虚脱或继发感染,偶可危及生命。感染量大者(虫体可达数千条)可因虫体成团而并发肠梗阻。

六、实验室检查

(一)血象

常呈轻度贫血,白细胞总数略增高,嗜酸性粒细胞增高。

(二)粪便检查

粪便中可找到成虫或涂片镜检发现虫卵。大便隐血试验偶呈阳性。

七、诊断与鉴别诊断

(一)诊断要点

1. 生活在流行区,有慢性腹痛、腹泻、消化不良、营养障碍、水肿等表现,并有生食水生植物或饮生水习惯者,则应考虑本病。

2. 检出虫卵可确诊。

(二)鉴别诊断

本病应注意与钩虫病、蛔虫病相鉴别,鉴别主要依赖大便检查虫卵。

八、预后

本病一般预后良好。

九、治疗

主要以驱虫为主,并针对本病引起的消化道功能紊乱及营养不良等症状,辅以中医健脾和胃等法。

(一)西医治疗

1. 病原治疗　首选吡喹酮,也可使用硫氯酚、槟榔煎剂等。吡喹酮具有高效、低毒、使用方便等优点,且不良反应轻微。常用剂量为 10~20mg/kg,分 3 次口服,1 日服完,治疗 1 个月虫卵阴转率为 97.5%~100%。

2. 对症治疗　对于重症患者,应先加强支持疗法,改善营养,纠正贫血,然后进行驱虫治疗。

(二)中医辨证论治

1. 虫积肠道

证候:腹中时痛,进食稍减,腹胀肠鸣,大便稀薄,便中含不消化食物,夜卧不宁,磨牙,烦躁,口干。舌淡红,苔厚而腐,脉滑。

治法:杀虫消积。

方药:化虫丸加减。

2. 脾虚虫积

证候:面黄肌瘦,毛发稀疏,腹痛频作,大便完谷不化或便稀如水,腹大如鼓,食少神疲,或全身水肿,唇舌淡。苔腻,脉细弱。

治法:健脾驱虫。

方药:肥儿丸加减。

3. 槟榔水煎内服,有一定疗效。

十、预防

(一) 管理传染源

普查、普治患者,直至治愈。流行区内的猪应圈养,并定期给予吡喹酮等驱虫治疗。

(二) 切断传播途径

加强粪便管理,尤其管好猪粪,粪便应经无害化灭卵处理后方可使用。积极开展养鱼养鸭生物学灭螺或化学灭螺。

(三) 保护易感人群

加强卫生宣传教育,普及防病知识。提倡不生食水生果品,不喝生水。菱角、荸荠等水生植物应煮熟,或用开水烫 5 分钟后再食用。水生青饲料经发酵、加热等方式杀死囊蚴后再喂猪。

(施卫兵)

第五节 丝 虫 病

一、概述

丝虫病(filariasis)是指由丝虫(filaria)寄生于人体淋巴组织、皮下组织或浆膜腔所引起的寄生虫病。我国仅有班氏丝虫(*Wuchereria bancrofti*)和马来丝虫(*Brugia malayi*)流行。临床特征早期主要表现为反复发作的淋巴管炎和淋巴结炎,晚期表现为淋巴管阻塞引起的淋巴水肿、象皮肿等。2007 年 8 月中国成为全球第一个消除丝虫病的国家。

本病当属中医"丹毒""筋疝""膏淋"等病证的范畴。

二、病原学

班氏吴策线虫(简称班氏丝虫)和马来布鲁线虫(简称马来丝虫)的成虫基本形态相似,体纤细如线样,乳白色,表面光滑,两端渐细而钝圆。雌雄异体,但常缠结在一起。班氏雌虫长约 72~105mm,宽约 0.2~0.8mm,雄虫较雌虫短而细,长度和宽度约为雌虫的一半。马来丝虫较班氏丝虫略小,但两者形态和内部结构相似,不同点在于班氏雄虫肛孔两侧有乳突 8~12 对,肛孔至尾端间可见 1~2 对乳突,而马来丝虫的肛孔两侧乳突仅 4 对,且肛孔至尾端间无乳突。

三、流行病学

(一)传染源

携带微丝蚴的人,包括无症状带虫者是本病的主要传染源。人是班氏丝虫唯一的终宿主和储存宿主;马来丝虫还可寄生在猫、犬、猴等哺乳动物体内。

(二)传播途径

通过雌蚊叮咬传播。斑氏丝虫病主要传播媒介是淡色库蚊、致乏库蚊,马来丝虫以中华按蚊为主要传播媒介。

(三)易感人群

人群普遍易感。病后可获得一定低水平的免疫力,不能阻止再次感染,故可反复感染。

(四)流行特征

班氏丝虫病呈世界性分布,主要流行于热带和亚热带;马来丝虫病仅限于亚洲,主要流行于东南亚。我国丝虫病分布地区大致为北起河南、山东,南至广西、海南,西至四川、贵州,东至浙江。每年 5~10 月夏秋季为本病高发季节。

四、病机与病理

(一)西医发病机制

丝虫病的主要病变是由成虫尤其是雌虫所致。其发生与发展取决于感染期幼虫进入人体的数量、感染频度、寄居部位、机体的免疫反应及继发感染等。感染期幼虫侵入人体后,有些幼虫可顺利发育为成虫,有些则在移行和发育中死亡。幼虫和成虫的代谢产物、幼虫的蜕皮液、成虫子宫分泌物以及死虫的裂解物等,都能使宿主产生全身过敏反应及局部淋巴系统的组织反应,表现为周期发作的淋巴管炎、淋巴结炎及丝虫热等。晚期病变则是由于淋巴组织的病理改变及继发细菌感染的结果。

(二)中医病因病机

1. 风热邪毒　毒虫叮咬致热毒内攻,直达血分,因血分有热,郁于肌肤而成。

2. 肝经湿热　因丝虫感染加之过食肥甘厚味,损伤脾胃,水湿内停,郁而化热,湿热下注,水湿集注阴囊而成。

3. 湿郁痰凝　因冒雨涉水或地处卑湿,加之毒虫叮咬,寒湿凝聚为痰,下注阴囊而致阴囊肿硬。

4. 肾气不固　因房劳太过或酒醉入房,耗伤肾气,肾气虚不能固摄致脂液外泄。

五、临床表现

潜伏期 4 个月至 1 年不等。感染后有半数不出现症状而血中有微丝蚴,成为"无症状"的感染者。马来丝虫主要寄生于浅表淋巴系统,以四肢淋巴结或淋巴管炎及象皮肿最为常见。班氏丝虫除四肢淋巴系统外,还能寄生于深部淋巴系统,如腹腔和精索附近的淋巴组织,故腹部症状及精索、附睾、睾丸、阴囊等的炎症和结节较多见。临床上有早期(淋巴组织炎性病变期)、晚期(淋巴阻塞性病变期)之分。

六、实验室检查

(一)血常规

白细胞总数在$(10\sim20)\times10^9$/L 之间,嗜酸性粒细胞显著增高,可达 20% 以上。如继发细菌感染,中性粒细胞计数和比率将显著增高。

(二)血液微丝蚴检查

血液中找到微丝蚴是诊断早期丝虫病唯一可靠的方法,自夜晚 10 时至凌晨 2 时阳性率最高。

(三)乳糜尿与淋巴尿检查

乳糜尿呈乳白色,可用乙醚提取,苏丹Ⅲ醋酸乙醇染色后,在显微镜下可见红黄色脂肪颗粒。淋巴尿的外观与正常尿无异,蛋白含量明显增高,也有少数红细胞,但无管型。尿沉渣中可找到微丝蚴。

(四)免疫学试验

常用的有皮内试验、间接荧光抗体试验、ELISA 法、循环抗原检测、特异性 DNA 探针技术等。

七、诊断与鉴别诊断

(一)诊断

曾有流行区流行季节居住史及感染机会,具备本病的特征性临床表现,如周期性发热、反复发作的淋巴结炎与逆行性淋巴管炎、象皮肿、乳糜尿等,当考虑本病。来自流行区患精索炎、睾丸炎、精索淋巴管曲张者,大多由于丝虫病所致。血中找到微丝蚴即可诊断。对疑似患者而血中找不到微丝蚴者可做诊断性治疗。

(二)鉴别诊断

本病当与急性细菌性淋巴管炎、淋巴结炎、附睾结核、腹股沟疝、其他乳糜尿和象皮肿等相鉴别。

八、预后

本病早期一般不危及生命,及时诊断,早期治疗,预后良好。晚期对患者的体力影响较大,易合并感染而危及生命,预后相对较差。

九、治疗

西医以杀虫及对症治疗为主;中医以解热毒、消肿结、利湿热、固肾气为治则。中西医结合治疗可提高疗效。

(一)西医治疗

1. 病原治疗　常用药物有乙胺嗪(海群生)、伊维菌素、呋喃嘧酮、多西环素、阿苯达唑等,疗效均不错。

2. 对症治疗　淋巴管炎和淋巴结炎由丝虫引起者,可口服解热镇痛剂或泼尼松。有继发细菌感染者,可应用抗菌药物。积极处理乳糜尿及象皮肿。

（二）中医辨证论治

1. 火毒窜络

证候：四肢或腹股沟肿胀疼痛，臖核肿大，局部有自上而下逆行的红线，沿红线皮肤灼热、压痛，或有大片红肿，小便短黄。舌红，苔薄黄，脉数。

治法：清热解毒，消肿散结。

方药：仙方活命饮加减。

2. 风热犯肺

证候：恶寒渐轻，发热增盛，咳逆气促，或喘而胸满，咳痰黄稠，臖核肿痛。舌边尖红，苔薄黄，脉浮数。

治法：解表清肺。

方药：麻杏石甘汤合桑菊饮加减。

3. 湿热下注

证候：恶寒发热，少腹一侧或双侧有条状压痛，附睾、精索或睾丸肿痛，或阴囊水肿，色红灼热，舌红，苔黄腻，脉弦数。

治法：清热利湿。

方药：龙胆泻肝汤加减。

4. 虫毒壅络

证候：下肢肿胀，按之随手而起，局部皮肤粗糙增厚，无汗干燥，或成溃疡，不易愈合，腹股沟臖核肿大。舌苔薄黄或腻，脉细滑。

治法：清热利湿，杀虫通络。

方药：四妙丸合活络效灵丹加减。

5. 膀胱湿热

证候：小便混浊不清，或小便带血，小便热涩，或淋沥作痛，或点滴难出，小腹胀痛。舌红，苔黄腻，脉滑数。

治法：清利膀胱湿热。

方药：八正散加减。

6. 肾虚不固

证候：小便白如膏脂，伴腰酸膝软，头晕眼花。舌淡，苔白，脉沉细。

治法：补肾固涩。

方药：桑螵蛸散加减。

十、预防

（一）管理传染源

实行普查普治，及早发现患者和带虫者，及时治愈，既保证人民健康，又减少和杜绝传染源。加强对已消除本病地区的病原、蚊媒和血清学的流行病学监测。

（二）切断传播途径

防蚊灭蚊，消灭蚊虫孳生地。在多蚊季节鼓励使用蚊帐、驱避剂、防蚊网等。

（三）保护易感人群

在流行区采用乙胺嗪食盐疗法，以降低人群中微丝蚴阳性率。

（罗威）

第六节 钩 虫 病

一、概述

钩虫病(ancylostomiasis)是由十二指肠钩虫和/或美洲钩虫寄生于人体小肠所致的寄生虫病。主要表现为幼虫引起的皮炎、咳嗽,成虫引起的贫血、营养不良、胃肠功能失调。轻者无症状,称为钩虫感染,重者可致心功能不全、儿童发育障碍及孕妇流产等。

本病与古籍记载的"黄肿病""懒黄病"相似。

二、病原学

寄生于人体的钩虫主要为十二指肠钩虫和美洲钩虫。虫卵在外界适宜条件下发育成具有感染性的丝状蚴,进入人体后经一系列生活史发育成成虫。成虫寿命可长达5~7年,但大多数在1~2年内被排出体外。

三、流行病学

(一)传染源
患者和带虫者为本病的传染源。

(二)传播途径
本病以钩蚴经皮肤侵入为主,亦可通过生食含钩蚴的瓜果、蔬菜或经口腔黏膜侵入。

(三)易感人群
普遍易感。在一般流行区,青壮年农民、矿工及砖瓦工感染率高。在高流行区,儿童感染率高于成人。

(四)流行特征
本病遍及全球,尤以热带、亚热带地区的农村为高感染区。夏秋季为感染高峰。

四、病机与病理

(一)西医发病机制与病理
钩蚴通过皮肤侵入人体,可引起钩蚴性皮炎。移行至肺部可引起肺间质和肺泡点状出血及炎症,重者出现支气管炎、支气管哮喘和支气管肺炎。钩虫成虫在肠道内借助口器咬附、吸食血液及分泌抗凝物质导致小肠黏膜出现散在的点状出血和溃疡,甚者可引起消化道大出血。慢性失血是钩虫病贫血的主要原因,其程度与虫种、负荷虫数、感染期限、饮食中铁的含量及体内铁储存量有关。长期慢性失血及营养障碍,可致低蛋白血症,出现水肿。严重贫血可引起心肌脂肪变性,心脏扩大,致贫血性心脏病。

(二)中医病因病机
本病病因为虫毒,病变初起在肺卫肌表,内侵脾胃肠道,久则病及心肾。虫毒犯肤可见皮肤红肿奇痒;虫邪犯肺,使肺气失宣致咳喘;成虫寄生肠道致脾虚,脾胃运化功能失常,耗损水谷精微,日久则见气血亏虚。

五、临床表现

潜伏期不固定。临床症状轻重不一,无症状钩虫感染者多见。

(一)幼虫引起的临床表现

主要是钩蚴性皮炎及呼吸道症状。皮炎多发生于手指和足趾间,呈红色点状丘疱疹,奇痒,一般3~4天消退,可重复感染。感染1周左右,患者出现咳嗽、痰中带血,夜间为甚,常伴有发热、畏寒,重者可有剧烈干咳、阵发性哮喘、声音嘶哑等症状。肺部可闻及干湿性啰音或哮鸣音。X线检查示肺纹理增粗或点片状浸润阴影,数日后自行消退。

(二)成虫引起的临床表现

主要包括消化道症状及贫血。感染后1~2个月可出现上腹隐痛不适,食欲减退,腹胀,腹泻,消瘦。少数出现异嗜症,喜食生米、沙石、泥土等。偶有患者发生消化道大出血。贫血是钩虫病的主要表现,感染后3~5个月可出现进行性贫血,表现为头昏、乏力、心悸、气促、面色蜡黄、黏膜苍白、精神萎靡、血压下降、心脏扩大、心尖区可闻及收缩期杂音等,严重者出现心力衰竭及低蛋白血症。儿童严重感染者可引起生长发育障碍。孕妇患钩虫病易并发妊娠高血压综合征,甚至引起流产、早产或死胎。

六、实验室检查

(一)血常规检查

红细胞计数减少,血红蛋白降低,呈低色素小细胞性贫血。初期白细胞总数及嗜酸性粒细胞升高,后期逐渐减少。

(二)骨髓象检查

骨髓呈增生象,中幼红细胞显著增多。骨髓游离含铁血黄素与铁粒细胞减少或消失。

(三)粪便检查

1. 粪便隐血试验　常为阳性。

2. 虫卵检查法　有直接涂片法、饱和盐水漂浮法、钩蚴培养法、虫卵计数法等。

七、诊断与鉴别诊断

(一)诊断

在流行区,有赤手赤脚接触土壤或生食蔬菜者,出现钩蚴性皮炎、哮喘、消化功能失调、贫血等症状,或婴幼儿发育障碍、营养不良均应考虑钩虫病。粪检钩虫卵阳性即可确诊。

(二)鉴别诊断

本病应与其他原因引起的皮炎、支气管炎、十二指肠溃疡、贫血等相鉴别。

八、治疗

本病西医以病原治疗为主,对症治疗为辅。中医在驱虫的同时健运脾胃、补益气血,调整脏腑功能,改善虚弱体质。

(一)西医治疗

1. 局部治疗　感染后24小时内患处皮肤用左旋咪唑涂肤剂或15%阿苯达唑软

膏外涂,每日 2~3 次,连用 2 日。

2. 驱虫治疗　选用苯咪唑类驱虫药,包括阿苯达唑及甲苯咪唑。

3. 对症治疗　纠正贫血,防治继发感染、心力衰竭、低蛋白血症等并发症。

(二)中医辨证论治

1. 虫毒犯表

证候:局部皮肤出现红斑、丘疹、水疱疹,奇痒,搔破后脂水浸淫、红肿。舌质红,苔薄白,脉浮数。

治法:疏散风邪,解毒杀虫。

方药:荆防方加减。

2. 虫邪犯肺

证候:咳嗽,痰中带血,恶寒发热,甚则胸闷频咳,喉中痰鸣。舌质红,苔薄白或薄黄,脉滑数。

治法:解毒杀虫、宣肺降逆。

方药:贯众汤合三拗汤。

3. 脾虚虫积

证候:上腹部不适或疼痛,食欲缺乏或消谷善饥,或嗜食异物,恶心呕吐,大便溏薄或完谷不化,面色萎黄,神疲体倦,甚则心慌,气短,水肿。舌质淡,苔薄白,脉沉细。

治法:健脾燥湿,驱虫化积。

方药:黄病绛矾丸合化虫丸加减。

4. 气血亏虚

证候:面色萎黄或苍白,面足甚至全身浮肿,心悸气短,倦怠乏力,头晕耳鸣。舌质淡,脉虚。

治法:补气养血、健脾宁心。

方药:八珍汤加减。

九、预防

(一)管理传染源

流行区每年冬季进行普查普治,用复方甲苯达唑或阿苯达唑集体驱虫,效果较好,有利于阻断钩虫病的传播。

(二)切断传播途径

加强粪便管理,推广粪便无害化处理。

(三)保护易感人群

重点在于宣传教育,提高对钩虫病的认识,注意劳动保护。

(蒋宁)

第七节　蛔虫病

一、概述

蛔虫病(ascariasis)是由似蚓蛔线虫(*Ascaris lumbricoides*)寄生于人体小肠或其

他器官所致的寄生虫病。多数无明显症状,部分患者因寄生或侵入的部位、感染程度不同而临床表现不同。幼虫在体内移行可引起相应的异位病变,成虫寄生于小肠内可导致不同程度的消化道症状,少数患者可出现胆道蛔虫病等严重并发症。本病流行广泛,学龄儿童发病率高。

本病属中医学"虫证"范畴。

二、病原学

蛔虫是寄生在人体内最大的线虫之一。成虫雌雄异体,形似蚯蚓,呈乳白色或淡红色。虫卵随粪便排出,受精卵在适宜条件下发育成感染期虫卵,后者进入人体,经一系列生活史最终在小肠内发育为成虫。从人体感染到雌虫开始排卵约需 10~11 周。蛔虫寿命一般为 6~12 个月。

三、流行病学

(一)传染源

本病的传染源为患者和带虫者。猪蛔虫与人蛔虫形态相似,人偶可发生猪蛔虫幼虫病。

(二)传播途径

经口吞入感染期虫卵为主要感染方式。

(三)易感人群

人对蛔虫普遍易感。儿童感染率最高,男女无显著差异。

(四)流行特征

本病呈世界性分布,主要流行于温带、亚热带及热带地区。无明显季节性,多为散发。农村感染率明显高于城市。

四、病机与病理

(一)西医发病机制与病理

人吞入感染期虫卵后,在小肠孵出幼虫,随血流经肺时,其代谢产物和幼虫死亡可产生炎症反应,从而引起肺组织出血、水肿,肺泡与细支气管周围大量中性粒细胞及嗜酸性粒细胞浸润。严重者肺病变可融合成片,炎性渗出物与分泌物增多,导致支气管痉挛与哮喘。成虫寄生在空肠及回肠上段,通过虫体的机械性刺激及其分泌物引起肠黏膜上皮细胞脱落和轻度炎症。大量成虫可缠结成团,引起不完全性肠梗阻。蛔虫有钻孔习性,可引起胆道、胰管、阑尾蛔虫病,蛔虫卵和蛔虫碎片可能与胆石形成有关。

(二)中医病因病机

蛔虫寄生于肠腑内,吸食水谷精微,损伤脾胃,耗伤气血,从而产生一系列病理变化。蛔虫性动好窜,善于钻孔,蛔窜胆腑致"蛔厥",蛔结肠腑则致"虫瘕"。

五、临床表现

人感染蛔虫后,多数无自觉症状,称为蛔虫感染。有症状者主要见于儿童及体弱者,症状一般较轻,部分患者因并发症前来就医。

（一）蛔虫幼虫移行症

短期内吞食大量感染期蛔虫卵后 1 周左右发病，为蛔虫幼虫在肺内移行所致。临床表现为畏寒、发热、咳嗽、胸闷、气急，重者患者出现咯血、哮喘样发作，少数患者可见荨麻疹，重者可有胸痛、呼吸困难和发绀。肺部可闻及干湿啰音或哮鸣音。

（二）肠蛔虫病

大多数无明显症状。少数患者有不定时反复发作的脐周一过性隐痛或绞痛，儿童多见，常伴有食欲减退、恶心、腹泻或便秘，有时可便出或吐出蛔虫。小儿可出现惊厥、磨牙、夜惊、异食癖、流涎、烦躁不安等，严重感染者可引起营养不良、发育迟缓。

（三）异位蛔虫病

蛔虫有钻孔的习性，肠道寄生环境改变时可离开肠道进入其他带孔的脏器，引起异位蛔虫症。常见胆道蛔虫病、蛔虫性肠梗阻、蛔虫性阑尾炎、蛔虫性胰腺炎等。

六、实验室检查及其他检查

（一）血常规检查

蛔虫幼虫移行期白细胞总数及嗜酸性粒细胞明显增多，成虫感染时嗜酸性粒细胞轻度增高。伴细菌感染时白细胞及中性粒细胞增多。

（二）粪便检查

由于蛔虫排卵量大，粪便直接涂片镜检容易查见虫卵，饱和盐水漂浮法阳性率更高。

（三）超声及其他检查

腹部超声检查有时可见蛔虫活动，但阳性率不高。内镜检查可发现十二指肠内蛔虫。逆行胆胰管造影可显示胆管内虫体。

七、诊断

（一）蛔虫幼虫移行症

近期有生食瓜果或蔬菜史，出现呼吸道症状，尤其伴有哮喘者，X 线胸片有短暂游走性肺部浸润病灶，外周血嗜酸性粒细胞增多，应考虑本病。

（二）肠蛔虫症

脐周疼痛，如有排虫或吐虫史，或粪便中检出虫卵可诊断。

八、治疗

本病以驱虫治疗为主，注意及时发现并发症，以免延误病情。

（一）西医治疗

1. 驱虫治疗　选用苯咪唑类药物，包括阿苯达唑与甲苯咪唑等，均为广谱驱虫药，驱虫效果较好，副作用少。

2. 并发症治疗　胆道蛔虫病以解痉止痛、早期驱虫、控制感染为主，少数患者需要手术治疗。蛔虫导致不完全性肠梗阻者先予禁食、镇静、解痉止痛、胃肠减压、稳定内环境等对症治疗，待腹痛缓解后再进行驱虫。完全梗阻并发肠坏死、穿孔或腹膜炎者，应及时手术。

（二）中医辨证论治

1. 虫毒犯肺

证候：咳逆气促，痰中带血丝，或喘息痰鸣，伴发热、咽痒，或见皮肤风疹团块。舌红，苔黄，脉滑数。

治法：宣肺平喘，清热杀虫。

方药：麻杏石甘汤合使君子散加减。

2. 蛔踞肠腑

证候：绕脐腹痛，乍作乍止，按之无明显压痛而有条索感，睡眠不安，夜间磨牙，时吐清涎，或吐蛔虫。舌尖红赤，舌淡苔白，脉细。

治法：驱蛔排虫。

方药：乌梅丸合化虫丸。

3. 脾胃不和

证候：腹部隐隐作痛，形体消瘦，面色萎黄，四肢乏力，食少纳差，大便不调。舌淡，苔白，脉细。

治法：健脾养胃、安蛔驱虫。

方药：香砂六君子汤合布袋丸加减。

九、预防

广泛开展卫生知识宣传。养成良好个人卫生习惯，做到饭前、便后洗手，不饮生水，不食不洁瓜果，勤剪指甲。在学校、幼托机构实行普查普治。对粪便进行无害化处理，防止粪便污染环境是切断蛔虫传播途径的重要措施。

（蒋宁）

第八节　蛲虫病

一、概述

蛲虫病（enterobiasis）是由蠕形住肠线虫（*Enterobius vermicularis*）寄生于人体肠道所引起的寄生虫病。主要症状为肛门周围及会阴部夜间瘙痒。

本病属中医学"虫证"范畴。

二、病原学

蛲虫虫体细小，呈乳白色。雌雄分体。成熟雌虫交配后于夜间爬行至宿主肛门周围、会阴等处产卵。虫卵在外界抵抗力较强。成虫主要寄生在回盲部，亦可见于升结肠、阑尾及回肠下段。

三、流行病学

（一）传染源

患者是唯一的传染源。蛲虫不需要中间宿主，人为蛲虫的唯一终宿主，虫卵排出体外即具有传染性。

（二）传播途径

1. 直接感染 虫卵从肛门至手经口感染。
2. 间接感染 通过生活用品及被污染的食物感染。
3. 呼吸道感染 虫卵飘浮于空气中从口鼻吸入而咽下引起感染。
4. 逆行感染 虫卵在肛门附近自孵，幼虫从肛门逆行进入肠内而感染。

（三）易感人群

人普遍易感，儿童感染率高于成人。有家庭聚集性。

（四）流行特征

本病呈世界性分布，包括发达国家。温带、寒带地区感染率高于热带，城市高于农村。

四、病机与病理

（一）西医发病机制与病理

蛲虫不同发育阶段均可刺激肠壁引起胃肠道功能失调。其虫体头部刺入肠黏膜，引起局部黏膜炎症，偶尔可穿入黏膜深层寄生，破坏肠黏膜完整性，并引起局部出血、小溃疡及微小脓肿。成虫也可侵入阑尾腔内引起阑尾炎。雌虫在肛周产卵，刺激皮肤，引起瘙痒，长期慢性刺激可产生局部皮损、出血和继发细菌感染。蛲虫还可进入邻近器官如女性泌尿系统、生殖系统或腹腔，引起异位损害。

（二）中医病因病机

中医认为蛲虫寄生于肠道，影响脾胃运化功能，致脾运失职，湿热内蕴，疾病日久，则耗伤气血，出现形体消瘦等。

五、临床表现

蛲虫病患者临床多无显著症状，重度感染者可引起营养不良及代谢紊乱。主要症状为夜间肛周或会阴部奇痒与虫爬行感，可严重影响睡眠。由于搔抓，可引起肛周糜烂、出血及继发感染，局部肿痛。患儿常有睡眠不安、夜惊、磨牙等。有时出现食欲缺乏、腹痛、恶心等消化道症状，部分患者可出现异食癖。蛲虫异位寄生可涉及多器官，主要见于女性，可引起尿道炎、阴道炎、子宫内膜炎、输卵管炎、阑尾炎等，甚至侵入腹腔，导致蛲虫性腹膜炎和肉芽肿。

六、实验室检查

（一）肛周检虫法

根据雌虫具有夜间爬出肛门外产卵的特性，在患者入睡后1~3小时内，检视其肛门外皱襞或会阴等处，发现成虫即可确诊。该法简便，准确性高，易于普及。

（二）肛周检卵法

常用棉签拭子法及透明胶纸粘贴法。于清晨排便前在肛门四周皱襞上刮取、擦取或粘取污物镜检虫卵。一次检出率为50%，三次检出率可高达90%以上。

七、诊断与鉴别诊断

（一）诊断要点

凡有肛门周围及会阴部瘙痒，夜间尤甚者应考虑蛲虫病。若查到虫体或虫卵即可确诊。

（二）鉴别诊断

会阴部真菌感染、过敏症、湿疹及精神错乱等因素,均可引起局部皮肤瘙痒,结合年龄、发作特点及局部体征,一般鉴别不困难。

八、治疗

本病临床上无论有无症状均应进行药物治疗,以驱虫为主。由于蛲虫重复感染性强,故必须治疗与预防相结合,以达根治目的。

（一）西医治疗

1. 一般治疗　患儿应勤洗肛门,衣裤、被褥常换洗、烫晒。晚上睡觉穿满裆裤或戴手套,避免患儿用手搔抓肛门。

2. 驱虫治疗　苯咪唑类药物包括阿苯达唑与甲苯咪唑,对驱除蛲虫有良好疗效

3. 局部治疗　每次大便后和每日睡前用肥皂与温水洗肛门,擦干后在肛周涂2%~5% 的白降汞软膏或 10% 氧化锌油膏,以杀虫止痒。

（二）中医辨证论治

1. 虫扰魄门

证候:肛门奇痒,夜间甚,患儿烦躁不安,搔抓肛门,甚者惊叫,至夜寐不安,精神不振,食欲减退。苔薄白,脉细。

治法:杀虫止痒。

方药:追虫丸加减。

2. 脾虚湿阻

证候:轻者无明显症状,重者出现腹痛腹泻,肛门奇痒,食欲减退,面黄体瘦。苔薄白,脉细。

治法:杀虫止痒,健脾和胃。

方药:追虫丸合香砂六君子汤加减。

3. 肝胆湿热

证候:腹痛,小腹不适,肛门痒甚,夜间尤重,烦躁,夜惊失眠,小便黄或尿频、尿急。舌红,苔黄腻,脉弦数。

治法:疏肝利胆,清热祛湿。

方药:龙胆泻肝汤合追虫丸加减。

九、预防

预防的原则是:治疗与预防同时进行,个人防治与集体防治同时进行。

（一）管理传染源

发现集体性儿童机构或家庭内感染者,应进行蛲虫感染普查普治,7~14 天重复检查,对阳性者再行治疗一次,以消除传染源。

（二）切断传播途径

加强个人卫生防护,对污染物品进行彻底的消毒处理。

（蒋宁）

第九节　旋毛虫病

一、概述

旋毛虫病（trichinosis）是由旋毛虫（*Trichinella spp*）引起的动物源性人畜共患的寄生虫病。流行于哺乳动物间，因生食或半生食含有旋毛虫幼虫包囊的动物肉类而感染。临床主要以发热、胃肠道症状、肌肉剧烈疼痛、嗜酸性粒细胞明显增高为特征。

本病属于中医"虫积""发热""泄泻"等病证的范畴。

二、病原学

旋毛虫微小，细线状，乳白色，雌雄异体，主要寄生于宿主的十二指肠和空肠上段黏膜内。按在宿主体内发育过程可分为 4 个阶段，即成虫、脱囊期幼虫、移行期幼虫与成囊期幼虫。

三、流行病学

（一）传染源

旋毛虫病是一种动物源性疾病，150 多种动物可自然感染旋毛虫。猪为主要传染源，其他肉食动物如犬、鼠、猫、羊，以及多种野生动物如熊、狼、野猪、狐等亦可感染。旋毛虫病患者本人无传染性。

（二）传播途径

人感染旋毛虫主要是因进食生的或不熟的含包囊活幼虫的猪肉、其他动物肉类及其制品引起的，其中生食猪肉感染者占 90%。故其感染方式取决于当地居民的饮食习惯。

（三）易感人群

普遍易感，感染后可获得一定免疫力。

（四）流行特征

旋毛虫病呈世界性分布，我国云南、广东、广西、四川、内蒙古、辽宁、吉林、黑龙江等地均有本病的散发或暴发流行。旋毛虫病的散发病例见于一年四季，暴发病例多发生于节假日、传统节日或婚丧、建房等聚餐时。

四、病机与病理

（一）西医发病机制与病理

旋毛虫对人体的主要致病阶段为幼虫，其致病作用与食入包囊的数量、幼虫的发育阶段、幼虫侵犯的部位有关。旋毛虫侵入十二指肠和空肠，引起肠黏膜充血、水肿、灶性坏死，甚至出现浅表溃疡，但病变一般比较轻微。幼虫最后定居于横纹肌，被侵犯的肌肉以膈肌、咀嚼肌、舌肌、肋间肌、肱二头肌和腓肠肌等为多见，可能是因为这些肌肉活动频繁，血液供应丰富，侵入的幼虫数量较多以及肌糖原含量较低，有利于包囊的形成。横纹肌的主要病理变化依次有：肌纤维变性和肌浆溶解；幼虫逐渐死亡后引起肉芽肿反应；包囊形成；包囊从两端开始钙化，继而波及整个包囊。

（二）中医病因病机

旋毛虫病的病因主要是由于饮食不洁及脾胃虚弱。《奇效良方·诸虫门》认为："九虫皆因脏腑不实,脾胃俱虚,杂食生冷甘肥油腻卤藏等物……或食瓜果与畜兽内脏,遗留诸虫子类而生"。正如《景岳全书·诸虫》篇指出:"凡脏强气盛者,未闻其有虫,正是随食随化,虫自难存,而虫能为患者,终是脏器之弱,行化之迟,所以停聚而渐致生虫耳"。

五、临床表现

潜伏期一般为6~20日,最短数小时,最长可至46日。

（一）早期

小肠侵入期,相当于成虫在小肠阶段。主要为小肠黏膜炎症,可有恶心、呕吐、腹痛、腹泻等,通常持续1周,病情相对较轻。

（二）急性期

幼虫移行期。典型表现为中毒过敏症状,以持续性高热、眼睑及面部水肿、过敏性皮疹及全身肌肉酸痛为特点。重症患者在此期间可出现心脏、中枢神经系统与肺部并发症。

（三）恢复期

包囊形成期。病程第3~4周,全身症状如发热、水肿逐渐消退,但由于肌肉内包囊形成,肌痛、乏力、消瘦可持续数月。在恢复期中少数患者仍可并发心力衰竭与神经系统后遗症。

六、实验室检查

（一）血常规

在幼虫移行期,血中嗜酸性粒细胞显著增多。白细胞总数在$(10\sim20)\times10^9/L$之间,嗜酸性粒细胞占20%~40%或更高,但重症患者嗜酸性粒细胞增多可不明显。

（二）肌肉酶学检查

肌酸磷酸激酶与磷酸果糖醛缩酶明显增高。

（三）血清学检查

有ELISA、间接免疫荧光抗体试验（IFA）与乳胶凝集反应等。

（四）肌肉活组织检查

肌肉活组织检查是最准确的诊断方法。

七、诊断与鉴别诊断

（一）诊断要点

1. 流行病学史　有生食肉类或疫区居住史。

2. 临床表现　典型病例以发热、眼睑或面部水肿、肌肉疼痛、皮疹、眼结膜下充血、腹痛、腹泻、乏力等为主要表现。

3. 免疫学试验　ELISA、IFA或乳胶凝集试验有重要参考价值。

4. 组织活检　肌肉活组织检查发现包囊,可以确诊。

（二）鉴别诊断

本病早期应与食物中毒鉴别。急性期发热需与伤寒、钩端螺旋体病等鉴别,血象中嗜酸性粒细胞增多有重要参考价值。剧烈肌痛患者应与皮肌炎、风湿病相鉴别。

八、预后

及时诊断治疗者预后好,常于1~2个月恢复。感染严重而并发心肌炎、脑炎者预后不良,易遗留后遗症。

九、治疗

治疗以杀虫、抗过敏及对症处理为主;中医治疗以清热利湿、驱虫解毒、健脾益气为主。

(一) 西医治疗

1. 一般治疗 急性期、病重者宜卧床休息。改善营养、补充水分、维持水电解质平衡。必要时补充血浆、白蛋白。心功能不全时给予强心药物,烦躁不安、头痛剧烈者给予镇静、止痛等对症治疗,脑水肿、颅内压增高者给予脱水治疗。

2. 病原治疗 阿苯达唑为首选治疗药物,对各期旋毛虫均有较好的杀灭作用,疗效接近100%。甲苯咪唑也可选用。

(二) 中医辨证论治

1. 虫毒扰肠
证候:发热,腹痛腹泻,恶心呕吐。舌红,苔黄腻,脉浮滑。
治法:清热利湿,驱虫解毒。
方药:葛根芩连汤加减。

2. 毒郁肌肤
证候:发热,肌肉剧痛,咳嗽气喘,多汗烦渴。舌红苔黄,脉数。
治法:清热解毒,驱虫散邪。
方药:柴葛解肌汤加减。

3. 脾胃虚弱
证候:大便溏泻,水谷不化,纳少,腹胀,颜面及下肢浮肿,肢倦无力。舌淡苔白,脉细弱。
治法:健脾利湿,益气驱虫。
方药:参苓白术散加减。

十、预防

(一) 管理传染源

积极提倡和推动科学养猪方法,提高生猪圈养率;加强检疫,隔离病猪。积极灭鼠,防止鼠粪污染饲料和猪圈。

(二) 切断传播途径

加强肉类监测。对屠宰场进行严格管理,依法杜绝私宰,未经检疫的肉类不得售卖。

(三) 保护易感人群

加强卫生宣传教育,使广大群众认识旋毛虫病的危害,自觉采取防控措施,不生食或食未煮熟的猪肉等动物肉类及其制品,养成良好的饮食卫生习惯。

(罗威)

第十节 肠绦虫病

一、概述

肠绦虫病（intestinal cestodiasis）是由各种绦虫寄生于肠道所引起的一类疾病。在我国常见的绦虫为猪肉绦虫及牛肉绦虫。常因进食含有活囊尾蚴的猪肉或牛肉所致。

绦虫，古代称之为"寸白虫"或"白虫"。

二、病原学

猪肉绦虫及牛肉绦虫是临床上最常见的绦虫，其次是短膜壳绦虫及长膜壳绦虫，阔节裂头绦虫及犬复孔绦虫少见。绦虫雌雄同体，人是猪带绦虫、牛带绦虫和短膜壳绦虫的终宿主。猪或牛带绦虫成虫为乳白色，扁长如带状，可分为头节、颈节、体节三部分。头节为其吸附器，上有四个吸盘，猪带绦虫头节上有两排小钩，颈节为其生长部分，体节分为未成熟、成熟和妊娠三种节片。猪带绦虫成虫长2~4m，牛带绦虫为4~8m。成虫寄生于人体小肠上部，头节多固定于十二指肠或空肠，妊娠节片内充满虫卵，可随粪便一同排出，中间宿主猪或牛吞食后，虫卵在十二指肠内经消化液作用24~72小时后孵出六钩蚴（oncosphere），六钩蚴钻破肠壁，随淋巴、血液散布至全身，主要在骨骼肌内经60~72天发育成囊尾蚴（cysticerci）。含囊尾蚴的猪肉俗称"米猪肉"。人进食含活囊尾蚴的猪肉或牛肉后，囊尾蚴进入小肠，头节外翻固着于肠壁，在体内经10~12周发育为成虫。人体也可成为猪带绦虫的中间宿主，误食其虫卵后，可患囊尾蚴病（cysticercosis）。牛肉绦虫生活史与猪肉绦虫相同，猪带绦虫在人体内可存活25年以上，牛带绦虫可达30~60年以上。短膜壳绦虫无需中间宿主，虫卵从粪便排出即有感染性，可致人与人间传播。

三、流行病学

（一）传染源

人是猪肉绦虫病及牛肉绦虫病的唯一传染源，人作为终末宿主从粪便排出猪带绦虫卵或牛带绦虫卵，分别使猪或牛感染而患囊尾蚴病，而猪和牛可作为中间宿主使人类受感染。鼠及人是短膜壳绦虫病的传染源。

（二）传播途径

人由于食用生或未熟的含有活囊尾蚴的猪肉、牛肉等而受感染，也可因生、熟食品的用具，包括菜刀、砧板等混合使用而传播。短膜壳绦虫是通过被污染的手或食物而传播的。

（三）易感人群

人群普遍易感。

（四）流行特征

肠绦虫病广泛分布于世界各地。

四、病机与病理

(一)西医发病机制

囊尾蚴经口进入人肠道后,经 2~3 个月发育为成虫,附着于空肠或回肠黏膜表面,虫体本身多不引起病变,或仅在附着处致小的损伤。脱落节片沿肠腔移动,由于回盲瓣的阻挡,使肠蠕动增强甚至痉挛,可引起腹部不适、恶心、腹痛、腹泻等症状。少数患者多虫感染,虫体扭成团块,可引起肠梗阻。绦虫无消化器官,借助体表绒毛大量吸收宿主营养成分,因而感染重者可出现营养不良、贫血、维生素缺乏等。虫体排泄物可引起荨麻疹、支气管哮喘、嗜酸性粒细胞增多症等变态反应表现。

(二)中医病因病机

中医学认为,本病乃进食含有囊虫的生肉食后使绦虫进入肠道,虫踞肠道,影响肠道气机,胃肠腐熟及传导阻滞,病久致脾胃损伤,形成先实后虚的病理。

五、临床表现

自吞食囊尾蚴至粪便中出现虫体节片或虫卵一般为 3 个月,长者可达半年。

临床症状与感染虫体数量有关,轻者常无明显症状。

患者最初唯一的症状是粪便中发现白色节片,绦虫节片多在排便时随粪便一同排出,也可单个或几个相连的节片自动由肛门爬出引起局部瘙痒。胃肠道症状以腹痛最为常见,一般为上腹或脐周隐痛,可伴恶心、呕吐、腹泻等,部分患者可有消瘦、乏力、食欲亢进、荨麻疹、头晕、失眠、易激动、磨牙等表现,个别患者可发生肠梗阻、急性阑尾炎、视神经萎缩、玻璃体混浊等。

六、实验室检查

(一)血常规

外周血嗜酸性粒细胞常增多。

(二)病原学检查

粪便中找到绦虫卵或绦虫妊娠节片可确诊。可用粪便直接涂片法,或粪便沉淀法、漂浮法等浓集虫卵检查,或用棉拭肛周涂片法检查等。

(三)免疫学检查

用对流免疫电泳试验、乳胶凝集试验、补体结合试验等检测患者血清特异性抗体,灵敏度较高,但特异性较差,与其他种绦虫有交叉免疫反应。用酶联免疫吸附试验等检测患者粪便中特异性抗原,特异性较高,与蛔虫、微小膜壳绦虫、钩虫等肠道寄生虫无交叉免疫反应。

(四)分子生物学检查

PCR 检测粪便中虫卵或成虫脱落的体表物质中的 DNA,特异性及灵敏性均较高。

七、诊断

根据流行病学资料、典型临床表现及实验室检查可明确诊断。

八、治疗

目前肠绦虫病的治疗措施主要是杀虫,杀绦虫的药物较多,疗效较好,经杀虫治疗后大多数患者可治愈。治疗时应注意防止恶心、呕吐反应,以免妊娠节片反流,引起自身感染发生囊虫病。

(一)病原治疗

常用吡喹酮、甲苯达唑、硫氯酚等。

(二)中医辨证论治

驱虫大法应贯穿始终。辨证论治时,发病初期多实,以祛邪为主;后期多虚,以扶正为主。

1. 虫积肠道

证候:脘腹隐痛,腹胀或腹泻,肛门瘙痒,大便中发现白色节片。舌苔白腻,脉细弦。

治法:杀虫消积。

方药:化虫丸。

2. 脾胃虚弱

证候:形体消瘦,纳呆食少,腹胀便溏。舌淡苔薄白,脉细弱。

治法:健脾益气杀虫。

方药:香砂六君子汤加雷丸。

3. 其他治疗　南瓜子 80~120g,炒熟,去壳得仁,研细粉;槟榔 30~80g,切成片,加水 500ml,煎 1 小时,浓缩成 150ml。先服南瓜子粉,2 小时后服槟榔煎剂,再过 30 分钟服 50% 硫酸镁 60ml,疗效较佳。

九、预防

(一)管理传染源

普查普治患者,加强猪、牛等饲养管理,有效防止猪、牛等感染可防止发生猪肉绦虫病及牛肉绦虫病。灭鼠可有效防止长、短膜壳绦虫病发生。

(二)切断传播途径

大力开展卫生宣传教育,改变不良饮食方式,不吃生的猪肉或牛肉,改变烹饪生熟不分的习惯,严格执行肉类检疫,禁止带囊尾蚴的肉类上市,在绦虫病地方性流行区,可对猪和牛采用氯硝柳胺(niclosamide)预防性治疗。

(鲁玉辉)

第十一节　囊　虫　病

一、概述

囊虫病(cysticercosis),又称囊尾蚴病,由猪带绦虫幼虫(囊尾蚴,cysticerci)寄生于人体各组织器官所致的疾病,为较常见的人畜共患病。囊尾蚴可侵入人体各器官引起病变,其临床症状因寄生部位及感染程度不同而异,其中以脑囊虫病最为严重。

囊虫病属中医学的"痰核""痫证"等范畴。

二、病原学

囊虫病是因食入猪肉绦虫卵所致。虫卵在胃及小肠内经消化液的作用,卵胚膜内的六钩蚴破膜而出,钻入肠壁血管,随血液散布至全身各组织器官内,经过2~3个月发育成有感染性的囊尾蚴。囊尾蚴呈半透明圆形或卵圆形,内含黄色清亮液体及内凹的头节,外为囊膜包绕。囊尾蚴按其形态和大小可分为3型:纤维素型、葡萄状型和中间型。纤维素型最常见,位于皮下结缔组织,脑囊尾蚴患者中以该型多见。葡萄状型较大,直径4~12cm,仅见于人的脑部,其中间宿主(猪)中未见。寄生于人体的囊尾蚴寿命一般在3~10年,长者可达20年或更久,虫体死后多发生纤维化和钙化。

三、流行病学

(一)传染源

猪肉绦虫病患者是囊虫病的唯一传染源。患者粪便中排出的虫卵可传染给自体及周围人群。20%左右的猪肉绦虫病患者伴有囊虫病,且肠道猪肉绦虫寄生的时间越长,患囊虫病的概率越大。

(二)传播途径

猪肉绦虫卵经口入胃为主要传播途径。其感染方式有两种:①异体感染:无猪肉绦虫病者,因摄入被绦虫卵污染的食物等而感染。②自体感染:指猪肉绦虫病患者,因呕吐、肠逆蠕动使肠内绦虫孕节反流入胃及十二指肠,虫卵经消化液的作用,致六钩蚴逸出而感染。

(三)易感人群

人群普遍易感。青壮年多见,男性常多于女性。

(四)流行特征

本病多为散发。在欧洲、亚洲、非洲、南美许多国家皆有本病发生。发病与食肉习惯、饮食卫生及个人卫生习惯有密切关系。

四、病机与病理

(一)西医发病机制与病理

囊尾蚴可寄生于人体的多种组织器官,寄生部位初期有大量中性粒细胞、嗜酸性粒细胞浸润,继之被淋巴细胞、单核细胞、浆细胞、上皮细胞等包围,最终致囊尾蚴死亡,进而成纤维细胞增生,局部发生纤维化及钙化,形成结节。机体各部均可有囊虫寄生,但以皮下组织、肌肉、脑、心脏、眼、肝脏等较为多见。囊虫病的临床表现及病理变化因囊尾蚴寄生部位、数量、局部组织反应性等的差异而不同。

(二)中医病因病机

中医认为本病为饮食不节,食入寸白虫虫节或虫卵后导致本病,患者素体脾胃虚弱,湿热内蕴是发病的内在因素。虫体与湿热胶着,脾虚津液输布障碍,则聚湿生痰。痰湿沿经络流注四肢、项背或脑膜等处形成"痰核",痰核出现于肌肤之间,则不痛、不痒、不热;出现于脑髓则有头痛、头晕、目胀、失明,甚或癫痫等。

五、临床表现

潜伏期约为 3 个月至数年,5 年内居多。大多数被感染者临床上无明显症状。根据囊尾蚴寄生部位不同,可分为以下几种类型。

(一) 脑囊虫病

临床表现复杂多样,可分为以下几种类型:

1. 皮质型 占脑囊虫病的 80% 以上。囊尾蚴常寄生于运动中枢的灰质和白质交界处,临床上以癫痫最为常见,常为患者就医的主诉。可为局限性或全身性短暂抽搐,甚或癫痫持续状态。严重感染者颅内压升高,出现恶心、呕吐、头痛等症状。病程达数月至数年不等。

2. 脑室型 占脑囊虫病的 10% 左右。囊尾蚴常寄生于第四脑室附近,阻塞脑室孔,早期即出现颅内压增高的表现。囊尾蚴悬于室壁,患者在急转头时可突发眩晕、呕吐或循环呼吸障碍而猝死,或发生小脑扁桃体疝,称活瓣综合征(又称布伦斯征,Bruns 征)或体位改变综合征。

3. 软脑膜型或颅底型 占脑囊虫病的 10% 左右。主要表现为囊尾蚴性慢性脑膜炎。

4. 脊髓型 囊尾蚴侵入椎管,压迫或破坏脊髓,表现为截瘫、感觉障碍、大小便潴留等。

上述各型可混合存在,如皮质型和脑室型表现并存,使临床表现更复杂、更严重。

(二) 皮下及肌肉囊虫病

约 2/3 囊虫病患者有皮下囊尾蚴结节,数目约数个至数千个不等,圆形或卵圆形,直径 0.5~1.5cm,较硬而有弹性,不痛,不痒,与皮肤不粘连,可分批出现,时间久者结节变小变硬,或自行消失。分布以头颈和躯干较多,四肢较少,手足罕见。少数严重感染者可自觉肌肉酸痛、发胀,并引发假性肌肥大。

(三) 眼囊虫病

占囊虫病的 1.8%~15%,可寄生于眼的任何部位,常为单侧感染,以玻璃体及视网膜下多见。症状轻者可有视力下降、视野改变、结膜损害、虹膜炎、角膜炎等,重者可致失明。囊尾蚴存活时症状轻微,若虫体死亡则产生强烈刺激,引起视网膜炎、脉络膜炎、化脓性全眼炎等,发生视网膜脱离、白内障等。

此外,囊虫还可寄生于舌、口腔黏膜、声带等处。大量囊虫感染者也可见于心、肝、肺、肾等,均较罕见且生前不易诊断。

六、实验室检查及其他检查

(一) 血常规

外周血白细胞多正常,嗜酸性粒细胞可增多。

(二) 脑脊液检查

脑囊虫病中软脑膜型或弥漫性病变者脑脊液压力明显升高,中性粒细胞数及嗜酸性粒细胞数增多,蛋白含量增高,糖及氯化物正常或略低。脑脊液中嗜酸性粒细胞 >3% 对脑囊虫病的诊断有意义。

（三）免疫学检查

酶联免疫吸附试验（ELISA）或间接血凝试验（IHA）检测血清或脑脊液特异性抗体对诊断及流行病学调查均有实用价值。

（四）影像学检查

头颅 CT 及 MRI 对脑囊虫病有诊断价值。影像学特征为直径小于 1cm 的低密度区，颅脑 CT 检查脑囊尾蚴阳性率高达 90%，注射增强剂后，其周围可见环形增强带。MRI 可鉴别颅脑中囊尾蚴的死活，有助于评价疗效。X 线片、B 超对皮下和肌肉囊尾蚴结节有诊断价值。

（五）活组织学检查

取皮下结节活检或脑手术病理组织检查，发现囊尾蚴头节可确诊。

（六）其他检查

检眼镜、裂隙灯检查对疑诊眼囊虫病患者有帮助。若发现视网膜下或眼玻璃体内囊尾蚴蠕动，即可确诊。

七、诊断与鉴别诊断

（一）诊断依据

1. 流行病学资料　在流行区有生食或半生食猪肉史；粪中曾发现白色节片，有猪肉绦虫病史者均应详细检查。

2. 临床表现　不同感染部位的囊虫病患者有相应的临床表现，如皮下结节、癫痫发作、颅内压增高及其他神经症状者应疑及本病。

3. 实验室检查及其他检查　粪便常规镜检绦虫卵，头颅 CT 或 MRI 检查及各项免疫学检查有辅助诊断价值。皮下结节病理活检可确诊。

（二）鉴别诊断

脑囊虫病应与癫痫、颅内肿瘤、结核性脑膜炎、病毒性脑膜炎、隐球菌性脑膜炎等疾病相鉴别。皮下和肌肉囊虫病应与皮脂囊肿、多发性神经纤维瘤、肺吸虫病皮下结节、风湿结节等鉴别。眼囊虫病应与眼内肿瘤、眼内异物、葡萄膜炎、视网膜炎等鉴别。

八、预后

预后与囊尾蚴寄生的部位、数量、大小等密切相关，一般囊虫病经治疗后预后较好，但少数脑囊虫病患者颅内病灶呈弥漫性分布，伴有痴呆、严重精神异常时预后较差，病原治疗效果也不满意，且常发生严重不良反应。

九、治疗

治疗主要包括杀虫治疗、手术治疗及中医中药治疗等，应根据囊尾蚴寄生部位的不同采取不同的治疗方案，一般以杀虫治疗为主。

（一）西医治疗

1. 病原治疗

(1)阿苯达唑：是目前治疗囊虫病的首选药物。治疗脑囊虫病每日 18~20mg/kg，分 2 次口服，10 日为一疗程，间隔 2~3 周后进行下一个疗程，一般重复 2~3 个疗程。

(2)吡喹酮：对各型囊虫病均具有很好的疗效，作用强而迅速，但不良反应发生率

笔记

高且严重。不同类型囊虫病可采取不同的治疗方案。

2. 手术治疗　眼囊虫病目前主张应尽量手术摘除;颅内尤其脑室内单个囊虫也可选择手术治疗;单纯浅表的皮下或肌肉囊虫结节也可考虑手术摘除。

(二)中医辨证论治

以杀虫祛痰为主,健脾扶正为辅。

1. 痰虫互结

证候:皮下、肌肉结节,不痒不痛,推之可移,以头颈及躯干多见。舌苔白腻,脉滑。

治法:杀虫祛痰。

方药:二陈汤加槟榔、雷丸、硝石等。

2. 囊虫袭脑

证候:发作性昏倒或抽搐,口吐白沫,片刻方醒,头痛,呕吐,视物模糊,或失明,或精神异常,或痴呆。舌苔白腻,脉弦滑。

治法:化痰开窍,杀虫定痫。

方药:定痫丸加槟榔、雷丸等。

十、预防

(一)管理传染源

在流行区开展普查普治,彻底治疗猪带绦虫病患者,并对感染绦虫病的猪进行驱虫治疗。

(二)切断传播途径

改变不良的卫生习惯,加强粪便的无害化处理、改善生猪的饲养方法,同时相关部门应加强屠宰场的管理及卫生检疫制度,防止"米猪肉"流入市场,以彻底切断本病的传播途径。

(三)提高人群免疫力

囊尾蚴病疫苗目前尚处于基础研究阶段。

(宋春荣)

第十二节　棘球蚴病

一、概述

棘球蚴病(echinococcosis)又称包虫病(hydatid disease),是棘球绦虫的幼虫寄生于人体组织所导致的寄生虫病。在我国主要有细粒棘球蚴病(囊性棘球蚴病)和多房棘球蚴病(泡型棘球蚴病)两种,以前者为主。本病多流行于以畜牧业为主的地区,在人与动物之间传播,是人畜共患的寄生虫病。

本病属中医"积聚"范畴。

二、病原学

囊型棘球蚴病的病原体是细粒棘球绦虫。在我国,犬是细粒棘球绦虫的终宿主,羊是主要的中间宿主,人摄入虫卵也可成为中间宿主。

泡型棘球蚴病的病原体是多房棘球绦虫。在自然界以红狐、野犬、狼等为终宿主，被其捕食的田鼠等啮齿动物为中间宿主，人偶尔可作为中间宿主发生本病。

三、流行病学

(一) 传染源

囊型棘球蚴病终宿主犬为主要传染源。泡型棘球蚴病我国宁夏以红狐为主，四川甘孜地区以野犬为主，狼、獾等亦可作为终宿主。啮齿类动物为中间宿主。

(二) 传播途径

囊型棘球蚴病主要经消化道传播，人与犬的密切接触可造成直接传播，当虫卵污染水源、蔬菜时可造成间接传播。泡型棘球蚴病可以通过接触狐与野犬的皮毛，或误食虫卵而感染。

(三) 易感人群

人群对囊型棘球蚴病普遍易感。以牧民及农民为多，与环境卫生及饮食习惯有关，大多在儿童时期感染，青壮年时期发病。泡型棘球蚴病感染者，男性多于女性。少数民族农牧区多于汉族地区。

(四) 流行特征

本病为人畜共患的自然疫源性疾病。在全球分布广泛，主要流行于以畜牧业为主的国家及地区。

四、病机与病理

(一) 西医发病机制与病理

细粒棘球绦虫卵被吞入后，经消化液作用在十二指肠内孵化成六钩蚴，大部分随门静脉血流侵入肝脏形成棘球蚴囊。长达 10 年以上的寄生过程中形成巨大囊肿，压迫周围的组织和细胞，并产生症状。少数六钩蚴经肝静脉、右心侵入肺脏，再通过肺微血管、左心进入体循环及全身各器官，故可寄生人体任何部位。以肝棘球蚴病的发生最为常见，其次为肺、脑、脾、肾、骨骼、肌肉、皮肤、骨髓等。

当人进食污染多房棘球绦虫卵的食物后，虫卵在小肠内孵出六钩蚴，穿过肠黏膜进入门静脉，到达肝脏后发育为泡球蚴。泡型棘球蚴的生发层以向外芽生繁殖为主，呈浸润性增生，也可向内芽生呈棘状突起，延伸至囊泡对壁，严重者破坏整个肝叶。病变可侵犯邻近的肝内组织，如肝门、胆总管、门静脉及邻近的肝外组织如腹膜后淋巴结、下腔静脉，并通过血液或淋巴液等途径发生继发性病变，播散到肺、脑等组织，产生转移性病灶。

(二) 中医病因病机

中医认为虫浊内停，凝聚津液，久聚不散，渐成积聚。若寄于肝，则影响肝之疏泄，致肝脾不和；若寄于肺，阻碍气机，则肺络受损，肺失肃降；若寄于脑，则蒙闭清窍，扰乱脑神；若积聚日久崩破，败津浊瘀溃流各处，阻滞经络，并发一系列中毒及阻塞症状。

五、临床表现

潜伏期达 10~20 年，临床上分为肝、肺、脑型。

肝囊型棘球蚴病约占棘球蚴病的 75%。多位于肝右叶近肝表面，症状可见肝区不适或隐痛或胀痛，肝表面隆起，膈肌抬高及运动受限，或上腹部无痛性肿块。合并感染时,与肝脓肿或膈下脓肿症状相似。棘球蚴逐渐生长可引起邻近组织器官受压迫,如肝门部胆管受压出现梗阻性黄疸,门静脉受压发生门脉高压症等。如棘球蚴囊因外力而致破裂,出现剧烈腹痛、休克、发热、荨麻疹等急性过敏性休克以及急腹症表现,病情严重者可致死亡。

肺细粒棘球蚴病早期囊肿小,一般无症状,随囊肿逐渐增大可出现胸部隐痛、咳嗽、咳痰、咯血等症状。若囊肿破裂可见大咯血,有的穿破至支气管引起呛咳、呼吸困难,偶因大量囊液溢出可致窒息。

脑细粒棘球蚴病发病率低,多见于儿童。表现为头痛、视神经盘水肿等颅内高压症,可有癫痫发作。多伴有肝或肺棘球蚴病。

肝泡型棘球蚴病潜伏期长,可达 10~30 年,进展缓慢,早期无症状。发病后主要表现为:①单纯肝肿大型:以上腹隐痛或肿块为主,伴食欲缺乏,腹胀,消瘦,肝脏肿大;②梗阻性黄疸型:可伴有腹水、脾大和门脉高压征象;③巨块结节型:也称类肝癌型,表现为上腹隆起,肝左右叶均极度肿大,表面有大小不等的结节,质硬。晚期患者常死于肝衰竭或脑转移。

六、实验室检查及其他检查

(一) 一般检查

白细胞多正常,嗜酸性粒细胞轻度增高。泡型棘球蚴病晚期患者可出现贫血。约 30% 的患者 ALT、ALP 增高,晚期可有白球比值倒置现象。

(二) 免疫学试验

皮内试验(Casoni 试验)、琼脂扩散、间接血凝、酶联免疫吸附、对流免疫电泳、免疫印迹等试验灵敏度和特异性均较高。

(三) 病原学检查

从棘球蚴囊的囊液中可获取棘球蚴或其碎片,镜下观察到原头节可确诊。

(四) 影像学检查

B 型超声、CT 及 MRI 对本病的诊断有重要作用。

七、诊断与鉴别诊断

(一) 诊断

依据流行病学资料、临床表现、免疫学试验及影像学检查可以确定诊断。

(二) 鉴别诊断

囊型棘球蚴病需与非寄生虫性囊肿相鉴别;泡型棘球蚴病需与原发性肝癌鉴别,肝癌发展较快,病程短,血清甲胎蛋白含量明显增高,影像学检查有助于诊断。此外,本病还应与结节型肝硬化相鉴别。

八、预后

本病预后较好。棘球蚴破裂发生休克者预后较差。

九、治疗

早期阶段,病变较局限,可手术切除。大多数患者发现时往往已属晚期,已失去手术最佳时期,但仍可行姑息手术治疗、化学治疗及中医辨证治疗。

(一)西医治疗

1. 手术治疗　手术治疗目前仍为主要治疗手段。主要是采取内囊摘除术。

2. 化学药物治疗　首选阿苯达唑,主要用于有手术禁忌证或不能手术者。

(二)中医辨证论治

主要根据虫停部位进行辨证论治。

1. 包虫着肝

证候:右上腹无痛性肿块,按之坚韧、光滑,有囊样感,伴脘腹痞胀,食欲减退,右胁下闷痛,可伴有贫血、瘦弱,甚或黄疸、腹水。舌边可有斑点,苔白,脉弦涩。

治法:疏肝理气,杀虫散结。

方药:柴胡疏肝散合灭消包虫汤。

2. 包虫袭肺

证候:干咳阵作,久而不止,胸满胸闷,咳痰带血,如破溃入胸则呼吸困难,发热,胸腔积水。舌红少苔,脉细数。

治法:开胸散结,扶正驱虫。

方药:瓜蒌薤白半夏汤合灭消包虫汤。

3. 包虫侵脑

证候:头痛较剧,固定不移,呕吐不止,或癫痫发作,突然昏仆,四肢抽搐,口吐白沫,或为截瘫等。舌淡苔白滑,脉弦滑。

治法:杀虫降逆,息风化痰。

方药:半夏白术天麻汤合灭消包虫汤。

十、预防

(一)管理传染源

应大力宣传包虫病的危害性及养犬的危害性。可用吡喹酮驱除犬的细粒棘球绦虫,犬与羊应分开圈养。

(二)切断传播途径

养成良好的卫生习惯,注意饮食及饮水卫生,不喝生水、不食生菜等。人畜用水应分开。避免人与犬密切接触。加强屠宰场的管理,病畜内脏应予以深埋,严禁用病畜内脏喂犬以防感染本病。避免犬粪中虫卵污染水源。

(三)保护易感人群

加强流行区内人群的卫生健康教育,做到人人皆知。

(宋春荣)

第十三节　蠕虫蚴移行症

一、概述

蠕虫蚴移行症(larva migrans),是由某些动物蠕虫幼虫侵入人体,在人体内寄生所致的一类疾病。临床可分为皮肤蠕虫蚴移行症与内脏蠕虫蚴移行症两大类。

皮肤蠕虫蚴移行症,中医以"匐行疹"统称,内脏蠕虫蚴移行症中医虽无相对应的病名,根据临床表现可属于"哮证""喘证"或"咳嗽"等病范畴。

二、病原学

(一)皮肤蠕虫蚴移行症

皮肤蠕虫蚴移行症的病原体以猫与犬的钩虫幼虫为主,其生活史与十二指肠钩虫与美洲钩虫相似。此外,还可见到羊及牛仰口线虫等动物钩虫蚴所致的皮肤蠕虫蚴移行症。钩虫蚴往往移行到皮肤或皮下组织等处引起损害,有时还会伴有内脏蠕虫蚴移行症。

(二)内脏蠕虫蚴移行症

内脏蠕虫蚴移行症病原体有动物蛔虫幼虫、动物钩虫幼虫、动物线虫幼虫、动物吸虫幼虫及动物绦虫幼虫等。临床症状以肺部多见,症状轻重不等,病程长短也不同。

三、流行病学

(一)传染源

感染动物蠕虫的动物可以作为终宿主,人为非适宜宿主,称为转续宿主。一些动物如蛇、蛙、虾、蟹、海鱼及啮齿类动物等也可作为转续宿主。

(二)传播途径

人通过接触或进食含有活的感染期幼虫的转续宿主而感染。

四、病机与病理

(一)西医发病机制

感染期幼虫在人体内不能发育为成虫,但可在人体内移行,导致局部组织损害,出现蠕虫蚴移行症。经口感染动物蠕虫后,蠕虫蚴虫在小肠孵出,侵入某些脏器并在其中移行,可产生局部组织损害及全身症状,主要由于人体对侵入幼虫产生强烈的过敏与炎症反应所致。由于动物蠕虫在人体内不能发育成熟,故实验室检查不能查见虫卵。

(二)中医病因病机

主要为外感六淫之邪,或因饮食不洁,脏腑功能失调所致。外邪侵袭肺卫,肺失宣肃,气道不利,肺气上逆引起咳嗽、咳痰等症状;饮食不洁,伤及脾胃,痰浊内生,壅塞肺气,引起咳嗽、哮喘等症;日久入里化热,灼伤肺络而致咯血等。

五、临床表现

由于引起蠕虫蚴移行症的病原体种类较多,对人体的感染方式及损害部位不同,临床表现也有所不同。

(一)皮肤蠕虫蚴移行症

人体皮肤与被污染猫钩虫与犬钩虫幼虫的土壤接触后,感染性幼虫可由足及手部皮肤侵入。数小时后局部皮肤发痒,出现红色丘疹。局部皮肤奇痒,尤以入夜为甚。持续2周至数月,随虫体死亡逐渐吸收而好转。猫与犬钩虫的幼虫偶可自皮肤经血流移行至肺,临床上可有轻度咳嗽,痰中可发现幼虫,外周血嗜酸性粒细胞增多、血清

笔记

IgE 增高,胸部 X 线检查可有游走性肺浸润。

(二)内脏蠕虫蚴移行症

内脏蠕虫蚴移行症是指动物蠕虫幼虫侵入人体,幼虫在体内移行引起肝、肺、脑、眼等器官病变,而产生的一系列综合征。病情轻重取决于感染幼虫数量、受累部位和持续时间。轻者可 1 年以上无症状,但嗜酸性粒细胞增多。重者可出现发热、腹痛、腹泻、恶心、呕吐、乏力、消瘦、肌肉关节痛。80% 患者有肝脏肿大伴肝功能异常。约50% 患者有肺部病变。偶有幼虫侵入视网膜可引起嗜酸性肉芽肿,致视力障碍。少数患者可累及脑部引起脑膜脑炎。外周血嗜酸性粒细胞长期增高,并伴免疫球蛋白增高。病程 5~18 个月,至幼虫死亡而愈。

六、诊断

根据流行病学资料、临床表现,结合活体组织学检查、皮内试验与免疫学试验等综合诊断。

七、治疗

(一)西医治疗

1. 皮肤蠕虫蚴移行症:对由线虫幼虫引起的皮疹可用噻苯唑局部涂擦或口服,或左旋咪唑涂布剂局部涂擦,有较好疗效。对于蠕虫蚴引起的皮下包块可手术摘除治疗,应同时口服吡喹酮、阿苯达唑等。

2. 内脏蠕虫蚴移行症:由弓首线虫幼虫引起的移行症可用阿苯达唑、乙胺嗪、噻苯唑等治疗,可加用苯海拉明等抗过敏药物。裂头蚴移行症与斯氏狸殖吸虫蚴移行症可用吡喹酮治疗。

(二)中医辨证论治

1. 虫犯肌表

证候:手足发痒,局部有红色曲折的线状红疹,奇痒,或见发热、周身疼痛。舌苔白腻,脉浮或浮数。

治法:疏风杀虫,清热解毒。

方药:荆防败毒散加减。

2. 虫蚀肺系

证候:发热,咳嗽,咳痰,气喘,胸痛,或伴腹痛腹泻,恶心呕吐,乏力消瘦等。舌红苔黄,脉滑数。

治法:清肺化痰,杀虫解毒。

方药:《千金》苇茎汤加减。

八、预防

做好宣传教育,了解病原寄生虫的感染方式及预防措施,改善居住环境及卫生设施,不吃生螺、虾,不喝生水,生熟炊具应分开使用。提高医务工作者的专业知识,做到早发现、早诊断、早治疗。

(刘晓彦)

学习小结

1. 学习内容

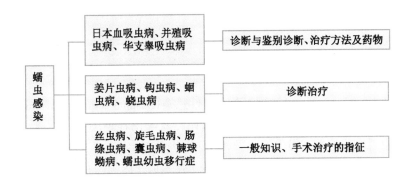

2. 学习方法　本章可结合临床见习、视频或图片等熟悉日本血吸虫病、并殖吸虫病、华支睾吸虫病等的诊疗常规。了解蠕虫感染的一般知识，为医学生在今后的临床诊疗工作中拓展知识面奠定必要的理论基础。

复习思考题

1. 吡喹酮可以治疗哪些蠕虫感染？其疗效机制有何不同？
2. 中药常用的驱虫剂有哪些？各适用于何种蠕虫感染？

笔记

附录一 医院感染

医院感染(nosocomial infections)又称医院获得性感染(hospital acquired infections),即指发生在医院中的一切人群(包括患者、医务人员、患者陪伴及探视者等)感染。主要是研究住院患者的感染,包括患者在住院期间发生的感染和在医院内获得出院后发病的感染,但不包括入院前已开始或者入院时已处于潜伏期的感染。医院工作人员在医院内获得的感染也属于医院感染。根据病原体的来源不同,医院感染可分为外源性感染(交叉感染)和内源性感染(自源性感染)两类。外源性感染的病原体来自患者以外的地方,如其他患者、工作人员或周围环境等。内源性感染的病原体来自患者本身,如患者皮肤或腔道定殖的条件致病菌等。

医院感染既是全球性公共卫生问题,又是严重的临床问题。近30年来,由于大量侵入性和创伤性诊疗技术的普遍应用、抗菌药物滥用、肿瘤放化疗、糖皮质激素和免疫抑制剂的广泛应用、人口老龄化等因素,医院感染问题日益突出。美国每年约有10万人因医院感染死亡、延长住院日600万天、消耗医疗费用超过100亿美元。估计我国每年医院感染约500万例,经济损失100亿~200亿人民币。因此,有效防治医院感染对维护人民健康、保障医疗安全具有重要意义。

一、流行病学

(一)病原体

引起医院感染的病原体主要为细菌,约占95%,其中以需氧菌为主,厌氧菌占少数。在细菌中不仅有常见的致病菌,而且条件致病菌和机会致病菌均可引起医院感染。此外,还有病毒、立克次体、原虫及真菌等(附表-1)。

附表-1 医院感染的主要微生物

类别	微生物
革兰氏阳性球菌	A群链球菌、B群链球菌、链球菌(C、G群)、金黄色葡萄球菌、表皮葡萄球菌、其他葡萄球菌和微球菌、其他非溶血性链球菌、厌氧球菌
革兰氏阴性需氧杆菌	沙门菌、志贺菌、致病性大肠杆菌、军团杆菌、沙雷杆菌、其他大肠杆菌、变形杆菌、克雷伯杆菌、肠杆菌、铜绿假单胞菌、其他假单胞杆菌、不动杆菌、脑膜败血黄杆菌
厌氧杆菌	破伤风杆菌、组织毒性芽孢杆菌、无芽孢革兰氏阴性厌氧杆菌
其他细菌	白喉杆菌、结核杆菌、百日咳杆菌、李斯特杆菌、无名分枝杆菌
真菌	念珠菌、球孢子菌、组织胞浆菌、霉菌、新型隐球菌
病毒	流感及呼吸道病毒、麻疹、轮状病毒、单纯疱疹、水痘、巨细胞病毒、肝炎、风疹、艾滋病病毒
其他	弓形虫、支原体、衣原体

近年来,革兰氏阴性菌引发的感染越来越多,同样多重耐药菌和真菌导致的感染也在不断增加。主要特点有:①以机会性致病菌为主,如大肠埃希菌、肠球菌、克雷伯菌属、铜绿假单胞菌、白假丝酵母菌等;②多重耐药菌感染呈上升趋势;③主要侵犯免疫功能低下患者;④一种病原体可引起多部位感染,或一个部位存在多种病原体感染;⑤出现了一些新的医院感染病原体,如嗜肺军团菌。不同感染部位的主要致病菌种类不同:如皮肤、伤口、血液、心内膜等部位多由葡萄球菌引起感染,泌尿道、肠道、会阴、生殖道等多由大肠杆菌、变形杆菌引起感染,烧伤创面多见铜绿假单胞菌感染。

(二)感染源

1. 外源性感染者 已受感染的各类型患者,病原携带者,如某些医护人员、患者陪伴及带有各种条件致病菌的其他患者,在一定条件下可以起感染源作用。内源性感染者的感染源是患者本身。患者的正常菌群或其他部位感染的微生物,或入院从环境及其他患者来的已定殖的微生物,都可引起内源性感染。

2. 带菌者 细菌定殖或寄居者成为带菌者,患者、医务人员、患者陪伴及探视者均可以是带菌者。

3. 环境储菌源 被污染的环境称为环境储菌源,医疗环境包括设备均可成为环境储菌源。

4. 动物感染源 如鼠排泄物的污染可致鼠伤寒沙门菌感染。

(三)传播途径

外源性医院感染可通过接触传播、空气传播、共同媒介物传播及生物媒介传播等四种。

1. 接触传播 是外源性医院感染最常见的传播方式。分为直接接触传播和间接接触传播。直接接触传播是病原体从感染源直接传给其接触者,没有外界环境媒介参与的传播。在医院内,患者间此种方式引起的医院感染极为常见。如皮肤或伤口化脓性感染。

间接接触传播是某种(些)媒介参与传递病原体的传播。如病原体经医护人员的手、医疗用品或设备、物品等传给其他患者而使其受染。

2. 空气传播 可分为飞沫传播、菌尘及气溶胶微粒(如空调)传播三种方式。

3. 共同媒介物传播 在医院专科患者共用或常用医疗设备等受到病原微生物污染,常可在短期内或同时引起多数人感染,这种传播称为共同媒介物传播。

4. 生物媒介传播 脏乱差的医院环境中蚊、蝇、虱、蚤等媒介昆虫传播的疾病。

(四)易感性

住院患者比一般健康人群的易感性高,医院感染高危人群主要包括:机体免疫功能严重降低或损伤者、老年患者及婴幼儿、营养不良者、接受各种免疫抑制剂、器官移植治疗者、长期应用抗生素者、接受各种侵入性操作者、烧伤及创伤患者等,其对医院感染的易感性均较高。

二、发病机制

宿主免疫功能降低:各种因素导致宿主免疫功能下降,比如肿瘤的放化疗、移植后免疫抑制剂的使用、糖尿病、肝病、肺结核等,先后天的免疫功能缺陷。

各种侵入性的诊疗措施:各种插管和置管、内镜检查、呼吸机安置、人工呼吸等均可导致病原体侵入体内。

滥用抗生素:长期、大量、盲目联合使用抗生素,导致人体微生态紊乱,菌群失调,引发医院感染。

三、临床表现

(一)常见感染部位

1. 呼吸系统感染　约占医院感染的 23.3%~44.0%,包括医院获得性肺炎(nosocomial pneumonia,NP)、气管-支气管炎和肺部其他感染。病原体以大肠埃希菌、铜绿假单胞菌、不动杆菌属等革兰氏阴性杆菌为主(约 60.0%),革兰氏阳性菌约占 28.5%,其他还有念珠菌属、巨细胞病毒、沙眼衣原体等,常因气管插管及切开、呼吸机、不当使用药物导致呼吸道防御能力下降而罹患。临床表现为咳嗽、咯黏稠痰、发热、呼吸增快,肺部可闻及湿性啰音,影像学表现为炎性改变,外周血象可随感染病原体种类而有不同改变。

2. 泌尿系统感染　好发于导尿、留置尿管、膀胱镜检、滥用抗生素的患者,占医院感染的 20.8%~31.7%,包括无症状的尿路感染、有症状的尿路感染及其他部位(如肾周)感染,病原菌以革兰氏阴性杆菌为主(约占 80%),典型临床症状为发热、尿频、尿急、尿痛,查体可有肾区叩击痛,尿有脓细胞,清洁中段尿培养革兰氏阳性球菌落数 $\geq 10^4$cfu/ml,革兰氏阴性杆菌落数 $\geq 10^5$cfu/ml,尿路感染的病原菌以大肠埃希菌为主。

3. 消化系统感染　主要见于:①滥用抗生素导致的抗生素相关性肠炎。表现为水样便,黏液、脓血便、血便等,可有发热、腹痛,外周血白细胞升高,粪便涂片可见菌群比例失调,粪便培养可见优势菌群,最重要的致病菌是难辨梭菌。②感染性胃肠炎。入院 48 小时后腹泻,稀便每日超过 3 次,连续 2 天以上,临床表现依病原体而有所不同,比如鼠伤寒沙门菌肠炎多见于婴幼儿,急性起病,呕吐,发热,每天黄色水样便或稀便或黏液脓血便十余次,严重者可以出现水与电解质酸碱平衡紊乱,休克,粪便可培养出相关细菌,病程 5~7 天;念珠菌性肠炎多表现为间歇性突发性腹泻,每日粪便数次至十余次,多为稀便、黏液便,可持续数月,可同时有口腔、咽部、食管等部位感染灶,粪便镜检可查出酵母样菌,粪便菌群比减低。

4. 手术部位感染　包括切口和深部组织感染,主要病原菌为金黄色葡萄球菌等,切口感染表现为筋膜层以上脓性分泌物或局部红肿热痛等,深部组织感染表现为筋膜层引流出脓液或脓性分泌物等。

5. 败血症　约占医院感染 5%,病情严重,病死率高,国外报道革兰氏阳性菌比例增加,以金黄色葡萄球菌多见,国内以大肠埃希菌等革兰氏阴性杆菌为主,病原菌主要来源于原发病灶、损伤黏膜、血管侵入性操作、静脉输入污染物等。临床可有不规则发热、寒战,体温 39℃以上,可有感染性休克,血培养有相应病原菌生长,外周血白细胞总数及中性粒细胞明显升高,免疫功能低下者,外周血改变可不明显。

6. 输血相关感染　包括病毒性肝炎、艾滋病、巨细胞病毒感染等。

(二)不同患者医院感染特点

1. 老年患者　抵抗力差,易发生肺部感染和败血症,病原菌以革兰氏阴性菌为主,临床表现不典型。

2. 新生儿和婴幼儿　发育不完善,易发生条件致病菌感染所致的肠道、呼吸道感染,甚至败血症,临床表现不典型。

3. 重要脏器疾病和慢性病患者如糖尿病、恶性组织细胞病等易发生感染,系统性红斑狼疮等免疫系统疾病常大量使用糖皮质激素,或联合抗细菌、真菌药物所致菌群失调。

4. 具有严重基础病变,长期使用广谱抗生素,糖皮质激素,免疫抑制剂,侵入性操作的患者出现发热等毒血症表现,白细胞升高不能用原发病解释等,要及时进行体液及分泌物培养、涂片及其他检查,如影像、超声、内镜等,尽快明确感染部位,重要器官损伤及程度。

四、诊断

依据原卫生部《医院感染诊断标准(试行)》中规定,下列情况属于医院感染:

1. 无明确潜伏期的感染,规定入院 48 小时后发生的感染为医院感染;有明确潜伏期的感染,自入院时起超过平均潜伏期后发生的感染为医院感染。

2. 本次感染直接与上次住院有关。

3. 在原有感染基础上出现其他部位新的感染(除外脓毒血症迁徙灶),或在原感染已知病原体基础上又分离出新的病原体(排除污染和原来的混合感染)的感染。

4. 新生儿在分娩过程中和产后获得的感染。

5. 由于诊疗措施激活的潜在性感染,如疱疹病毒、结核杆菌等的感染。

6. 医务人员在医院工作期间获得的感染。

下列情况不属于医院感染:

1. 皮肤黏膜开放性伤口只有细菌定殖而无炎症表现。

2. 由于创伤或非生物性因子刺激而产生的炎症表现。

3. 新生儿经胎盘获得(出生后 48 小时内发病)的感染,如单纯疱疹、弓形虫、水痘等。

4. 患者原有的慢性感染在医院内急性发作。

五、治疗

(一) 病原治疗

应尽快明确病原学诊断,针对病原实施有效治疗。由于细菌是医院感染的主要病原体,在病情严重、未明确诊断前可采用经验性抗菌药物治疗,后需依病原种类、药敏结果、基础疾病、患者免疫状态调整抗菌药物,应掌握抗菌药物使用的指征。

1. 抗菌药物应用基本原则　①有细菌感染指征者应用抗菌药物。②尽早查明感染病原,根据病原种类及药物敏感试验结果选用抗菌药物;在未获知细菌培养和药敏试验前,可进行经验性治疗,待获知病原学检测及药敏结果后,结合先前的治疗反应调整用药方案。③按照药物的抗菌作用及其体内过程特点选择药物。④结合患者病情、病原菌种类及抗菌药物特点制订抗菌治疗方案。

2. 医院感染常用抗菌治疗药物

(1)肺部感染:医院获得性肺炎由肺炎链球菌、流感嗜血杆菌、金黄色葡萄球菌、需氧革兰氏阴性杆菌感染引起者,应选用头孢曲松,或头孢噻肟,或左氧氟沙星或莫西沙星或环丙沙星,或阿莫西林 / 克拉维酸,或氨苄西林 / 舒巴坦,或厄他培南。若在上述病原体基础上检测出铜绿假单胞菌、产超广谱 β 内酰胺酶(ESBL)的肠杆菌、不动杆菌、甲氧西林耐药的金葡菌(MRSA),推荐联合治疗:头孢他啶或头孢吡肟或头孢噻利,或头孢哌酮 / 舒巴坦,或哌拉西林 / 他唑巴坦,或亚胺培南 / 西司他丁,或美罗培南,或帕尼培南 / 倍他米隆,或比阿培南;联合氨基糖苷类,如阿米卡星,或联合环丙沙星或左氧氟沙星,怀疑 MRSA 感染的联合万古霉素或去甲万古霉素或替考拉宁,或利奈唑胺。气管及支气管炎由流感嗜血杆菌、卡他莫拉菌、肺炎链球菌感染引起者,应选用阿莫西林 / 克拉维酸,或头孢呋辛酯或头孢丙烯或头孢克洛,或阿奇霉素,或克拉霉素。

(2) 胃肠道感染:抗菌药物相关性腹泻病原菌为艰难梭菌者,应给予甲硝唑;由志贺菌、沙门菌、空肠弯曲杆菌感染引起的感染性腹泻应给予环丙沙星或左氧氟沙星。

(3) 尿路感染:由肠杆菌科(大肠埃希菌)、腐生葡萄球菌、肠球菌感染引起者,应选用呋喃妥因 + 非那吡啶、磷霉素氨丁三醇,或氟喹诺酮类或第二、三代头孢菌素,联合或不联合氨基糖苷类。

(二) 对症治疗

维持水电解质酸碱平衡,补充能量,改善重要器官功能。

(三) 基础疾病治疗

治疗基础疾病有利于抗菌药物发挥作用,也有利于身体功能恢复。

六、预防

1. 建立健全医院感染管理制度　医疗机构应当建立医院感染管理责任制,制定并落实医院感染管理的规章制度和工作规范,严格执行有关技术操作规范和工作标准,有效预防和控制医院感染,防止传染病病原体、耐药菌、条件致病菌及其他病原微生物的传播。

2. 加强对医务人员医院感染控制教育和培训　提高医务人员对医院感染预防与控制认识,强化医院感染危险因素、流行病学以及预防控制措施等知识培训,确保医务人员掌握正确、有效的医院感染预防和控制措施。

3. 积极控制感染源　严格执行清洁、消毒、灭菌、隔离和无菌操作规程,这是预防医院感染的基本手段。对免疫力低下、高度易感的患者,应实行保护性隔离和专人护理,对早产儿、严重烧伤患者、晚期肿瘤患者及免疫缺陷者宜单间隔离,室内空气应过滤除菌。定期对患者及环境、医疗器械和药物进行微生物学监测,及时发现感染迹象和带菌状态,以便及时采取预防及控制措施。

4. 对医院感染患者合理使用抗菌药物、糖皮质激素、免疫抑制剂　应根据病情合理选用抗菌药物、糖皮质激素及免疫抑制剂,以避免损害机体微生态平衡。

5. 当发生医院感染暴发或流行时,应立即进行现场调查　通过调查迅速找出感染源和传播途径,并采取针对性强的控制措施。对感染者立即隔离治疗,对可能受感染者进行医学观察,必要时进行被动免疫或预防服药。对病室进行随时消毒或终末消毒。

6. 医院的医疗废物和污水应按规范要求处置与排放。

(罗威)

附录二　常见传染病的消毒方法

一、消毒的目的及意义

传染病消毒是用物理、化学或生物的方法消灭停留在不同传播媒介上的病原体,从而切断传播途径,阻止和控制传染病的发生。如能及时正确地进行消毒,切断传播途径,中断传播的效果较好。

二、消毒的种类

(一)疫源地消毒

疫源地消毒是指对既往或现在有传染源存在的地区,进行消毒,以免病原体传播。疫源地消毒又分为随时消毒和终末消毒两种。

1. 随时消毒　随时杀灭并消除由传染源排出的病原微生物。

2. 终末消毒　指传染源住院隔离,痊愈或死亡后,对其原居地点进行的彻底消毒,以期将其所遗留的病原微生物彻底消灭。在医院中传染患者出院后,对物品及病房的消毒亦为终末消毒。

(二)预防性消毒

预防性消毒是指未发现传染源情况下,对可能被病原体污染的物品、场所和人体进行消毒措施。如公共场所消毒,饮水及餐具消毒,诊治患者后的洗手均属之。

三、消毒方法选择的原则

(一)病原体的种类

依不同病原体的特点选择不同消毒方法。如细菌芽孢对各种消毒措施的耐受力最强,杀灭细菌芽孢最可靠的方法是热力灭菌、电离辐射和环氧乙烷熏蒸法。真菌孢子对紫外线抵抗力很强,但较易被电离辐射所杀灭。

(二)消毒物品的性质

对不同性质的物品采用合适的消毒方法,才会取得好的效果。例如,对油漆光滑的墙面以冲洗、擦拭为宜,粗糙墙面,易使药液停留,可用喷洒消毒。痰、粪消毒不宜用凝固蛋白质药物处理,防止蛋白质凝固对病原体起保护作用。

(三)消毒场所的特点

密闭性好的房屋,可用熏蒸消毒,密闭性差者应用消毒液擦拭或喷洒。接近火源不宜用环氧乙烷等易燃物消毒。

在消毒工作时还须注意影响消毒的因素,如消毒剂的剂量、温度、湿度、酸碱度、穿透力及表面张力,消毒物品污染的程度。

四、消毒方法介绍

消毒方法分为物理方法、化学方法及生物方法,但生物方法是用生物因子去除病原体,速度慢且不彻底,一般不用于疫源地消毒。消毒主要应用物理及化学方法。

（一）物理消毒法

1. 热力消毒　通过高温使病原体蛋白及酶凝固变性,失去正常代谢功能。

（1）火烧:凡经济价值小的污染物及尸体等均可用此法。

（2）煮沸:耐煮物品及一般玻璃制品、金属器械使用本法,100℃ 1~2 分钟即完成消毒,但芽孢则须数十分钟,如炭疽杆菌芽孢须煮沸 30 分钟,破伤风芽孢需 3 小时。物品煮沸消毒时,不可超过容积的 3/4,要留空隙,以利对流。

（3）预真空性压力蒸汽消毒:先产生负压,促进热蒸汽进入,穿至物品深处,促进消毒,温度可达 132~135℃,具有灭菌周期快、效率高,完成整个灭菌周期只需 25 分钟。

（4）高压蒸汽灭菌:通常压力为 98kPa,温度 121~126℃,15~20 分钟即能彻底杀灭细菌芽孢,适用于耐热、潮物品。对细菌芽孢、繁殖体均可杀灭。

（5）干热消毒法:干热空气传导差,热容量小,穿透力弱,物体受热较慢。需 160~170℃,1~2 小时才能灭菌。适用于不能带水分的玻璃容器,金属器械等。

（6）利用热力和蒸汽消毒:温度 65~75℃,10~15 分钟,可杀死细菌繁殖体,对芽孢无效。

不同病原体的热耐受力,以热死亡时间表示。

2. 辐射消毒　有非电离辐射与电离辐射两种。前者有紫外线、红外线和微波,后者包括 γ 射线的高能电子束(阴极射线)。红外线和微波主要依靠产热杀菌。电离辐射设备昂贵,对物品及人体有一定伤害,使用较少。目前应用最多的是紫外线,可引起细胞成分,特别是核酸和原浆蛋白发生变性,导致微生物死亡。紫外线波长范围 200~275nm 杀灭微生物的作用最强。对紫外线耐受力以真菌孢子最强,细菌芽孢次之,对 HBV 和 HIV 无效,紫外线穿透力差,因使用方便,对物品无损伤,故广泛用于空气及一般物品表面消毒。照射人体能发生皮肤红斑,紫外线眼炎和臭氧中毒等。故使用时,人应避开或用相应的保护措施。

（二）化学消毒法

能使病原体蛋白变性、坏死,根据对病原体蛋白质作用,分为以下几类:

1. 凝固蛋白消毒剂　包括酚类、酸类和醇类。

（1）酚类:主要有酚、来苏、六氯酚等。具有特殊气味,杀菌力有限。

（2）酸类:可杀灭细菌繁殖体及芽孢。但易损坏物品,故一般不用于居室消毒。

（3）醇类:乙醇(酒精)75% 浓度可迅速杀灭细菌繁殖体,一般对病毒作用较慢,对乙肝和芽孢基本无作用。异丙醇对细菌杀灭能力大于乙醇,经肺吸收可导致麻醉,毒性较大。

2. 溶解蛋白消毒剂　主要为氢氧化钠、生石灰等碱性药物。

（1）氢氧化钠:白色结晶,易溶于水,杀菌力强,不同浓度能分别杀灭病毒、细菌繁殖体、结核杆菌、芽孢,因腐蚀性强,仅用于消灭炭疽杆菌芽孢。

（2）生石灰:遇水可产生高温并溶解蛋白质,杀灭病原体。应用时应新鲜配制。

3. 氧化蛋白类消毒剂　包括含氯消毒剂和过氧化物类消毒剂。因消毒力强,故目前在医疗防疫工作中应用最广。

（1）漂白粉:应用最广。主要成分为次氯酸钙,性质不稳定,可为光、热、潮湿及 CO_2 所分解,有效成分次氯酸为强氧化剂,可渗入细胞内,破坏细胞代谢。酸性环境中杀菌力强而迅速,高浓度能杀死芽孢,粉剂多用于粪、痰、脓液等的消毒。

(2)氯胺-T:为有机氯消毒剂,对肝炎病毒亦有作用。活性液体须用前1~2小时配制,时间过久,杀菌作用降低。

(3)二氯异氰尿酸钠:又名优氯净,具有高效、广谱、稳定、溶解度高、毒性低等优点。水溶液可用于喷洒、浸泡、擦抹,亦可用干粉直接消毒污染物,处理粪便等排泄物,用法同漂白粉。直接喷洒地面。

此外,氯化磷酸三钠、氯溴二氰尿酸等效用相同。

(4)过氧乙酸:亦名过氧醋酸,为无色透明液体,易挥发,有刺激性,可通过浸泡、喷洒、擦抹等方法进行消毒,在密闭条件下进行气雾和熏蒸消毒。

(5)过氧化氯:3%~6%溶液,10分钟可以消毒。10%~25%60分钟,可以灭菌,用于不耐热的塑料制品,餐具、服装等消毒。10%过氧化氯气溶胶喷雾消毒室内污染表面;$180~200ml/m^3$,30分钟能杀灭细菌繁殖体;$400ml/m^3$,60分钟可杀灭芽孢。

(6)高锰酸钾:能杀死细菌繁殖体,常用于食具、瓜果等的消毒。

4. 阳离子表面活性剂　主要有季铵盐类,高浓度凝固蛋白,低浓度抑制细菌代谢,但杀菌力不强,尤其对芽孢效果不佳,受有机物影响较大,配伍禁忌较多,为其缺点。国内生产有新洁尔灭,消毒宁(度米苍)和消毒净,以消毒宁杀菌力较强,用于金属器械、餐具等消毒。不宜作排泄物及分泌物消毒用。

5. 烷基化消毒剂

(1)甲醛溶液:34%~40%甲醛溶液,常用于熏蒸消毒,有较强杀菌作用。适用于皮毛等不耐热物品消毒。因其穿透力差,刺激性大,故消毒物品应摊开。

(2)戊二醛:作用似甲醛,在酸性溶液中较稳定,但杀菌效果差,可广泛用于杀细菌、芽孢和病毒消毒。不宜用作皮肤、黏膜消毒。

(3)环氧乙烷:具有活性高,穿透力强,不损伤物品,不留残毒等优点,可用于纸张、书籍、布、皮毛、塑料、人造纤维、金属品消毒。因沸点低,穿透力强,需在密闭容器中进行消毒。须避开明火以防爆。消毒后通风防止吸入。

6. 其他　如碘,通过卤化作用,干扰蛋白质代谢。作用迅速而持久,无毒性,受有机物影响小。常有碘酒、碘附(碘与表面活性剂为不定型结合物)。常用于皮肤黏膜消毒,医疗器械应急处理。

各种物品常用消毒方法见附表-2。

附表-2　各种物品常用消毒方法一览表

消毒对象		消毒剂	消毒方法		时间	备注
名称	性质		剂型与浓度	用量		
衣服被单等	棉织品	煮沸	加(或不加)0.5%~1%碱或肥皂	15L/kg	30分钟	芽孢1小时或以上
		高压蒸汽	压力1.2kg/cm²		15~30分钟	
		湿热空气	相对湿度80%~100%,温度100℃		30分钟	可用蒸笼代替
		来苏	3%~5%	4~5L/kg	2小时	

续表

消毒对象		消毒剂	消毒方法		时间	备注
名称	性质		剂型与浓度	用量		
衣服被单等	丝织品及皮毛类等	甲醛溶液	加热蒸发甲醛溶液	繁殖型75ml/m³，芽孢200ml/m³	10~24 小时 1.5~20 小时	要求温度15℃以上
		环氧乙烷	蒸发	0.5~0.7L/m³	28~48 小时	排气时注意通风
食具	瓷器及搪瓷类	煮沸	加(或不加)1%~2%碱	完全淹没消毒物品	15 分钟	金属食具不用漂白粉，玻璃及塑料食具不宜蒸煮
		漂白粉	0.2%~1% 澄清液	同上	30 分钟	
		湿热空气	100℃	同上	15 分钟	
		新洁尔灭	0.5%	完全淹没消毒物品	15 分钟	
居室及日常用品	家具	漂白粉	0.2%~1% 澄清液	200ml/m³ 喷洒或湿抹	1 小时	金属或油漆家具不用漂白粉，肝炎病房或病家消毒可用戊二醛，芽孢类用 2% 碱性戊二醛，体温表、水果、鸡蛋亦可用过氧乙酸消毒
		来苏	3%~5%	同上	同上	
		氯胺等	0.2%~0.5%	同上	同上	
		戊二醛	2%	同上	同上	
	塑料制品	过氧乙酸	0.5%	浸泡，完全淹没消毒物品	15 分钟	
	书籍	甲醛溶液	加热蒸发	12.5~50ml/m³	10~24 小时	
		环氧乙烷	蒸发	0.5~0.7kg/m³	24~48 小时	
	地面墙壁	漂白粉及氯胺等	与家具同	同家具	同家具	
	空气	人工紫外线	2 700 Å 左右		30 分钟	
		乳酸	熏蒸	2~4ml/100m³	30 分钟	
粪便	稀	漂白粉	干粉	200g/L	2 小时	充分搅匀，成形粪便可用 20% 漂白粉乳剂
		氯胺等	3%	完全淹没粪便	2 小时	
		石灰	20% 乳剂	同上	2 小时	
尿		漂白粉	干粉	2g/L	2 小时	
痰或脓		漂白粉	干粉	5g/L，200g/L	15 分钟,1 小时	

消毒对象		消毒剂	消毒方法		时间	备注
名称	性质		剂型与浓度	用量		
便盆、尿壶等	搪瓷、木器	漂白粉	0.2%~0.5% 澄清液	浸泡	30 分钟	
		氯胺等	0.2%~0.5%	同上	30 分钟	
残余食物	固体	漂白粉	10%~20% 乳剂	浸泡,完全淹没消毒物品	30 分钟	亦可煮沸消毒
皮肤	手或其他污染部位	氯己定	0.2%~0.5%	浸泡洗手	5~10 分钟	
		新洁尔灭等	0.1%	同上	同上	
		来苏	3%~5%	浸泡	同上	
		过氧乙酸	0.5%~1%	同上	同上	
皮毛	可疑污染的生皮毛	盐酸加食盐	2.5% 盐酸加热至 25~30℃,15% 食盐	500~1 000ml/m² 喷洒,浸泡	40 小时	
		环氧乙烷	蒸发	0.5~0.7kg/m³	24~43 小时	
炭疽疫源地（厩舍）	地面	氢氧化钠	10% 溶液	涂抹两次	间隔 30 分钟	
	墙壁	漂白粉	20% 溶液	同上	同上	
	病房交通工具	甲醛溶液	熏蒸	15~200ml/m³	12~24 小时	

（孙学华）

359

附录三 隔离与预防

传染病的隔离（isolation）是指把传染期内的患者或病原携带者置于不能传染给他人的条件之下，防止病原体向外扩散，便于管理、消毒和治疗。这是控制传染病流行的一项重要内容和措施。应针对不同传染病的病原学和流行病学特点，采取相应的隔离措施和隔离检疫期限。对于突发的不明原因传染病，有效的隔离措施对控制其传播起着决定性的作用。广义的隔离是指采用各种方法、技术，防止病原体从患者及携带者传播给他人的措施，是有效预防和控制医院感染的重要措施。

一、隔离与预防

（一）不同传播途径疾病的隔离与预防

1. **标准预防** 标准预防（standard precautions）是针对医院所有患者和医务人员采取的一组预防感染的措施，是预防和控制医院感染的重要原则，是基于患者的血液、体液、分泌物（不包括汗液）、非完整皮肤和黏膜均可能含有感染性因子的原则，认定患者的血液、体液、分泌物、排泄物等均具有传染性，医务人员在接触之时，必须采取防护措施。标准预防的基本特点：强调双向防护，既要防止疾病从患者传至医护人员，又要防止疾病从医护人员传至患者；既要防止血源性疾病的传播，也要防止非血源性疾病的传播；根据疾病的主要传播途径，采取相应的隔离措施，包括接触隔离、空气隔离和飞沫隔离等。预防的措施包括手卫生，根据预期可能的暴露选用手套、隔离衣、口罩、护目镜或防护面屏等，以及安全注射；也包括穿戴合适的防护用品处理患者环境中污染的物品与医疗器械等。

2. **隔离原则**

（1）在标准预防的基础上，医疗机构应根据传染病传播的种类（接触传播、飞沫传播、空气传播和其他传播途径），结合医疗机构实际情况，制订相应的隔离与预防措施。

（2）一种传染病可能有多种传播途径时，应在标准预防的基础上，采取相应传播途径的隔离与预防。

（3）隔离病室应有隔离标志，限制人员的出入。黄色为空气传播的隔离，粉色为飞沫传播的隔离，蓝色为接触传播的隔离。

（4）传染病患者或疑似传染病患者应在单人房间隔离，如条件有限，同种确诊传染病患者可同室隔离。

3. **接触传播的隔离与预防** 接触传播（contact transmission）是指病原体通过手、媒介物直接或间接接触导致的传播。接触经接触传播的疾病，如肠道及呼吸道感染、多重耐药菌感染、皮肤感染等，在标准预防的基础上，还应采用接触传播的隔离与预防。

（1）患者的隔离：①限制患者的活动范围；②减少转运，如需要转运时，应采取有效措施，减少对其他患者、医务人员和环境表面的污染。

(2)医务人员的防护:①接触患者的血液、体液、分泌物、排泄物等需戴手套;离开隔离病室前,接触污染物品后应摘除手套,洗手或进行手消毒。手上有伤口时应戴双层手套。②进入隔离室,从事可能污染工作服的操作时,应穿隔离衣;离开病室前,脱下隔离衣,按要求悬挂,每日更换、清洗、消毒;或使用一次性隔离衣,用后按医疗废物管理要求进行处置。接触甲类传染病应按要求穿脱防护服,离开病室前,脱去防护服,防护服按医疗废物管理要求进行处置。

4. 空气传播的隔离与预防 空气传播(airborne transmission)是指带有病原微生物的微粒子(≤5μm)通过空气流动导致的疾病传播。接触经空气传播的疾病,如麻疹、水痘、肺鼠疫、SARS 等,在标准预防的基础上,还需采用空气传播的隔离和预防措施。

(1)患者的隔离:①无条件收治时,应尽快转送至有条件收治呼吸道传染病的医疗机构进行收治,工作人员在转送过程中应注意防护;②当患者病情允许时,应戴医用外科口罩,并定期更换,限制患者的活动范围;③严格空气消毒。

(2)医务人员的防护:①应严格按照区域流程,在不同的区域穿戴不同的防护用品,离开时按要求摘脱,并正确处置使用后的防护用品;②进入确诊或疑似传染病患者病室时,应戴帽子、医用防护口罩;③进行可能产生喷溅的诊疗操作时,需戴护目镜或防护面罩(屏),穿防护服;④接触患者及其血液、体液、分泌物、排泄物等需戴手套。

5. 飞沫传播的隔离与预防 飞沫传播(droplet transmission)是指带有病原微生物的飞沫核(>5μm),在空气中短距离(1m 内)移动到易感人群的口、鼻黏膜或眼结膜等导致的传播。接触经飞沫传播的疾病,如肺结核、百日咳、白喉、流行性感冒、病毒性腮腺炎、流行性脑脊髓膜炎等呼吸道传染病,在标准预防的基础上,还应采用飞沫传播的隔离与预防措施。

(1)患者的隔离:①限制患者的活动范围;②减少转运,如需要转运时,工作人员应注意防护;③患者病情许可时,应戴医用外科口罩,并定期更换;④患者之间,患者与探视者之间相隔距离 1m 以上,探视者应戴医用外科口罩;⑤加强通风,或进行空气消毒。

(2)医务人员的防护:①应严格按照区域流程,在不同的区域穿戴不同的防护用品,离开时按要求摘脱,并正确处理使用后的物品;②与患者近距离(1m 内)接触,应戴帽子、医用防护口罩;③进行可能产生喷溅的诊疗操作时,应戴护目镜或防护面罩,穿防护服;④接触患者的血液、体液、分泌物、排泄物等需戴手套。

6. 其他传播途径疾病的隔离与预防 根据疾病的传播等特性,采取相应的隔离与防护措施。

(二)隔离的期限

传染病患者的隔离期限原则是根据传染病的最长传染期而确定的,同时还应根据临床表现和病原体检验结果来决定是否可以解除隔离。某些传染病患者出院后尚应追踪观察。几种常见急性传染病的潜伏期、隔离期与检疫期见附表 -3。

二、手卫生

医务人员的手是传播疾病的重要媒介,因此,正确、规范的洗手技术和消毒方法对预防疾病传播至关重要。

1. 洗手

(1)洗手指征:洗手是防止疾病传播最简单、最重要的手段之一。下列情况下医务人员应该洗手:①直接接触每个患者前后,或从同一患者身体的污染部位将要移动到清洁部位时;②接触患者黏膜、破损皮肤或伤口前后,或接触患者的血液、体液、分泌物、排泄物、伤口敷料等之后;③穿脱隔离衣前后及摘手套后;④进行无菌操作、处理清洁或无菌物品之前;⑤接触患者周围环境及物品后;⑥处理药物或配餐前。

(2)洗手方法:流水、洗手液洗手,一般搓洗法可将手上60%~90%微生物除去,若结合刷洗,微生物清除率可达90%~98%,使手上细菌数量减少到感染剂量以下。现多用"七步洗手法":在流动水下,使双手充分淋湿。取适量洗手液(或肥皂),均匀涂抹至整个手掌、手背、手指和指缝。认真揉搓双手至少15秒,应注意清洗所有皮肤,包括指背、指尖和指缝,具体步骤为:①掌心相对,手指并拢,互相揉搓;②洗背侧指缝:手心对手背沿指缝相互搓擦洗净手背,交换进行;③洗掌侧指缝:掌心相对,沿指缝相互揉搓洗净指缝;④洗指背:弯曲手指使关节在对侧掌心旋转搓揉洗净指背;⑤洗拇指:一手握住另一手大拇指旋转揉搓,交替进行(20~30秒);⑥洗指尖:将五指指尖并拢在另一手的掌心旋转搓揉,交替进行(20~30秒);⑦洗手腕、手臂:揉搓手腕、手臂,双手交换进行;⑧在流动水下彻底冲净双手、手腕、手臂,擦干,可取适量护手液护肤。

洗手注意事项:①用流水冲洗,不用脸盆浸泡;②水龙头用脚踏式或感应开关,可用防溅龙头,勿用纱布或其他材料的"接管";③洗手用的肥皂、刷子要保持干燥;④洗手后可待其自然干燥,或用个人专用清洁巾、一次性擦手纸或一次性消毒纸巾擦干。

2. 手消毒

(1)手消毒的指征:①接触患者血液、体液和分泌物以及被传染性致病微生物污染的物品后;②直接为传染病患者进行检查、治疗、护理或处理传染患者污物后。

(2)医务人员手消毒应遵循以下方法:①取适量的速干手消毒剂于手心;②按"六步洗手法(七步洗手法前六步)"的步骤进行揉搓;③搓揉时保证手消毒剂完全覆盖手部皮肤,作用时间应不小于60秒,直至手部干燥。

三、医护人员常用防护用品的使用

1. 口罩的佩戴方法

(1)医用外科口罩的佩戴方法:①将口罩罩住鼻、口及下巴,口罩下方带系在颈部,上方带系于头顶中部;②将双手示指指尖放在鼻夹上,从中间位置开始,用手指向内按压,并逐步向两侧移动,根据鼻梁形状塑造鼻夹;③调整系带的松紧度。

(2)医用防护口罩的佩戴方法:①一手托住防护口罩,有鼻夹的一面背向外;②将防护口罩罩住鼻、口及下巴,鼻夹部位向上紧贴面部;③用另一只手将下方系带拉过头顶,放在颈后双耳下;④将上方系带拉至头顶中部;⑤将双手示指指尖放在金属鼻夹上,从中间位置开始,用手指向内按鼻夹,并分别向两侧移动和按压,根据鼻梁的形状塑造鼻夹。

(3)摘口罩方法:①不要接触口罩外面(污染面);②先解开下面的系带,再解开上面的系带;③用手指捏住口罩的系带丢至医疗废物容器内。

(4)注意事项:①不应一只手捏鼻夹;②只能一次性使用;③口罩潮湿后,或受到患者血液、体液污染后应及时更换;④每次佩戴医用防护口罩进入工作区域之前,应进行密合性检查。

2. 戴脱无菌手套

(1)戴无菌手套方法:①打开手套包,一手掀起口袋的开口处;②另一手捏住手套翻折部分(手套内面)取出手套,对准五指戴上;③掀起另一只袋口,以戴着无菌手套的手指插入另一只手套的翻边内面,将手套戴好。然后将手套的翻转处套在工作衣袖外面。

(2)脱手套的方法:①用戴着手套的手捏住另一只手套污染面的边缘将手套脱下;②戴着手套的手握住脱下的手套,用脱下手套的手捏住另一只手套清洁面(内面)的边缘,将手套脱下;③用手捏住手套内面,丢至医疗废物容器内。

(3)注意事项:①诊疗护理不同患者之间应更换手套;②操作完成后脱去手套,应按规定程序与方法洗手,戴手套不能替代洗手,必要时进行手消毒;③操作时发现手套破损时,应及时更换;④戴无菌手套时,应防止手套污染。

3. 穿脱隔离衣

(1)穿隔离衣:做好准备工作,将工作服及帽子穿戴整齐,取下手表,洗手,戴好口罩,卷袖过肘。①取衣:手持衣领取下隔离衣,将隔离衣清洁面朝向自己,污染面向外,衣领两端向外折,对齐肩峰,露出肩袖内口。②穿衣袖:右手持衣领,左手伸入袖内,右手将衣领向上拉,露出左手;换左手持衣领,右手伸入袖内,露出右手,切勿碰到面部。③系衣领:两手持衣领,由前向后理顺领边,扣上领口。④扎袖口:扣好袖扣或系上袖带,需要时用橡皮圈束紧袖口。⑤系腰带:自一侧衣缝腰带下约5cm处将隔离衣逐渐向前拉,见到衣边捏住,再依法将另一侧衣边捏住。两手在背后将衣边边缘对齐,向一侧折叠,按住折叠处,将腰带在背后交叉,回到前面打一活结系好。

(2)脱隔离衣:①解腰带:解开腰带,在前面打一活结。②解袖口:解开袖口,在肘部将部分衣袖塞入工作衣袖内。③消毒双手。④解领口:解开领口。⑤脱衣袖:右手伸入左手腕部袖口内,拉下衣袖过手(遮住手)再用衣袖遮住的左手在外面拉下右手衣袖,两手在袖内使袖子对齐,双臂逐渐退出。⑥挂衣钩:双手持领,将隔离衣两边对齐,挂在衣钩上;不再穿的隔离衣,脱下后清洁面向外,卷好投入污物袋。如为一次性隔离衣,脱时应使清洁面向外,衣领及衣边卷至中央,弃后消毒双手。

(3)注意事项:①隔离衣只限在规定区域内穿脱。②穿前应检查隔离衣和防护服有无破损,穿时勿使衣袖触及面部及衣领。如发现有渗漏或破损时应及时更换;脱时应注意避免污染。

4. 穿脱防护服方法

(1)穿防护服:穿连体或分体防护服,应遵循先穿下衣,再穿上衣,然后戴好帽子,最后拉上拉链的顺序。

(2)脱防护服:①脱分体防护服时应先将拉链拉开。向上提拉帽子,使帽子脱离头部。脱袖子、上衣,将污染面向里放入医疗废物袋。脱下衣,由上向下边脱边卷,污染面向里,脱下后置于医疗废物袋。②脱连体防护服时,先将拉链拉到底。向上提拉帽子,使帽子脱离头部,脱袖子;由上向下边脱边卷,污染面向里直至全部脱下后放入医疗废物袋内。

(3)注意事项:①隔离衣和防护服只限在规定区域内穿脱。②穿前应检查隔离衣和防护服有无破损;穿时勿使衣袖触及面部及衣领。发现有渗漏或破损应及时更换;脱时应注意避免污染。

几种急性传染病的潜伏期、隔离期与检疫期见附表-3。

附表-3　几种急性传染病的潜伏期、隔离期与检疫期

病名		潜伏期		隔离期	检疫期及处理
		常见	最短至最长时间		
病毒性肝炎	甲型	30 天	15~45 天	自发病日起隔离 3 周	密切接触者检疫 45 天,接触后 2 周内可使用丙种球蛋白
	乙型	60~90 天	28~180 天	急性期应隔离至 HBsAg 阴转,恢复期仍不阴转者,按 HBsAg 携带者处理	一般不检疫
	丙型	60 天	15~180 天	急性期隔离至病情稳定即肝功正常或血清 HCVRNA 阴转	一般不检疫
	丁型		21~140 天	血清标志物阴转	同乙型肝炎
	戊型	40 天	10~75 天	自发病日起 3 周	密切接触者检疫 60 天
病毒性肠炎		1~3 天	1~10 天	症状消失后解除隔离	不检疫观察
脊髓灰质炎		5~14 天	3~35 天	隔离 40 天,第 1 周为呼吸道及消化道隔离,第二周以后为消化道隔离	密切接触者医学观察 20 天,观察期间可应用减毒活疫苗进行快速预防免疫
流行性感冒		1~3 天	数小时至 4 天	退热后 2 天解除隔离	检疫观察 3 天。出现发热等症状者,应早期隔离
麻疹		8~12 天	6~21 天	发病之日起至出疹后 5 天,合并肺炎至出疹后 10 天	易感者应检疫 21 天并注射丙种球蛋白,如接受过被动免疫者应检疫 28 天
水痘		14~16 天	10~21 天	隔离至脱痂为止,但不得少于发病后 2 周	医学观察 21 天,免疫低下者可注射丙种球蛋白
流行性腮腺炎		14~21 天	8~30 天	从发病日起至腮腺肿大完全消退,约 3 周	成人一般不检疫,但幼儿园、托儿所及部队密切接触者应检疫 30 天
肾综合征出血热		14~21 天	4~60 天	隔离至热退	不检疫
流行性乙型脑炎		7~14 天	4~21 天	防蚊设备室内隔离至体温正常为止	不检疫
登革热		5~9 天	1~14 天	起病后 7 天	不检疫
传染性单核细胞增多症		10 天	儿童 5~15 天;成人 4~7 周	隔离至症状消失	一般不检疫

续表

病名	潜伏期		隔离期	检疫期及处理
	常见	最短至最长时间		
狂犬病	28~84 天	4 天至 10 年以上	病程中隔离治疗	与患者接触者不检疫,被狂犬或狼咬伤者应进行医学观察,观察期间应注射免疫血清及狂犬病疫苗
艾滋病	15~60 天	9 天至 10 年以上	HIV 感染,或 AIDS 隔离至 HIV 或 P24 核心蛋白消失	不检疫
严重急性呼吸综合征	4~7 天	2~21 天	隔离期 3~4 周	接触者隔离 3 周,流行期来自疫区人员医学观察 2 周
流行性斑疹伤寒	10~14 天	5~23 天	彻底灭虱后,隔离至体温正常后 12 天	密切接触者应进行灭虱,并检疫观察 14 天
地方性斑疹伤寒	7~14 天	4~18 天	隔离至症状消失	不需要检疫,疫区蜱咬伤者可服多西环素预防
恙虫病	10~14 天	4~20 天	不隔离	不检疫
伤寒	8~14 天	3~60 天	体温正常后 15 天解除隔离,或症状消失后第 5 天起间歇粪培养 2 次阴性后	医学观察 23 天
副伤寒甲、乙	6~10 天	2~15 天		医学观察 15 天
沙门菌食物中毒	4~24 小时	数小时至 3 天	症状消失后连续 2~3 次粪培养阴性后解除隔离	同食者医学观察 1~2 天
霍乱	8~14 天	4 小时至 6 天	腹泻停止后,大便培养隔天 1 次,连续 3 次阴性或症状消失后 14 天解除隔离	留观 5 天,并连续送粪便培养 3 次阴性可以解除隔离,阳性按患者隔离
细菌性痢疾	1~3 天	数小时至 7 天	临床症状消失后 1 周或连续 2~3 次粪培养阴性解除隔离	医学观察 7 天,饮食业人员观察期间送粪便培养 1 次,阴性者解除隔离
布鲁氏菌病	14 天	7 天至 1 年以上	不隔离	不检疫
腺鼠疫	2~4 天	1~12 天	腺鼠疫隔离至淋巴肿大完全消退、败血症症状消失后,培养(每隔 3 天)3 次阴性	接触者检疫 9 天,接触者可服四环素或 SD 预防,发病地区疫区检疫
肺鼠疫	1~3 天	3 小时至 3 天	就地隔离至临床症状消失后,痰培养连续 6 次阴性才能解除隔离	

续表

病名	潜伏期		隔离期	检疫期及处理
	常见	最短至最长时间		
炭疽	1~5 天	12 小时至 12 天	皮肤炭疽隔离至创口痊愈,痂皮脱落为止。其他类型患者在症状消失后,分泌物或排泄物间隔 3~5 天连续培养 2 次阴性后取消隔离	医学观察 12 天,肺炭疽密切接触者可用青霉素、四环素、氧氟沙星等预防
白喉	2~4 天	1~7 天	症状消失后,连续 2 次鼻咽分泌物培养(首次于病后第 14 天,间隔 2 天)阴性,或症状消失后 14 天	医学观察 7 天
百日咳	7~10 天	2~23 天	发病后 40 天或出现痉咳后 30 天	医学观察 21 天,儿童可用红霉素预防
猩红热	2~5 天	1~12 天	症状消失后咽拭培养 3 次阴性或病后 1 周	医学观察 7~12 天,可做咽培养
流行性脑脊髓膜炎	2~3 天	数小时至 10 天	症状消失后 3 天,但不少于病后 7 天	医学观察 7 天,可做咽培养。密切接触的儿童服磺胺或利福平预防
钩端螺旋体病	10 天	2~28 天	不隔离	疫水接触者检疫 14 天
虱传回归热	7~8 天	2~14 天	彻底灭虱后或体温正常后 15 天解除隔离	彻底灭虱后接受医学观察 14 天
间日疟	10~15 天	最短 11~25 天,长者 6-9 个月	防蚊灭蚊	不检疫
恶性疟	7~12 天		防蚊灭蚊	不检疫
三日疟	20~30 天	8~45 天	防蚊灭蚊	不检疫
埃博拉病毒病	5~12 天	2~21 天	至病毒核酸检测阴性	医学观察 21 天
寨卡病毒	3~12 天	3~12 天	体温正常,症状消失,血液核酸检测连续 2 次阴性;防蚊隔离 10 天以上	不检疫
人禽流感	2~4 天	1~7 天	体温正常,症状消失,胸部影像学检查病灶吸收后 7 天	密切接触者医学观察至最后 1 次暴露后 7 天

(郭子宁)

附录四 预防接种

几种主要疫苗、菌苗、类霉素、抗生素等的预防接种方法见附表-4。

附表-4 几种主要疫苗、菌苗、类霉素、抗生素等的预防接种方法

制品名称	性质	接种对象	接种剂量和方法	免疫期与复种	保存和效期
脊髓灰质炎（小儿麻痹）糖丸活疫苗	活/自/病毒	2个月~4岁儿童为主，其他年龄亦可	出生后冬、春季服用，每隔1个月服1剂，一共3剂。每年服1个全程，连续2年，7岁时再服1个全程	免疫期3年以上，4岁时加强1次	30~32℃保存2天，20~22℃保存12天，2~10℃保存5个月，−20℃有效期2年
麻疹活疫苗	活/自/病毒	主要为8个月以上的易感儿童	三角肌下缘附着处皮下注射0.2ml	免疫期4~6年以上，7岁时加强1次	保存于2~10℃暗处，液体疫苗有效期2个月，冻干疫菌1年，开封后应在1小时内用完
流行性乙型脑炎疫苗	死/自/病毒	6个月~10岁儿童	初种全程皮下注射2次，每次0.25ml，相隔7~10天，6~12个月龄，每次0.25ml，1~6岁，每次0.5ml，7~15岁，每次1ml，16岁以上2.0 ml	免疫期1年，第二年及间隔4年各加强注射1次，剂量同接种剂量	保存于2~10℃暗处，冻干疫苗1年，液体疫苗3个月
甲型流行性感冒活疫苗	活/自/病毒	主要为健康成年人	1ml疫苗加4ml生理盐水，混匀后喷入鼻内，每鼻孔约0.25ml，稀释后4小时内用完	免疫期6~10个月	2~10℃暗处保存，液体疫苗有效期3个月，冻干疫苗有效期1年

制品名称	性质	接种对象	接种剂量和方法	免疫期与复种	保存和效期
乙型肝炎疫苗	自/抗原	新生儿及易感者	全程免疫10~30μg,按0、1、6个月各肌内注射1次,新生儿24小时内注射,表面抗原阳性产妇的婴儿出生后12小时内注射HBIG≥100U,同时在不同部位注射乙肝疫苗每次10μg,共3次,间隔同上。成人:0、1、6个月各注射30μg。免疫功能低下或无应答者,应增加疫苗接种剂量(60μg)和针次	注射后抗体产生不佳者加强免疫1次(3针),如仍无应答者可接种60μg 1针。有抗体应答者免疫期一般可达12年。对高危人群应检测抗HBs,如<10IU/ml,可给予加强免疫	2~8℃暗处保存,有效期2年,严防冻结
森林脑炎疫苗	死/自/病毒	重点使用于本病流行地区人群,进入该区的非流行区者也可用	皮下注射2次,相隔7~10天,2~6岁每次0.5ml,7~9岁每次1ml,10~15岁每次1.5ml,16岁以上2.0ml	免疫期1年,每年加强注射1次,除16岁以上为3ml外,剂量同初种	2~10℃暗处保存,有效期8个月,25℃以下,有效期1个月
狂犬病疫苗	死/自/病毒	被狂犬或其他可疑患狂犬病动物咬伤、抓伤及被患者唾液污染伤口者	咬伤者于当天,第3、7、14和30天各肌内注射2ml,2~5岁1ml,2岁以下0.5ml,重伤者注射疫苗前先注射抗狂犬病血清	全程免疫期3个月;全程免疫后3~6个月再度被咬伤,应加强注射2次,间隔1周,剂量同接种剂量;注射6个月后再被咬伤,则需再次全程免疫	2~10℃暗处保存,液体疫苗有效期3个月,冻干疫苗1年
黄热病冻干疫苗	活/自/病毒	出国到黄热流行地区或从事黄热病研究的人员	以无菌生理盐水5ml溶解后,皮下注射0.5ml,水溶液低温,1小时内用完	免疫期10年	-20℃有效期1年半,2~10℃有效期6个月
流行性斑疹伤寒疫苗	死/自/立克次体	重点使用于本病流行地区人群	皮下注射3次,相隔5~10天,15岁以上0.5、1.0、1.0ml,15岁以下0.3~0.4、0.6~0.8、0.6~0.8ml	免疫期1年,每年加强注射1次,剂量同第3针	2~10℃暗处保存,有效期1年,不得冻结
钩端螺旋体菌苗	死/自/螺旋体	流行地区7岁以上的人群,以及进入该地区的人员	皮下注射2次,相隔7~10天,剂量1.0、2.0ml;7~13岁用量减半	接种后1个月产生免疫力。免疫维持期1年,每年复种	2~8℃暗处保存。有效期1年半

续表

制品名称	性质	接种对象	接种剂量和方法	免疫期与复种	保存和效期
卡介苗	活／自／细菌	初生婴儿及结核菌素试验阴性的儿童	出生后 24~48 小时皮内注射 0.1ml	免疫期 5~10 年,城市及农村 7 岁、农村 12 岁加强注射(1997 年后停止)	2~10℃,液体菌苗有效期 6 个月,冻干菌苗有效期 1 年
霍乱菌苗	死／自／细菌	根据疫情安排,重点为环境卫生及饮食业工作人员、医务人员及水上居民	皮下注射 2 次,相隔 7~10 天,6 岁以下 0.2、0.4ml;7~14 岁 0.3、0.6ml;15 岁以上 0.5、1.0ml	免疫期 3~6 个月,每年加强注射 1 次,剂量同第 2 针	2~10℃,有效期 1 年半
伤寒、副伤寒甲、乙三联菌苗	死／自／细菌	重点使用于部队、水路口岸及沿线人员、环境卫生及饮食业工作人员	皮下注射 3 次,相隔 7~10 天,1~6 岁 0.2、0.3、0.3ml;7~14 岁 0.3、0.5、0.5ml;15 岁以上 0.5、1.0、1.0ml	免疫期 1 年,每年加强注射 1 次,剂量同第 3 针	2~10℃,有效期 1 年
霍乱、伤寒、副伤寒甲、乙四联菌苗	死／自／细菌	同上	同上	同上	同上
布鲁氏菌苗	活／自／细菌	畜牧业、皮革、屠宰工作人员,以及兽医、防疫卫生、实验室工作人员等。布鲁氏菌素阳性反应者可不接种	皮上划痕法:儿童滴 1 滴,划 1 个 1~1.5cm 长的"井"字;成人滴 2 滴,划 2 个"井"字,2 滴相距 2~3cm,严禁注射	免疫期 1 年,每年接种 1 次	2~10℃暗处保存,有效期 1 年
鼠疫菌苗	活／自／细菌	重点使用于本病流行地区人群,非流行区人员接种 10 天后才能进疫区	皮上划痕法:剂量每人 0.05ml,划痕长 1~1.5cm,2~6 岁划 1 个"井"字,7~13 岁划 2 个"井"字,14 岁以上 3 个"井"字,相隔 2~3cm,严禁注射	同上	同上

续表

制品名称	性质	接种对象	接种剂量和方法	免疫期与复种	保存和效期
炭疽菌苗	活/自/细菌	本病常发地区人群、牧民、屠宰、皮毛、制革人员及兽医	皮上划痕法:滴2滴菌苗于上臂外侧,相距3~4cm,每滴做"井"字划痕,长1~1.5cm	同上	2~10℃下暗处,有效期2年,25℃以下有效期1年
冻干A群流脑多糖疫苗	死/自/细菌	15岁以下儿童及少年,流行区成人	三角肌皮下注射1次,25~50μg	初种全程2针,间隔3个月;免疫期半年到1年	2~10℃暗处保存,有效期1年
麻疹、风疹、腮腺炎减毒疫苗	活/自/病毒	8个月以上的易感儿童为主	三角肌下缘附着处皮下注射0.2ml	免疫期11年,11~12岁时复种1次	2~8℃避光保存
腮腺炎疫苗	活/自/病毒	8个月龄以上易感者	三角肌皮下注射0.5ml	免疫期10年	2~8℃或0℃以下保存,有效期1年半
吸附精制白喉类毒素	自/类毒素	6个月~12岁儿童	皮下注射2次,每次0.5ml,相隔4~8周	免疫期3~5年,第2年加强注射1次0.5ml,以后每3~5年注射1次,0.5ml	25℃以下暗处,不可冻结,有效期3~5年
吸附精制破伤风类毒素	自/类毒素	发生创伤机会较多的人群	全程免疫第1年注射2次,相隔4~8周0.5ml,第2年1次,0.5ml,均肌内注射	免疫期5~10年,加强注射一般每10年注射1次0.5ml	25℃以下暗处,不可冻结,有效期3年半
百日咳菌苗、白喉、破伤风类毒素混合制剂(百、白、破混合制剂)	死/自/细菌和类毒素	6个月至6岁儿童	全程免疫分两年皮下注射4次,第1年3次,0.25、0.5、0.5ml相隔4~6周,第2年1次0.5ml	免疫期同单价制剂,全程免疫后根据情况用百日咳菌苗或百、白混合制剂或白、破二联类毒素加强免疫	2~10℃,有效期1年半
精制白喉抗毒素	被/抗毒素	①白喉患者;②未做过白喉类毒素全程免疫的密切接触者	治疗:依病情决定3万~10万U肌内或静脉注射;预防:1次皮下或肌内注射1 000~2 000U,可与类毒素0.5ml联合使用,同时分两处皮下注射	免疫期3周	2~10℃,液状制品有效期2~3年,冻干制品3~5年
精制破伤风抗毒素	被/抗毒素	①破伤风患者;②受伤后有发生破伤风危险者	治疗:首次肌内或静脉注射5万~20万U,儿童与成人量同,新生儿24小时内用半量,以后视病情决定追加用量和间隔 预防:1次皮下或肌内注射1 500~3 000U,儿童与成人量相同	免疫期3周	2~10℃,液状制品有效期3~4年,冻干制品5年

制品名称	性质	接种对象	接种剂量和方法	免疫期与复种	保存和效期
多价精制气性坏疽抗毒素	被/抗毒素	受伤而有发生气性坏疽可能者及患者	治疗:3万~5万U静脉注射,同时适量注射伤口周围组织内,以后依病情而定;预防:1次皮下或肌内注射1万U	免疫期3周	同上
精制肉毒抗毒素	被/抗生素	确定或可疑肉毒中毒患者	治疗:1万~2万U肌内或静脉注射,以后依病情而定;预防:1次皮下或肌内注射1 000~2 000U	免疫期3周	同上
精制抗狂犬病血清	被/免疫血清	被可疑动物严重咬伤者	皮试阴性后使用,成人剂量0.5~1.0ml/kg,半量做局部伤口处注射,半量肌内注射;儿童剂量0.5~1.5ml/kg。咬伤当天或3天内与狂犬病疫苗合用,越早越好	同上	同上
乙型肝炎免疫球蛋白(HBIG)	被/免疫球蛋白	HBsAg阳性母亲所产新生儿,医源性或意外受HBsAg阳性血暴露者	新生儿出生后24小时内尽早(最好在出生后12小时内)与乙肝疫苗合用(见乙肝疫苗);意外暴露者肌内注射200~400IU	免疫期2个月	2~10℃,有效期2年
人丙种球蛋白	被/球蛋白	丙种球蛋白缺乏症患者,甲型肝炎或麻疹密切接触者	治疗丙种球蛋白缺乏症:每次肌内注射0.5ml/kg;预防甲型肝炎:儿童1次肌内注射0.05~0.1ml/kg(成人每次3ml);预防麻疹:1次肌内注射 0.05~1.5ml/kg(儿童最大量每次6ml)	免疫期3周	2~10℃,有效期2年半

注:活,即活疫(菌)苗;死,即死疫(菌)苗;自,即自动免疫;被,即被动免疫。

国家免疫规划疫苗儿童免疫程序表(2016年版)见附表-5。

附表 -5　　国家免疫规划疫苗儿童免疫程序表(2016 年版)

疫苗种类		接种年(月)龄														
名称	缩写	出生时	1月	2月	3月	4月	5月	6月	8月	9月	18月	2岁	3岁	4岁	5岁	6岁
乙肝疫苗	HepB	1	2					3								
卡介苗	BCG	1														
脊灰灭活疫苗	IPV			1												
脊灰减毒活疫苗	OPV				1	2								3		
百白破疫苗	DTaP				1	2	3				4					
白破疫苗	DT															1
麻风疫苗	MR								1							
麻腮风疫苗	MMR										1					
乙脑减毒活疫苗	JE-L								1			2				
或乙脑灭活疫苗[1]	JE-I								1、2			3			4	
A 群流脑多糖疫苗	MPSV-A							1		2						
A 群 C 群流脑多糖疫苗	MPSV-AC												1		2	
甲肝减毒活疫苗	HepA-L										1					
或甲肝灭活疫苗[2]	HepA-I										1	2				

注:1. 选择乙脑减毒活疫苗接种时,采用两剂次接种程序。选择乙脑灭活疫苗接种时,采用四剂次接种程序;乙脑灭活疫苗第 1、2 剂间隔 7~10 天。

2. 选择甲肝减毒活疫苗接种时,采用一剂次接种程序。选择甲肝灭活疫苗接种时,采用两剂次接种程序。

(郭子宁)

方剂汇编

一画

一贯煎(《柳州医话》)　沙参　麦冬　当归　生地黄　枸杞子　川楝子

二画

二陈汤(《太平惠民和剂局方》)　法半夏　橘红　白茯苓　炙甘草　乌梅　生姜

二陈平胃散(《症因脉治》)　熟半夏　广陈皮　白茯苓　熟苍术　厚朴　甘草

八正散(《太平惠民和剂局方》)　木通　车前子　萹蓄　瞿麦　滑石　甘草梢　大黄　栀子　灯心草

八珍汤(《瑞竹堂经验方》)　人参　白术　茯苓　甘草　当归　白芍　川芎　熟地黄　生姜　大枣

三画

三石汤(《温病条辨》)　飞滑石　生石膏　寒水石　杏仁　竹茹(炒)　金银花　金汁(冲)　白通草

三仁汤(《温病条辨》)　杏仁　滑石　通草　白豆蔻　竹叶　厚朴　薏苡仁　半夏

三拗汤(《太平惠民和剂局方》)　麻黄　杏仁　甘草

小青龙汤(《伤寒论》)　麻黄　桂枝　芍药　甘草　干姜　细辛　半夏　五味子

小金片(经验方)　麝香　木鳖子(去壳、去油)　制草乌　枫香脂　乳香(制)　没药(制)　五灵脂(醋炒)　当归(酒炒)　地龙　香墨

四画

不换金正气散(《太平惠民和剂局方》)　藿香　苍术　厚朴　陈皮　半夏　甘草　生姜　大枣

王氏连朴饮(《霍乱论》)　厚朴　川连(姜汁炒)　石菖蒲　制半夏　淡豆豉　炒栀子　芦根

五味消毒饮(《医宗金鉴》)　金银花　野菊花　蒲公英　紫花地丁　紫背天葵

五苓散(《伤寒论》)　桂枝　白术　茯苓　猪苓　泽泻

乌梅丸(《伤寒论》)　乌梅　黄连　黄柏　人参　当归　附子　桂枝　蜀椒　干姜　细辛

六味地黄丸(《小儿药证直诀》)　熟地黄　山茱萸　山药　茯苓　丹皮　泽泻

六君子汤(《医学正传》)　陈皮　半夏　人参　白术　茯苓　炙甘草

六一散(《宣明论方》) 滑石 甘草

化虫丸(《太平惠民和剂局方》) 铅粉(炒) 鹤虱(去土) 槟榔 苦楝根 枯矾

化斑汤(《温病条辨》) 石膏 知母 生甘草 玄参 犀角(现用水牛角代) 粳米

月华丸(《医学心悟》) 沙参 麦冬 天冬 生地黄 熟地黄 阿胶 山药 茯苓 桑
叶 菊花 獭肝 百部 三七 川贝母

升降散(《伤暑全书》) 白僵蚕 蚕蜕 川大黄 广姜黄

五画

龙胆泻肝汤(《医方集解》) 柴胡 泽泻 车前子 木通 生地黄 当归 龙胆草 黄
芩 栀子 生甘草

布袋丸(《补要袖珍小儿方论》) 夜明砂 芜荑 使君子 白茯苓 人参 芦荟 甘
草 白术

加味四君子汤(《三因极一病证方论》) 人参 茯苓 白术 甘草 黄芪 扁豆

加减葳蕤汤(《通俗伤寒论》) 葳蕤 葱白 桔梗 白薇 豆豉 薄荷 炙甘草 大枣

四逆散(《伤寒论》) 柴胡 白芍 枳实 甘草

四逆汤(《伤寒论》) 附子 干姜 甘草

四妙散(《丹溪心法》) 威灵仙 羊角灰 白芥子 苍耳

四妙丸(《全国中药成药处方集》) 苍术 黄柏 怀牛膝 薏苡仁

归脾汤(《正体类要》) 人参 黄芪 白术 茯神 炒酸枣仁 龙眼肉 木香 甘
草 当归 远志 生姜 大枣

玉枢丹(《百一选方》) 山慈菇 千金子仁 大戟 麝香 雄黄 朱砂 五倍子

灭消包虫汤(经验方) 黄芪 党参 炒白术 海藻 补骨脂 槟榔 蛇蜕 炙山
甲 土鳖虫 露蜂房 雷丸

玉屏风散(《世医得效方》) 黄芪 白术 防风

半夏白术天麻汤(《脾胃论》) 半夏 天麻 茯苓 橘红 白术 黄柏 干姜 苍
术 神曲 麦芽 泽泻 人参

瓜蒌薤白半夏汤(《金匮要略》) 瓜蒌 薤白 半夏 白酒

甘露消毒丹(《温热经纬》) 滑石 茵陈蒿 黄芩 石菖蒲 木通 川贝母 射干 连
翘 薄荷 白豆蔻 藿香 神曲

生脉散(《医学启源》) 人参 麦冬 五味子

生脉注射液(《中成药临床应用》) 红参 麦冬 五味子

仙方活命饮(《校注妇人良方》) 白芷 贝母 防风 赤芍 当归尾 甘草 皂刺
(炒) 穿山甲(炙) 天花粉 乳香 没药 金银花 陈皮

白头翁汤(《伤寒论》) 白头翁 秦皮 黄柏 黄连

白虎加人参汤(《金匮要略》) 石膏 知母 粳米 甘草 人参

白虎加苍术汤(《类证活人书》) 知母 甘草(炙) 石膏 苍术 粳米

白虎加桂枝汤(《金匮要略》) 知母 石膏 甘草 粳米 桂枝

白虎汤(《伤寒论》) 石膏 知母 粳米 甘草

六画

芍药汤(《素问病机气宜保命集》) 黄芩 芍药 甘草 黄连 大黄 槟榔 当归 木香 肉桂

至宝丹(《太平惠民和剂局方》) 生乌犀屑(现用水牛角代) 生玳瑁 琥珀 朱砂 雄黄 龙脑 麝香 牛黄 安息香 金箔 银箔

回阳救急汤(《伤寒六书》) 熟附子 干姜 人参 炙甘草 炒白术 肉桂 陈皮 五味子 茯苓 制半夏

百合固金汤(《医方集解》引赵蕺庵方) 生地黄 熟地黄 麦冬 贝母 百合 当归 芍药 甘草 玄参 桔梗

达原饮(《温疫论》) 槟榔 厚朴 草果 知母 芍药 黄芩 甘草

竹叶石膏汤(《伤寒论》) 人参 麦冬 石膏 竹叶 甘草 半夏 粳米

竹叶黄芪汤(《医宗金鉴》) 人参 黄芪 煅石膏 半夏 麦冬 白芍 川芎 当归 黄芩 生地黄 甘草 竹叶 生姜 灯心草

血府逐瘀汤(《医林改错》) 当归 生地黄 桃仁 红花 枳壳 赤芍 柴胡 甘草 桔梗 川芎 牛膝

行军散(《霍乱论》) 牛黄 麝香 珍珠 冰片 硼砂 雄黄 硝石 飞金

安宫牛黄丸(《温热条辨》) 牛黄 郁金 犀角(现用水牛角代) 黄连 朱砂 冰片 珍珠 栀子 雄黄 黄芩 麝香 金箔衣

导赤散(《小儿药证直诀》) 生地黄 木通 竹叶 甘草

阳和解凝膏(《外科全生集》) 牛蒡草 凤仙透骨草 生川乌 桂枝 大黄 当归 生草乌 生附子 地龙 僵蚕 赤芍 白芷 白蔹 白及 川芎 续断 防风 荆芥 五灵脂 木香 香橼 陈皮 肉桂 乳香 没药 苏合香 人工麝香

七画

杏苏散(《温病条辨》) 苏叶 半夏 茯苓 杏仁 前胡 桔梗 枳壳 橘皮 甘草 生姜 大枣

沙参麦冬汤(《温病条辨》) 沙参 麦冬 玉竹 桑叶 甘草 天花粉 生扁豆

苇茎汤(《备急千金要方》) 苇茎 薏苡仁 冬瓜子 桃仁

纯阳正气丸(《中药成方配本》) 官桂 公丁香 青木香 生苍术 生白术 广皮 制半夏 白茯苓 广藿香 花椒 红灵丹

补天大造丸(《医学心悟》) 人参 白术 当归 黄芪 枣仁 远志 芍药 山药 茯苓 枸杞 熟地黄 紫河车 龟板 鹿角 甘草

补中益气汤(《脾胃论》) 人参 黄芪 白术 甘草 当归 陈皮 升麻 柴胡

补肾壮筋汤(《伤科补要》) 熟地黄 当归 牛膝 山萸 云苓 川断 杜仲 白芍 青皮 五加皮

补肺汤(《永类钤方》) 人参 黄芪 熟地黄 五味子 紫菀 桑白皮

补肺汤(《备急千金要方》) 黄芪 甘草 钟乳 人参 桂心 干地黄 茯苓 白石英 厚朴 桑白皮 干姜 紫菀 橘皮 当归 五味子 远志 麦冬 大枣

补阳还五汤(《医林改错》) 黄芪 归尾 赤芍 地龙 川芎 桃仁 红花

连理汤(《秘传证治要诀类方》)　茯苓　黄连　人参　白术　干姜　甘草

连朴饮(《霍乱论》)　制厚朴　川连　石菖蒲　制半夏　香豉　焦栀　芦根

连翘竹叶石膏汤(《幼科直言》)　煅石膏　连翘　黄芩　花粉　甘草梢　薄荷　柴胡　竹叶

附子理中汤(《三因极一病证方论》)　炮附子　人参　炮干姜　炙甘草　白术

附子汤(《伤寒论》)　炮附子　茯苓　人参　白术　芍药

麦门冬汤(《金匮要略》)　麦冬　人参　半夏　甘草　粳米　大枣

八画

青蒿鳖甲汤(《温病条辨》)　青蒿　鳖甲　生地黄　知母　丹皮

知柏地黄丸(《医宗金鉴》)　知母　黄柏　熟地黄　山茱萸　山药　茯苓　丹皮　泽泻

金匮肾气丸(《金匮要略》,又名肾气丸)　桂枝　附子　熟地黄　山萸肉　山药　茯苓　丹皮　泽泻　牛膝　车前子　蜂蜜

炙甘草汤(《伤寒论》)　炙甘草　人参　桂枝　生姜　阿胶　生地黄　麦冬　火麻仁　大枣

定痫丸(《医学心悟》)　天麻　川贝　胆南星　姜半夏　陈皮　茯苓　茯神　丹参　麦冬　菖蒲　远志　全蝎　僵蚕　琥珀　辰砂　姜汁　竹沥　甘草

参附龙牡汤(《经验方》)　人参　附子　龙骨　牡蛎　生姜　大枣

参附汤(《校注妇人良方》)　人参　炮附子　生姜　大枣

参苓白术散(《太平惠民和剂局方》)　人参　茯苓　白术　桔梗　山药　甘草　白扁豆　莲子肉　砂仁　薏苡仁

参萸汤(《东医四象新编》)　吴茱萸　人参　生姜

参苏饮(《太平惠民和剂局方》)　人参　苏叶　葛根　前胡　半夏　茯苓　陈皮　甘草　桔梗　枳壳　木香　生姜　大枣

肥儿丸(《医宗金鉴》)　人参　芦荟　白术　黄连　胡黄连　茯苓　炒麦芽　神曲　炒山楂　甘草(炙)　使君子

驻车丸(《备急千金要方》)　黄连　阿胶　当归　干姜

使君子散(《卫生总微》)　使君子　黑牵牛　轻粉

九画

枳实导滞丸(《内外伤辨惑论》)　大黄　枳实　黄芩　黄连　神曲　白术　茯苓　泽泻

茵陈五苓散(《金匮要略》)　茵陈蒿　桂枝　茯苓　白术　泽泻　猪苓

茵陈术附汤(《医学心悟》)　茵陈蒿　白术　附子　干姜　炙甘草　肉桂

茵陈蒿汤(《伤寒论》)　茵陈蒿　栀子　大黄

胃苓汤(《丹溪心法》)　苍术　厚朴　陈皮　官桂　茯苓　白术　泽泻　猪苓　甘草　生姜　大枣

荆防败毒散(《摄生众妙方》)　荆芥　防风　羌活　独活　柴胡　前胡　川芎　枳壳　桔梗　茯苓　甘草

荆防方(《赵炳南临床经验集》)　荆芥　防风　僵蚕　浮萍　金银花　牛蒡子　牡丹皮　生地黄　黄芩　薄荷　蝉蜕　生甘草

贯众汤(《证治准绳》) 贯众

活络效灵丹(《医学衷中参西录》) 当归 丹参 乳香 没药

香砂六君子汤(《时方歌括》) 木香 砂仁 陈皮 半夏 党参 白术 茯苓 甘草

保真汤(《十药神书》) 人参 黄芪 白术 白茯苓 赤茯苓 大枣 天冬 麦冬 生地黄 熟地黄 五味子 当归 白芍药 赤芍药 莲须 地骨皮 柴胡 陈皮 生姜 黄柏 知母 甘草

保和丸(《丹溪心法》) 神曲 山楂 茯苓 半夏 陈皮 连翘 莱菔子

复脉汤(《医门补要》) 炙甘草 西洋参 生地黄 麦冬 火麻仁

独参汤(《景岳全书》) 人参

独活寄生汤(《备急千金要方》) 独活 桑寄生 秦艽 防风 细辛 当归 芍药 川芎 干地黄 杜仲 牛膝 人参 茯苓 甘草 桂心

养阴清肺汤(《重楼玉钥》) 大生地黄 麦冬 生甘草 玄参 贝母 丹皮 薄荷 白芍

养正汤(《时疫白喉捷要》) 玉竹 山药 茯苓 熟地黄 生地黄 白芍 天花粉 麦冬 首乌 女贞子

追虫丸(《证治准绳》) 槟榔 雷丸 南木香 苦楝皮 皂荚 黑丑 茵陈

宣痹汤(《温病条辨》) 防己 杏仁 滑石 连翘 栀子 薏苡仁 半夏 蚕沙 赤小豆

宣白承气汤(《温病条辨》) 生石膏 生大黄 杏仁粉 瓜蒌皮

宣毒发表汤(《医宗金鉴》) 葛根 木通 连翘 牛蒡子 升麻 桔梗 竹叶 前胡 枳壳 荆芥 防风 薄荷 甘草 芫荽

除湿胃苓汤(《外科正宗》) 苍术 厚朴 陈皮 猪苓 泽泻 赤茯苓 白术 滑石 防风 栀子 木通 肉桂 甘草

除瘟化毒汤(《白喉治法抉微》) 葛根 金银花 枇杷叶 薄荷 生地黄 桑叶 木通 竹叶 贝母 生甘草

茯苓四逆汤(《奇效良方》) 茯苓 人参 干姜 甘草 附子

十画

蚕矢汤(《随息居重订霍乱论》) 蚕沙 木瓜 吴茱萸 黄连 黄芩 栀子 薏苡仁 豆卷 通草 半夏

真人养脏汤(《太平惠民和剂局方》) 诃子 罂粟壳 肉豆蔻 白术 人参 木香 肉桂 炙甘草 当归 白芍

真武汤(《伤寒论》) 炮附子 白术 茯苓 芍药 生姜

柴胡桂枝干姜汤(《伤寒论》) 柴胡 桂枝 干姜 栝楼根 黄芩 牡蛎 甘草

柴胡葛根汤(《外科正宗》) 柴胡 天花粉 干葛 黄芩 桔梗 连翘 牛蒡子 石膏 甘草 升麻

柴胡疏肝散(《景岳全书》) 柴胡 陈皮 枳壳 白芍 炙甘草 香附 川芎

柴胡截疟饮(《医宗金鉴》) 柴胡 黄芩 人参 甘草 半夏 常山 乌梅 槟榔 桃仁 生姜 大枣

柴芍六君子汤(《医宗金鉴》) 人参 白术 茯苓 陈皮 半夏 甘草 柴胡 白芍

钩藤

柴葛解肌汤(《伤寒六书》) 柴胡 葛根 黄芩 羌活 甘草 芍药 白芷 桔梗 石膏 生姜 大枣

桃红四物汤(《医宗金鉴》) 桃仁 红花 地黄 芍药 当归 川芎

桃花汤(《伤寒论》) 赤石脂 干姜 粳米

桃红饮(《类证治裁》) 桃仁 红花 川芎 归尾 威灵仙 麝香

桃核承气汤(《伤寒论》) 桃核 大黄 桂枝 炙甘草 芒硝

桂枝汤(《伤寒论》) 桂枝 芍药 甘草 生姜 大枣

涤痰汤(《奇效良方》) 制南星 制半夏 炒枳实 茯苓 橘红 石菖蒲 人参 竹茹 甘草 生姜

凉营清气汤(《喉痧症治概要》) 犀角(现用水牛角代) 鲜石斛 栀子 牡丹皮 鲜生地 薄荷叶 川雅连 京赤芍 京玄参 生石膏 生甘草 连翘壳 鲜竹叶 茅芦根 金汁

调营饮(《证治准绳》) 莪术 川芎 当归 延胡索 赤芍 瞿麦 大黄 槟榔 陈皮 大腹皮 葶苈 赤茯苓 桑白皮 细辛 官桂 炙甘草 生姜 大枣 白芷

桑白皮汤(《景岳全书》) 桑白皮 半夏 苏子 杏仁 贝母 黄芩 黄连 栀子

桑菊饮(《温病条辨》) 桑叶 菊花 杏仁 连翘 薄荷 桔梗 甘草 苇根

桑杏汤(《温病条辨》) 桑叶 杏仁 沙参 象贝 香豉 栀皮 梨皮

桑螵蛸散(《本草衍义》) 桑螵蛸 龟板 龙骨 人参 茯神 菖蒲 远志 当归

逍遥散(《太平惠民和剂局方》) 柴胡 白术 白芍 当归 茯苓 炙甘草 薄荷 煨姜

十一画

理中汤(《伤寒论》) 人参 白术 干姜 炙甘草

黄土汤(《金匮要略》) 灶心土 甘草 干地黄 白术 附子 阿胶 黄芩

黄芩滑石汤(《温病条辨》) 黄芩 滑石 茯苓皮 猪苓 大腹皮 白豆蔻 通草

黄连阿胶汤(《伤寒论》) 黄连 黄芩 白芍 阿胶 鸡子黄

黄连解毒汤(《肘后备急方》) 黄连 黄芩 黄柏 栀子

黄病绛矾丸(《丸散膏丹集成》) 厚朴 白术 茯苓 枳壳 茅术 陈皮 绛矾

菖蒲郁金汤(《温病全书》) 石菖蒲 炒栀子 鲜竹叶 牡丹皮 郁金 连翘 灯心 木通 淡竹沥 紫金片

银翘散(《温病条辨》) 金银花 连翘 桔梗 薄荷 牛蒡子 竹叶 荆芥穗 豆豉 甘草 鲜芦根

麻杏石甘汤(《伤寒论》) 麻黄 杏仁 石膏 炙甘草

猪苓汤(《伤寒论》) 猪苓 茯苓 泽泻 阿胶 滑石

清肝化痰丸(《医门补要》) 生地黄 牡丹皮 海藻 贝母 柴胡 昆布 海带 夏枯草 僵蚕 当归 连翘 栀子

清咽下痰汤(经验方) 玄参 桔梗 牛蒡子 甘草 浙贝母 瓜蒌 射干 荆芥 马兜铃

清胃解毒汤(《痘疹传心录》) 当归 黄连 生地黄 天花粉 连翘 升麻 牡丹皮 赤芍

清营汤(《温病条辨》) 犀角(现用水牛角代) 生地黄 玄参 竹叶心 麦冬 丹参 黄连 金银花 连翘

清解透表汤(经验方) 西河柳 蝉蜕 葛根 升麻 连翘 金银花 紫草根 桑叶 甘草 菊花 牛蒡子

清瘟败毒饮(《疫疹一得》) 生石膏 生地黄 犀角(现用水牛角代) 川连 栀子 桔梗 黄芩 知母 赤芍 玄参 连翘 甘草 丹皮 竹叶

清瘴汤(《验方》) 青蒿 柴胡 茯苓 知母 陈皮 半夏 黄芩 黄连 枳实 常山 竹茹 滑石 甘草 朱砂

羚角钩藤汤(《重订通俗伤寒论》) 羚角片 双钩藤 霜桑叶 滁菊花 鲜生地 生白芍 川贝母 淡竹茹 茯神木 生甘草

十二画

温胆汤(《三因极一病证方论》) 半夏 竹茹 枳实 陈皮 炙甘草 茯苓 生姜 大枣

滋水清肝饮(《医宗己任编》) 熟地黄 山茱萸 茯苓 当归 山药 丹皮 泽泻 白芍 柴胡 栀子 酸枣仁

犀角地黄汤(《备急千金要方》) 犀角(现用水牛角代) 生地黄 牡丹皮 赤芍

犀角散(《备急千金要方》) 犀角(现用水牛角代) 黄连 升麻 栀子 茵陈

葛根芩连汤(《伤寒论》) 葛根 黄芩 黄连 炙甘草

普济消毒饮(《东垣试效方》) 黄芩 黄连 陈皮 甘草 玄参 柴胡 桔梗 连翘 板蓝根 马勃 牛蒡子 薄荷 僵蚕 升麻

紫雪散(《医宗金鉴》) 滑石 犀角(现用水牛角代) 羚羊角 石膏 寒水石 磁石 玄参 甘草 沉香 青木香 丁香 升麻 朴硝 朱砂 麝香 硝石

葶苈大枣泻肺汤(《金匮要略》) 葶苈子 大枣

十三画

新加香薷饮(《温病条辨》) 香薷 金银花 鲜扁豆花 厚朴 连翘

解毒承气汤(《伤寒瘟疫条辨》) 白僵蚕 蝉蜕 黄连 黄芩 黄柏 栀子 枳实(麸炒) 厚朴(姜汁炒) 大黄(酒洗) 芒硝

解语丹(《妇人大全良方》) 白附子 石菖蒲 远志 天麻 全蝎 羌活 南星 木香 甘草

解肌透痧汤(《喉痧症治概要》) 荆芥穗 牛蒡子 蝉蜕 浮萍 白僵蚕 射干 豆豉 马勃 葛根 甘草 桔梗 前胡 连翘 竹茹

十四画

膈下逐瘀汤(《医林改错》) 桃仁 丹皮 赤芍 乌药 延胡索 当归 川芎 灵脂 红花 香附 甘草 枳壳

十五画及以上

增液汤(《温病条辨》) 玄参 生地黄 麦冬

镇肝熄风汤(《医学衷中参西录》) 怀牛膝 龙骨 生白芍 天冬 麦芽 代赭石 牡蛎 玄参 川楝子 茵陈蒿 甘草 龟板

燃照汤(《霍乱论》) 淡豆豉 焦栀子 半夏 厚朴 黄芩 滑石 草果仁 省头草

黛蛤散(《医说》) 青黛 蛤粉

藿朴夏苓汤(《感证辑要》) 藿香 厚朴 半夏 赤茯苓 杏仁 薏苡仁 白豆蔻 猪苓 豆豉 泽泻 通草

藿香正气散(《太平惠民和剂局方》) 藿香 厚朴 苏叶 陈皮 大腹皮 白芷 茯苓 白术 半夏曲 桔梗 甘草 生姜 大枣

鳖甲煎丸(《金匮要略》) 鳖甲 黄芩 柴胡 鼠妇 干姜 大黄 芍药 桂枝 葶苈子 石韦 厚朴 丹皮 瞿麦 紫葳 半夏 党参 土鳖虫 阿胶 蜂房 赤硝 蜣螂 桃仁 射干

截疟七宝饮(《杨氏家藏方》) 常山 草果 厚朴 槟榔 青皮 陈皮 炙甘草

主要参考文献

1. 林果为，王吉耀，葛均波．实用内科学 [M]．15 版．北京：人民卫生出版社，2017.
2. 黄象安．传染病学 [M]．北京：中国中医药出版社，2017.
3. 王宇明，李梦东．实用传染病学 [M]．4 版．北京：人民卫生出版社，2017.
4. 周仲瑛．中医内科学 [M]．2 版，北京：中国中医药出版社，2017.
5. 王勤英，黄利华．传染病学 [M]．北京：中国医药科技出版社，2016.
6. 韩雪清．各型流感的流行与防控 [M]．北京：科学出版社，2016.
7. 李兰娟，王宇明．感染病学 [M]．3 版．北京：人民卫生出版社，2015.
8. 周华，徐春军．中西医结合传染病防治 [M]．北京：人民卫生出版社，2015.
9. 郭会军，杨建宇，刘志斌．中西医结合传染病学 [M]．北京：中医古籍出版社，2014.
10. 李兰娟，任红．传染病学 [M]．8 版．北京：人民卫生出版社，2016.
11. 李凡，徐志凯，医学微生物学 [M]．8 版．北京：人民卫生出版社，2013.
12. 马亦林，李兰娟．传染病学 [M]．5 版．上海：上海科学技术出版社，2011.
13. 诸欣平，苏川．人体寄生虫学 [M]．8 版．北京：人民卫生出版社，2013.
14. 廖万清，温海．临床隐球菌病学 [M]．北京：人民卫生出版社，2013.
15. 杨宝峰．药理学 [M]．8 版．北京：人民卫生出版社，2013.
16. 白雪帆，徐志凯．肾综合征出血热 [M]．北京：人民卫生出版社，2013.
17. 林棉．流感的中西医治疗 [M]．北京：中国中医药出版社，2013.
18. 范昕建，黄象安．中西医结合传染病学 [M]．北京：人民卫生出版社，2012.
19. 马健．温病学 [M]．2 版，上海：上海科学技术出版社，2012.
20. 南月敏．中西医结合传染病学 [M]．北京：中国中医药出版社，2012.
21. Nastumi U, Takao Y, Akira I, et al. Fatal Severe Fever with Thrombocytopenia Syndrome: An Autopsy Case Report [J]. Internal Medicine, 2016, 55 (7): 831-838.
22. Kwon J S, Kim M C, Kim J Y, et al. Kinetics of viral load and cytokines in severe fever with thrombocytopenia syndrome [J]. Journal of Clinical Virology, 2018, 101: 57-62.
23. Hu L F, Wu T, Wang B, et al. The Regulation of Seventeen Inflammatory Mediators are Associated with Patient Outcomes in Severe Fever with Thrombocytopenia Syndrome [J]. Sci entific Reports, 2018, 8 (1): 1523-1532.
24. Kotloff K L. The Burden and Etiology of Diarrheal Illness in Developing Countries [J]. Pediatric Clinics of North America, 2017, 64 (4): 799-814.